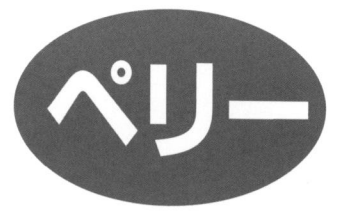

歩行分析
正常歩行と異常歩行

原著第2版

GAIT ANALYSIS
Normal and Pathological Function
Second Edition

●原著者
Jacquelin Perry
Judith M. Burnfield

●統括監訳者
武田 功

●監訳者
弓岡 光徳
森 彩子
村田 伸
溝田 勝彦

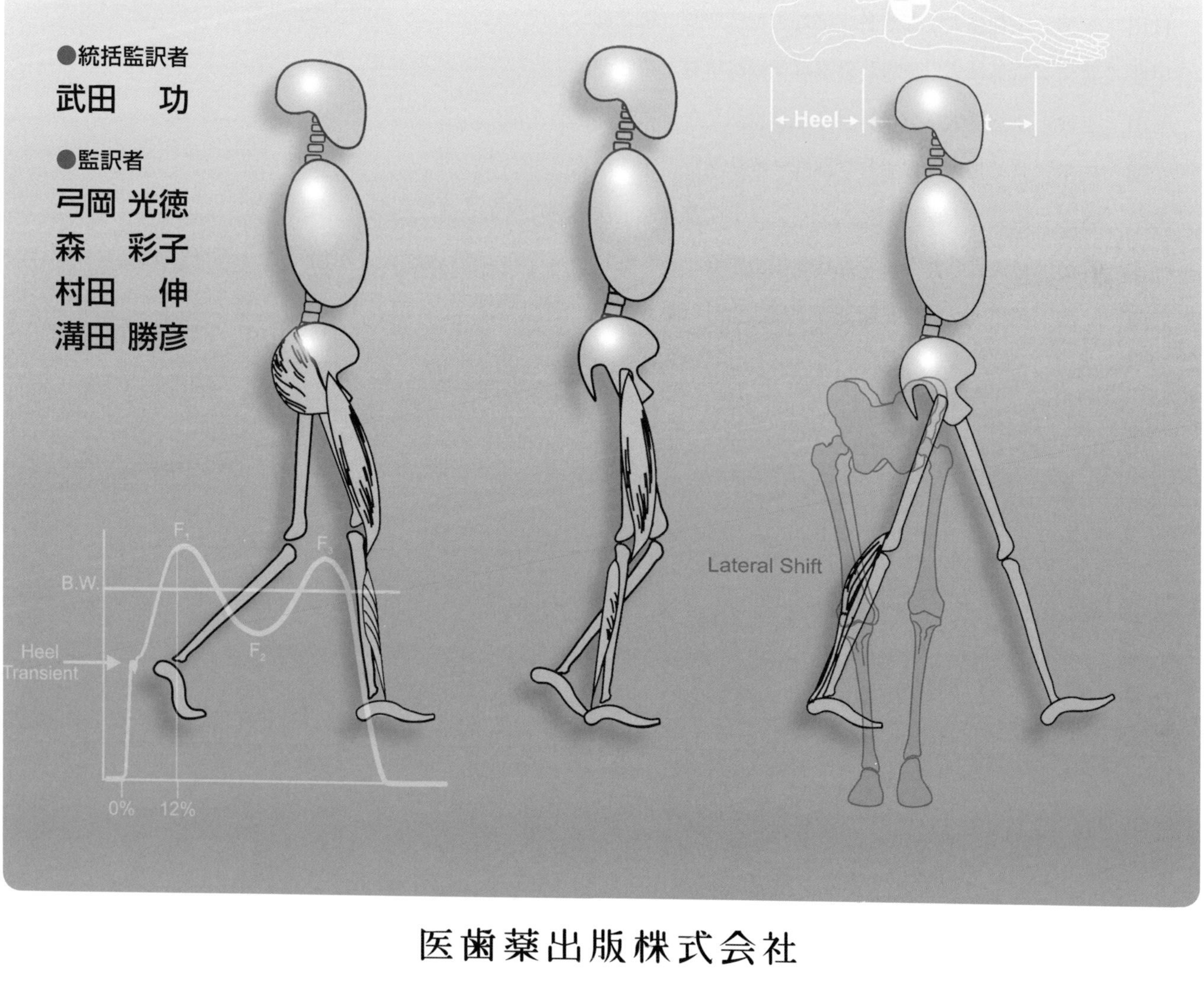

医歯薬出版株式会社

[統括監訳者]

武田　功　大阪人間科学大学人間科学部理学療法学科

[監　訳　者]

弓岡　光徳　大阪人間科学大学人間科学部理学療法学科（第1部・第2部）
森　彩子　宝塚医療大学保健医療学部理学療法学科（第1部・第2部）
村田　伸　京都橘大学健康科学部理学療法学科（第3部・第4部）
溝田　勝彦　西九州大学リハビリテーション学部理学療法学専攻（第5部・第6部）

[訳　者]

弓岡　光徳　大阪人間科学大学人間科学部理学療法学科（第1部）
小幡　太志　宝塚医療大学保健医療学部理学療法学科（第1部・第2部）
森　彩子　宝塚医療大学保健医療学部理学療法学科（第2部）
石井　禎基　姫路獨協大学医療保健学部理学療法学科（第2部）
村田　伸　京都橘大学健康科学部理学療法学科（第3部）
甲斐　義浩　京都橘大学健康科学部理学療法学科（第3部）
崎田　正博　京都橘大学健康科学部理学療法学科（第3部・第4部）
安彦　鉄平　京都橘大学健康科学部理学療法学科（第4部）
溝田　勝彦　西九州大学リハビリテーション学部理学療法学専攻（第5部）
福本　貴彦　畿央大学健康科学部理学療法学科（第6部）
前岡　浩　畿央大学健康科学部理学療法学科（第6部）

（訳順）

The original English language work has
been published by SLACK, INC.
Thorofare, New Jersey, U.S.A.
Copyright © 2010. All rights reserved.

監訳者 第2版の序

　正常歩行を理解することは，病的歩行を学ぶ者にとって重要なことである．

　歩行を説明するには運動学と運動力学の2つの表現が使われている．運動学は関節角度，変位，速度，加速度などの歩行パラメーターが使われる．運動力学は床反力，筋や靱帯の力，関節モーメントやパワーなど運動の原因となるパラメーターが含まれる．

　これらを用いた歩行機能の評価によって正常歩行または異常歩行を分析し，鑑別する．

　歩行機能の異常（異常歩行）は，胎児，乳幼児，小児の一連の発達過程のうちどの段階の障害でも，歩行機能の獲得時期の遅延や歩容の未熟性，代償性，異常性といった時期的あるいは量的程度の差と質的要素の違いなど，多種多様の異常性を生じてくる．

　これに対して成人や高齢者の歩行の特徴は，乳幼児，小児期における発達障害や歩行の未熟性といった障害を除いて，運動器の加齢変化と病的変化，そして心因性による障害などがみられるため，その鑑別が重要となる．

　近年，急速に進行する少子高齢化に伴う歩行機能障害（傷害）と，健康維持・増進のためにウォーキングやジョギングそしてスポーツによる障害（傷害）から歩行機能障害（傷害）をきたすチャンスが増加傾向にあるといわれている．これに対応するには歩行に関する基礎知識と用語を理解したうえで，予防や評価，そして治療に関する知識も必要となる．本書では，これについても基礎から臨床まで役立つように編纂されている．第1版の記述に加えて第2版ではさらに加筆され，初心者でも理解できるように平易な記述と，応用範囲も広げ臨床家の皆様にも役立つように編纂されている．本書を座右の書としてご活用くだされば幸いである．

　最後に読者の皆様からのご意見やご批判，ご助言をお願いいたします．終りに臨み執筆くださった先生方と，完成まで根気よく付き合ってくださった医歯薬出版の皆様にも心から感謝いたします．

2012年1月

武　田　　功

監訳者 第1版の序

　歩行は三次元の空間における身体の移動の一つであり，人間にとってもっとも重要な移動手段でもある．この歩行に関する書物や文献はよくみかけるが，では「定番」となる書物はとなるとそう多くはないように思える．

　歩行分析に関しては先般，Kirsten Gotz-Neumann の「観察による歩行分析」が月城慶一先生，山本澄子先生らによって丁寧に翻訳されているが，われわれはこのたび，その原著ともいえる MD. Jacquelin Perry の「GAIT ANALYSIS-Normal and Pathological Function」の翻訳書を，医歯薬出版の協力を得て出版することになった．

　本書は，歩行分析に関する科学的思考のもとに，科学的検証による普遍妥当性を追究した名著でもある．本書が，医師および医学生，そして医療従事者（コメディカルスタッフ）などの教育と臨床の場においても即，役に立つ翻訳書として広く座右の銘となれば訳者らの限りない喜びである．

　本書が上梓されるまでには，原文に忠実に翻訳を行い，全編をとおして文章や記載法をできるだけ統一し，何度も推敲を重ね読みやすくすることに心を砕いてきた．その過程において，読者の理解を助けるために若干加筆した部分もある．今後さらなる正確さを期するためにも，内容，構文上の問題など，読者諸兄姉からの多数のご指摘をいただければ幸いである．

　最後に，本書の翻訳に携わっていただいた先生方と，医歯薬出版㈱編集部の労に対し深甚の謝意を表する次第である．

2007年3月

武田　功

著者紹介

　Jacquelin Perry 博士の歩行分析への関心は大学（UCLA）の時に生じた．身体教育専攻（1935～1940）であったことが彼女を解剖学へ導き，スポーツに適用するキネシオロジーという大きな背景を与えた．この経験の一部により，障害に向き合い始めることになる Physical Therapy Clinic of the Los Angeles Children's Hospital へ参加する．その後，理学療法士（Walter Reed 陸軍病院，1941）になり，解剖学，キネシオロジー，障害についての知識を拡げた．

　第二次世界大戦中の陸軍病院での理学療法の経験は，幅広い臨床経験（1941～1945）をもたらした．外傷患者の標準的治療の仕事に加えて，ポリオと関節リウマチに対して陸軍プログラムを提供するセンターで2年間過ごした．患者の歩行能力を改善させようとするとき，3領域すべてに多くの非公式な観察による歩行分析が含まれていた．この時期はまた，彼女は2つの陸軍の理学療法学校（Hot Springs, AR and Denver, CO）の講師でもあった．そこでは，物理療法以外に解剖学，キネシオロジー，運動療法を教えた．正常歩行と異常歩行はどちらもこのプログラムの大きな要素であった．

　戦後，彼女はGI bill（※訳注：復員兵援護法による大学教育資金）を利用して，整形外科医になるという明確な目的で医学部（UC San Francisco, 1946～1950）に進学した．Perry 博士が整形外科の研修医（UCSF, 1951～1955）のとき，ポリオと再建手術がおもな臨床プログラムの時期であった．観察による歩行分析と歩行障害の治療が日常茶飯事となった．

　彼女の次の行動は Rancho Los Amigos National Rehabilitation Center のスタッフに加わることであった．1955年，ポリオはリハビリテーションプログラムの完全に中心であった．装具療法と再建手術が同等に重要であったとき，下肢，脊柱，上肢の障害はすべての主要関心事であった．このプログラムに従事することで，筋機能と歩行障害の知識はさらに広がった．さらに，ポリオ患者を観察する経験により，ポリオから生じる麻痺のタイプが患者一人一人異なるので，彼女は多くの種々の歩行パターンを目の当たりにした．

　ソークワクチンの導入後ポリオは克服され，Perry 博士と同僚たちは注意を他のタイプの慢性機能障害に向け直した．この転換が，脊髄損傷，片麻痺，関節炎，小児疾患（おもに筋ジストロフィー，脊髄形成異常，脳性麻痺）に対する，彼女らの集中的なリハビリテーションプログラムの始まりであった．後に，切断患者と背部障害者へのサービスが加わった．最初，プログラムは一般的なリハビリテーションであった．患者グループが大きくなると，病棟ごとに別々の臨床カテゴリーを作った（1961）．ポリオの脊椎手術プログラムを続ける一方，Perry 博士も脳卒中ユニットを開設した．

　片麻痺者の機能障害がポリオのそれに比べて非常に複雑なので，脳卒中による障害者に対する責任から彼女は分析過程を広げざるを得なかった．標準的検査所見は歩行障害とほとんど関連しないので，観察による歩行分析システムが始められた．知識があり熱心な理学療法士のグループと一緒に開発され，Rancho Los Amigos の観察による歩行分析システムは高度に組織化された．はじめて，種々のタイプの異常によって生じる多くの機能障害を分類する手段が生まれた．過去25年以上の間，このプログラムを全国的に教えている．本書の組織的背景はこのプログラムに基づいている．

　第2の進展は歩行研究所であった（1968）．研究所の最初の目的は，従来のリハビリテーション治療で正常機能を回復できなかった患者の再建手術による改善を実証することであった．このシステムは，手術が本当に患者たちにとってよりよい選択肢であったのか否かを確認するのに役立つように考案された．この始まりから，機能的診断システムは痙性患者の再建手術の計画に役立つように開発された．痙性患者のおもな障害は不適切な筋活動（タイミングと強度の異常）なので，このプログラムがこれまで重要視し，今も重要視しているのは身体運動学的筋電図である．患者の歩行周期の特徴を明確にするためにフットスイッチが開発され，歩行時の関節運動を記録するために電気角度計も開発された．臨床サービスと研究は初めから同等に重点が置かれていた．もう1つ新しく重要視しているのは，歩行のエネルギー費用の分析である．通常歩行が研究できるように屋外コートが設計された（Robert Waters 博士がこの先頭に立った）．今日，Rancho Los Amigos National Rehabilitation Center の Pathokinesiology Laboratory には，自動化された動作分析（CODA™），床反力計，力の変換装置を装

備した歩行補助具が十分に備えられている．臨床のニーズが増すにつれて，あらゆるタイプの障害が長年研究され，診察され続けている（脳性麻痺，片麻痺，脊髄損傷，ポリオ後遺症，関節炎，関節置換，切断患者，脊髄形成異常，および筋ジストロフィー）．

歩行と整形外科の多くの領域での先駆的な仕事に対して，これまでにPerry博士は多数の賞を受けている．脳性麻痺の筋機能を明らかにする動作筋電図という画期的な業績に対してKappa Delta Award（Orthopedic Research Society, 1976）を，そしてIsabelle and Leonard H. Goldson Award in Technology（United Cerebral Palsy Research and Education Foundation, 1981）を受賞した．彼女はShands Lecturer（American Orthopaedic Association, 1988）であり，Shands Award（Ortho paedic Research Society, 1999）を受賞した．Perry博士は，Gait and Clinical Movement Analysis Society（2000）とThe Scoliosis Research Society（2008）から，Lifetime Achievement Awardsを受賞した．2008年12月，南カリフォルニア大学は彼女の名誉を称えてJacquelin Perry Musculoskeletal Biomechanics Laboratoryを捧げた．Perry博士は，歩行の研究と臨床応用に生涯専念し続けている．本書は，Perry博士の多くの業績と人の歩行の専門知識で有名なセラピストおよび整形外科医としての成功に満ちた人生を網羅している．

Judith M. Burnfield, PhD, PTは非常にありがたい共著者である．彼女は素晴らしい分析技術をもち，優れた言葉の遣い手である．加えて，科学的な心構えと専門的な経験により，歩行障害にユニークな考え方をもっている．

Burnfield博士の歩行への関心は，1986年Arthritis Service at Rancho Los Amigos National Rehabilitation Center（Rancho）での臨床研修期間に芽生えた．毎週の歩行セッション（多くはPerry博士の指導）をとおして進められた分析的プロセスは，彼女の研究的性格を刺激した．State University of New York at Buffalo（ニューヨーク州立大学バッファロー校）の理学療法プログラムを卒業（1986）した後，Burnfield博士はRancho Los Amigos National Rehabilitation Centerでの職を引き受けた．Ortho-Diabetes Serviceでの最初の仕事が，歩行を理解しようとする熱意にさらに火をつけた．患者の歩行能力を改善するためには，人の機能障害を義足のアライメント要因と区別することが重要であり，歩行に果たすアライメント，力，モーメントの役割を彼女がより大きく認識していくのに役立った．この時期，Burnfield博士はPhysical Therapist Assistant Program at Cerritos College（Norwalk, CA）の義肢装具コースを教え始めた．歩行はこのコースの中核であった．

続いて，Stroke Service, Gerontology Service, RanchoのPolio Clinicでの仕事は，運動障害に対する筋力低下の重大な影響に関する知識を広げた．感覚と制御メカニズムが障害されていない場合（たとえばポリオ），代償するための身体の素晴らしい柔軟性も重要視した．Burnfield博士は，独立歩行の推進には下肢装具の役割が大きく，とくに装具の性能が患者それぞれに異なる障害に系統的に適合している場合はそうである，という認識を大きく広げた．博士はこの時期，RanchoのGait Instructorになる正式なトレーニングに従事した．そして，Ranchoで歩行セッションを指導し，セラピストや医師に対するワークショップを国中で教え始めた．

1996年，Burnfield博士はRanchoの理学療法部門の責任者としての職を辞し，南カリフォルニア大学（USC）でバイオキネシオロジーの博士課程の研究を始めた．Christopher Powers博士の指導のもと，博士号の研究は歩行時のスリップや転倒に関与する人と環境の要因に集中した．彼女は，USCで理学療法プログラムの臨床博士コースに登録している学生達に，観察による歩行分析の入門コース，次にアドバンスコースを共同開発し教えた．USCのバイオキネシオロジープログラムに登録していたとき，正常歩行および異常歩行に関する臨床研究スキルを高めたいという願いから，RanchoのPathokinesiology Laboratoryで働く研究理学療法士としての職にも従事していた．Pathokinesiology Laboratoryでの仕事は，臨床研究と，運動学（動き）データ，運動力学（モーメント）データ，筋電図（筋活動）データの分析をとおして歩行の異常を定量化する研究に集中していた．2つの環境でのユニークな研究と教育経験は互いを引き立たせ，ロサンゼルスのMount St. Mary's Collegeにおいて，理学療法プログラムの中のバイオメカニクス，続いてキネシオロジーの指導の背景となった．

博士課程の研究終了後，Burnfield博士はPerry博士と博士課程修了者のフェローシップにかかわった．このPerry博士という指導者はBurnfield博士の専門家としての成長に大きな影響を与え，そのことを

Burnfield 博士は非常に感謝している．この集中的な調査期間によって，その後本書第 2 版で共同製作することになる大きな基礎が準備された．

2004 年 10 月，Burnfield 博士はネブラスカ州リンカーンの Madonna Rehabilitation Hospital に加わった．彼女は Institute for Rehabilitation Science and Engineering, Movement and Neurosciences Center および the Clifton Chair in Physical Therapy and Movement Sciences の所長を務める．Burnfield 博士は，患者と臨床家の緊密さ，内部の研究協力者だけでなく大学や企業，学び貢献したいと切望しているさまざまな学部生や院生のグループの強いネットワークを利用するダイナミックな研究室を発展させた．研究努力は，身体障害者が歩行や運動，そしてより自立して生活するのを手伝う新しい治療や技術を開発・研究することに絞られている．Movement and Neurosciences Center にある，十分な機器類を備えた Chapin Gait and Motion Laboratory には，12 台の赤外線動作分析装置，16 チャンネルと 10 チャンネルのポータブル EMG，4 台のフォースプラットフォーム，フットスイッチと足底圧マッピング機器，オーバーヘッド安全支持走路とフルボディハーネスシステムを備えた 30m 歩行路を含む，運動機能の生体力学的および生理学的分析を行うための最新式の技術とソフトウェアが備わっている．

Burnfield 博士は，Creighton University, University of Nebraska–Lincoln, University of Nebraska Medical Center, University of Southern California で非常勤講師をしている．活発な研究計画に加えて，アカデミックな場で歩行を教え続け，歩行やリハビリテーション関係の主題に関して国内外で発表している．

Contributing Authors

Henry G. Chambers, MD (Chapter 16)
David Sutherland Director of Cerebral Palsy Program
Medical Director, Motion Analysis Laboratory
Rady Children's Hospital
Clinical Professor of Orthopedic Surgery
University of California at San Diego
San Diego, California

Marilyn M. Pink, PhD, PT (Chapter 18)
CEO, EDUCATA.com
Westlake Village, California
Research Director
Congress Medical Associates
Pasadena, California

Robert Waters, MD (Chapter 24)
Rehabilitation Engineering Center
Los Amigos Research and Engineering Center
Rancho Los Amigos National Rehabilitation Center
Downey, California

序　論

　歩行は短距離を移動するのに便利な手段である．異常がなければ，歩行は調和がとれ効率的で楽なようにみえる．しかし，疾病や外傷があると，正常歩行の特徴である正確さ，協調性，速度，柔軟性が崩壊する．『歩行分析−正常歩行と異常歩行−』第1版では，異常歩行を分析するための，包括的かつ系統的な方法を紹介した．その基礎となる枠組みは，関節運動，モーメント，筋の活動パターンを含む正常歩行メカニズムをしっかりと理解することであった．異常と機能障害の影響を系統的に論じた．

　患者の歩行の系統的な分析から導かれる機能的な重要性に関する情報が増加したことが，『歩行分析−正常歩行と異常歩行−』第2版出版の根底にある．新しいトピックスのどれを取り入れるか識別するのと同様に，最新の研究知見を取り込むことによって改良される概念を選別するために，各セクションを再検討してこれに取り組んだ．

　2つの立脚期（初期接地と前遊脚期）の機能が，それらの力特性を解明する新技術で明らかになった．どちらの期も改善が必要な不確定な記述が第1版にはあった．

　第1版では「初期接地」という用語を，立脚期を開始する接触部位として足部の特定の場所を指定することを避けるために，総称語として選択した．第1版ではその期間が同定されてなかったので，一部の研究者は初期接地を歩行の期に含めることに反対であった．100〜200Hz（ふつうは50Hz）の周波数応答でプラットフォームを用いた正常な床反力の記録は，矢状面での床反力曲線の上行腕（歩行周期の1〜2％）に重なる高強度の鋭波を示した．この瞬間的で高振幅の波は，重大な事象が初期接地と前にある足部への早期の体重移動を伴うことをはっきりと示している．

　終期両下肢支持期の開始直後に，前遊脚期でみられる足関節底屈筋パワーの鋭くて強いバーストの重要性は何十年も討議されてきた．工学的解釈は，身体を前進させる腓腹筋とヒラメ筋によるプッシュオフの力とした．足関節底屈の急速な運動がEMG活動をまったく伴わないので，臨床家達はこの考えを拒絶した．最近の研究は，被験者が歩くとき内側腓腹筋の筋束を可視化する携帯式の超音波センサを用いて，この議論をはっきりさせた．同時の長さ測定により，立脚期後半の足関節運動に対する筋腱ユニット（MTU）全体の反応と内側腓腹筋の筋束の反応が実証された．立脚終期の背屈はMTUの長さの有意な増加を示し，筋線維による変化は示さなかったが，強いEMG（等尺性活動）を示した．前遊脚期の底屈は，速いMTUの短縮とEMGを伴わない生の筋線維長の軽度の変化を記録した．結論は，腱の反跳がダイナミックな力を生み出している，ということであった．

　歩行周期の8期は一側下肢の運動を定義している．他側の下肢は，歩行周期の50％後から始まり，同じ順序の運動を繰り返す．両下肢の相反的な活動の比較は，臨床では一般的には行われているが，ずっとモデルがなかった．この問題を修正するために，両下肢の相反的関係を明らかにする章が加わった．

　関節の異常から歩行分析と歩行練習の基準を導く方法を示すため，臨床事例の数を増やした．最近の整形外科の研究によって，関節炎の病理をより正確に確認でき，おもに関節痛が原因の障害を有する患者（骨関節炎と関節リウマチ）の力のパターンと歩行の特徴を区別するための有益なガイドラインが提供されている．さらにその章に，他の4つの臨床領域がかなり拡大されるか加えられた．

　今回，切断患者の歩行のセクションには，切断患者の歩行の力学的特性に基づく多数のデザインをグループ化する，義足のコンポーネントの一般的な分類が入っている．先天性内反足を加えたのは，年齢，治療的ストレッチの質，手術のタイミングの重要性を伝えるためである．筋力低下と選択的制御が歩行に与えるさまざまな影響を重要視した4例の事例研究を挿入するため，脳卒中のセクションを拡大した．後脛骨筋腱の機能不全は整形外科領域ではまれではないが，早期発見とこの衰弱状態の管理の重要性を強調するために加えた．

　2つの新しい章では，歩行の高度なパターン（階段昇降と走行）の力学を記述している．さらに，小児の歩行の章では，歩行の初期成熟が記述されている．このように，第2版ではいくつかの方面で増強されている．

Contents

監訳者　第2版の序 ……………………… iii
　　　　第1版の序 ……………………… iv
謝　辞 ……………………………………… v
著者紹介 …………………………………… vii
Contributing Authors …………………… xi
序　論 ……………………………………… xiii

第1部　基　本

第1章　歩行周期 ─────────── 2
交互の床接地パターン …………………… 2
　歩行周期の区分／2
　歩行周期のタイミング／3
　重複歩とステップ／4

第2章　歩行の相 ─────────── 5
課せられた役割：荷重の受け継ぎ ……… 6
　第1相　初期接地／6
　第2相　荷重応答期／6
課せられた役割：単下肢支持 …………… 6
　第3相　立脚中期／7
　第4相　立脚終期／7
課せられた役割：遊脚下肢の前進 ……… 7
　第5相　前遊脚期／7
　第6相　遊脚初期／8
　第7相　遊脚中期／8
　第8相　遊脚終期／8

第3章　基本的な機能 ─────────── 9
身体の区分 ………………………………… 9
　パッセンジャーユニット／9
　ロコモーターユニット／10
ロコモーターの機能 …………………… 12
　直立姿勢の安定性／12
　前　進／17
　衝撃吸収／22
　エネルギーの温存／24

第2部　正常歩行

第4章　足関節－足部複合体 ─────── 32
足部支持パターン ……………………… 32
　踵支持（calcaneograde）／32
　足底支持（plantigrade）／32
　前足部支持（digigrade）／33
足関節と足部の関節 …………………… 33
足関節における歩行力学 ……………… 34
　用　語／34
　運動の軌跡／35
　筋による制御／36
　力／40
足部における歩行力学 ………………… 42
　用語と運動／42
　筋による制御／44
足関節と足部の機能的な解釈 ………… 47
　初期接地（0〜2％ GC）／47
　荷重応答期（2〜12％ GC）／48
　立脚中期（12〜31％ GC）／49
　立脚終期（31〜50％ GC）／49
　前遊脚期（50〜62％ GC）／51
　遊脚初期（62〜75％ GC）／53
　遊脚中期（75〜87％ GC）／54
　遊脚終期（87〜100％ GC）／54
結　論 …………………………………… 54

第5章　膝関節

膝関節における歩行力学 ……57
運動／57
筋による制御／59
力／61

膝関節の機能的な解釈 ……61
初期接地（0～2% GC）／61
荷重応答期（2～12% GC）／63
立脚中期（12～31% GC）／64
立脚終期（31～50% GC）／65
前遊脚期（50～62% GC）／65
遊脚初期（62～75% GC）／66
遊脚中期（75～87% GC）／67
遊脚終期（87～100% GC）／67

結論 ……68

第6章　股関節

股関節の歩行力学 ……70
運動／70
筋による制御／72
筋の発生する力／75

股関節の機能的解釈 ……77
初期接地（0～2% GC）／77
荷重応答期（2～12% GC）／77
立脚中期（12～31% GC）／79
立脚終期（31～50% GC）／79
前遊脚期（50～62% GC）／80
遊脚初期（62～75% GC）／80
遊脚中期（75～87% GC）／81
遊脚終期（87～100% GC）／81

結論 ……82

第7章　頭部，体幹および骨盤

頭部，体幹および骨盤の歩行力学 ……83
運動／83
ベクトルパターン／85
筋の制御／85

頭部，体幹および骨盤の機能的解釈 ……86
初期接地（0～2% GC）／86
荷重応答期（2～12% GC）／86
立脚中期（12～31% GC）／87
立脚終期（31～50% GC）／87
前遊脚期（50～62% GC）／87
遊脚初期および遊脚中期（62～87% GC）／87
遊脚終期（87～100% GC）／87

結論 ……87

第8章　上肢

歩行力学 ……89
運動／89
筋による制御／90

上肢の機能的解釈 ……91

第9章　下肢全体の機能と両側の共同関係 ……93

歩行周期における下肢全体の機能 ……93
荷重の受け継ぎ／93
単下肢支持期／96
遊脚下肢の前進／98
要約／100

立脚期の筋による制御パターン ……101
遊脚終期／101
初期接地および荷重応答期／102
立脚中期，立脚終期および前遊脚期初期／102

遊脚期の筋による制御パターン ……103
前遊脚期／103
遊脚初期／104
遊脚中期／104

足部の制御 ……104
荷重応答期／104
立脚中期および立脚終期／105

正常歩行における相反共同作用 ……105
共同作用1：体重移動（0～12% GC および 50～62% GC）／106
共同作用2：移行期（12～31% GC および 62～81% GC）／107
共同作用3：前方移動（31～50% GC および 81～100% GC）／108

結論 ……109

第3部　異常歩行

第10章　病理学的メカニズム ― 112
- 形態異常 ― 112
- 筋力弱化 ― 114
- 感覚鈍麻 ― 115
- 疼痛 ― 115
- 運動調節の障害 ― 116
- 結論 ― 117

第11章　足関節と足部に関する異常歩行 ― 119
- 床接地時の異常 ― 119
  - 前足部接地／119
  - 踵接地の遅れ／120
  - 足底接地／120
  - 底屈位での踵接地／121
  - フットスラップ／121
- 足関節の異常 ― 122
  - 過度の足関節底屈／122
  - 過度の足関節背屈／128
  - 踵接地のみの延長／132
  - 早すぎる踵挙上／133
  - 踵離地の欠如／踵離地の遅れ／133
  - 引きずり／134
  - 反対側の伸び上がり／135
- 距骨下関節の異常 ― 136
  - 過度の内がえし（内反）／136
  - 過度の外がえし／139
- 足指の異常 ― 141
  - 過度の足指伸展／141
  - 足指の伸展制限／142
  - クロートウ／142

第12章　膝関節に関する異常歩行 ― 143
- 矢状面における異常歩行 ― 143
  - 膝関節の屈曲制限／143
  - 膝関節の過伸展／148
  - 急激な伸展／149
  - 過度の膝関節屈曲／150
  - 反対側膝関節の過度の屈曲／155
  - 動揺／155
- 前額面上の異常歩行 ― 155
  - 過度の外転（外反）／155
  - 過度の内転（内反）／156

第13章　股関節の異常歩行 ― 159
- 矢状面で観察される過度の運動 ― 159
  - 過度の屈曲／159
  - 屈曲制限／164
  - パス・レトラクト（過度の引き戻し）／165
- 過度な前額面上の運動 ― 166
  - 過度の内転／166
  - 過度の外転／169
- 過度の水平面上の回旋 ― 170
  - 過度の外旋／170
  - 過度の内旋／171

第14章　体幹と骨盤に関する異常歩行 ― 173
- 骨盤 ― 173
- 矢状面での骨盤の異常 ― 173
  - 骨盤の前傾（恥骨結合部の下降）／173
  - 骨盤の後傾（恥骨結合部の上昇）／174
- 前額面での骨盤の異常 ― 175
  - 骨盤の挙上／175
  - 反対側の骨盤の落下／175
  - 同側の骨盤の落下／176
- 水平面での骨盤の異常 ― 177
  - 骨盤の過度な前方回旋／177
  - 骨盤の過度な後方回旋／177
  - 骨盤の回旋制限（前方または後方）／178
- 体幹 ― 178
- 矢状面における体幹の異常 ― 179
  - 体幹の後傾（後方への傾斜）／179
  - 体幹の前傾（前方への傾斜）／180
- 前額面における体幹の異常 ― 182
  - 同側の側屈／182
  - 反対側への体幹の側屈／184
- 水平面における体幹の異常 ― 185
  - 体幹の過度な回旋／185

第4部　臨床的な視点

第15章　臨床事例 ── 188
変　形 ── 188
拘　縮／188
構造的な形態異常：先天性内反足／191
要　約／194
筋力の弱化 ── 194
大腿四頭筋の機能不全（ポリオ）／194
股関節外転筋の弱化／197
ヒラメ筋と股関節伸展筋の弱化（脊髄形成異常）／197
前脛骨筋の弱化（脊髄損傷，馬尾障害）／198
腱の機能障害による後脛骨筋の弱化／199
要　約／200
痛　み ── 200
変形性関節症／200
変形性関節症に与える生体力学上の要因／200
関節リウマチ／202
要　約／204
制御機能の障害 ── 204
脳卒中／204
痙直型脳性麻痺／213
脊髄損傷：曲がらない膝関節での歩行／216
要　約／218
切　断 ── 219
下腿切断／219
大腿切断／224
大腿切断の膝継手／226
要　約／229
結　論 ── 229

第16章　小児の歩行分析 ── 235
正常歩行の発達 ── 235
歩行実験室における小児の歩行分析 ── 237
脳性麻痺 ── 238
脳性麻痺児が遭遇する問題／238
脳性麻痺と歩行の分類／239
脳性麻痺に特徴的な歩行異常 ── 241
股関節／242
膝関節／243
足部および足関節／245
臨床例：脳性麻痺が歩行に及ぼす影響 ── 246
脳性麻痺／247
脊髄髄膜瘤 ── 248
結　論 ── 250

第5部　高度な移動機能

第17章　階段昇降 ── 254
階段の寸法 ── 254
階段昇段 ── 254
運　動／255
筋による制御／255
力／256
階段昇段の機能的意義／257
階段降段 ── 259
運　動／259
筋による制御／260
力／260
階段降段の機能的意義／261
階段の条件に対する環境と人の要因の影響 ── 263
環境要因／263
人の要因／264
結　論 ── 264

第18章　走　行 ── 266
走行の用語とタイミング ── 266
立脚期 ── 266
運　動／266
筋による制御／268
圧／270
遊脚期 ── 271
運　動／271
筋による制御／271
速度の影響 ── 272
臨床との関連 ── 273
結　論 ── 274

第6部　定量的な歩行分析

第19章　歩行分析システム ―― 278
観察による歩行分析 …… 278

第20章　動作分析 ―― 281
電気角度計 …… 282
カメラによる動作分析システム …… 282
　1台のカメラによるデータ記録／282
　自動三次元システム／283
運動マーカーの指標 …… 285
　矢状面上の指標／285
　前額面上の指標／286
　水平面上の指標／286
　マーカーの位置情報データの正確さに影響している要因／287
RANCHO三次元指標システム …… 288
歩行分析のための基準尺度 …… 289
運動データの解釈 …… 290
結　論 …… 290

第21章　筋の制御と動作筋電図検査法 ―― 292
骨格筋解剖 …… 292
　筋　節／292
　運動単位／294
　腱／294
筋の機能的な潜在能力 …… 294
　筋の大きさ／294
　筋線維長／294
　筋の大きさと筋線維長が機能的な潜在能力に与える影響／295
筋活動の様式 …… 295
　求心性収縮／295
　等尺性収縮／296
　遠心性収縮／296
筋電図検査 …… 296
　筋の活性化／297
　信号処理／297
EMGの解釈 …… 300
　筋　力／301
　筋活動のタイプ／301
　収縮速度／301
　関節の位置／302
　要　約／302
異常歩行のEMG分析 …… 303
　タイミングの異常／303
　強度の異常／303
　運動制御の変動／304
EMGの機器 …… 305
　電　極／306
　電極感度／308
　クロストーク（混線）／308
　増幅器と信号のフィルタリング／309
　分析システム／310
結　論 …… 310

第22章　歩行の運動学〜床反力，力，ベクトル，モーメント，パワー，圧〜 ―― 314
床反力 …… 314
　測定方法／314
　垂直荷重／315
　水平面の剪断力／316
　ベクトル／317
モーメント …… 318
パワー（仕事率） …… 319
モーメントとパワー（仕事率）の機能的意義 …… 319
圧中心 …… 320
足底圧 …… 320
結　論 …… 321

第23章　重複歩分析 ―― 323
標準的変動性 …… 324
　年　齢／325
　下肢長／325
　自由意思による変動性／325
通常歩行の範囲と持続時間 …… 325
重複歩－測定システム …… 326
　ストップウォッチ／326
　足部スイッチシステム／326
　計測機器を備えた歩行路／328
テスト手順 …… 328

第24章　エネルギー消費 —————— 331
緒　言……………………………………331
　仕事，エネルギー，パワー（仕事率）／331
　熱量測定法／331
　エネルギー単位／332
エネルギー代謝…………………………332
　有酸素性（好気性）酸化／332
　無酸素性（嫌気性）酸化／332
　有酸素性代謝 VS 無酸素性代謝／333
　呼吸商と呼吸交換率／333
最大有酸素性能力………………………333
　上肢の運動 VS 下肢の運動／334
　デコンディショニング／334
　トレーニング／334
　持久力／334
　酸素脈／334
代謝エネルギー測定……………………334
　定常状態／334
　肺活量測定／335
　検査手順／トレッドミルまたはトラック／335
　病理運動学研究所方式／335
安静時と立位時の代謝…………………336
正常歩行…………………………………336
　通常歩行速度の範囲／336
　通常歩行速度でのエネルギー消費／336
　速い歩行速度でのエネルギー消費／337
　男性 VS 女性／337
　エネルギーと速度の関係／337
　酸素費用と速度の関係／338
　歩行面と履物／338
　負　荷／338
　斜面歩行／339
異常歩行…………………………………339
関節固定…………………………………339
　足関節固定術／339
　股関節固定術／339
　膝関節固定／340
骨折………………………………………340
脊髄損傷…………………………………340
　交互歩行／340
　歩行運動指標／341
　装具の必要条件／343
　歩行補助具／343
　脊髄損傷のレベル／344
　長期転帰／344
脊髄形成異常……………………………344
　大振り歩行／344
　交互歩行／345
　大振り歩行 VS 交互歩行／345
切　断……………………………………346
　義足 VS 松葉杖／346
　切断レベル／347
　血管原性切断／348
　断端長／348
　義肢の重量／348
　両側の切断患者／348
関節炎……………………………………349
　股関節／349
　膝関節／349
　関節リウマチ／349
　上肢使用の歩行補助具の影響／350
　デコンディショニング／350
片麻痺（脳卒中）………………………350
膝関節屈曲位歩行のエネルギー消費…351
痙直型両麻痺（脳性麻痺）……………352

略語と頭字語……………………………355
用語集……………………………………359
付録 A……………………………………365
索　引……………………………………369

第1部 基本

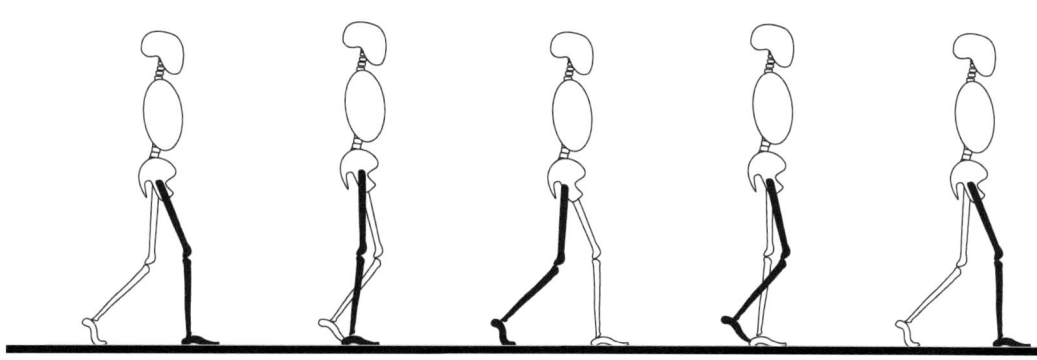

第1章　歩行周期 —— 2

第2章　歩行の相 —— 5

第3章　基本的な機能 —— 9

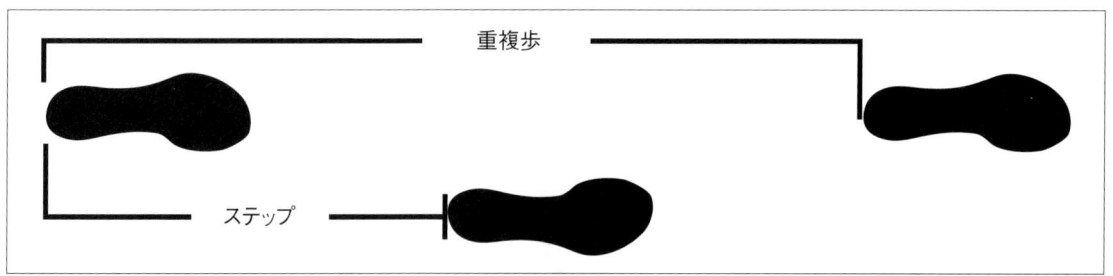

図 1-3 重複歩とステップ
左の重複歩が示されている（左踵接地から次の左踵接地まで）．右のステップは，左踵接地から右踵接地までの距離である．

の正確な期間は，歩行速度によって異なる[1,6]．慣例として 82 m/min（1.36 m/s）の歩行では，立脚期は 62％，遊脚期は 38％を占め，一方各両下肢支持期は 12％を占める（表 1-1 参照）[7]．また，これらの期間の持続時間は歩行速度に反比例しており，歩行速度が増加すると立脚期と遊脚期の持続時間の合計は短縮する．速度が落ちるにつれて，立脚期と遊脚期の持続時間は次第に長くなる[1]．立脚期に関しては，異なる関係が示された．より速く歩くと単下肢支持期は長くなり，両下肢支持の期間が短くなる[4,5]．逆に，歩行速度が落ちれば単下肢支持期は短く，両下肢支持が長くなる．このパターンは曲線的変化を示す．単下肢支持期と反対側の遊脚期は同時に起こっている（図 1-2 参照）．

両下肢が支持の役割を交換するために，ともに接地している時間があることは，歩行の基本的特徴である．両下肢支持がなくなると，人の移動は走行状態となる[2]．

■重複歩とステップ

歩行周期は重複歩ともよばれる[3]．ときどきステップという言葉も使われるが，これは適当ではない．

重複歩は歩行周期と同等の意味をもつ（**図 1-3**）．それは，一側下肢の動作に基づいたものである．重複歩の期間は，同側下肢による連続した 2 回の床接地の間である（すなわち，右 IC から次の右 IC）．

ステップは，両下肢間の距離を表す（図 1-3 参照）．各重複歩（歩行周期）にはステップが 2 回あり，重複歩の中間点で反対側の下肢は地面に接地し，立脚期を開始する．各々の下肢における初期接地の間は，ステップで表される（すなわち，左そして右）．歩行中は同じタイミングで補いながら交互に繰り返される．

文　献

1. Andriacchi TP, Ogle JA, Galante JO. Walking speed as a basis for normal and abnormal gait measurements. *J Biomech.* 1977 ; 10（4）: 261-268.
2. Mann R. Biomechanics. In : Jahss MH, ed. *Disorders of the Foot.* Philadelphia : WB Saunders Company ; 1982 : 37-67.
3. Murray MP, Drought AB, Kory RC. Walking patterns of normal men. *J Bone Joint Surg.* 1964 ; 46A : 335-360.
4. Murray MP, Kory RC, Clarkson BH, Sepic SB. Comparison of free and fast speed walking patterns of normal men. *Am J Phys Med.* 1966 ; 4 : 8-25.
5. Murray MP, Mollinger LA, Gardner GM, Sepic SB. Kinematic and EMG patterns during slow, free, and fast walking. *J Orthop Res.* 1984 ; 2 : 272-280.
6. Otis JC, Burstein AH. Evaluation of the VA-Rancho gait analyzer, Mark I. *Bulletin of Prosthetics Research.* 1981 ; 18（1）: 21-25.
7. Pathokinesiology Service and Physical Therapy Department. *Observational Gait Analysis.* 4th ed. Downey, CA : Los Amigos Research and Education Institute, Inc, Rancho Los Amigos National Rehabilitation Center ; 2001.

第2章

歩行の相

　歩行中，体幹と立脚側下肢，遊脚側下肢の間の位置関係は常に変化している．結果的に股関節，膝関節，足関節は一連の運動パターンを示す．歩行分析の発達史の初期には，研究者は，各運動パターンはそれぞれ必要な機能が異なり，それらを歩行の相として明示していた．さらにデータを相関させることで，次第に，確認される歩行相の数を拡大した．現在では，各々の歩行周期は機能的に8つのパターン（相）に分けられる．

　過去には，正常に起こる事象に着目して相を分けることが一般的であった．しかしこれは切断術後の患者には適応できても，麻痺や関節炎のために異常歩行を示す患者には適用できないことがわかった．たとえば，立脚期の始まりは一般的にヒールストライクとよばれていたが，麻痺のある人の踵は全歩行周期にわたり接地することはないか，ずっと後に接地するようになる．同様に，踵のみでの支持期間の後に前足部が接地するのではなく，足底全体で初期接地（フットフラット）する場合もあるであろう．これらの難題と他の領域との混乱を避けるために，ランチョ・ロス・アミーゴ歩行分析委員会は，各相の一般的な用語を定義した[1]．

　相による歩行分析は，各関節で起こる種々の動作の機能的な意義を直接的に評価する．歩行を相に分けて分析することで，各関節で同時に起こる運動を全体の下肢機能に関係づけて考えることができるようになる．これは，能力低下の機能的な影響を解釈するためのとくに重要なアプローチである．1つの歩行相に必要な機能はそれぞれ異なっているため，ある関節運動の相対的な意義は歩行相の間で変わるし，また，1つの歩行相においては適切な姿勢でも，別の時点では異常姿勢となる可能性がある．したがって，タイミングと関節の角度は非常に重要である．この後者は歩行分析の複雑さを増す要因でもある．

　8つの歩行相の各々は目標を遂行するために，機能的な目的と選択的な相乗作用の運動の重要なパターン

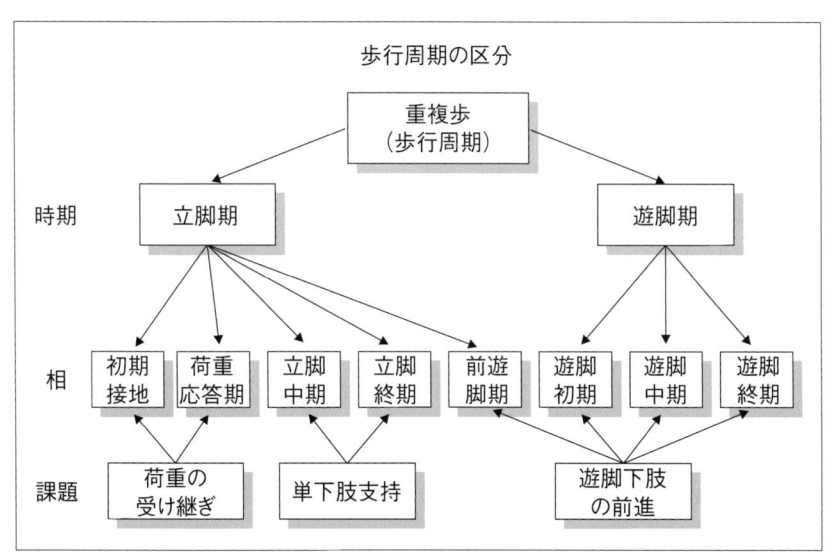

図2-1　歩行周期の機能的な区分
　重複歩は，歩行周期の機能的な用語である．時期は，足部接地の有無によって歩行周期の基本的な区分を示す．各相は，下肢の位置で決められる．課題は，貢献する機能によって相のグループ分けを示す．

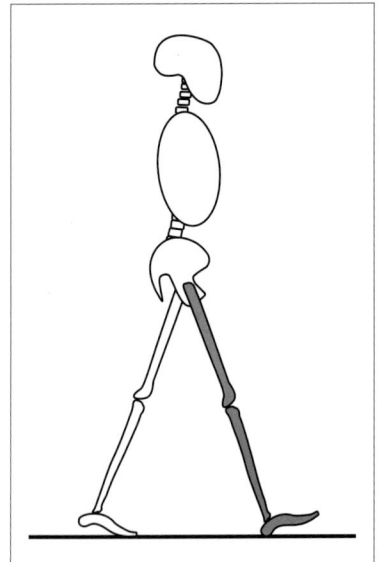

図2-2 初期接地
網かけ部分で示した下肢の股関節は屈曲し，膝関節は伸展する．足関節は中間位で踵から床接地する．反対側下肢（白い部分）は，前遊脚期の始まりの状態にある．

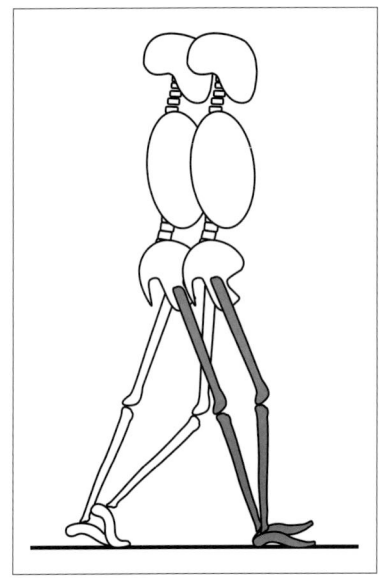

図2-3 荷重応答期
体重は，前方の下肢に移される（網かけ部分）．ロッカーとして踵を使い，膝関節は屈曲し衝撃を吸収する．足関節底屈（PF）は踵への衝撃をやわらげる．このヒールロッカーは荷重応答期の終わりまで維持される．

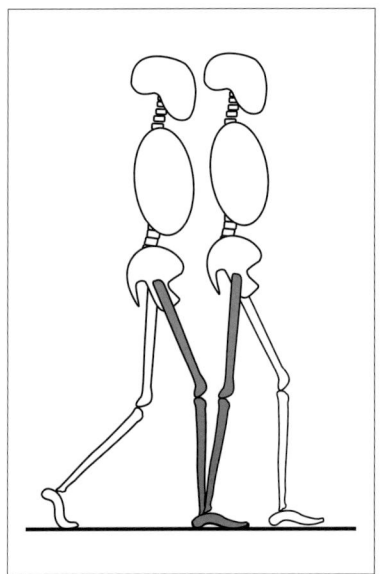

図2-4 立脚中期
単下肢支持の前半を占め，膝関節と股関節が伸展しながら，足関節背屈（DF）（アンクルロッカー）によって静止した足部の上を前進する（網かけ部分）．反対側下肢（白い部分）は遊脚中期にあり前進する．

をもつ．相の連続した組み合わせも，下肢が荷重の受け継ぎ（WA）と単下肢支持（SLS）と遊脚下肢の前進（SLA）の3つの基本的課題を達成することを可能にする（図2-1）．

課せられた役割：荷重の受け継ぎ

荷重の受け継ぎは，立脚期における最初の課題である．これは，1）衝撃吸収，2）初期の下肢の安定性，3）前進の維持，という3つの機能的な要求が満たされなければならないので，歩行周期のなかでもっとも困難な課題である．ちょうど遊脚期が終わったばかりの不安定なアライメントの下肢へ急速に体重を移動させなくてはならない．初期接地と荷重応答期がこの時期に含まれる（図2-1参照）．

第1相 初期接地

期　間：0〜2% GC

この相は，足部がちょうど床に触れる瞬間と体重の移動開始直後に反応する瞬間を含む．このときの関節の肢位は，次に起こる荷重応答パターンに影響する（図2-2）．

目　的：下肢は立脚期をヒールロッカーで始める用意をする．足部が床に衝突するのを減速する用意をする．

第2相 荷重応答期

期　間：2〜12% GC

これは初期両下肢支持期に含まれる第2の相である．この相は最初の床接地から始まり，反対側下肢が振り出されるまで続く（図2-3）．

目　的：衝撃吸収．安定した体重の支持．前進の維持．

課せられた役割：単下肢支持

反対側下肢が遊脚期を開始すると同時に，単下肢支持での立脚期が開始され，これは反対側下肢が再び床に接地するまで継続する．その間，矢状面と前額面における体重の支持についてすべての責任を負いながら前進し続ける．立脚中期と立脚終期がこれに含まれる（図2-1参照）．これらは，おもに前進におけるメカニ

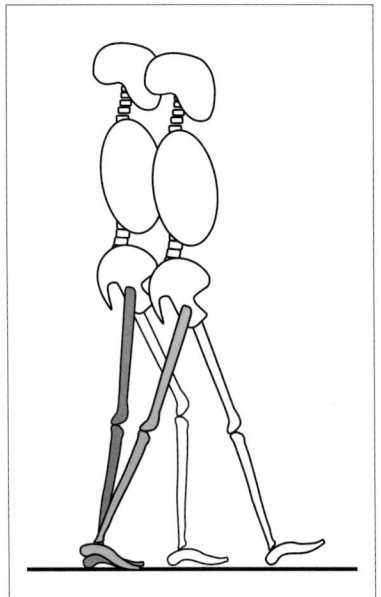

図 2-5　立脚終期
単下肢支持の後半，踵は挙上し，そして下肢（網かけ部分）はフォアフットロッカーの上を前進する．膝関節は伸展を完了し，その後屈し始める．股関節の伸展の増加と踵挙上によって，下肢をより後方に置く．反対側下肢（白い部分）は遊脚終期を完了している．

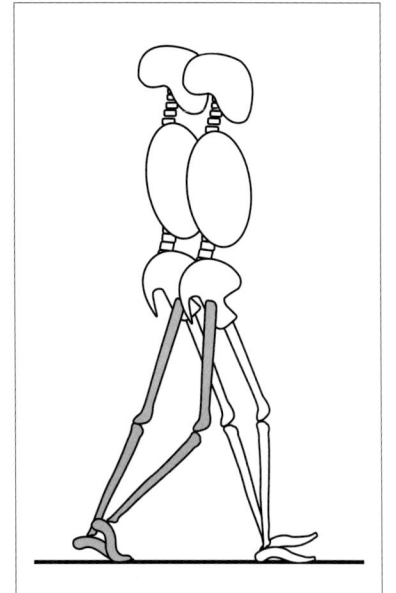

図 2-6　前遊脚期
終期両下肢支持が反対側下肢（白い部分）の床接地により始まる．観察下肢（網かけ部分）は，体重の移動による免荷に伴って，足関節底屈と膝関節屈曲は強まり，股関節伸展は弱まる．反対側下肢（白い部分）は荷重応答期にある．

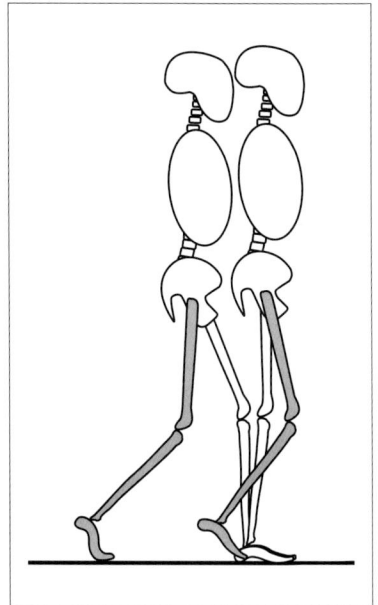

図 2-7　遊脚初期
膝関節を屈曲させて足指を床から持ち上げ，股関節を屈曲させて遊脚側下肢を前進させる．このとき足関節は軽度背屈する．反対側下肢（白い部分）は，立脚中期の前半にある．

ズムの違いで区別される．

■第3相　立脚中期

期　間：12～31％ GC

単下肢支持期の前半を占める．反対側の下肢が振り出され，体重が前足部の上にくるまで続く（図2-4）．

目　的：静止した足部を越えて前進を続ける．下肢と体幹の安定性．

■第4相　立脚終期

期　間：31～50％ GC

この相で単下肢支持期は終了する．踵の挙上で始まり，反対側下肢が接地するまで続く．この相をとおして体重は前足部より前方に動く（図2-5）．

目　的：体幹が支持側足部を越えて前進する．下肢と体幹の安定性．

課せられた役割：遊脚下肢の前進

下肢を前進させるという重要な役割を果たすため，立脚期の間から準備姿勢を始める（前遊脚期）．その後下肢自体を持ち上げ，3つの遊脚の相を経て前進して（重複歩距離を完成させ），次の立脚期の期間に備える．遊脚下肢の前進の課題には，1）前遊脚期，2）遊脚初期，3）遊脚中期，4）遊脚終期，の4つの相が含まれる（図2-1参照）．

■第5相　前遊脚期

期　間：50～62％ GC

立脚期のこの最終的な相は，歩行周期の2番目の（終期）両下肢支持の期間である．反対側下肢の初期接地から始まり，同側下肢の足指離地によって終わる．前遊脚期は，ウエイトリリースやウエイトトランスファーともいわれる．しかし，この時点で起こっているすべての動作と筋活動は，前進に関するものである．

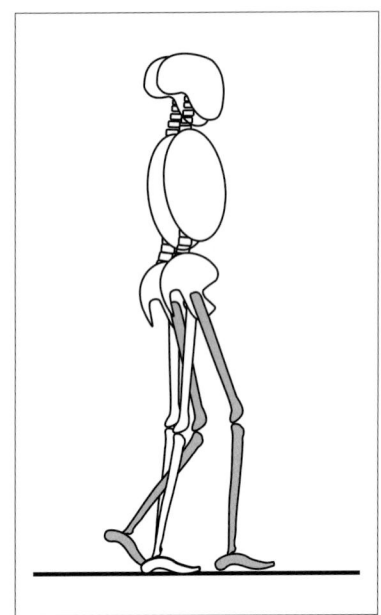

図 2-8　遊脚中期
股関節の屈曲を強めることで，重心線より前方に下肢（網かけ部分）を前進させる．足関節が背屈を続けることで中間位を保つ間，膝関節は重力によって伸展していく．反対側下肢（白い部分）は立脚中期の後半に入る．

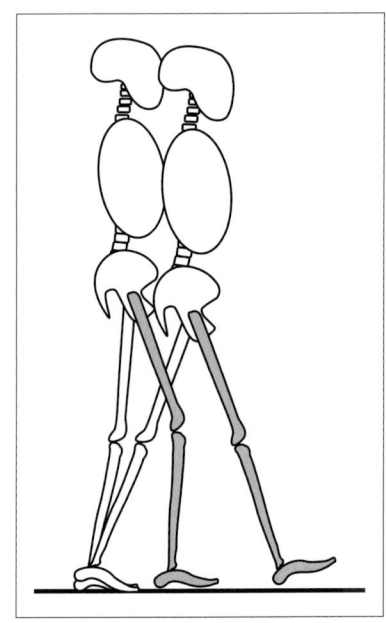

図 2-9　遊脚終期
下肢の前進は膝関節伸展により完成される．股関節は屈曲 20°まで少し戻る．足関節は中間位を維持する．反対側下肢（白い部分）は立脚終期にある．

体重の急速な免荷によって荷重から解放された後方にある下肢は，急速に遊脚期の準備をするために，床を"押して"前進することに貢献する．それゆえ，前遊脚期という用語は，下肢を前方へ振り出す動作を開始するための機能的な役割を明確に表している（図2-6）．

　目　的：遊脚期のための下肢の姿勢調整．遊脚期のために下肢の前進を加速させる．

■第6相　遊脚初期

　期　間：62～75％ GC

この最初の相は遊脚期のうちの約 1/3 を占める．それは床から足を持ち上げることから始まり，遊脚足部が立脚足部の対側に並んだときに終わる（図2-7）．

　目　的：床からの足部挙上（フットクリアランス）．トレイリング姿勢（股関節過伸展位）からの下肢の前進．

■第7相　遊脚中期

　期　間：75～87％ GC

遊脚期のこの 2 番目の相は，遊脚期足部が立脚期の下肢の対側にあるときから始まる．遊脚期の下肢が前方となり，脛骨が垂直になるまでの期間である（すなわち，股関節および膝関節屈曲姿勢）（図2-8）．

　目　的：下肢の進行．床からの足部挙上（フットクリアランス）．

■第8相　遊脚終期

　期　間：87～100％ GC

遊脚期のこの最終的な相は，垂直の脛骨から始まり，足部が床に接地するまでの期間である．下腿が大腿より前方に動くことで下肢の前進は完成される（図2-9）．

　目　的：下肢前進の完成．立脚期のための下肢の準備をする．

文　献

1. Pathokinesiology Service and Physical Therapy Department. *Observational Gait Analysis*. 4th ed. Downey, CA：Los Amigos Research and Education Institute, Inc, Rancho Los Amigos National Rehabilitation Center；2001.

第3章

基本的な機能

平地を前方へ歩くことは移動の基本パターンである．方向転換にはより多くの条件がロコモーターシステムに必要となり，階段や不整地ではさらにこの条件が増える．また，走行やさまざまなスポーツにはさらに多くの機能が必要となる．このような複雑な違いにもかかわらず，それらのすべては，歩行の基本的なパターンの適応である．

身体の区分

歩行中の身体は機能的にパッセンジャーとロコモーターの2つのユニットに分けられる（図3-1）．各々で運動や筋活動が起こっているが，これらの機能の相対的な強調点は，2つのユニット間で明らかな相違がある．基本的にパッセンジャーユニットは完全な姿勢を保持しているだけでよい．正常な歩行のメカニズムでは，パッセンジャーユニットへの負荷が最小限で，受動的にロコモーターシステムによって運ばれる状態が効率のよい状態といえる．しかしながら，下肢の上にあるパッセンジャーのアライメントこそ，ロコモーターの筋活動を左右する最大の要因である．

パッセンジャーユニット

頭部・頸部・体幹・両上肢は，歩行に直接貢献するというよりは運ばれている部分であるため，パッセンジャーユニットとして分類される．Elftmanはこのロコモーターシステムの上部の構造をHAT（head, arms, trunk）という用語で紹介している[11]．

頭部と体幹での筋活動は脊柱のアライメントをニュートラルに保って，骨盤から頭部への姿勢変化の伝達を最小化するために働く．上肢の振りは他動的と自動的な両方の要素を含んでいるが，その活動は正常歩行パターンに不可欠なものではない．実験的に上肢

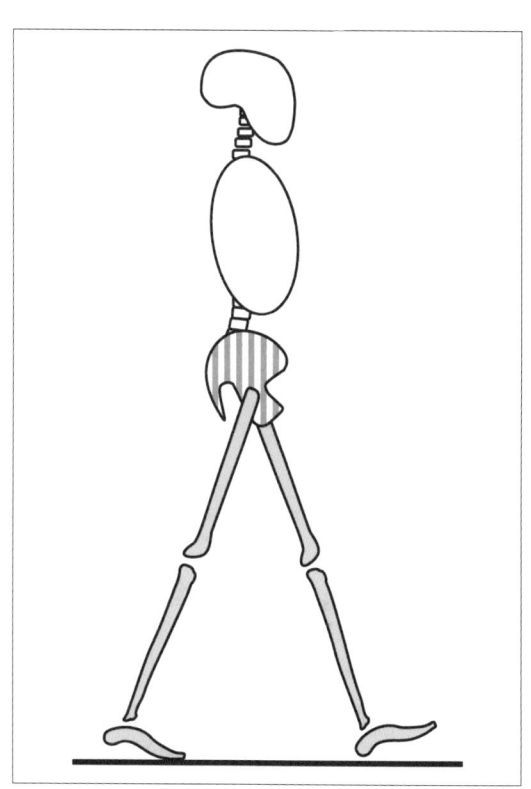

図3-1　身体の機能的な区分
上半身は歩行中，受動的なパッセンジャーユニットとしてロコモーターシステムに乗っている．骨盤はパッセンジャーユニットとロコモーターシステムの両方の一部である．

の振りを抑制しても，歩行時のエネルギー消費の変化はないという結果が得られた[3,8]．

HATは大きくて重い集合体であり，その重さは体重の約70％に相当する（図3-2A）[10,43]．このHATの範囲内で質量中心（COM）は，股関節と肩関節の間の約1/3の所に位置する（図3-2B）．その結果として，パッセンジャーユニットのバランスは，その瞬間の

表 3-1　ロコモーターの機能

○推進力
○衝撃の吸収
○立位の安定性
○エネルギーの温存

関節の上に乗っているパッセンジャーユニットの底部としての役割をもつ．

ロコモーターの機能

ロコモーターユニットが身体を目的地へ運ぶとき，体重を支持している下肢は次の4つの機能を遂行する．すなわち，

1. 常に変化している姿勢にもかかわらず直立位の安定性が維持できる．
2. 選択的な姿勢，筋力，腱の弾力性の相互作用によって推進力を発生させる．
3. 各歩行周期の開始である床接地の衝撃を最小限にする．
4. これらの機能を用いて筋活動を抑えることで，エネルギーを温存する（**表 3-1**）．

ということであり，これらの4つの機能の遂行は，HATと両下肢の間の一連の複雑な相互作用として現れるそれぞれの運動パターンによって行われる．歩行の必要条件は，安定した立位姿勢である．

直立姿勢の安定性

直立姿勢の安定性は身体のアライメントと各関節における筋活動との間の機能的なバランスによって左右される．身体の各部分は重量があるため，その支持面の上にバランスが保たれるか，制止されなければ，重力によって地面へ落下するであろう．身体の各部分にはバランスの中心である質量中心（COM）があり，その部分の重量を表している．より上位の部分の質量中心が，それを支えている関節の中心と一直線に並んでいるときは，下肢は受動的な安定性がある．

立位の安定性には，3つの解剖学的要素がかかわっている．まず第1に，パッセンジャーユニットとロコモーターシステムの間において，上部が下部より重いという関係がある．体重の約70％はサポートシステムに支えられているが，それ自身は全身のほんの30％を占めるにすぎない[10]．次に，支持する下肢が多

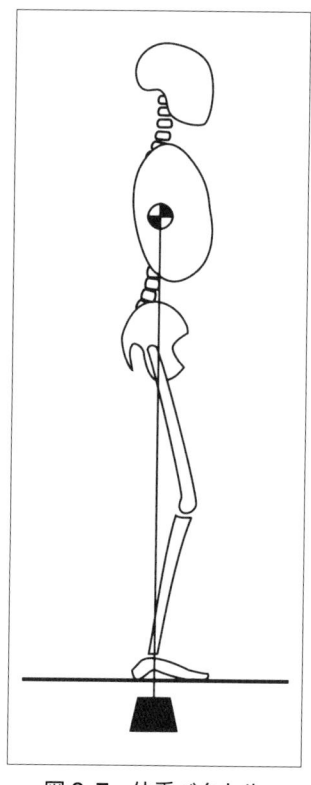

図 3-7　体重ベクトル
膝関節が屈曲している場合，ベクトルは，膝関節の後方を落下するため膝関節伸筋の制御を必要とする．

くの部分に分割されていること，最後の要素は下肢の関節の骨端の輪郭が丸いということである．

体重のアライメントは重要な要因である．立位および歩行中の体重の影響は床反力ベクトル（GRFV）または体重ベクトルで評価される（**図 3-7**）．体重が床へ向かって落ちていくと同時に，方向が逆で大きさの等しい力が発生する．歩行中，関節に対する体重ベクトルのアライメントは絶えず変化している．床反力ベクトルのアライメントの変化を関節の中心と関連づけることによって，関節の不安定性の大きさと方向が求められる．これは，安定性と可動性を得るために筋と靱帯の力が必要であることを示している．

靱帯で連結された骨格構造は，安定性よりも可動性に優れている．各下肢は，3つの主要部分（大腿と下腿，そして足部）で柱を形成している．大腿と脛骨の単純なモデルを，長方形の端の上に垂直に整列する2つの背の高い棒で示す（**図 3-8**）．狭い横幅に対して背の高い棒は，他動的な傾きの許容度が9°未満に減少する（**図 3-8**参照）．

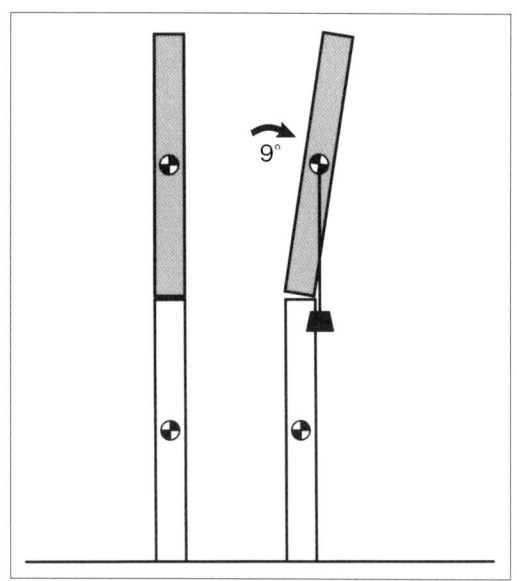

図 3-8
背の高い棒では支持面が狭く，相対的に重心位置は高くなる．わずか9°の傾きで，重心が支持面を越え，不安定なアライメントとなる．

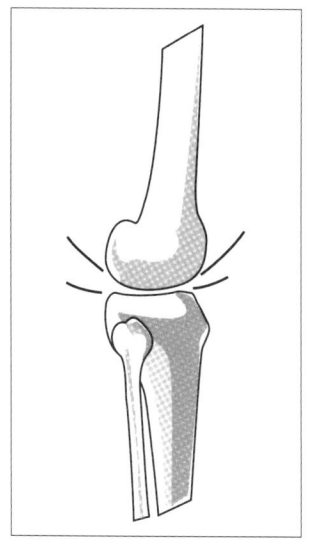

図 3-9
関節の表面が丸みを帯びていると支持面の幅はより狭くなり，さらに不安定になる．

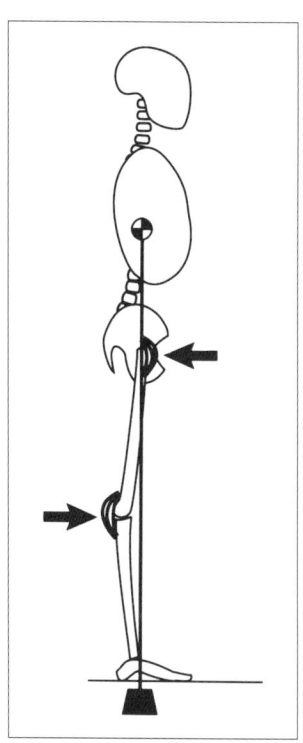

図 3-10
静止立位では，股関節と膝関節の過伸展により受動的な安定性が得られる．安定させる力源は，一側からの靱帯の緊張および関節の反対側に働く体重ベクトルである．足関節は受動的な安定性に欠けている．

下肢の骨格では，この安定性の限度さえ満たすことはできない．各部分の細長い骨の質量は上部がわずかに重く，骨の長さの中間点より約7%上方に質量中心がある[10]．脛骨上面と比べて大腿骨顆の大きな彎曲は，受動的な安定性を減少させる（図 3-9）．その結果，各部分の重心が一直線上にないとき，制御する力が作用していない限り，上部の部分は落下してしまう．

しかしながら，立位における股関節と膝関節の受動的な安定性は，筋活動によるベクトルの制御がない場合に，靱帯の緊張で代償することができる．両方の関節は，それらの屈曲側に強力な靱帯をもっている．膝関節には強靱な後方の斜膝窩靱帯があり，軽度の膝関節の過伸展は，相対する2つの力によって膝関節をロックする．つまり，パッセンジャーユニットの体重ベクトルは膝関節の前方を通り，そして，強靱な後方靱帯は緊張する（図 3-10）．同様に，股関節は前方の強靱な腸骨大腿靱帯により伸展を制限される．

足関節には，同様の受動的な安定性の要因がない．足関節は中間位を越える背屈と底屈への大きな可動域（ROM）をもつ（図 3-11）．また，足関節は足部の中央にはなく，中足骨頭よりはるかに踵の近くにある（図3-11参照）．踵の長さは踵骨の後方端よりも，支持面が踵骨粗面にあることでさらに限定される．これらの丸まった隆起の頂点は，足関節後方の縁とほとんど一列に並んでいる．したがって，後方への安全のための余裕は約1 cmしかない（Dr. Jacquelin Perryによる非公式の骨格の比較に基づく未発表のデータによる）．

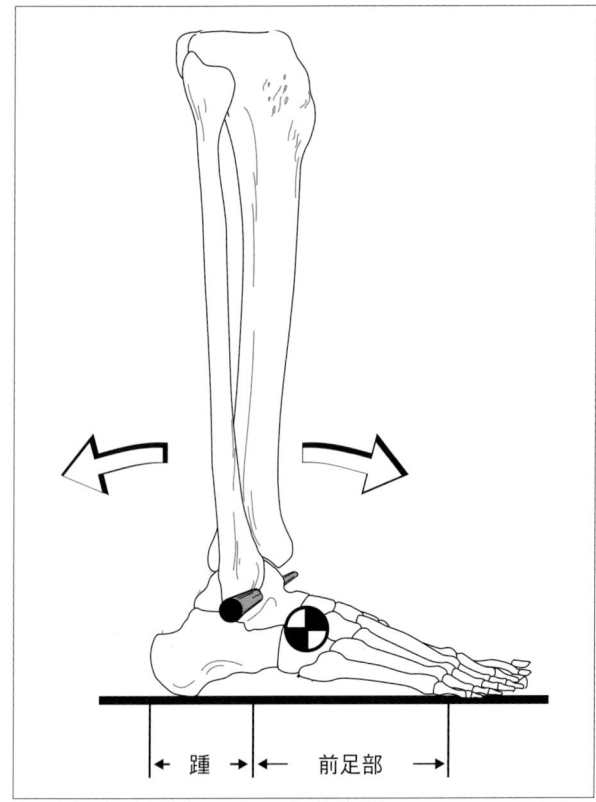

図3-11
足関節は足部の中心より後方に位置しているため,踵のテコは中足骨頭に伸びる前足部のテコよりずっと短い.

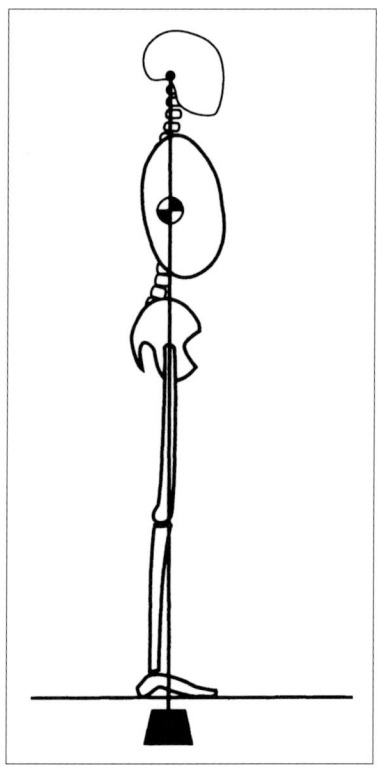

図3-12
釣り合いがとれた静止立位のアライメントでは,体重ベクトルは,頭部の耳垂から支持足部の中央付近(足関節の前方)を落下する.また,それは胸椎のわずかに前方,膝関節のすぐ前方,股関節のわずかに後方を通る.

この不均等な関係は,より立位を不安定にする.膝関節が過伸展している場合,安定したバランスは足関節をわずかに底屈することで得られる.膝関節が過伸展できないとき,下肢の安定したアライメントを得るためには,足部の中央に重心を進ませるために足関節は5°背屈することが必要である.脛骨を前傾させると足関節と膝関節で不安定となるので,筋活動で制御しなければならないが,それができないときは装具が必要となる.

●静止立位

静止立位における下肢の肢位は,立脚中期における下肢の肢位と同様である.それゆえ,人の立位保持能力は歩行能力の予備的なテストとして使用できる.静止立位での安定したアライメントの達成には,固有感覚,関節の可動性,および筋による制御の機能的な統合が必要とされる.

支持基底面の範囲は,前額面における両足部の外側縁間の距離と矢状面における足部の長さによって決定される.

足部の長軸は,進行方向に対して通常7°外旋しており,両側の踵の間の距離より前方の中足骨の間の距離が広い.静止立位における内果の間の距離は平均約9cmである[33].健常人は,直立姿勢を維持しながら,矢状面では足部の長さの54%,前額面では両足部の外側縁間の幅の59%の範囲で随意的に姿勢を偏位させることができる[33].この範囲が姿勢制御の限界と考えられる.

健常人の静止立位では,体重ベクトルは頭部の中心(耳垂)から下方へ伸び,第4腰椎の1cm前方を通り,足関節の1.5～5cm前方に落ちることが明らかにされた(図3-12)[2,3].また,フォースプレートを用いての測定では,足関節軸の前方5cm(±2cm)を通ることが明らかにされた[1,33].40%という標準偏差は,足関節と膝関節は可動性が大きく,また腓腹筋,ヒラメ

筋の相対的な筋力によっても，アライメントはさまざまに変動することを立証している．正常な"楽な立位"で安定を保つために，身体重心は，股関節の0.6 cm後方で膝関節の前方にあり，狭い範囲での安定性限界だけを利用している（図3-12参照）．この場合の筋活動は，単にヒラメ筋と腓腹筋だけに限られている可能性がある．

　体重を均等にかけた場合，体重ベクトルは支持面の中心を通る．実際は，正常な静止立位は，中心線のわずかに右（0.6 cm）に偏位する傾向がある[1,33]．両下肢による体重負荷の相違の平均は，分析の技術によってさまざまに変動する．各足部の下で計測された2つの測定結果は，平均5.4 kgの差があり，95％の信頼性で一時的に12.2 kgもの違いを示した．対照的に，フォースプレート測定では鉛直方向の力について0.8 kgの違いを示した．

　姿勢の動揺の記録は静止立位でも完全には静止していないことを示している．矢状面と前額面では，ゆっくりと継続的に2つの下肢の間で体重の移動が行われている[32]．速度は1秒につき4〜6回の周期で，外側に5〜7 mmおよび前方に8 mmの円弧を描く[1,33]．心臓の活動と固有受容器の完全さの欠如という2つのメカニズムがこの微妙な体幹の動揺に寄与している[15,33]．

● 動的な安定性

　歩行時に身体は支持足部の後方から前方へ動く．同時に，支持する部分は，踵，足部全体，前足部と変わる．これらの2つの変化は，立脚期に身体は受動的な安定性に欠くことを意味している．歩行における平均の歩隔（※訳注：おそらく原文 stride width は間違い→ step width と思われる）は女性が約7 cmで男性が約8 cmで，外旋角は女性が約5°で男性が約7°である（図3-13）[29,30]．そして，立脚期の中間点の身体のアライメントにおいてのみ，安定した静止立位の姿勢に類似している．

　立脚期の初めに下肢に荷重がかかる際，足部は体幹より前にある．このとき，体重ベクトルは股関節の前方と膝関節の後方を通る（図3-14A）．そのとき両関節の伸筋は，体重の落下を起こさないようにする伸展モーメントを作成する．立脚中期では，身体は支持側下肢を越えた位置まで進む．このとき伸展モーメントは0になる（図3-14B）．支持側下肢を越えた身体の前進を継続することで，股関節と膝関節に徐々に受動

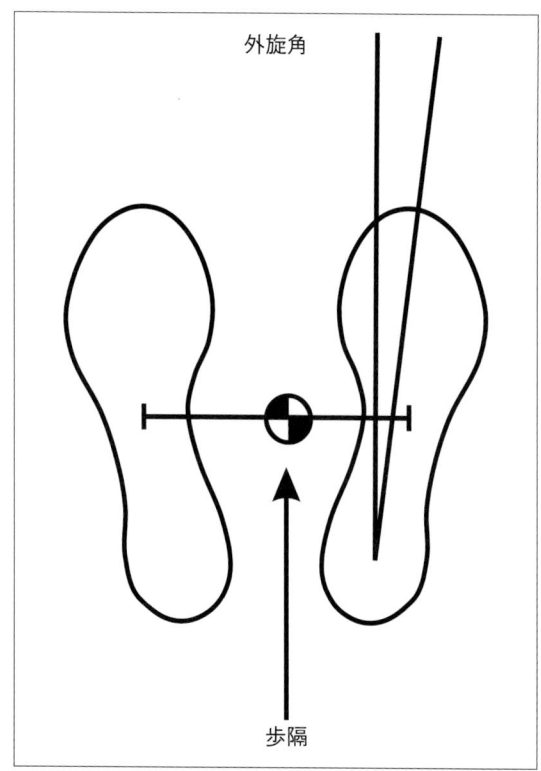

図3-13
歩行中における足部のアライメントは，男性と女性で類似している．

的な伸展が起こる（トレイリング姿勢）．そして，体幹の垂直のアライメントは屈曲モーメントに関与する．同時に，体重は足関節より前方に移動して足関節の背屈が始まり，姿勢は不安定になる．このとき，体重が前方へ落ちるのを制限するために足関節底屈筋群による自動的な制御が必要となる（図3-14C）．したがって，立脚期をとおしての筋活動は，重力による屈曲モーメントの影響を減少させることに向けられる．つまり，単下肢支持期において，立位安定性を脅かす股関節・膝関節の屈曲モーメントと足関節の背屈モーメントを生じさせる重力の影響を減少させるために，筋活動は股関節・膝関節の伸展モーメントと足関節の底屈モーメントを生じさせる．

　より速い歩行スピードでは体重ベクトルも大きくなるので，減速させるための筋への負荷が大きくなる[16,31,9]．逆にいえば，ある範囲内で，よりゆっくり歩くことによって，筋活動に要求される強度を減らすことができる[16,31]．ただし，筋活動の直接的な活動の代わりに，利用することができる運動量を損なわない程度の歩行速度を保つ必要がある．足関節の筋活動の

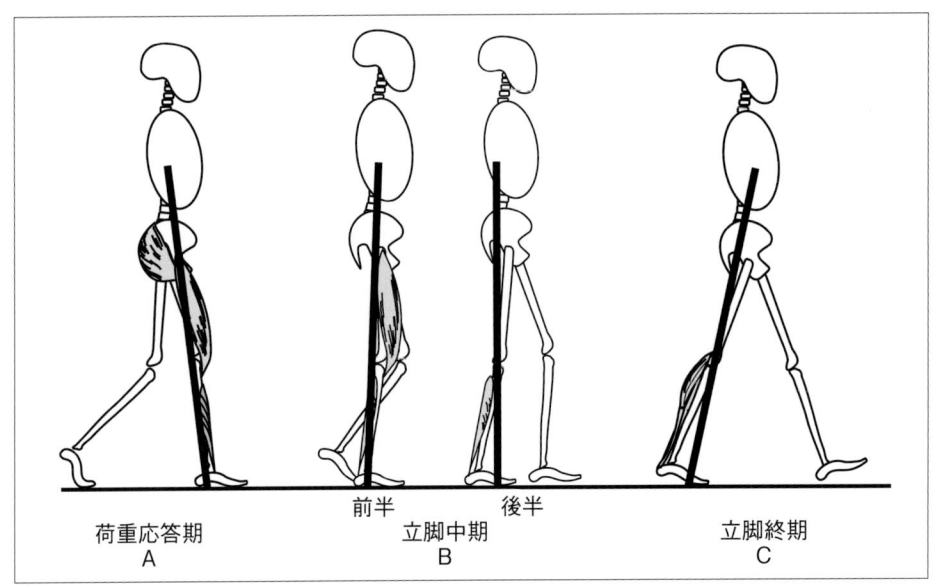

図 3-14
歩行中，動的な安定性は関節に対する体重ベクトルの継続的な再調整により修正される．
(A) 荷重応答期：体重ベクトルは股関節の前方，膝関節・足関節の後方を通る．
(B) 立脚中期：この相の開始点（前半）では，体重ベクトルは膝関節のわずかに後方，足関節の前方を通る．相の終わり（後半）には，体重ベクトルは足関節と膝関節の前方，股関節の後方に移動する（トレイリング姿勢）．
(C) 立脚終期：体重ベクトルは，股関節の後方，膝関節の前方，足関節の大きく前方を通る．

分析により 80 m/min の歩行における平均的な筋活動の強度は，徒手筋力テストにおけるグレード3に相当することが証明された[37]．116 m/min の速い歩行では筋活動は3+に増大し，56 m/min の遅い歩行では3−に減少する[37]．Beasley の量的尺度によると，使われた力は，それぞれ最大値の 15%，40%，および 5% であった[5]．

● 単下肢支持

両下肢が地面と接触しているときは，体幹はどちらの側からも支持される（図 3-15）．一側下肢が振り出しのために持ち上げられると，このバランスは突然失われる．このとき，HAT の重心は支持側下肢の内側にあり，連結部は可動性の高い股関節である．一側下肢の上で立位バランスを保持するために，体幹を外側に変位させることと，骨盤と体幹を直立にしておくために股関節の筋活動で安定させるという2つの準備動作が必要である．（図 3-16）[39]．

静止立位中，外側へ変位すると体幹の重心は足部の上に移動する．足部と膝関節の外反がこのとき使われる．歩行では，次のステップの開始時に，落下する身

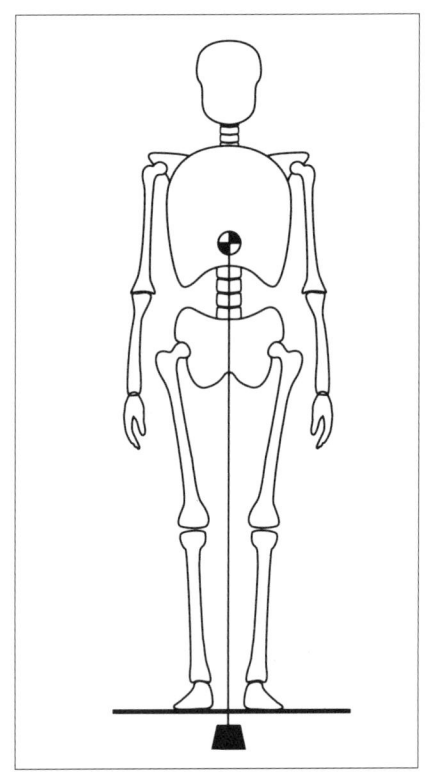

図 3-15
前額面における静止立位時の体重ベクトル（重心線）は，骨盤の中央と両足部の間を通過する．

第3章　基本的な機能　17

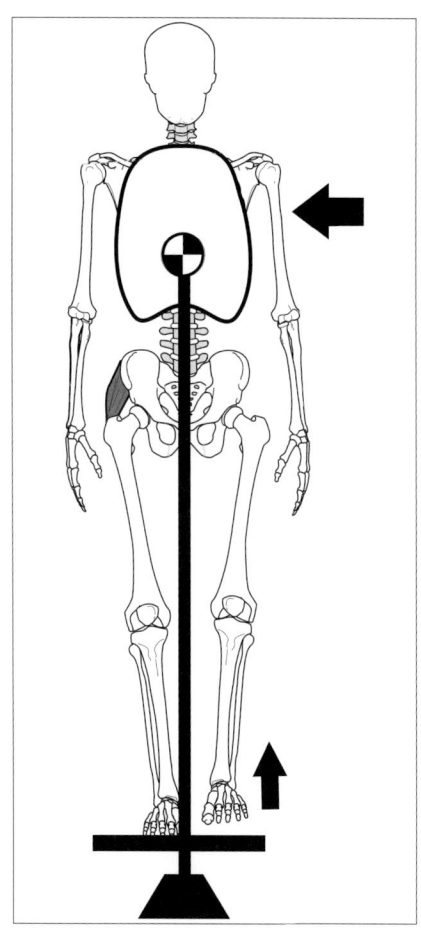

図3-16
反対側下肢をステップするために持ち上げることによって，反対側下肢による支持がなくなる．体重ベクトルを支持側下肢へ変位させることと，不安定な骨盤を支えるための股関節外転筋の強い活動により安定性を維持する．

体を受け止めるために，下肢が振り出され，より不安定な状態になる．このとき反対側の膝関節の外反は小さくなる．

■前　進

歩行の基本的な目的は，頭部と手が多数の機能を実行できるように，現在の位置から新しい位置に身体を移動させることである．この課題は，下肢が前方に連続して転がることを可能にする一連の事象によって達成される．前進するための主要な決定要因は，最初の一歩を開始することと，足部のロッカーの活動，体重の前方落下，およびそれらによる推進力の生成である．

●最初の一歩

立位から歩行に移行する一見単純な課題は，実際は，圧中心と質量中心の変位の方向によって識別される一連の運動パターンである[7,24,26]．静止立位において圧中心は，両足の中間にある初めの位置から，3つの方向に順番に移動する（図3-17）．最初は，圧中心は遊脚側になる下肢に向かって，側方および後方へ移動する．次に，立脚側になる下肢の方向に圧中心を急激に反転し，それから，前方に移動する．この3つの運動パターンは，「準備」[7]，「体重移動」，「前進」と名づけられている．

準　備

最初の運動パターンは，ヒラメ筋[7]の弛緩と前脛骨筋の活性化という足関節における相反的な目立たない変化から開始される（図3-18）[24]．ヒラメ筋の抑制と前脛骨筋の活性化との間における相対的なタイミングは，歩行の速度と反比例している[8]．これは脛骨を前傾させて，両膝関節を立位姿勢の伸展位から緩める．同時に，遊脚側になる下肢の股関節外転筋と腓骨筋が活性化する[24]．一方，立脚側になる下肢の筋は弛緩して，股関節と膝関節を少し屈曲させる[7]．結果的に，遊脚側になる下肢の床を押す力は増加し，立脚側になる下肢の床を押す力は相反的に減少する（図3-17A参照）[34]．

今までは，圧中心が遊脚側下肢になるほうへ進んでいる目的は，説明するのが困難であった．初期の研究では，圧中心の移動は身体アライメントの変化だけに起因していると考えられていた．このことは，遊脚側になる下肢および立脚側になる下肢への圧中心の移動が，単下肢支持を始める前のバランスの予備的なテストを意味しているという解釈に至った[7,24]．しかしその後の研究において，身体質量中心の遊脚側になる下肢への移動を見出せなかった（図3-19A）[26]．さらに生体力学的な研究で，足部の筋の活性化が圧中心に影響することが明らかになった．現在の結論としては，記録された圧中心の遊脚側になる下肢への側方および後方への移動は，次の体重移動に備えて，床を押す力を生成するためであると考えられている．

体重移動

第2の運動パターンにおいて，遊脚下肢の足圧は，立脚側へ移動させる力の増加速度より2倍速く減少する[34]．立脚期下肢への荷重はそれに応じて増加する．そして，立脚側の股関節外転筋と腓骨筋は荷重の負荷に必要な安定性のために活動する．この第2のパター

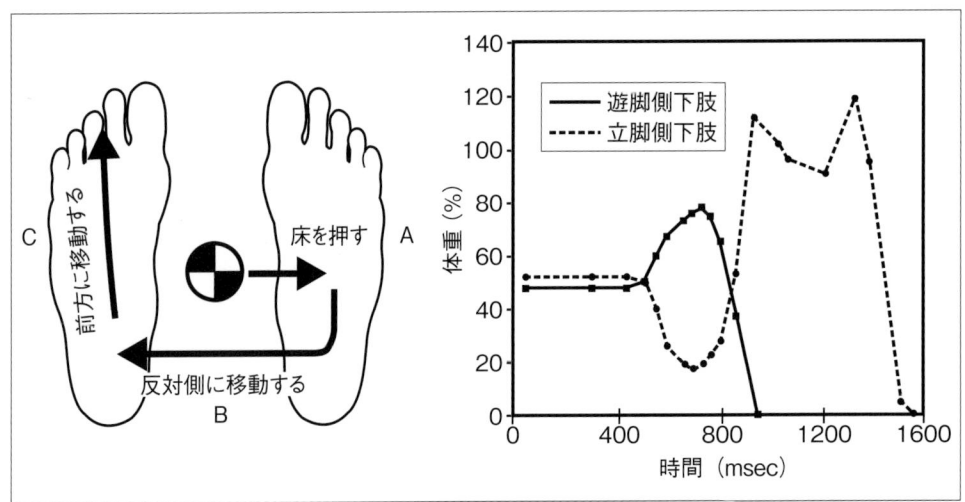

図 3-17 ステップ開始時の圧中心（COP）パターンと垂直床反力（GRF）パターン
(A) 準備：静止立位では，圧中心は両足部の中間にあり，まず持ち上げられる足のほうへ動き，垂直床反力はその下肢の下で増加する．
(B) 体重の変位：そして圧中心は立脚側下肢へ移動し，垂直床反力は立脚期下肢の下で増加し始める．
(C) 前進：圧中心は，持ち上げられる足の足指離地の後で立脚期下肢の前足部へ向かって前方へ移動する．

(Adapted from Nissan W, Whittle MW. Initiation of gait in normal subjects : a preliminary study. *J Biomed Eng.* 1990 ; 12 : 165-171.)

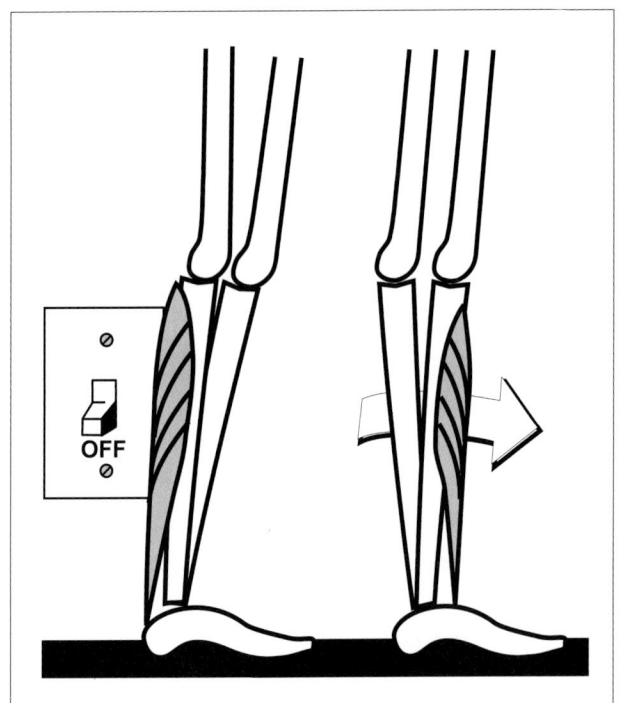

図 3-18
静止立位における脛骨の肢位は，初期の足関節の筋活動を左右する．もし脛骨と圧中心が，足関節の前方にあれば，ヒラメ筋は脛骨を後方へ引き寄せ，脛骨を受動的に前方に引き寄せる活動を減少させる（スイッチを切る）．脛骨が後傾し，膝関節が過伸展していると，前脛骨筋（他の脛骨前面筋群）は脛骨を前進させる．

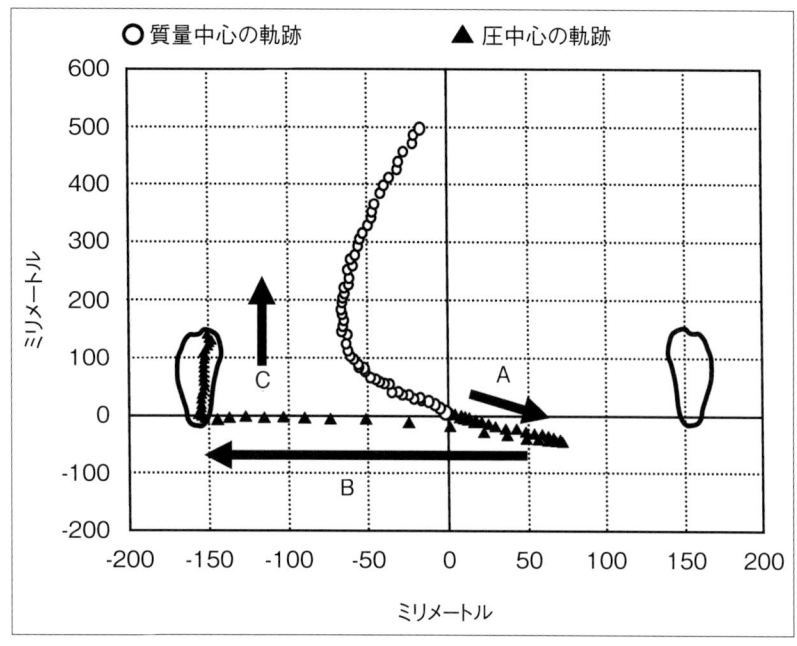

図 3-19 最初の一歩を踏み出す際の,（○：質量中心）に対する（▲：圧中心）の関係
（A）準備の期間，圧中心だけが遊脚側になる下肢へ移動する．
（B）体重移動の期間，圧中心と質量中心は両方とも立脚側になる下肢のほうへ移動する．しかし，質量中心は遠くまでは移動しない．
（C）前進の期間，質量中心と圧中心は前方に移動する．
　　質量中心の圧中心より大きな前方移動は，支持側下肢の上を越えていく骨盤の大きな前方移動を反映している．

ンの中頃に，遊脚側下肢は急速な膝関節屈曲を開始し，それに続いて股関節屈曲のよりゆっくりした屈曲と，つぎの足指離地に備えて足関節の背屈を続ける[24,34]．体重移動の全程をとおして，圧中心は立脚側に移動する（図 3-17B 参照）[7,24]．またこのとき，質量中心も圧中心の移動に伴う（図 3-19B）．

<u>前進</u>
遊脚側下肢の足指離地によって，第3の運動パターンが始まる．圧中心は支持側足部を前進する（図3-17C 参照）．一方，質量中心は，骨盤が遊脚側下肢に続いて前進する速度より速く前進する[19]．そのとき，質量中心は次の立脚期に備えて段階的にゆっくりと遊脚側下肢へ移動する（図 3-19C）．

この歩行開始プロセスの目的は，最初の一歩を踏み出すまでの過程で安定した通常歩行へと進めることである[6]．最初の遊脚側下肢による足指離地からヒールストライクまでの間の質量中心の速度は，第2歩以降のステップによって達成される速度の 91% である[19]．

安定した歩行速度は，第2歩から確立される．

●足部のロッカー

一度歩行が開始されれば，身体の前進は立脚期下肢の可動性に依存する．歩行への取組みは，最初の足部接地に続く前方の下肢への体重の急速な荷重による立脚期の開始から始まる．このとき，大腿は 20°だけ屈曲するので，前方の下肢に荷重される力はおもに床に向けられる．身体は前進と安定性を同時に保ちながら，この力の方向を変えていくことで前進する．このために足部は，踵，足関節，前足部，足指が連続的にロッカーの役目を果たすことで，身体をなめらかに前進させる回転軸システムを準備する．（図 3-20）．

<u>ヒールロッカー（踵ロッカー）</u>
体重が立脚側下肢の上に落下すると，身体の前方への落下により生成された運動量が，ヒールロッカーにより保存される（図 3-21）．丸い踵骨隆起の表面で床接地するが，この床への接点と足関節中心の間の骨

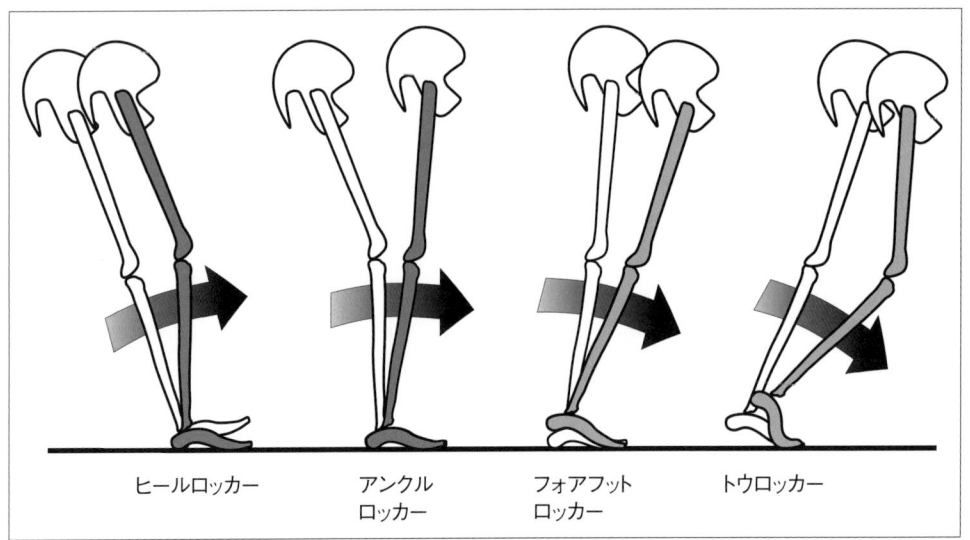

図 3-20
支持する足部を越える前進（矢印）は4つの機能的な揺りてこの動作によって促進される：
1) ヒールロッカー，2) アンクルロッカー，3) フォアフットロッカー，4) トウロッカー.

格の部分は，体重が足部に落下すると地面を転がる不安定なテコとして働く．足部の落下の速度を制限する前脛骨筋の活動はまた，脛骨を結びつけ，下腿を前方に引きつける．この前進の効果は大腿四頭筋の働きにより大腿部に伝達される（図 3-22）．大腿四頭筋は膝関節屈曲の速度を制限すると同時に，大腿骨を脛骨に結びつける．このようにして，ヒールロッカーは立脚側下肢全体の前進を容易にしている．結果として，落下する力はすべて床のほうへ導かれるのではなく，重要な前方への運動量に変換される．ヒールロッカーの終りに（12% GC），足底全体が接地する．そのとき，脛骨は垂直となり，膝関節は20°屈曲する．

アンクルロッカー（足関節ロッカー）

一度前足部が床に接地すると，足関節は前進を継続させるための支点となる．足部が固定され，運動量に対応して受動的に足関節が背屈し，脛骨は前進を続ける（図 3-23）．この間に，体重ベクトルは足部の長軸に沿って中足骨頭に進む．アンクルロッカーに関しては，ヒラメ筋腱複合体の柔軟な活動が重要である．ヒラメ筋は腓腹筋とともに膝関節を伸展させるための安定した基礎をつくりながら，脛骨を前進させる．

フォアフットロッカー（前足部ロッカー）

体重ベクトルの基部（圧中心）が中足骨頭に達すると踵は挙上する．中足骨の輪郭は丸く，フォアフットロッカーとして働く（図 3-24）．体重が足部の支持

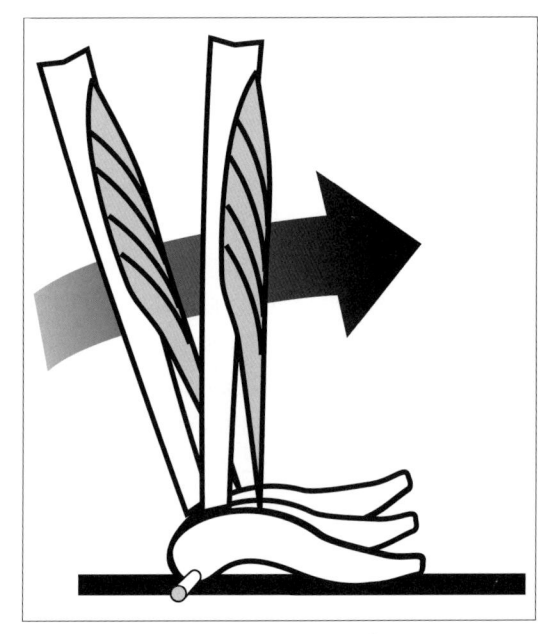

図 3-21 ヒールロッカー
踵を支点として使うことで足部は転がり，やや底屈する（棒は運動軸を示す）．脛骨前面筋群は前足部の落下を減速すると同時に脛骨を前方へ引きつける．荷重応答期の終了までヒールロッカーは持続する．

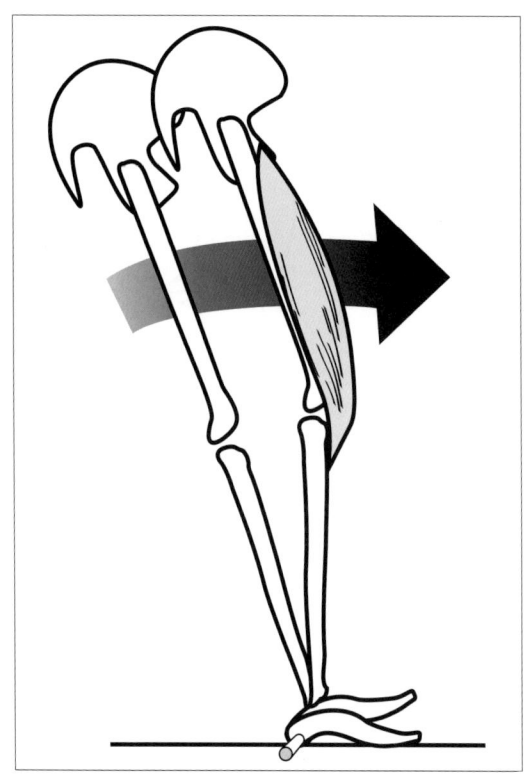

図 3-22
大腿四頭筋は,脛骨の前進速度よりゆっくりした速度で大腿骨を前方に引っ張る.

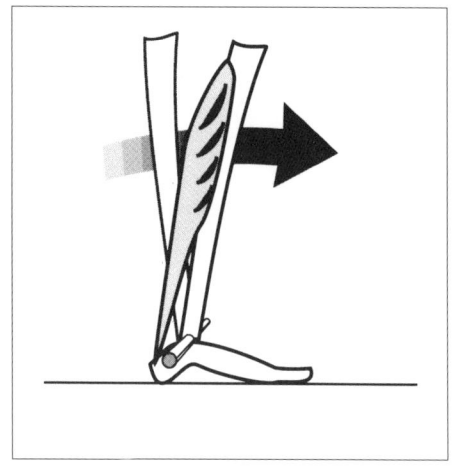

図 3-23　アンクルロッカー
足関節を支点として(棒は運動軸を示す),脛骨と下肢全体は運動量(矢印)に対応して前方に転がる.脛骨が前進する速度はヒラメ筋によって減速される.

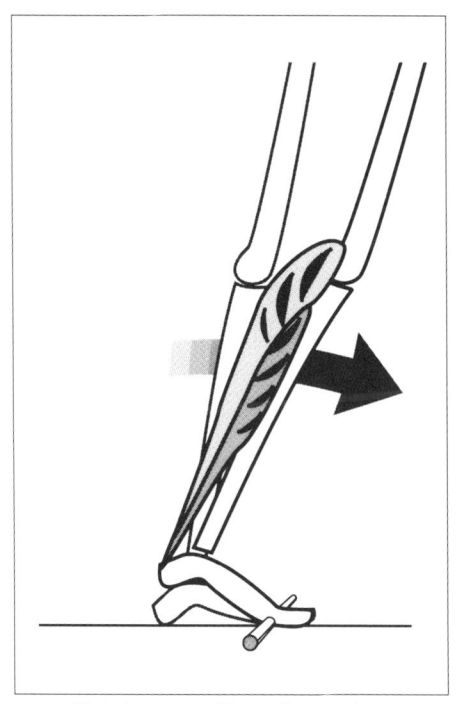

図 3-24　フォアフットロッカー
脛骨の前進(矢印)はフォアフットロッカーを越えて継続する(棒は運動軸を示す).腓腹筋とヒラメ筋は強力に活動して足関節を安定させる.

面を越えて落下すると前進は加速される(**図3-25**).これは,歩行周期の間でもっとも強い推進力となる.身体質量は長いテコの端にある受動的な重量であり,その落下速度は腓腹筋とヒラメ筋の強力な活動によって抑制される.

トウロッカー(足指ロッカー)
前遊脚期において,前足部内側の前縁と母指は,下肢を加速して前進するための基部の役目を果たす.また,足関節底屈筋群の弾性反跳(elastic recoil)は,脛骨を前方に押し進める(図3-20参照).

●推進力

体重の前方への落下は,支持側下肢を前進させるために使われる基本的な力の1つである(図3-25参照).また,遊脚側下肢を持ち上げて前進させるための股関節屈曲は,身体を前方へ引く力をつくり,体重ベクトルの前進を促す.股関節をより速く屈曲させると加速度が加わり,歩行速度を増加させる(**図3-26**)[25,27].また,遊脚側下肢の能動的な膝関節伸展は,さらに身体を前方に引く力を追加する.

しかし,正常な歩行速度は,ベクトルのアライメントと筋活動の適時の相互作用によって発生する付加的な推進力を利用している.絶妙のタイミングで,立脚安定性を提供する遠心性筋活動は,前進を加速するか維持するための求心性活動に変化する.この筋活動の変化は,筋電図(EMG)の筋活動記録が,筋収縮ではなく神経刺激を検出するので識別されない.力の

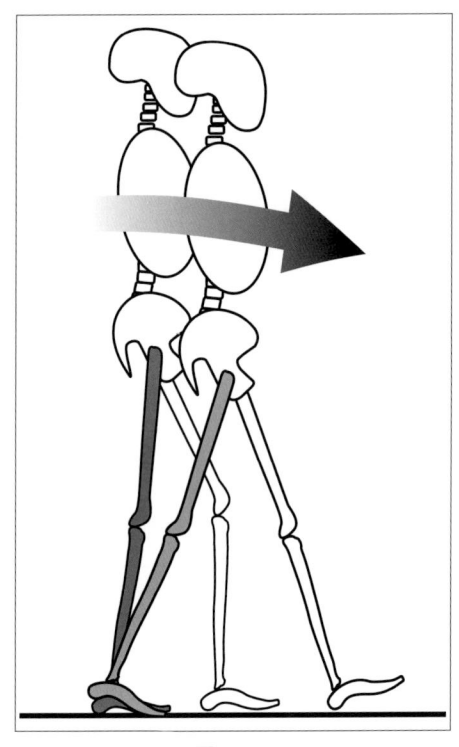

図 3-25
体重の前方への落下（矢印）は前進のための主要な力である．

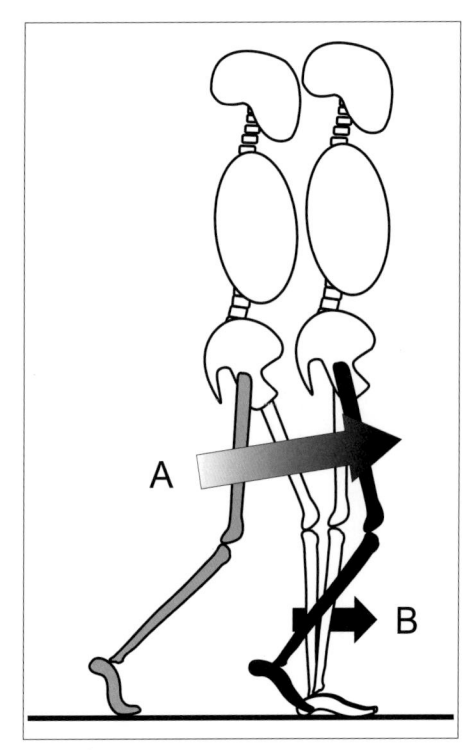

図 3-26
さらに，前進する力（矢印）は，振り出す下肢からも提供される（灰色の部分；薄いほうから濃いほうへ）．

モーメントと関節速度を統合した床反力の分析は，筋の遠心性活動から求心性活動までの変化を感知できる方法である[43]．床反力のグラフの正の頂点が，求心性筋活動が下肢の運動に対応していることを示す．

一般的な歩行周期では，床反力の増加を示すグラフの正の頂点に関連して筋活動が増大する4つの相がある．荷重応答期の終わりに，股関節伸展の開始に関連する小さな床反力の増加がある．立脚中期の初期における膝関節伸展の完了は，床反力と同程度の大きさの大腿四頭筋の突発的な活動に関連して起こる．前遊脚期において最大の突発的な床反力の増大と筋活動が足関節で起こる．体重が反対側の下肢へ急速に荷重されるにつれて，緊張したヒラメ筋と腓腹筋の筋腱複合体は緊張から解放され弾性反跳を生じる．そして，それは次の遊脚のための下肢の準備となる[12]．この活動は，一般的にプッシュオフ（push-off）とよばれている．遊脚の開始における急速な股関節屈曲は，4回目の突発的な床反力の増大と筋活動を起こす．

■衝撃吸収

たとえ両下肢支持期間であっても，トレイリング姿勢にある後方の下肢から前方の足部への体重の移動は非常に急激な変化である．単下肢支持期の終わりには，体重はトレイリング姿勢にある前足部の支持面の安定性限界を超えた前方に位置しているため，身体は不安定となり床に向かって落下する．このときに，前方で立脚期の準備をしている遊脚側下肢の足部は，まだ床上約1cmの位置にある（図 3-27）[28]．それゆえ，わずかな間に身体は自由落下する．この床との接地における大きな衝撃は，足関節，膝関節および股関節で起こる衝撃吸収反応により減少する．

踵接地に際して，足関節は脛骨前面筋が足部を制動する前に，5°底屈する（図 3-28）[31,36]．それから，脛骨前面筋は急速に足関節の底屈を制動して前足部接地を即座に起こさせず，歩行周期の12%の点まで遅らせる．これによって前方の下肢への突然の荷重が起こり，2つの床反力（GRF）パターンが発生する．第1の床反力パターンは瞬間的な「ヒールトランジット（踵接地による一過性現象）」である．そして，それは部分的に床反力の最初の頂点まで上昇するグラフの曲線を中断させる（0.02秒間に60%の体重に達する）（図 3-29）[40,42]．それから，体重の移動によって床反力は

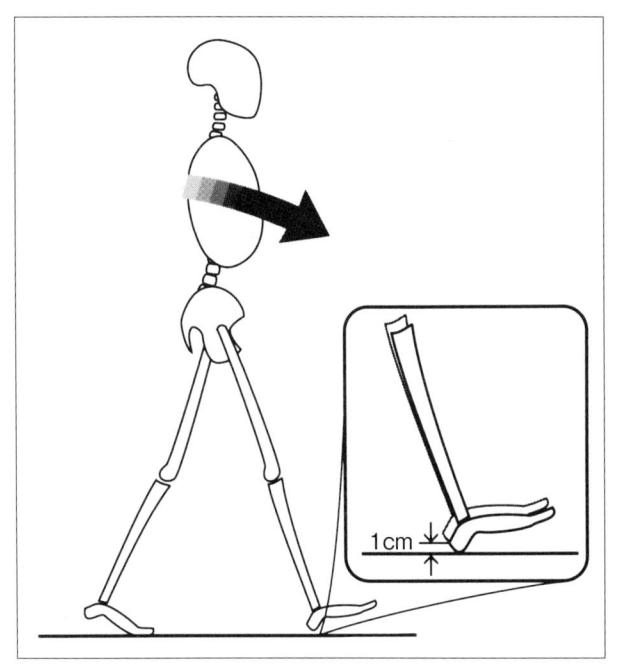

図 3-27
体重は遊脚終期の終わりに，踵と床の約1cmの距離から自由落下するため，床接地は急激に起こる（矢印）．

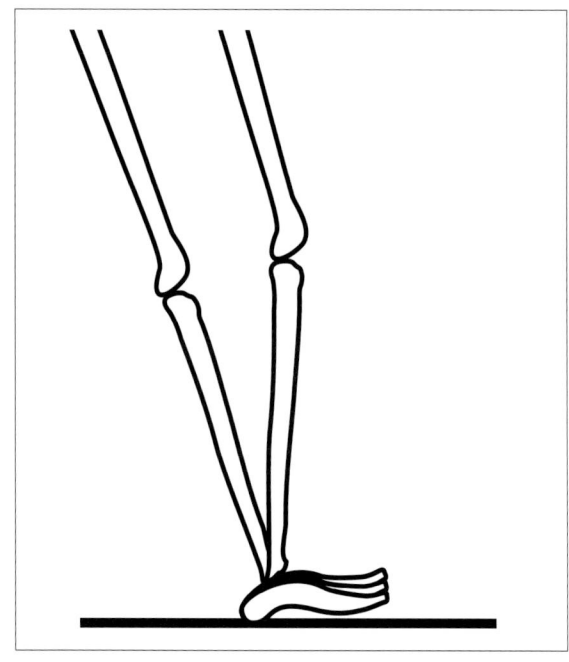

図 3-28
床衝突に対する即座の衝撃吸収反応は，踵接地後の少しの足関節底屈と距骨下関節の外反であり，それに続く脛骨前筋の反応により踵ロッカーを維持する．

グラフの最初の頂点（F_1）へと上昇する．それは荷重応答期の終わりに起こる．

　つぎに，膝関節の屈曲は，第2の，そしてもっとも重要な衝撃吸収メカニズムとして働く．またこの運動は，床接地で始まったヒールロッカーに反応して起こる．脛骨前面筋群は足部の落下を制限し，脛骨と腓骨へ付着していることで，下腿と足部を結びつけ，足部の落下に続いて下腿を前方に回転させる．このとき膝関節中心が体重ベクトルの前方に移動するので，脛骨が前方に転がることによって急速に膝関節が屈曲を始める．膝関節の屈曲速度を減らす大腿四頭筋の活動は，同時に荷重する力の一部を引き受ける（図3-30）．それゆえ，膝関節の荷重する力と床との衝撃は小さくなる．この下肢への衝撃は，矢状面での床反力記録のF_1として示されている（図3-29参照）．正常な歩行速度では，足部落下による加速によって，床反力はF_1で体重の約110%に達する．

　一側下肢が突然荷重を受けると，反対側のトレイリング姿勢の下肢は荷重から解放されて骨盤の落下が起こる．前方の立脚側下肢の外転筋による，反対側骨盤の落下を最小限にするための迅速な反応は衝撃の一部

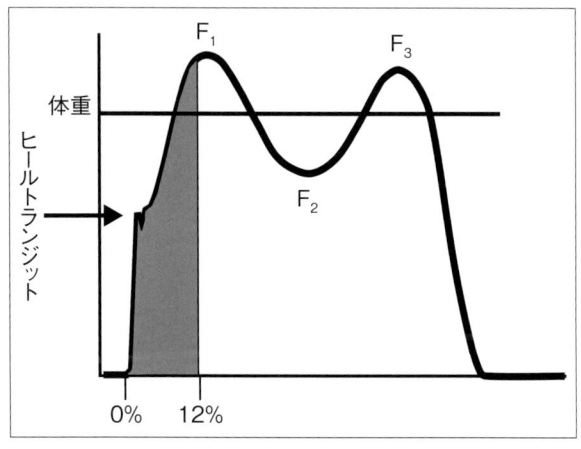

図 3-29
遊脚終期に起こる自由落下の結果，急激に床との衝突が起こる（ヒールトランジット：踵接地による一過性現象）．F_1とF_3は垂直床反力の2つの頂点であり，F_2が下降点に当たる．網かけ部分が荷重応答期を示す．

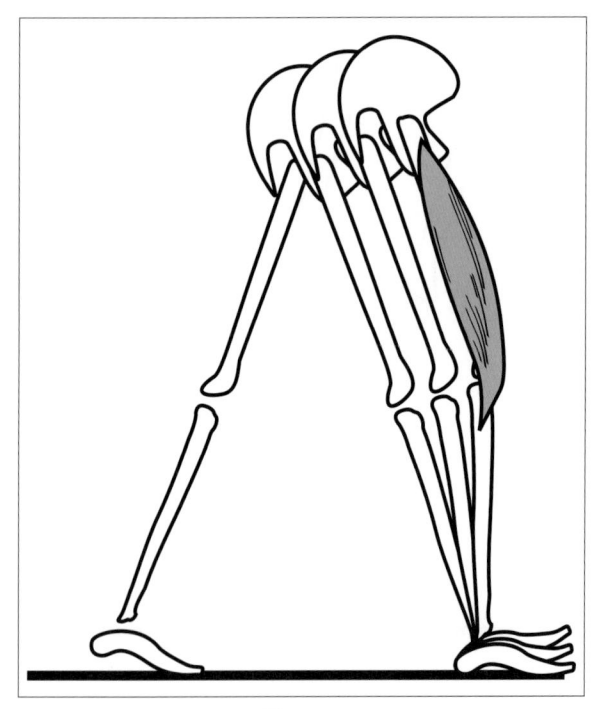

図 3-30
大腿四頭筋により制動された膝関節の屈曲は，床接地に対する第2の衝撃吸収反応である．

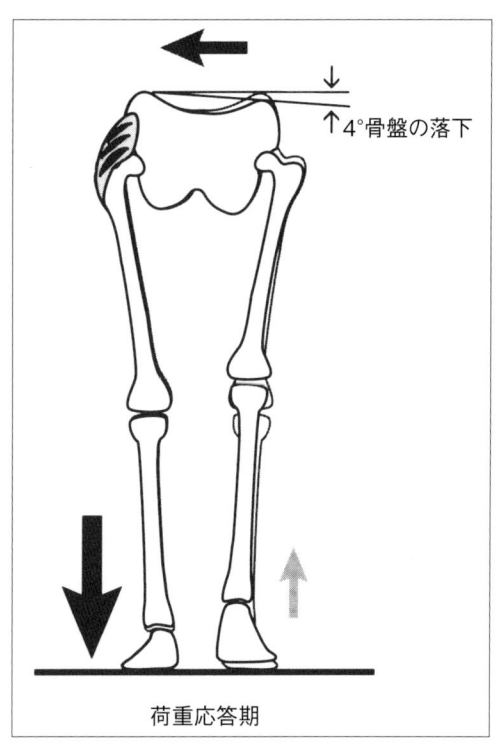

図 3-31
荷重応答期において，股関節外転筋群により減速された反対側の骨盤の落下は，付加的な衝撃吸収作用として働く．反対側下肢が持ち上げられ（小さい矢印），体重が荷重された下肢（大きい矢印）の上に急速に落とされることで起こる．

を吸収する（図 3-31）．

体重の自由落下による足関節，膝関節と股関節の突然の受動的な不安定化に対するこれらの筋の反応は，結果として立脚側下肢にかかる荷重を減少させる．このように，HATと足部（腰仙関節を含む）の間の各関節は，この突然の荷重による損傷からある程度保護されている．

■ エネルギーの温存

どのような活動でもその効率は，遂行された仕事と消費されたエネルギーの間の比率で表される[4]．歩行においてなされる仕事は，体重の落下を選択的に制動して立脚期の安定性を維持することと，目的の距離に合わせて支持側下肢の上で身体が前進するように構成される．工学では，「仕事」を力×距離と定義する．生理学では，運動をする際の必要な筋活動の量（大きさと作用時間）が重要となる．筋の最大能力に対する割合で表した筋活動の強度は，課題を遂行する人の能力を示す．これらの運動で用いる筋活動によって消費エネルギー量が左右される．

歩行におけるエネルギー消費が，心肺機能の最大エネルギー産出能力の中間点よりも少ないとき，人は高い耐久性を示す[4,41]．このエネルギーの閾値は50% VO_2 maxとして表される．1分間あたり82mの平均的なスピードでの正常歩行では，最大エネルギーの38%が消費される．歩行が50%未満の VO_2 maxを必要として，無酸素性作業閾値に達しないという事実は，健常な成人が歩行する際に最小限の努力だけは必要とすることを説明する[41]．

正常歩行では，エネルギーを節約するため，重心のアライメントの調節および選択的な筋による制御という2つのメカニズムが働く．これらはともに，関係する筋活動の強度と作用時間を抑える．

● 身体重心のアライメントの調整

身体重心が進行方向から外れることを最小限に抑えることは，歩行における筋活動を減らすための主要なメカニズムであり，エネルギーの節約になると考えられる．たとえば身体重心が一定の高さで，まっすぐに運ばれるとしたら，エネルギー消費は最低限となる．

その場合は，重心の周期的な下方への落下や，側方への変位から回復するために身体を持ち上げる努力も必要ない．

しかし，交互二足歩行において，身体重心の側方変位と重心の高さの変化によって，各歩行周期に2つの高いエネルギー消費が必要になる．左右の下肢が支持の役割を交替する際に，身体重心はバランスを維持するために一側から他側へ移動する必要がある．下肢は両下肢支持および単下肢支持の間，その垂直のアライメントを変更し，骨盤の高さの変化を起こし全身を上下に動かす．両下肢が2度の両下肢支持期（初期と終期）において傾いているとき，身体はもっとも低い位置にある．そして，立脚中期において立脚側下肢（右または左）が垂直であるときには，身体はもっとも高い位置にある（図3-32）．

広範囲な歩行分析研究の先駆者である，SaundersとInmanそしてEberhartは，彼らが「歩行の主要な決定因子」と名づけた6つの動作を確認した[39]．その方法は，カメラで，各関節の運動を3つの直交する平面で記録し，骨と表面マーカーの変位はフィルムの各コマを手動で測定した．そして，その関係は計算尺で割り出された．このようにして，1重複歩につき250人-時（1人1時間の仕事量）のデータから，方向転換の大きさと速さを減少させた動作の組み合わせによって，歩行のエネルギーが節約されると結論した．また，歩行周期をとおして，何の調整もなければ，股関節の位置の高低差が全体で最大9.5 cmあり，身体重心の水平方向への移動は全体で最大8 cmあることを割り出した[39]．このように身体を繰り返し持ち上げることはエネルギーの消耗につながる．そこで，歩行の決定因子とよばれる6つの動作パターンを組み合わせることによって，垂直および水平の重心移動は，各方向にわずか2.3 cmまで小さくなり，全体では4.6 cmの円弧を描く（図3-33）[39]．これは50％以上の改善を表していて，さらにこれにより，突然の方向転換が回避される[18]．

正常歩行における，最近の重心の運動力学的分析は，最新の写真撮影とコンピュータプログラミングを使用することによって，前記の結果より重心移動がわずかに少ない以外は同様の反応を得た[17]．それによれば，重心の上下移動が全体で平均3.2 ± 0.8 cmで，側方の移動は全体で平均3.5 ± 0.9 cmであった．各人のデータは，おもに性別による身体の大きさと歩行速度の違いに影響される[17,35]．

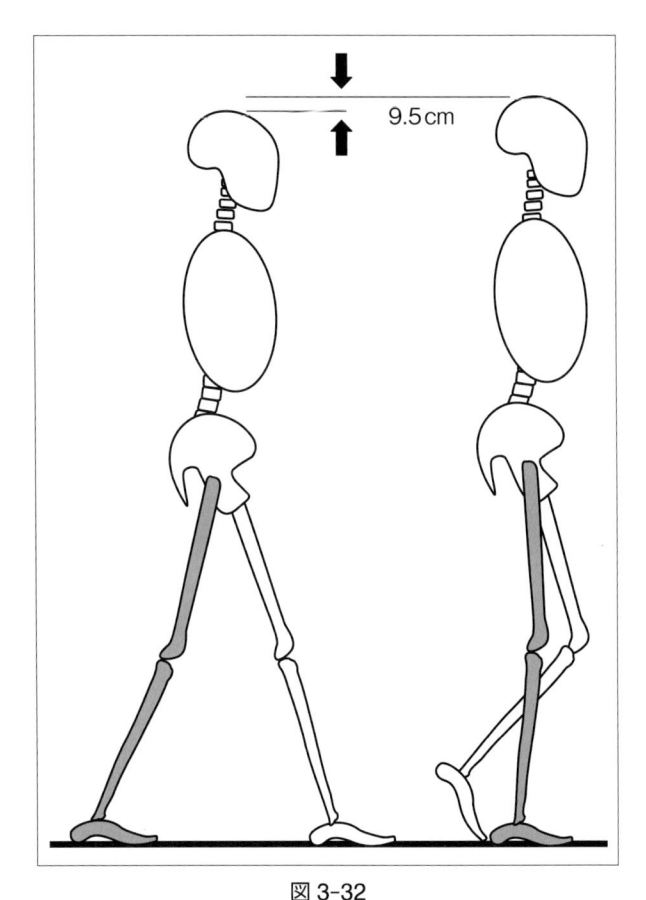

図3-32
もし動作の修正がまったく行われなければ，両下肢支持および単下肢支持の間の重心の高さの変化は，9.5 cmに達する．

しかし，最新の技術により明らかにされた各事象のより正確なタイミングは，初期の報告にある2つの歩行の決定因子について異なった結果を得た．つまり，「骨盤傾斜」と「膝関節屈曲」がもっとも高い位置にある体幹を選択的に低下させるとはいえ，それらの低下のタイミングはあまりに早すぎる[13,14]．この2つの動作は，荷重応答期において，体幹の高さを低下させる（12％の歩行周期）．しかし，もっとも高い体幹の高さは，もっと後の立脚中期の終わりに起こる（29％の歩行周期）．そのときの骨盤傾斜と膝関節屈曲の効果は，わずか2〜4 mmである．しかし，荷重応答期における骨盤傾斜と膝関節屈曲は，歩行周期の10〜15％の相の変化をもたらすことで，体幹の移動を円滑にする働きがある．

「歩行の決定因子」の残りの2つである，「骨盤の回旋」と「側方移動」は，骨盤の運動パターンを修正する（図3-34）．遊脚側下肢の前進に伴って，骨盤は

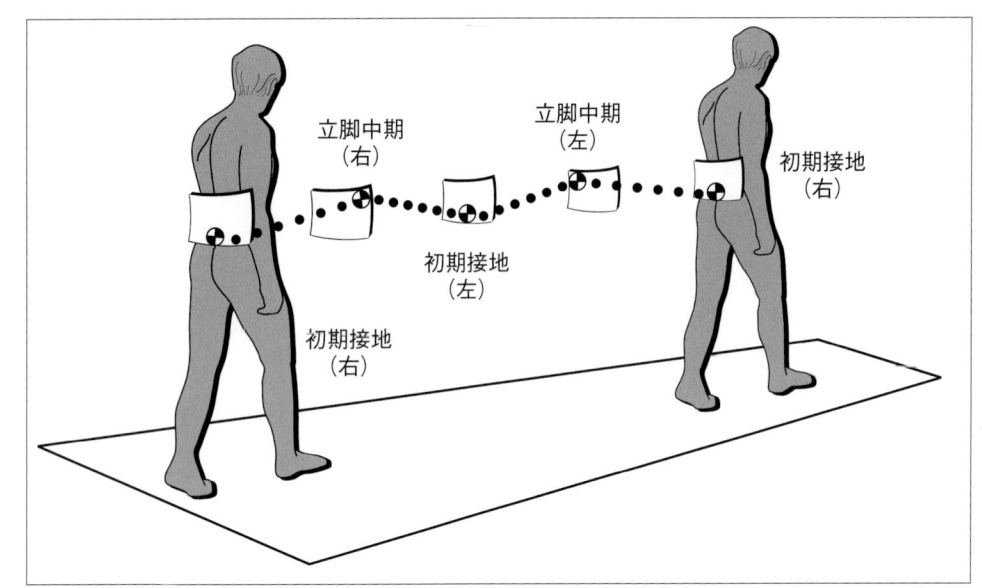

図 3-33
右下肢から始まる歩行周期において身体重心が通る正常な軌道（黒/白の円）を示している．身体重心はまず両下肢支持の中央の低い位置から（右初期接地），上外側（右側）に動き（右立脚中期），2回目の中央の低い位置へ落下し（左初期接地），再び最高点へ上昇（左立脚中期），再度落下する（2回目の右初期接地）．

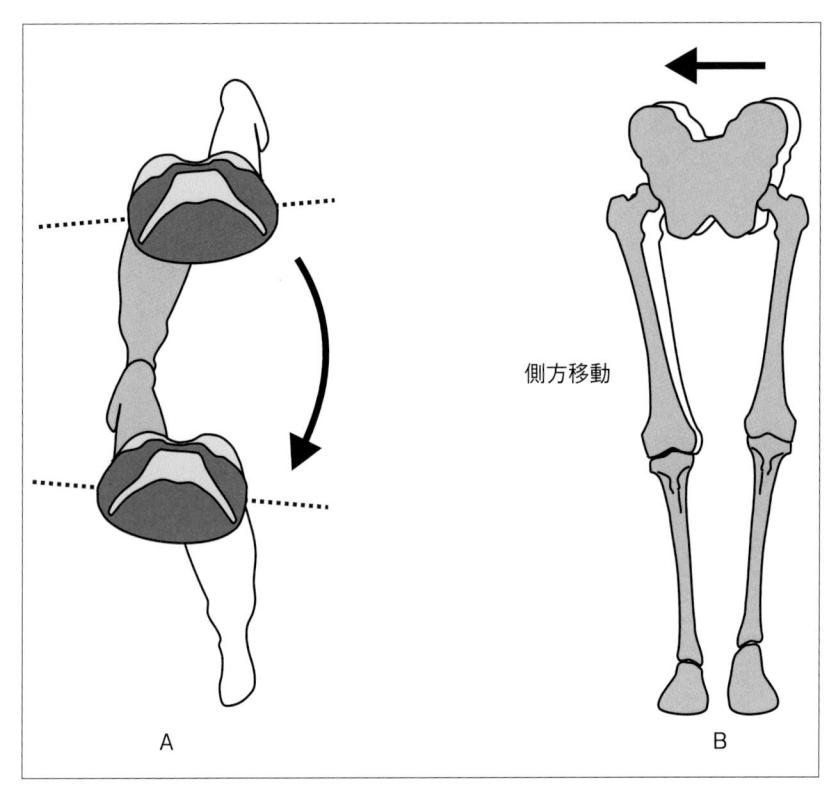

図 3-34
歩行周期において重心移動を最小にする骨盤の動きは，(A) 水平回旋と (B) 側方移動を含む．

水平面で5°前方回旋する（図3-34A参照）．この動作により，遊脚側下肢の股関節は立脚側下肢の股関節より少し前方へ移動し，2つの股関節の距離は矢状面上で長くなる．そして，足接地点とHATの基部の中心の間の機能的な下肢長が増加する．また，骨盤が回旋すると，股関節は身体の中心線に近づく．この両方の効果によって，意図したステップを得るために必要な下肢の傾きの程度は小さくなる．このことにより体幹

の下降を減少させて身体重心の変化を小さくする．

　荷重応答期における骨盤の側方移動は，2つの要因に関係している（図3-34B 参照）．まず，大腿骨と脛骨の生理的外反である．この外反角は，両側の膝関節と荷重された足部を両股関節から下への垂線よりお互いに接近させる．解剖学的な両股関節間の幅は約20～25cmであり，正常な歩隔は8cmである[29]．下肢に荷重することで膝関節の外反はわずかに増大し，重心をさらに支持側足部に近づける．

　解剖学的に歩隔が狭いことに加えて，身体は支持足部の上に，静止立位のように完全に一列に並ぶことはなく，そこに生じる不均衡は慣性により制御される．体重が支持側方向への運動量を失い，非支持側に落下するとき，遊脚側下肢は前進を完了し，荷重を受ける準備をする．

　最後の歩行の決定因子は，身体の垂直移動の軌道をなめらかにしている足関節の役割に関するものである．身体重心の位置がもっとも低くなる両下肢支持期において，足関節の位置の制御によって下肢を長くする．つまり，足関節の底背屈中間位での踵による初期接地は，前方の下肢を長くする（図3-35）．また，立脚終期に踵を挙上することで，後方の下肢を長くする．この足関節の位置の制御の重要性は，臨床において，両下肢支持期で後方下肢の踵が挙上できないとき，同側の骨盤が落下するということで観察できる．

　要約すると，重心移動の大きさは，骨盤，膝関節，足関節での多くの小さな姿勢変換によって最小限に抑えられる．結果的に身体重心は，垂直および水平方向へ最小限に動揺しながら，三次元でなめらかにサインカーブの軌道をたどる．

●選択的な筋の制御

　1つの関節を特定の方向に望ましい速度で動かしたり，または，下肢の1つの関節の屈曲ともう1つの関節の伸展のような相反的な動きを組み合わせる能力は，選択的な制御である．歩行において，筋は3つの平面における多くの関節を含む運動に対応して，選択的に活動する．歩行は随意的に始められるが，しかし，一度運動パターンが学習されると，それは記憶されて必要に応じて無意識に行うことができる．

　各筋は下肢の動きを制御するために，指定された期間，望ましいときに望ましい強さで活動する．この下肢の動きを開始するには，運動制御システムは，活動させる筋を選択するために，身体の位置と同様に下肢

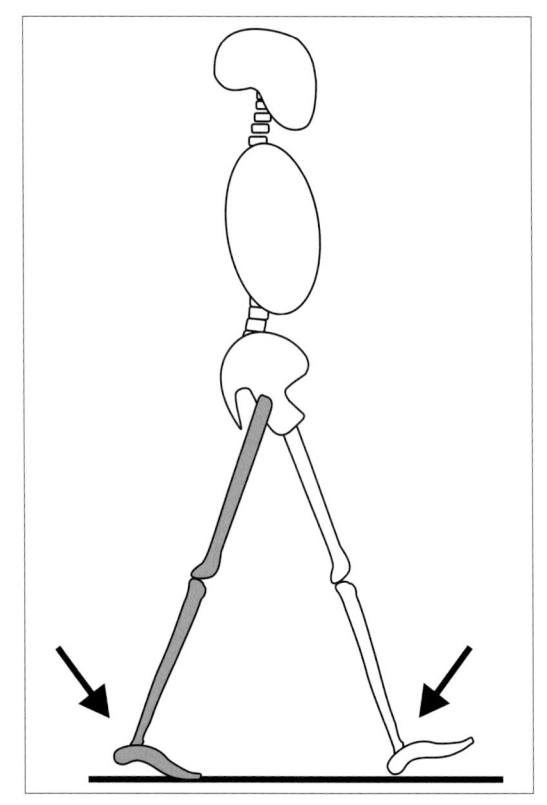

図3-35　身体重心を上昇させる足関節の運動
立脚終期での踵の挙上によって骨盤の高さを維持し，遊脚終期の足関節背屈によって初期接地での身体の落下を最小限に抑える．

の各関節の現在の位置を知っていなければならない．つぎに，運動制御システムは運動を完成させるために，下肢の各部分の動作中の姿勢の変化を認識していなければならない．

　リアルタイムでの連続的な，各下肢部分と身体の位置と運動の把握は，選択的な制御にとって必須である．この情報は，運動感覚系（固有感覚と運動覚）によって提供される．腱，筋，靱帯と皮膚の分化した感覚器は，運動の始まりから終わりまで各部分の動きを確認して観察する．これに関係する要素は，開始肢位，下肢部分の相対的な重量，制御している筋の状態と運動の速度を含む．しばしば固有感覚が障害されている場合は，容易に関節を動かすことができるにもかかわらず歩行が困難となる[20,21]．周囲の環境に関する身体バランスの情報は，内耳で感知されて，身体の運動を計画することを助ける．

　しかし，これらの感覚の臨床的評価は，かなり大ざっぱなものである．感覚の評価は，「正常」，「障害がある」，「感覚の欠如」，の3つの基準しか決められていない．

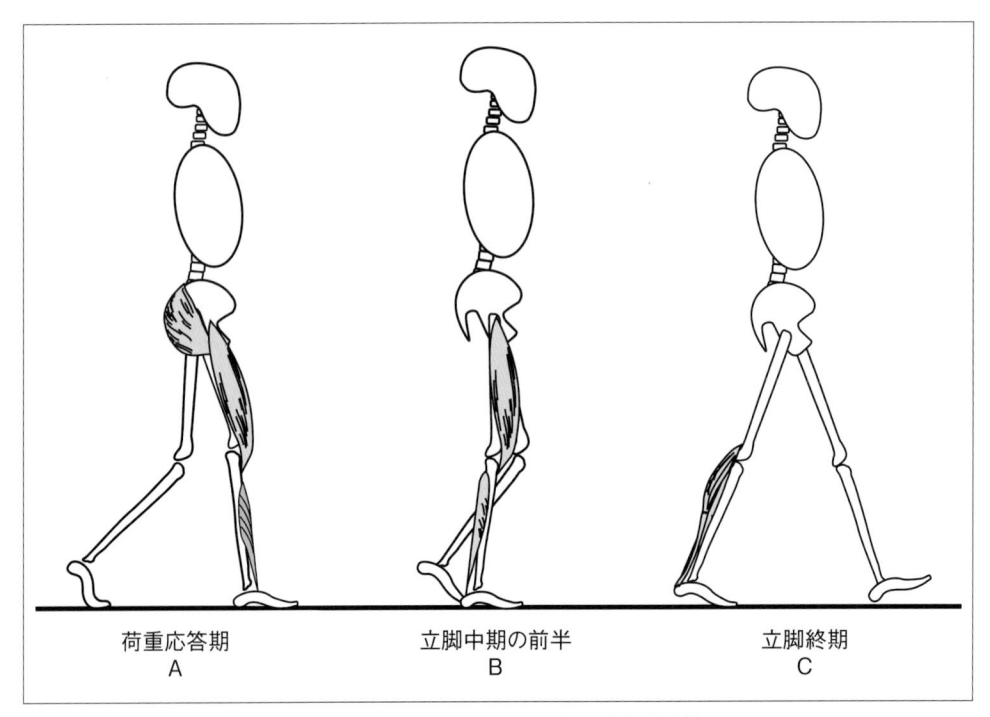

図3-36 立脚期における歩行の選択的制御
荷重応答期では，足関節の背屈筋とともに股関節と膝関節の伸筋群の選択的な制御を必要とする．立脚中期の前半，下肢の制御は大腿四頭筋と足関節底屈筋で行われる．立脚終期では，下肢の制御は足関節底屈筋だけを必要とする．

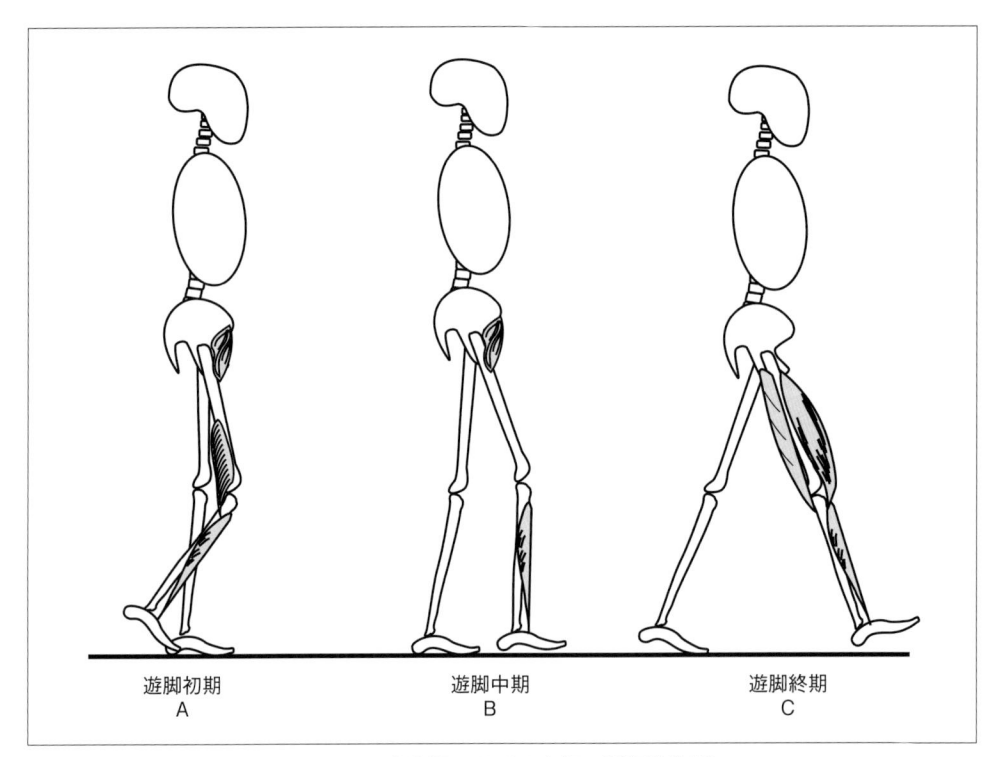

図3-37 遊脚期における歩行の選択的制御
遊脚初期では，屈筋が股関節，膝関節，足関節で活動する．遊脚中期では，屈筋はおもに股関節と足関節で活動する．遊脚終期では，股関節と膝関節の伸筋と足関節の屈筋の組み合わせが必要である．

そして，その評価は患者の認識の正確さに頼っている．単下肢支持期や両下肢支持期での微妙な運動の段階的変化は歩行の相の境界をわかりにくくする．そして，その際の身体イメージの減少によって身体バランスを失わせる．したがって，感覚障害のより詳細な評価は動作の不正確さから解釈される．

歩行における一連の正常な運動には，選択的な制御が不可欠である．そして筋群は，立脚期（図3-36）と遊脚期（図3-37）で，筋活動のタイミングと強さを変える．荷重応答期には，股関節[23]と膝関節の伸展を足関節背屈と組み合わせる．立脚中期の前半において，足関節底屈筋が脛骨前面筋に代わって活動する．膝関節伸展は大腿四頭筋によって制御され，股関節伸筋群は活動をやめる．立脚終期では，足関節，膝関節，股関節を安定させるために足関節底屈筋だけが必要である．遊脚初期において，股関節，膝関節，足関節の屈筋が活動する．一方，遊脚中期では，股関節と足関節の屈筋の活動だけが必要である．遊脚終期では，股関節と膝関節の制御のために伸筋群が活動する．一方，足関節は背屈筋が制御し続ける．

文　献

1. Adams JM, Baker LL, Perry J, Nicholson D. Quantitative assessment of static and dynamic postural stability in normal adults. Masters paper. USC Department of Physical Therapy ; 1987.
2. Asmussen E. The weight-carrying function of the human spine. *Acta Orthop Scand*. 1960 ; 29 : 276-290.
3. Asmussen E, Klausen K. Form and function of the erect human spine. *Clin Orthop*. 1962 ; 25 : 55-63.
4. Astrand PO, Rodahl K. *Textbook of Work Physiology*. 2nd ed. New York : McGraw-Hill Book Company ; 1986.
5. Beasley WC. Quantitative muscle testing : principles and applications to research and clinical services. *Arch Phys Med Rehabil*. 1961 ; 42 : 398-425.
6. Breniere Y, Do MC. When and how does steady state gait movement induced from upright posture begin? *J Biomech*. 1986 ; 19 (12) : 1035-1040.
7. Carlsoo S. The initiation of walking. *Acta Anatomica*. 1966 ; 65 (1-3) : 1-9.
8. Crenna P, Frigo C. A motor programme for the initiation of forward-oriented movements in humans. *J Physiol*. 1991 ; 437 : 635-653.
9. Crowinshield RD, Brand RA, Johnston RC. The effects of walking velocity and age on hip kinematics and kinetics. *Clin Orthop*. 1978 ; 132 : 140-144.
10. Dempster WT. Space requirements of the seated operator. WADC Technical Report. Wright-Patterson Air Force Base, Dayton, Ohio : Aerospace Medical Research Laboratory ; 1955 : 55-159.
11. Elftman H. The functional structure of the lower limb. In : Klopsteg PE, Wilson PD, eds. *Human Limbs and Their Substitutes*. New York : McGraw-Hill Book Company, Inc ; 1954 : 411-436.
12. Fukunaga T, Kubo K, Kawakami Y, Fukashiro S, Kanehisa H, Maganaris C. In vivo behavior of human muscle tendon during walking. *Proc R Soc Lond B*. 2001 ; 268 : 229-233.
13. Gard SA, Childress DS. The effect of pelvic list on the vertical displacement of the trunk during normal walking. *Gait Posture*. 1997 ; 5 (3) : 233-237.
14. Gard SA, Childress DS. What determines the vertical displacement of the body during normal walking? *Journal of Prosthetics and Orthotics*. 2001 ; 13 (3) : 64-67.
15. Hellebrandt FA, Fries EC. The eccentricity of the mean vertical projection of the center of gravity during standing. *Physiotherapy Review*. 1942 ; 4 : 186-192.
16. Hof AL, Elzinga H, Grimmius W, Halbertsma JPK. Speed dependence of averaged EMG profiles in walking. *Gait Posture*. 2002 ; 16 (1) : 76-86.
17. IIda H, Yamamuro T. Kinetic analysis of the center of gravity of the human body in normal and pathological gaits. *J Biomech*. 1987 ; 20 (10) : 987-995.
18. Inman VT, Ralston HJ, Todd F. *Human Walking*. Baltimore, MD : Williams and Wilkins Company ; 1981.
19. Jian Y, Winter DA, Ischac MG, Gilchrist MA. Trajectory of the body COG and COP during initiation and termination of gait. *Gait Posture*. 1993 ; 1 (1) : 9-22.
20. Keenan MA, Perry J, Jordan C. Factors affecting balance and ambulation following stroke. *Clin Orthop*. 1984 ; 182 : 165-171.
21. Lajoie Y, Teasdale N, Cole JD, et al. Gait of a deafferented subject without large myelinated sensory fibers below the neck. *Neurology*. 1996 ; 47 (1) : 109-115.
22. LeVeau BF. *Williams and Lissner Biomechanics of Human Motion*. 2nd ed. Philadelphia : WB Saunders Company ; 1977.
23. Lyons K, Perry J, Gronley JK, Barnes L, Antonelli D. Timing and relative intensity of hip extensor and abductor muscle action during level and stair ambulation : an EMG study. *Phys Ther*. 1983 ; 63 : 1597-1605.
24. Mann RA, Hagy JL, White V, Liddell D. The initiation of gait. *J Bone Joint Surg*. 1979 ; 61-A (2) : 232-239.
25. Mansour JM, Lesh MD, Nowak MD, Simon SR. A three-dimensional multi-segmental analysis of the energetics of normal and pathological human gait. *J Biomech*. 1982 ; 15 (1) : 51-59.
26. Martin M, Shinberg M, Kuchibhatla M, Ray L, Carollo JJ, Schenkman ML. Gait initiation in community-dwelling adults with Parkinson's disease : comparison with older and younger adults without the disease. *Phys Ther*. 2002 ; 82 : 566-577.
27. Mena D, Mansour JM, Simon SR. Analysis and synthesis

of human swing leg motion during gait and its clinical applications. *J Biomech.* 1981 ; 14 (12) : 823-832.
28. Murray MP, Clarkson BH. The vertical pathways of the foot during level walking. I. Range of variability in normal men. *Phys Ther.* 1966 ; 46 (6) : 585-589.
29. Murray MP, Drought AB, Kory RC. Walking patterns of normal men. *J Bone Joint Surg.* 1964 ; 46A : 335-360.
30. Murray MP, Kory RC, Sepic SB. Walking patterns of normal women. *Arch Phys Med Rehabil.* 1970 ; 51 : 637-650.
31. Murray MP, Mollinger LA, Gardner GM, Sepic SB. Kinematic and EMG patterns during slow, free, and fast walking. *J Orthop Res.* 1984 ; 2 : 272-280.
32. Murray MP, Peterson RM. Weight distribution and weight-shifting activity during normal standing posture. *Phys Ther.* 1973 ; 53 (7) : 741-748.
33. Murray MP, Seireg AA, Sepic SB. Normal postural stability and steadiness : quantitative assessment. *J Bone Joint Surg.* 1975 ; 57A (4) : 510-516.
34. Nissan M, Whittle MW. Initiation of gait in normal subjects : a preliminary study. *Journal of Biomedical Engineering.* 1990 ; 12 : 165-171.
35. Orendurff M, Segal A, Klute G, Berge J, Rohr E, Kadel N. The effect of walking speed on center of mass displacement. *J Rehabil Res Dev.* 2004 ; 41 (6A) : 829-834.
36. Pathokinesiology Service and Physical Therapy Department. *Observational Gait Analysis.* 4th ed. Downey, CA : Los Amigos Research and Education Institute, Inc, Rancho Los Amigos National Rehabilitation Center ; 2001.
37. Perry J, Ireland ML, Gronley J, Hoffer MM. Predictive value of manual muscle testing and gait analysis in normal ankles by dynamic electromyography. *Foot Ankle.* 1986 ; 6 (5) : 254-259.
38. Ralston HJ. Effect of immobilization of various body segments on the energy cost of human locomotion. Proceedings of the 2nd International Ergonomics Conference, Dortmund, West Germany. *Ergonomics (Supplement)* . 1965 ; 53 : 53-60.
39. Saunders JBDM, Inman VT, Eberhart HD. The major determinants in normal and pathological gait. *J Bone Joint Surg.* 1953 ; 35A (3) : 543-557.
40. Verdini F, Marcucci M, Benedetti MG, Leo T. Identification and characterization of heel strike transient. *Gait Posture.* 2006 ; 24 (1) : 77-84.
41. Waters RL, Mulroy SJ. The energy expenditure of normal and pathological gait. *Gait Posture.* 1999 ; 9 : 207-231.
42. Whittle MW. Generation and attenuation of transient impulsive forces beneath the foot : a review. *Gait Posture.* 1999 ; 10 : 264-275.
43. Winter DA. *Biomechanics and Motor Control of Human Movement.* 2nd ed. Toronto : John Wiley & Sons, Inc ; 1990.

第2部

正常歩行

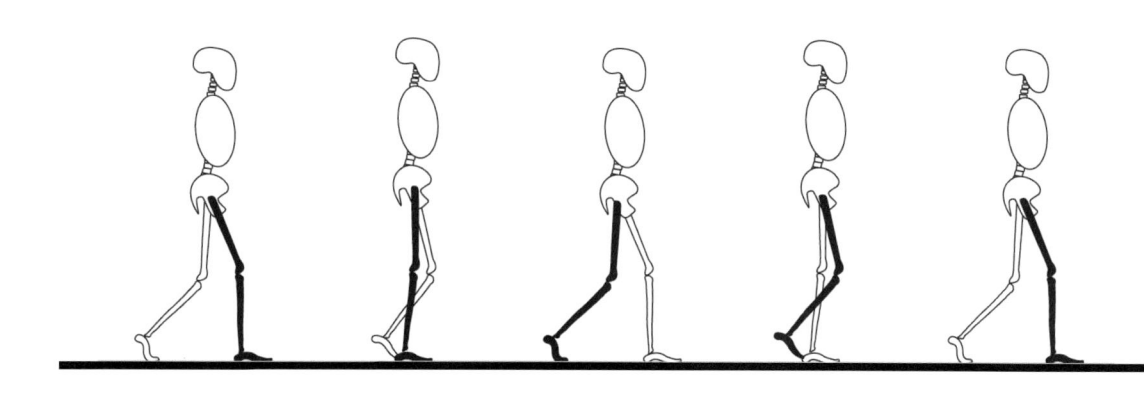

第4章　足関節-足部複合体 —— 32

第5章　膝関節 —— 57

第6章　股関節 —— 70

第7章　頭部，体幹および骨盤 —— 83

第8章　上　肢 —— 89

第9章　下肢全体の機能と両側の共同関係 —— 93

第4章

足関節−足部複合体

歩行の観察の出発点として，多くの場合，足部と床が接触するパターンの変化に焦点が置かれる．その分析は，足部と足関節の運動まで拡張するとともに，筋活動と歩行機能における独特のバランスについて考慮する必要がある．

足部支持パターン

踵部と前足部が床に接触するタイミングの違いによって，足部支持は3つに分類される．通常，踵接地，足底（踵と前足部）接地，前足部接地の順に起こる（図4-1）．体重が反対側足部の上を転がるとき，前足部のうち第1中足骨と母指は最後まで地面と接触している（図4-1参照）．これに相当するラテン語の用語はcalcaneograde（踵のみ），plantigrade（足底），digigrade（前足部），unguligrade（足指）である[4]．

踵支持（calcaneograde）

立脚期は通常，踵が床に接地することによって開始される．この活動は急速に起こるため，「ヒールストライク」とよばれるようになった．床に接地した後，踵は歩行周期の最初の6〜12%の間，唯一の支持面として働く[4,21,27,51〜53]．これらの研究の整合性は，器材の感度の向上に追随している．対照的に，初期の足底描写器（pedograph）を用いた研究では，踵での支持期間は15% GCになることが示された[2]．このタイミングもまたセンサの大きさや位置によって影響を受けるが，まず踵の後方縁が接地し，その後，急速に前方回転して踵の中心が接地する[2,57]．

足底支持（plantigrade）

前足部が接地することで踵支持の期間は終わり，plantigradeすなわち足底接地となる．これは，約

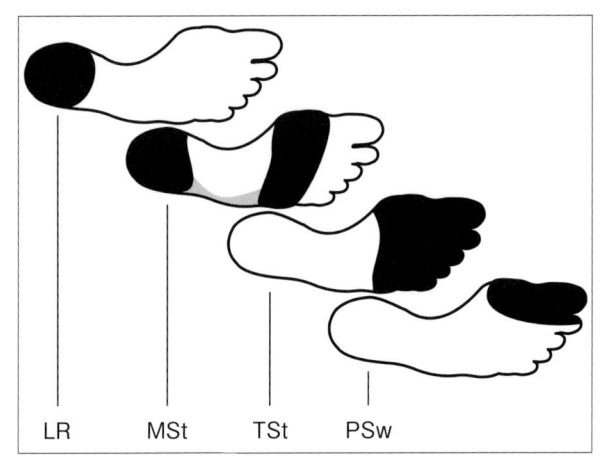

図 4-1　立脚期における足部支持面の連続的な変化
荷重応答期（LR）には踵のみの接地である．立脚中期（MSt）には足底接地となる．立脚終期（TSt）には前足部と足指での接地となる．前遊脚期（PSw）には前足部の内側での接地となる．
(Adapted from Barnett CH. The phases of human gait. *Lancet*. 1956; 82 (9/22): 617-621.)

20% GCまで続く．前足部接地の仕方は個々によって異なる．まず第5中足骨から床接地を始めるのがもっとも一般的であり（71%），踵から第5中足骨での支持（H-5）（※訳注：踵と第5中足骨）の時間は少なくとも0.1秒になる．これは平均で10% GCの時点で起こる[27,51]．また，22%の被験者は前足部全体で接地し（H-5-1）（※訳注：踵と第5中足骨と第1中足骨），8%の被験者は第1中足骨から前足部支持を始める（H-1）（※訳注：踵と第1中足骨）．どこから前足部接地を始めても，第1から第5中足骨のすべての部分（H-5-1）は急速に接地することになる．精密なフォース・プレートを用いた最近の研究は，足部（第4,5中足骨頭）の外側から内側（第1中足骨頭）へ急速に移動することを示している[27]．被験者の1%未満では，足底接地

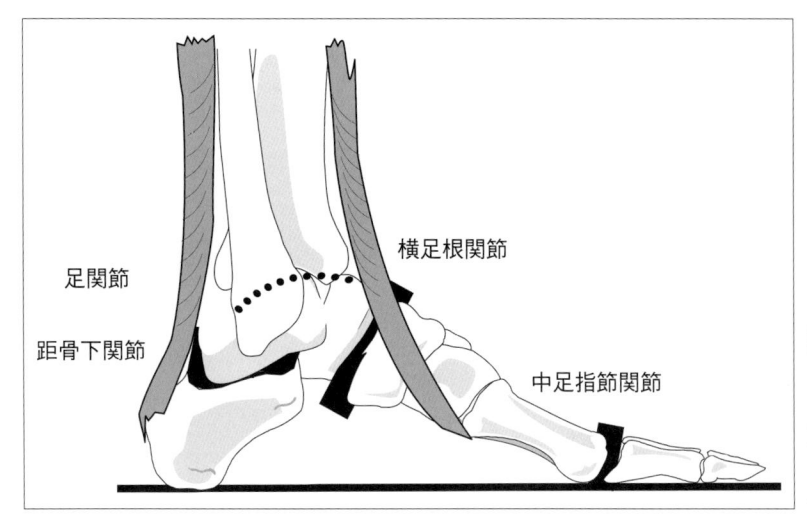

図 4-2　歩行中に主要な機能的意味をもつ，足関節と足部の関節（黒い部分）

足関節（距腿関節），距骨下関節，横足根関節，中足指節関節．距骨には筋の付着はなく，下腿からの筋は距骨より遠位の骨に停止する．

の期間がみられない．

■ 前足部支持（digigrade）

踵の挙上によって，接地面は足底全体から前足部へと変化する．これは歩行周期の 31％の時点で起こり，立脚期の最後まで持続する．すべての中足骨頭が接地するが，簡略化されたフットスイッチを用いた測定では，第 5 および第 1 中足骨のみが接地するという結果が示される．踵挙上の開始は不明瞭であり観察するのは困難であるが，フットスイッチを用いることでそのタイミングを実証することができる．

足指の床との接地は，非常に可変的である．Scranton は足指接地はかなり早い時点から開始するとしたが，Barnett は立脚期の 10％までに起こる前足部接地に引き続いて起こることを確認した[2,54]．足指は一般的に立脚期の最後において，最後に床から持ち上げられる部分である[4,51]．Bojsen は，これを歩行周期の「unguligrade phase（足指支持期）」とよんでいる[4]．正常歩行ではまた，第 1 中足骨および母指が同時に離地する現象もみられる．

■ 足関節と足部の関節

下腿（脛骨）と足部の間の連結部分は一般に足関節とよばれており，この関節で起こる運動は屈曲と伸展である．しかし，これらの概念は非常に限定的である．脛骨と足部の間の運動は，脛骨と踵骨の間にある距骨によってつくられる 2 つの重要な関節の複合体を含む（図 4-2）．距骨は，体重支持の連結部分として働く．

矢状面上でみたとき，体重を支持する部分は，2 つの関節（距腿関節と，距骨下関節［ST］または距踵関節）に分けられる．習慣的に，足関節という用語は距腿関節のことをさす．距腿関節の関節可動域は最大であるが，足関節は距骨下関節の影響なしでは機能することができない．

足関節周囲の筋の停止部位によって，「足関節（距腿関節）」と距骨下関節における骨格的な共同作用が強化される．距骨には筋の停止はないが，その代わりに，すべての足関節周囲の筋群は両方の関節を通過し，踵骨，舟状骨やより遠位の部位を連結させる（図 4-2 参照）．したがって，荷重されていない状態での足関節の制御にも，足部の関節が関連している．

Inman は，足関節という用語が距骨下関節と距腿関節との相互作用を示すことを強調した[28]．この概念は正しいが，すでに一般的に使用されている用語を再定義することは無益とされているので，ここでは試みない．本来の語法は，これまでの著述と慣習において非常によく使われている．足関節という用語は脛骨と距骨の間の連結（距腿関節）を示し，下部の関節は距骨下関節とよばれる．足部の他の主要な関節（とくに横足根関節［MT］および中足指節関節［MTP］）の働きは，機能的な複合体の一部として含まれる（図 4-2 参照）．

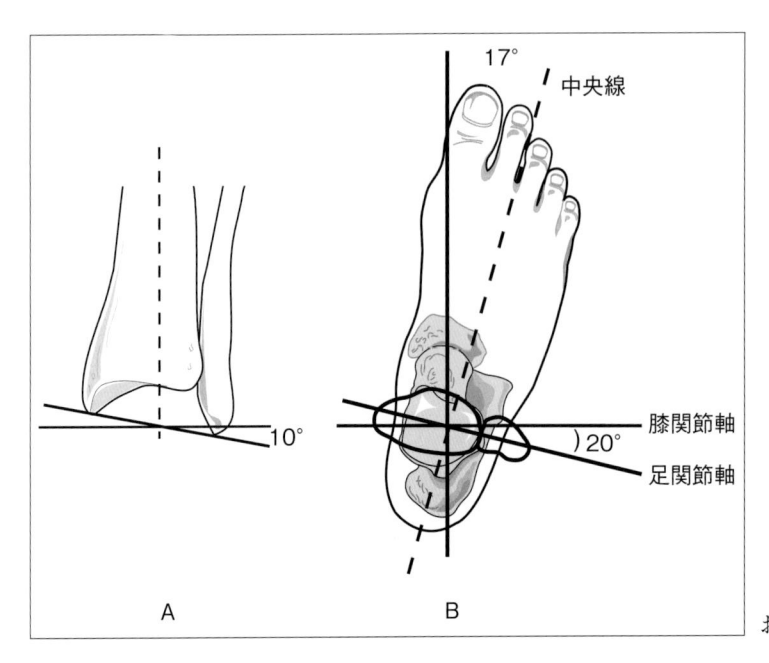

図4-3
(A) 前頭面と (B) 水平面における距腿関節の軸.

足関節における歩行力学

用　語

　矢状面における運動をさす臨床的な用語は，屈曲と伸展である．これらの用語を足関節の運動に当てはめるときの，足関節の運動の定義の仕方はいくつかある[1]．「屈曲」が2つの骨のなす角度を減少させる動き（すなわち，足部が脛骨に向かって上向きに動くこと）を示し，「伸展」は下肢を相対的にまっすぐにすること（足部が下腿から離れる運動）を示すという考え方もあれば，足指の伸展と同じ方向の運動であるため，足部の上方への運動が伸展，同様に下方への運動が屈曲であるという意見もある[1]．

　神経学的にみると，最初の語法が正しい．足部の上方への運動は，股関節と膝関節の屈曲を伴う原始的な屈筋群の共同運動の一部である．同様に，足部の下方への運動は，伸筋共同運動の一部である．このような混乱を避けるため，足部の上方への運動を背屈，足部の下方への運動を底屈とする．本書ではこの方針に従う．

　足関節のおもな運動は背屈と底屈であるが，距腿関節の軸は純粋な横断面または水平面上にはない．運動軸は，矢状面および前額面に対して斜めになっている（図4-3）．足関節の運動軸の平均的なアライメント（両果の真下にある）は，水平面において外側端が水平面から10°下方に傾いている（図4-3A参照）．外側端は水平面において，内側端より20°後方にある（図4-3B参照）[28,43]．足関節軸が二重に傾斜しているため，2面性の運動が起こる．つまり底屈には軽度の内反を伴い，反対に背屈には外反を伴う．

　この第2版であげている運動のそれぞれに関する数値のうちの多くは，すでに発行されている参考文献のデータと異なっている可能性がある[10,14,37,48,62]．これらの変化は，運動の研究に関する技術的な進歩があったことを意味している．歩行を二次元での表現に限局していた以前の技法はすべて，三次元（3-D）歩行分析システムに置き換えられた．本書であげているRanchoの値は，三次元の歩行分析システムで記録されたものである．

　三次元のコンピュータ制御によって，表面からの近似値に依存するのではなく，「マルチ・カメラ」動作解析で四肢体節の長軸を明らかにして，追跡することが可能になった（詳細は第20章を参照）．足部においては，三次元分析によって，たとえば二次元解析では内反尖足と見誤るような誤差を回避することができる．しかしその短所は，コンピュータ計算の精度である．平均値はどんな小数までも表すことができるが，物理学的な測定値は表面のマーカーと運動中心の距離に起因する皮膚の可動性と視差があるため，厳密には1°の増加さえ疑わしい．臨床経験上は，正確に計った

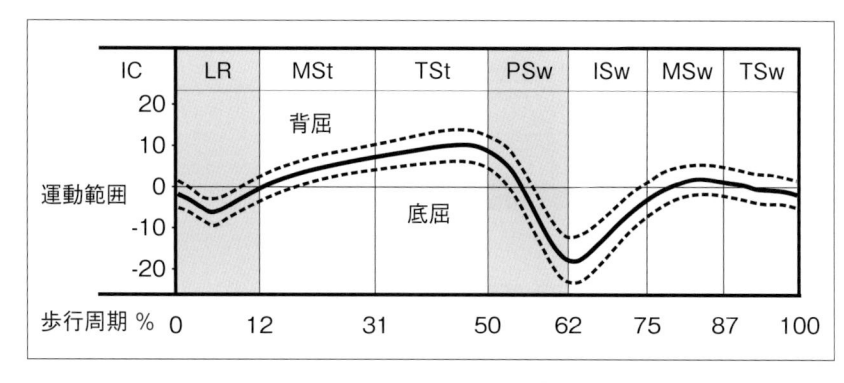

図4-4 足関節の運動:一歩行周期における正常運動範囲
黒線＝平均値，点線＝1標準偏差．垂直の線は，歩行周期の各相の境界を示す．
IC：初期接地，LR：荷重応答期，MSt：立脚中期，TSt：立脚終期，PSw：前遊脚期，ISw：遊脚初期，MSw：遊脚中期，TSw：遊脚終期．

動作を機能に強く関連づけるときは，1°やそれ以下の数値で表すより，5°増加させて検討することのほうが現実的であると考えられる．本書ではこの見解に合わせて，各相における固有の関節角度は，5°刻みで示している．関節運動の描くグラフは，歩行周期の各相における変位の連続的な性質を反映し，各段階でのより正確な値を示している．付録 A で，より詳細な歩行周期の各段階での関節角度のデータ（平均値および標準偏差）を示している．

■運動の軌跡

各歩行周期の間，足関節の運動は4つのカーブを描く（図4-4）．すなわち底屈と背屈が交互に2回ずつ起こる[10,34,48,58,64]．最初の3つのカーブ（底屈，背屈，底屈）は立脚期に起こる．これらの運動は大きくないにもかかわらず，前進と衝撃吸収のために重大な意味をもつ．4つ目のカーブ（背屈）は遊脚期に起こり，足部クリアランスに寄与する．各歩行周期全体における足関節の可動域は，平均で25°である[8,34,48]．

足関節は，床接地時の突然の衝撃に対する反応から第1の運動を始める．底背屈中間位で下肢を前方に伸ばし，踵で初期接地を行う．このとき，床反力ベクトルは足関節の後方に位置する．体重が踵の上に急激に落下することで，足関節の急速な底屈運動が起こる．WA（荷重の受け継ぎ）の間に起こる底屈の約半分が，歩行周期の最初の2%の間に達成される．この足部の落下量では前足部は床に接触しないが，この速い運動が起こることによって衝撃が吸収され，床接地の速度を妨げることによって一時的に脛骨の前進は減速される．踵は，足部支持を担ったままである．

踵接地によって開始された底屈は荷重応答期の前半まで続き，5°のピークを迎えるとすぐに，背屈方向に運動の方向を変える．荷重応答期の終わりまでには，足関節は底背屈中間位に戻る．この荷重応答期の後半における足関節の背屈は，荷重応答期の前半における足部のヒールロッカー作用による底屈がより目立つため，確認しにくい．

立脚中期に，脛骨が静止した足部の上を前進することによって，足関節は5°背屈する．踵と前足部は，床に接地しており，これはまた，単下肢支持期の第一相になる．相の終わりまでには体重ベクトルが前足部まで前進し，踵が上昇し始める．

立脚終期において，足関節はゆっくり背屈し続け，45% GC で 10°のピークに達する．立脚終期の最後の 5%の間は，この肢位が維持される．この同じ期間で，踵は3.5cm 上昇する[47]．このように，立脚終期に脛骨を前進させる力は，足関節の背屈よりも踵の上昇によるところが大きい．荷重応答期における5°底屈位から立脚中期，立脚終期にわたって15°の背屈方向の運動が起こる．

反対側下肢の突然の床接地が起こり，前方の下肢に向かって体重が急速に移動することでトレイリング下肢への荷重が減少し，底屈が起こる．前遊脚期の全体をとおして，足部が母指の上を回転することによって足関節は背屈10°から底屈15°になるが，その25°の運動は，12% GC の間に獲得される．また，下肢はそのトレイリング姿勢を緩め始める．

遊脚初期の開始時において，足関節の急速な背屈によって足部が持ち上げられ，床クリアランスが起こる．遊脚初期で足関節は中間位になっていないが（75% GC で 5°底屈位），遊脚下肢が反対側の立脚下肢を通過する際の足指の引きずりは起こらない．

一般的に遊脚中期の初期（79% GC）に中間位となり，その後わずかに背屈する（背屈2°）．このとき，脛骨が垂直，足部が水平になっているのを目で確認できる．

遊脚終期において，下肢を前方に伸ばして歩幅を完

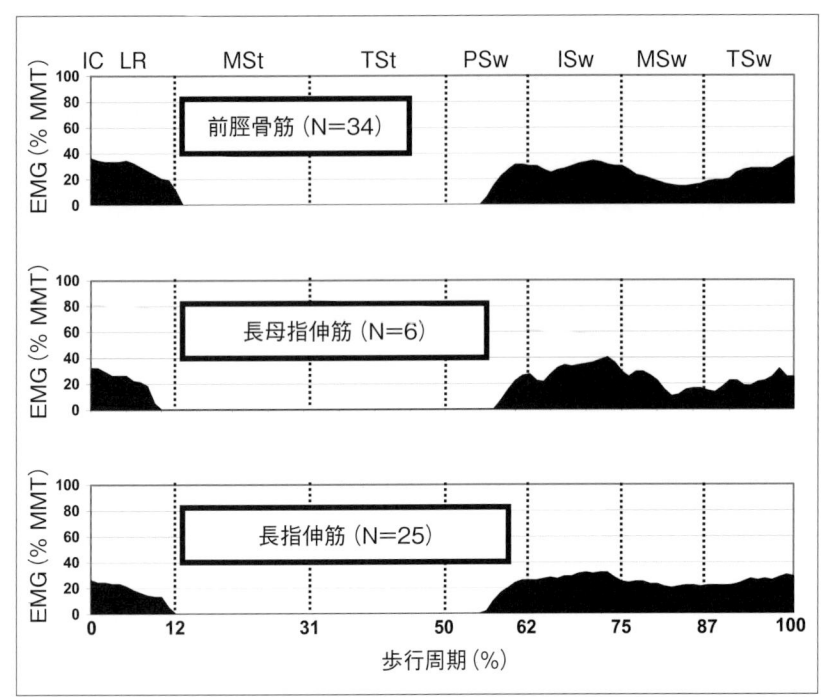

図4-5 足関節背屈筋群
自由歩行における平均的な筋活動の強度とタイミング（数値化されたEMG）．網かけの部分の高さは徒手筋力テストの最大値に対する割合（% MMT）を示している．濃い網かけの部分は，大多数の被験者の活動パターンを示す．縦の線は，歩行周期の各相の区切りを示す．Nはデータに含まれる標本数．
IC：初期接地，LR：荷重応答期，MSt：立脚中期，TSt：立脚終期，PSw：前遊脚期，ISw：遊脚初期，MSw：遊脚中期，TSw：遊脚終期．

全に獲得するとき，足関節は中間位に達するようにみえるが，わずかに足部が底屈方向に落下する可能性がある（100% GCにおいて2°底屈）．これは通常，立脚に向けての準備と解釈されている．

筋による制御

足関節は1つの平面上で運動するため，制御するすべての筋は，背屈筋または底屈筋として機能する．足関節周囲筋群の筋活動のタイミングは以下のように非常に明確になっている．つまり，底屈筋群は立脚期をとおして活動するが，背屈筋群は遊脚期においては足部を制御し，立脚期の初期接地や荷重応答期においては底屈を減速させる．

足関節周囲筋群の機能的な能力（強さ）は，それらの大きさ（生理学的断面積）とテコの長さに比例している．これらの両方の値は，文献において明らかにされている[31,60]．各筋の強さを知ることは，歩行時に起こる足関節制御のパターンを理解するために重要なことである．筋のテコの長さは関節の肢位によって変化するが，足関節中間位で得られるモーメントと比較することによって有用な相対的尺度が得られる．他の筋と比較するための対照モデルとして足関節で最大の筋であるヒラメ筋を設置した．

表4-1 背屈筋群の生理学的断面積とテコの長さ

	筋の断面積 (cm²)	矢状面におけるテコの長さ (cm)
前脛骨筋	13.5	4.2
長指伸筋	4.6	4.0
長母指伸筋	2.4	4.0
第三腓骨筋	1.0	変動あり

●足関節背屈筋群

足関節の前方には4つの背屈筋がある．そのうちの3つ（前脛骨筋［TA］，長指伸筋［EDL］と長母指伸筋［EHL］）は，一貫して背屈筋として働く（図4-5）．第4の潜在的な背屈筋は第三腓骨筋（PT）であるが，その働きは小さくて一貫しておらず（10～20%の被験者では働いていない）[33]，その停止部は中足骨軸に沿ってEDLの外側縁に移行する．第三腓骨筋と長指伸筋の腱は明瞭であるが，表面からではそれらの筋腹を区別することができないため，それらの働きを分離するために表面筋電図を使用することもできない．そのため，細い針電極のEMGを使用しない限り，第三腓骨筋についての日常的な記録はなされてこなかった．

背屈筋群の個々の強さは，筋によって大きく異なっている（**表4-1**）．各々のテコの長さは同程度であるが，

大きさは著しく異なっている．前脛骨筋の断面積は最大であり，長指伸筋はわずかその1/3，そして，長母指伸筋は半分の大きさである．第三腓骨筋と長指伸筋をあわせた筋の質量は，TAの約40％で，その違いは明らかである．

背屈筋群の筋活動の典型的パターンは二相性であり，初期接地と荷重応答期に活動のピークを迎える（図4-5参照）．3つの主要な背屈筋群の筋活動のタイミングは類似している．前遊脚期に活動を開始し，荷重応答期の終わり頃に停止する．それらのEMGの最大強度は同程度であるが（35％ MMT），その作用力が最大になるタイミングは異なっている．前脛骨筋の活動は初期接地でもっとも強力になるが，足指伸筋群の活動は遊脚初期の終わりに最大となる．

すべての脛骨前面筋群は初期接地時に強力に働き，荷重応答期の終わり近くまでその強度を保ち続ける．この筋活動では最初に遠心性収縮が起こり，踵のテコによって前足部が地面を「強くたたく」ようなモーメントに対抗する．その後，荷重応答期の後半には求心性収縮が起こり，脛骨は脛骨前面筋群に引かれる．

2回目の最大収縮は遊脚初期に起こる．脛骨前面筋群の活動強度は急速に上昇し，34％ MMTに達する．それから遊脚中期において，筋活動は一般的に減弱するが（14％ MMT），遊脚終期には初期接地の衝撃に備え，再び段階的に高まる（37％ MMT）．長母指伸筋と長指伸筋の活動強度は，遊脚期に足指の床クリアランスを確実にするため，遊脚初期にピークに達する．脛骨前面筋の活動は遊脚初期には求心性であり，遊脚中期と遊脚終期では等尺性である．

●足関節底屈筋群

7つの筋が足関節の後方を通過し，底屈筋群として作用している（表4-2，図4-6）．しかしそれらの筋の実際の作用は大きく異なっている．ヒラメ筋と腓腹筋は踵骨の後上方に付着し，足関節底屈モーメントの93％を生じさせる．対照的に，5つの内外果周囲筋群は，底屈モーメントのわずか7％を生じるのみである[22]．これは，足関節底屈筋群には，下腿三頭筋と内外果周囲筋群という2つの機能的に異なる筋群があることを意味している．

下腿三頭筋

ヒラメ筋と腓腹筋の内側頭および外側頭は，足関節の主要な底屈筋として働く．それら全体の大きさ（断面積）は，下腿後面の筋群全体の73％を占める（表

表4-2　底屈筋群の生理学的断面積とテコの長さ

	筋の断面積（cm²）	矢状面におけるテコの長さ（cm）
下腿三頭筋		
ヒラメ筋	84.1	5.2
腓腹筋	57.3	5.2
内外果周囲筋群		
後脛骨筋	16.9	0.5
長腓骨筋	13.9	1.0
長母指屈筋	13.4	1.0
長指屈筋	5.5	2.0
短腓骨筋	6.7	0.7

4-2参照）．さらに，下腿三頭筋のテコの長さは内外果周囲筋群のものより約5倍大きい（図4-7）．ヒラメ筋は下腿後面でもっとも大きな筋であり，腓腹筋はヒラメ筋の約68％の大きさである．

下腿三頭筋の解剖学的機能が明確であるのに対し，歩行時における作用についてはいまだに議論の域を出ない．第1の問題は，臨床における底屈筋群の測定に関することである．前足部に徒手で抵抗をかける方法では，静止したダイナモメータに最大の等尺性収縮を施すことによって記録されるEMGのわずか19％しか筋力が発揮できない[46]．しかし踵を最大限上昇させたときのEMGは，立脚終期に記録される底屈筋の最大筋活動のEMGに相当する．したがって，ヒラメ筋または腓腹筋のEMGを正規化する因子を，最大の踵上昇に対する割合（％MHR）とした．この強度は，ダイナモメータを使用した最大限の等尺性収縮テストで記録される値の60％に相当する[45]．

第2の問題は，立脚期の後半における底屈筋群の機能についてである．トレイリング姿勢と踵が上昇している外観は，ヒラメ筋と腓腹筋がプッシュオフ（push-off：踏み切り）を起こすことによって体を前方に推進することを示唆している．しかし，腓腹筋とヒラメ筋は，解剖学的には脛骨の後面上に位置しており，その活動は足関節を底屈させると考えられるにもかかわらず，実際には立脚終期に足関節はゆっくりと背屈しているため，この仮説は否定される．最近の研究によって，ヒラメ筋と腓腹筋の底屈力が足関節を「固定する」ことによって，下肢と足部がフォアフットロッカーを中心に回転していることが示された．足関節と中足骨

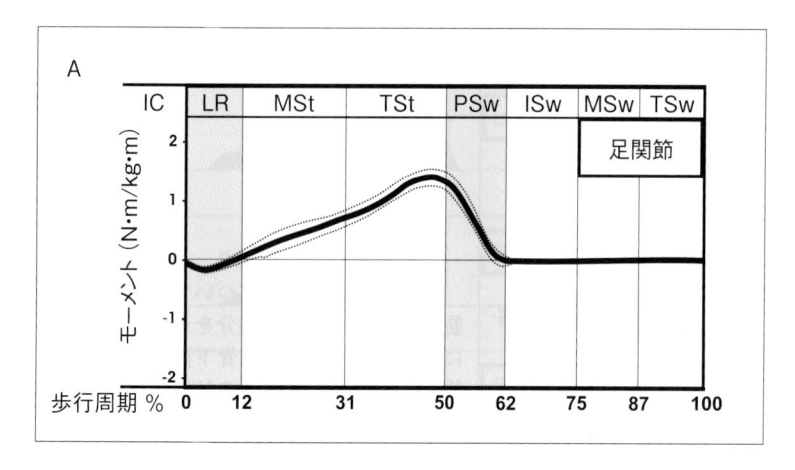

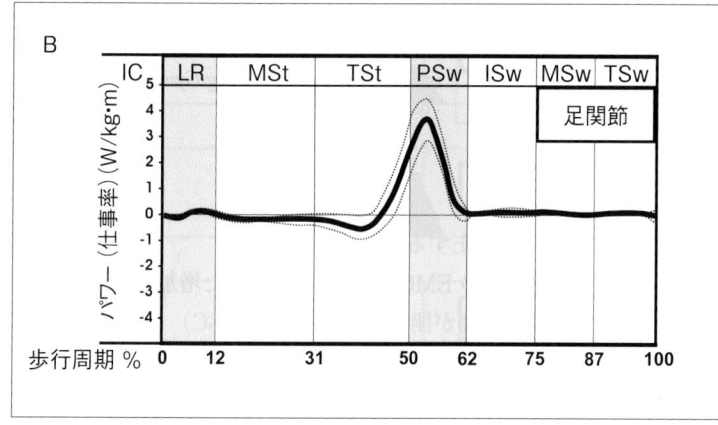

図4-9 足関節にかかる力
(A) 立脚期の初めに短い筋活動による背屈モーメント（-）が生じた後，筋活動による底屈モーメント（+）が生じ，それは立脚終期の終わりに最大となって，残りの期間で次第に低下する．遊脚期をとおして，非常に小さい筋活動による背屈モーメントが存在する．
(B) 足関節にかかる力は，パワーを吸収する期間（-）とパワーを生成する期間（+）を示している．
IC：初期接地，LR：荷重応答期，MSt：立脚中期，TSt：立脚終期，PSw：前遊脚期，ISw：遊脚初期，MSw：遊脚中期，TSw：遊脚終期．

を圧迫し，わずかな安定性が得られるが，それほど重要な作用ではない．

内外果周囲筋の機能

そのほかに足関節の後方を通る筋群は，歩行中における他の重要な役割（距骨下関節やその他の足部の関節の制御）に関与するため，底屈の能力は小さい．それらの主要な機能を提供する一方で，これらの筋群は足関節で先に述べたような力を生成する（図4-6参照）．

後脛骨筋（TP）は，初期接地の直後（0% GC）に活動を開始し，単下肢支持期をとおして働き続ける[58]．この直後に長指屈筋（FDL）（13% GC），長母指屈筋（FHL）も活動を開始する（31% GC）．反対側足部の接地（50% GC）によって後脛骨筋は弛緩し始めるが，足指屈筋群（FDL，FHL）は前遊脚期までの短時間，活動し続ける（54% GC）．Sutherlandは，足指屈筋群はもっと早期から活動することと，長母指屈筋と後脛骨筋の活動がより長く続く可能性があることを発見した[58]．

腓骨筋群の活動は，15% GCの時点で始まる[9,20,58]．短腓骨筋と長腓骨筋の活動のタイミングと相対強度は非常に類似している[25,26,32,49,50]．どちらの筋群も，前遊脚期の初め（51～55% GC）に弛緩する傾向がある．

■力

立脚期に3つの運動が起こる間，足関節には「下肢に課される荷重」，「体重ベクトルのアライメント」，「運動の速さ」に由来する力が加わる．遊脚期においては，おもに「足部の重さ」と「運動の速さ」によって影響を受ける．

立脚期をとおして，体重ベクトルの基部（COP：圧中心）は踵から中足骨，基節骨まで足部の長軸に沿って前進する[35,44]．これは，距腿関節軸に関して2つの体重ベクトルを生成する．

荷重線（圧中心）は，初期接地では踵に集中している．これによって体重ベクトルは足関節の後方に位置するため，筋活動による小さい背屈モーメントによって荷重応答期の初期における足部の低下を制御することが必要となる（4% GCにおいて0.18 N·m/kg·mの最大値；図4-9）．足関節背屈筋群が足部の落下を制

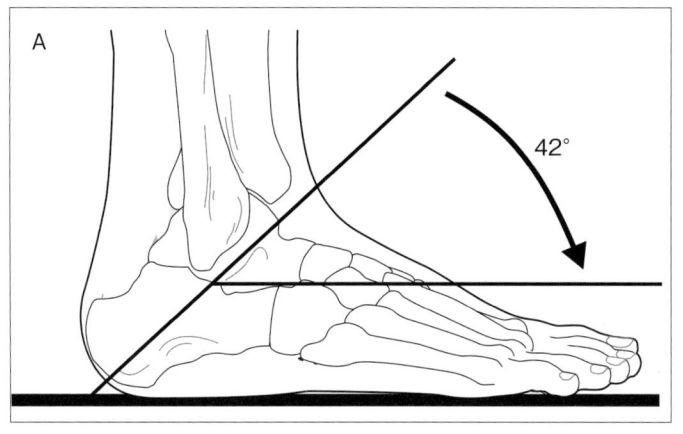

図 4-10
距骨下関節の運動軸は（A）矢状面と（B）水平面にわたっている．

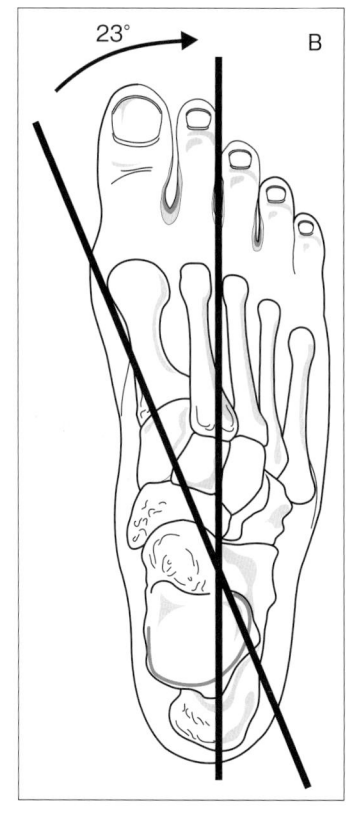

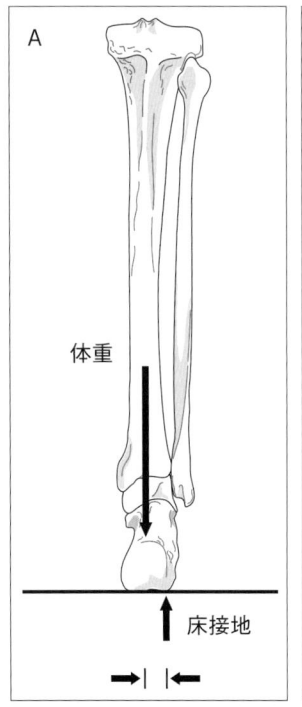

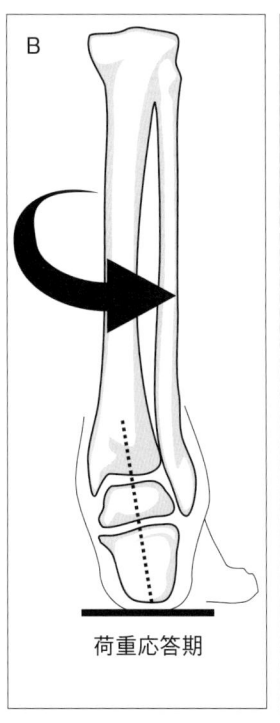

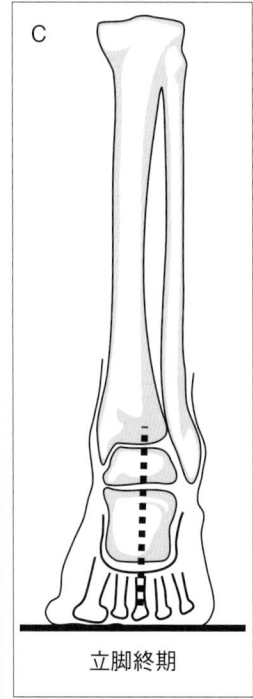

図 4-11
（A）初期接地：脛骨，距骨と踵骨は垂直に並んでいる．
（B）荷重応答期：踵骨の外側で初期接地が起こり，体重が内側にかかることによって踵骨は外反するが，それによって踵骨による距骨の支持が減少し，脛骨の内旋が起こる．
（C）立脚終期：踵が上昇するにつれて，踵骨の外反は減少し中間位となる．

御するために，急速に遠心性収縮を起こすことにより，衝撃吸収力は急速に最大値に達する（3% GC において 0.15 W/kg·m）．下肢への荷重が続くのに伴い，圧中心は急速に前進する．荷重応答期の終わり（12% GC）までに，体重ベクトルは足関節に向かって前方に移動し，体重ベクトルによる足関節背屈モーメントはゼロになる．この期間における小さな筋活動は，前脛骨筋が脛骨を前方に引くために求心性に収縮していることを反映している．

単下肢支持期へ移行する際には，圧中心は足関節の前方へ移動しているため，筋活動による底屈モーメントが増強する．これは立脚終期近くに反対側下肢が接地する直前までほぼ同じ割合で増強し続け，筋活動による足関節底屈モーメントは立脚終期に最大になる（47% GC において 1.40 N·m/kg·m）．このように筋活動による高い内部モーメントによって足関節背屈角度は 10°に制限され，それによって質量中心の高さと中足骨頭部の上にあるベクトルの位置が保たれる．筋活動による外部モーメントの吸収は立脚終期の後半まで優勢であり（40% GC で 0.54 W/kg·m の最大値），単下肢支持期の大半にわたって底屈筋群から提供される遠心性収縮を反映している．

前遊脚期の間，反対側下肢の床接地に伴ってトレイリング下肢は急速に荷重から開放され，立脚終期における前進によってきつく引かれていた腓腹筋とヒラメ筋の筋腱複合体の緊張は緩められる．すると引き伸ばされた腱の弾性反跳による爆発的な力（54% GC において 3.7 W/kg·m）が生じ，急速な底屈の一因となる．この現象は一般的にプッシュオフ（踏み切り）とよばれており，この力は下肢の前方への振り出しを開始するのに十分大きい．多くの研究者は，これが下肢を遊脚へ前進させる主要な推進力であると考えている．

遊脚の開始時に筋活動による小さい背屈モーメント（62% GC において 0.03 N·m/kg·m）が生じることによって遊脚期に足部が持ち上げられ，クリアランスが得られる．

足部における歩行力学

用語と運動

足部には，歩行時の運動が測定可能な以下の 3 つの関節がある．距骨下関節，横足根関節と，前足部と足指の間にある 5 つの中足指節関節である．徒手的に操作するとき，その他の足根骨や中足連結は密度の高い靭帯によってきつく結びついて，わずかな運動しか確認できない．それでも，このわずかな柔軟性によって，衝撃吸収や不安定な地面への対応が可能となる（図4-2 参照）．

●距骨下関節

距骨下関節は距骨と踵骨の間の関節である．この関節は踵と脛骨の間の体重支持を担う部分にある．足関節における矢状面での運動に加え，距骨下関節の運動により，水平面および横断面での可動性が得られる．

距骨下関節の運動軸は，単軸で斜めに向いており，内側への傾斜（内反）と外側への傾斜（外反）の運動を行う．距骨下関節軸の平均的なアライメントは，足部の正中線から垂直方向に 42°，内側へ 23°偏位している（図 4-10）．この値は被験者によって変動が大きく，標準偏差がそれぞれ垂直方向では 9°，内側方向では 11°となっている[28]．距骨下関節の運動は立脚期にも遊脚期にも起こるが，下肢全体の荷重線のアライメントに影響を及ぼすことから立脚期の運動はより重要である．

初期接地では，距骨下関節は中間位である（図 4-11A）．脛骨の荷重軸に関連して踵骨が外側へ傾いていることによって，下肢への荷重が増えると踵骨は 5°外反する（図 4-11B）[11,64]．立脚中期と立脚終期の初期の間はこの肢位はほぼ保たれる．しかし立脚終期の終わり，単下肢支持期が終了するまでには外反は 2°まで漸減する（つまり相対的に内反する）（図 4-11C）．前遊脚期の間に距骨下関節は中間位となり，残りの遊脚期の間この肢位を維持する．

●横足根関節

横足根関節は後足部と前足部を連結する関節であり，距舟関節（TN）と踵立方関節（CC）の 2 つの関節から構成される．横足根関節の運動によって前足部接地の衝撃は吸収される．

横足根関節の可動性の測定は，慣習的には観察によるものしかなかったが，近年，小範囲の三次元測定により 5°背屈することが判明した．立脚中期と単下肢支持期の始まりに前足部が接地すると，内側アーチの高さは減少する（すなわち背屈が起こる）．踵の上昇でアーチは回復するが，これは横足根関節が底屈したことを示す．

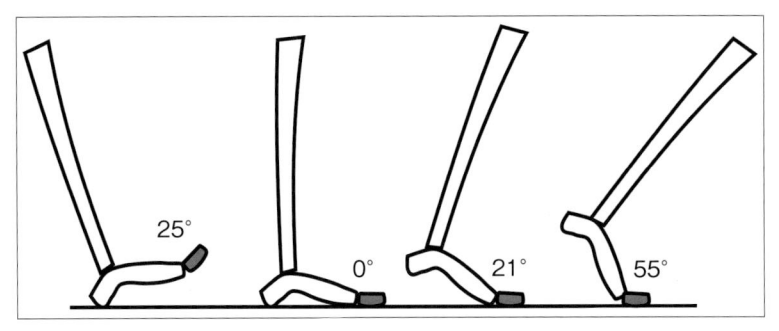

図 4-12　立脚期における中足指節関節の運動
網かけの部分は，足指を表す．

●中足指節関節

　足部は中足骨頭上を転がるとき，中足指節関節が「トウブレーク」となり足指はトウロッカーの形を変化させる．5つの中足骨頭によって，前足部全体にわたる広い支持面積が得られる．加えて基節骨の働きによって前足部は延長され，必要に応じて前進の安定性を得ることができる．

　初期接地において，足指が上を向いている状態で中足指節関節は25°背屈している（**図4-12**）．荷重応答期の終わりに前足部接地が起こると足指は中間位まで戻り，立脚中期の間はその肢位を維持する．立脚終期における踵の挙上に伴い，中足指節関節は21°背屈（伸展）する[4]．足指はこの運動の間も床への接地を続けており，後足部が挙上するにつれて中足骨軸は上向きの角度をつくる．この背屈の運動は前遊脚期をとおして増大し，足指離地の直前に最終肢位の55°伸展位となる．

　下肢を持ち上げて振り出すと，足指は中足骨の長軸に向かって落下するが，遊脚中期ではわずかに背屈が維持される．その後，中足指節関節は初期接地に備えて背屈角度を増大させる（足指を上方に向ける）．

●足関節と足部の共同作用

　距骨下関節の3軸の可動性は，足関節と中足部の機能に影響を与える．距骨下関節の外反，内反に伴い，衝撃吸収と安定性が変化する．

足関節／距骨下関節の共同作用

　距骨下関節外反の重要な機能は，下肢が荷重されるときに起こる足関節への負担を減少させることである．立脚期をとおして身体は支持側下肢の後ろから前に移動する．これにより，支持している関節に回転モーメントが発生する．足関節軸の20°外旋した肢位は，荷重応答期における身体の進行方向と矛盾している．

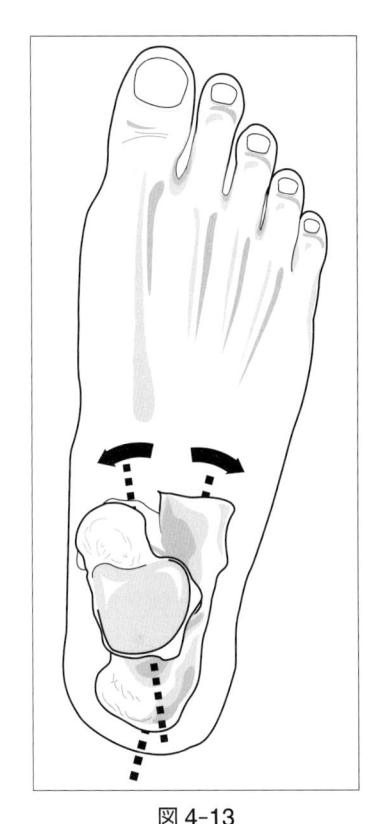

図 4-13
荷重応答期において，踵骨の外反に伴い距骨は内旋する．

　距骨下関節の外反は，脛骨の長軸から踵骨が外側に偏位していることによって受動的に開始される（図4-11A参照）[51]．初期接地時における突然の荷重によって踵骨が傾き，距骨下関節が外反すると（図4-11B参照），距骨頭（載距突起）に対する前方支持が減少し，距骨の内旋が起こる（**図4-13**）．脛骨-腓骨果間関節窩は長方形で密接に適合しているため，脛骨は距骨に伴って内旋する[36]．したがって，初期接地時に距骨に課される荷重によって距骨下関節は外反し，それ以降，荷重応答期と立脚中期の初めにおける前進を続けるために足関節のアライメントは再調整される[44]．

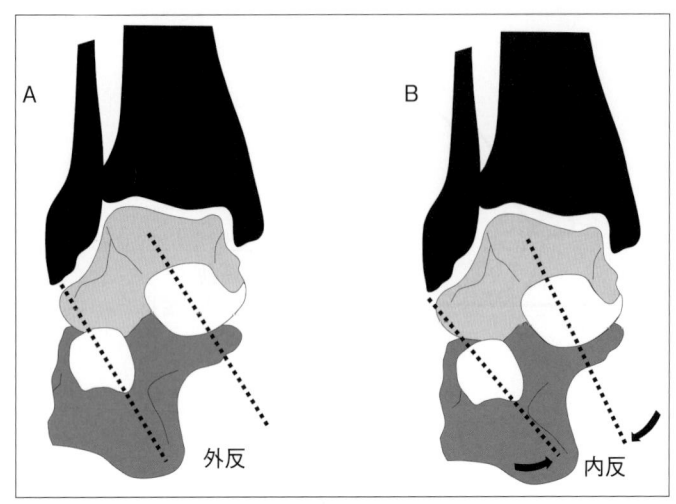

図 4-14　横足根関節の反応
(A) 距骨下関節が外反するとき，距舟関節と踵立方関節の軸（点線）は平行になる．
(B) 外反が減少（相対的な内反）すると，軸は収束する．
(Adapted from Mann RA, Mann RJ. Biomechanics of the foot. In : Goldberg B, Hsu J, eds. *Atlas of Orthoses and Assistive Devices*. 3rd ed. St. Louis, MO : Mosby ; 1997 : 135-152.)

　立脚中期と立脚終期に身体が足関節より前方に移動すると，距骨下関節は内反する（図4-11C参照）．このようにして距骨頭が持ち上げられ，足関節軸のアライメントは再び内旋する．また体重モーメントによる負荷は，単軸である足関節の作用によって滑らかな軌跡を描きながら回避される．床反力による回転モーメントは小さいが，関節内剪断力が十分に許容されないため機能的に重要である．

距骨下関節／横足根関節の共同作用

　距骨下関節は，距舟関節と踵立方関節の相対的なアライメントを変えることによって横足根関節の可動性を制御する[43]．距骨下関節が外反しているときは，距舟関節と踵立方関節の軸は平行になる（図4-14A）．これによって横足根関節は自由に動き，立脚中期に前足部に荷重されたときの衝撃吸収を担う．その後中足部の安定性を高めるために距骨下関節は内反し始め（図4-14B），横足根関節は固定される．

■筋による制御

　足部において筋が制御する部分は，後足部から前足部，足指へと移動する．まず背屈筋と底屈筋として分類される10の筋は，距骨下関節の内反と外反も制御する．足部におけるそれらの筋群の働きは，距骨下関節軸との関係に従って分類される．運動軸の内側を通過する5つの筋が内反，外側を通過する5つの筋が外反に作用する（第三腓骨筋を除く）．足関節と足指に対する矢状面上での機能，距骨下関節における働きの2つの因子が，筋活動のタイミングを決定する．足底の小さい内在筋群は，起始も停止も足部内にあり，床反力の位置によって活動する．

●足部内反筋群

　距骨下関節の内側を通過する筋は，それぞれテコの長さが大きく異なっている（図4-15）．長いものから順に，後脛骨筋，前脛骨筋，長指屈筋，長母指屈筋，ヒラメ筋である．前脛骨筋以外は足関節の後方を通る．立脚期における筋活動は連続して起こり，その持続時間はそれより遠位の関節における重要性に関連して変動する．

　後脛骨筋の活動について，Ranchoのデータではかなり変動があったが，その重要な作用は早い段階での距骨下関節の制御であった（図4-6参照）．踵での初期接地（0% GC）に活動を開始[58]した後，最大値をとる期間が2回ある．まずは，荷重応答期の開始時（3% GC）における22% MMTの活動であり，次は立脚終期の中頃（44% GC）にある（34% MMT）．反対側の足部の接地（50% GC）によって，後脛骨筋は活動を休止する．CloseとTodd[12]，Sutherland[58]は後脛骨筋が活発に活動することを報告したが，GrayとBasmajian[20]，BasmajianとStecko[3]はそれほど重要ではないとした．

　前脛骨筋は遊脚期に活動するが，初期接地の直後に36％の強度まで著しく活動を増強する（図4-5参照）．その後立脚中期（13% GC）になると急速に弱まり，弛緩する[51]．

　ヒラメ筋は単下肢支持期に備え，荷重応答期の後半（7% GC）に活動を始める（図4-6参照）．筋による制御の度合いは2段階ある．立脚中期には30％の強度

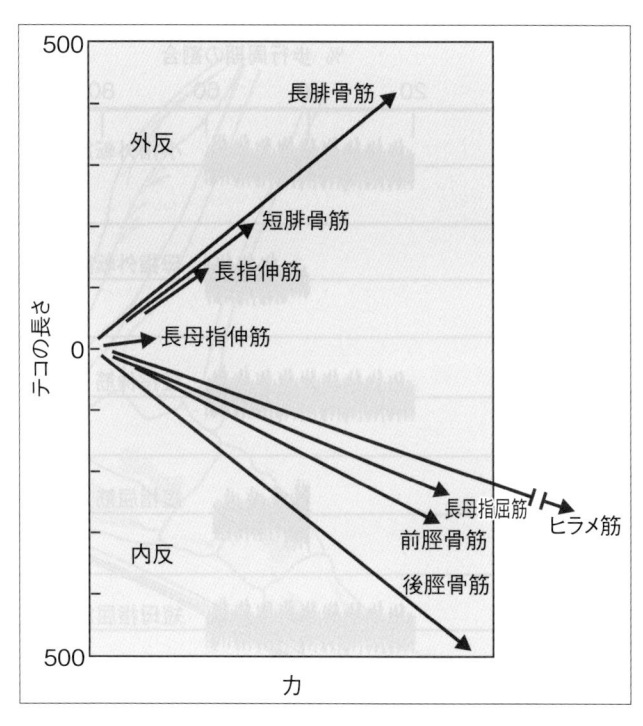

図 4-15 距骨下関節周囲筋の相対的な内反・外反モーメント
水平軸：力，垂直軸：テコの長さ，対角線の矢印の長さ：相対的なモーメントの大きさ．

表 4-3　内反筋群の生理学的断面積とテコの長さ

	筋の断面積 (cm^2)	水平面におけるテコの長さ (cm)
内反・背屈筋		
前脛骨筋	13.5	2.6
長母指伸筋	2.4	0
内反・底屈筋		
後脛骨筋	16.9	3.4
長指屈筋	5.5	1.4
長母指屈筋	13.4	1.2
ヒラメ筋	84.1	1.1

表 4-4　外反筋群の生理学的断面積とテコの長さ

	筋の断面積 (cm^2)	水平面におけるテコの長さ (cm)
外反・背屈筋		
長指伸筋	4.6	1.7
第三腓骨筋	1.0	2.0
外反・底屈筋		
長腓骨筋	13.9	3.1
短腓骨筋	6.7	2.6
腓腹筋	57.3	1.1

で持続的に活動し，その後，立脚終期には 86% MHR の強度まで漸増する．前遊脚期には，ヒラメ筋の活動はすぐに弱まる．ヒラメ筋の特徴はその大きな横断面積のみであり（表 4-3），内反のテコの長さは短い．活動のタイミングと強度については後述する．

長指屈筋は立脚中期（13% GC）になると活動を始めるが，長母指屈筋の活動は遅れて起こる（31% GC）（図 4-6 参照）．どちらの筋も立脚終期をとおして徐々に活動を強め，前遊脚期の前半になると急速に減弱する．Sutherland は，足指屈筋群がもっと前から活動を開始し，より長い間活動を続ける可能性があることを発見した[58]．

● 足部外反筋群

距骨下関節の外側には 5 つの筋がある．長指伸筋と長母指伸筋の 2 つは前方にあり，腓腹筋，長腓骨筋と短腓骨筋は足関節の後方にある．外転のテコ作用はまた，筋の大きさとテコの長さによって決定される（図 4-15 参照，表 4-4）．

長指伸筋と長母指伸筋はともに遊脚期に働き，荷重応答期の後半まで活動を続ける（図 4-5 参照）．長指伸筋は，比較的小さい筋のなかでは，そのテコの長さと断面積によって最大の外反能力をもつ．長母指伸筋はその弓状の腱によって非常に視診しやすい．しかし大きさが小さいことと距骨下関節軸上のアライメント

■荷重応答期（2〜12% GC）

　運　動：足関節の底屈．距骨下関節の外反．
　機　能：前進のためヒールロッカーを開始．足関節
　　　　　軸の再調整．

　足関節と距骨下関節は，最初の踵接地における衝撃に反応する（図4-19）．足関節において体重ベクトルは踵を通るため，後方にテコをつくる．踵のテコに急速に荷重されることによって（2% GCで体重の70%），足部はただちに床に向かって動く．脛骨前面筋群（前脛骨筋，長指伸筋）の強力な遠心性収縮によって，体重ベクトルに対する背屈モーメントが発生する．足部は，6% GCまでに5°落下する．生体における前脛骨筋の研究により，腱が伸張されることで生じた弾性力が，その後の5°の背屈に寄与する可能性があることが示唆された[38〜40]．このダイナミックな反応は次の2つの目的を有している：1）踵支持期が延長する，2）足部の落下に伴って，脛骨が前方に動く．これらの運動は，下肢の前進に寄与する．足関節の制御された底屈と脛骨の前進により，踵の上で体重を前進させる．これがヒールロッカーである．

　荷重応答期に起こる5°の足関節底屈は，脛骨が速く進みすぎないようにすることで，ヒールロッカーに貢献するどころかむしろその効果を減少させる．もし足関節が直角位を保っていれば，脛骨は荷重応答期の前半における足部の急激な運動に続いて前傾するであろう．荷重の受け継ぎの際は足部と脛骨の連動は緩いため，膝関節屈曲の速度は制御される．

　荷重応答期において足関節底屈を制動することによるもう1つの利点として，衝撃吸収があげられる．これもまた，脛骨前面筋群の作用によって容易となる．足関節底屈モーメントを制御するには，遊脚期に足部を固定するための力よりも大きな力が必要であるため，筋活動には遅れが生じる．その結果として，最初の急速な足関節底屈が起こり[47]，これによって，体重は短時間「自由落下」する．踵骨下方の丸い表面に沿って足部が急速に落下することで，足関節の位置は低くなる．脛骨前面筋群の活動が十分大きくなると，足部の下方への運動は減速し，前足部は静かに接地する．このように，ヒールロッカーが重心による床への力を足関節の動きを制御する脛骨前面筋群へ向けることによって，下肢への急速な荷重に伴う衝撃が吸収される．

　体重ベクトルが前進を続けて踵を通過すると，足関節に働くモーメントは急速に底屈方向から背屈方向に変化する．荷重応答期の後半において，ヒールロッカーは脛骨前面筋群の継続的な活動によって維持される．前足部接地によって荷重応答期が終了する頃には，足関節は中間位になる．

　距骨下関節は，急速な荷重に反応して急速に外反する．踵骨が外反することで距骨頭の支持が弱まり，距骨は内旋し，果間関節窩の適合が強くなる．また足関節の回旋によって，足関節軸は身体の進行方向に近づく．さらに距骨下関節が外反することで横足根関節の固定が解除され，前足部接地の衝撃は，固定されていない横足根関節が背屈することによって和らげられる．

　足関節と距骨下関節の作用によって，下肢への突然の荷重を防ぐことができる．脛骨前面筋群および内反筋群が足関節と足部を制御することで，急速な下肢への荷重に伴う衝撃が吸収される．そのタイミングは，歩行速度によって変化する．

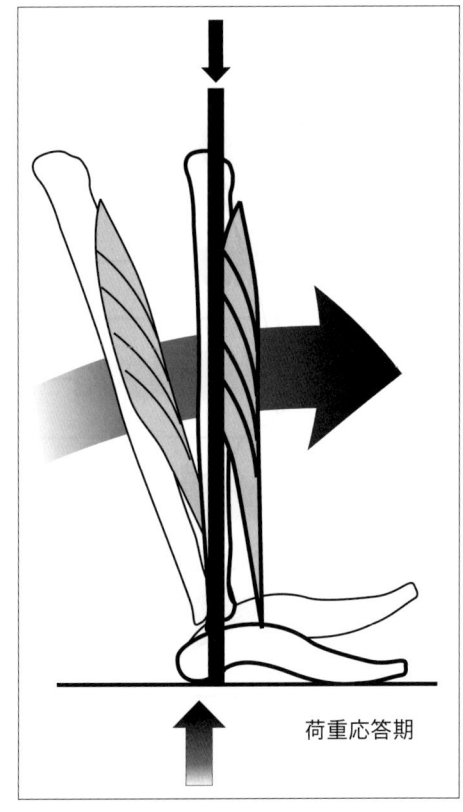

図4-19　荷重応答期における足関節の運動パターン，筋による制御，体重ベクトル
　脛骨前面筋群は最初の底屈を逆転させ，脛骨が前進して中間位になるまでヒールロッカーを維持する．矢印は，運動方向を示す．

■立脚中期（12〜31％GC）

運　動：単下肢支持期における最初の足関節背屈．横足根関節の背屈．

機　能：アンクルロッカーによる前進．横足根関節における衝撃吸収．安定性のための3点支持．

踵と第1中足骨頭および第5中足骨頭が床接触することによって足底接地の肢位は安定し，脛骨が距骨の関節面上で前傾することで下肢は前進を続ける（図4-20）．アンクルロッカー（第2のロッカーともよばれる）が働いて体重ベクトルは足関節軸の後方から前方に移動し，脛骨は初めの5°底屈位から5°背屈位になる[16,17]．踵と前足部は，床接地を続ける．

そのとき反対側下肢は前遊脚期を終えたところであるため，推進力はプッシュオフ（踏み切り）の力によって生じた運動量の残りであると考えられる[63]．また，反対側下肢の前方への振り出しの力による可能性もある．

ヒラメ筋と腓腹筋の遠心性収縮によって，足関節の前進と安定を制御することができる（図4-20参照）．ヒラメ筋の活動は，脛骨と踵骨を直接結びつけることで（腓腹筋に比べて）強力な減速力を生じる．また，ヒラメ筋は最大の底屈筋でもある．対照的に，腓腹筋は大腿骨の遠位から起こるため，脛骨との直接的な結びつきをもっていない．したがって，腓腹筋は膝関節の後方を通っているため，体重が膝関節軸の前方に移動するまで（立脚中期の終わり）は膝関節屈筋としても作用する．これによって大腿四頭筋に要求される筋活動は増大するが，正常な強度と制御能力のある人にとっては問題とはならない．Sutherlandは，腓腹筋の活動の開始が明らかに遅れることを示しており[58]，Ranchoのデータでも，ヒラメ筋の活動開始と比較して，腓腹筋の活動開始にわずかな遅延があることを示している．

ヒラメ筋のEMGでは，立脚中期の中ごろ，30％MHRの強度の安定した活動を続けることが示された（図4-6参照）．立脚中期が終わる前の短期間で，ヒラメ筋は強度を増加させる．対照的に，腓腹筋のEMGパターンは，立脚中期をとおして緩やかで持続的に上昇する．ヒラメ筋と腓腹筋が連動した遠心性収縮によって，脛骨の前進する速度は半分になる．

後脛骨筋とヒラメ筋の活動により距骨下関節の運動は外反から内反に逆転し（20％GC），横足根関節の

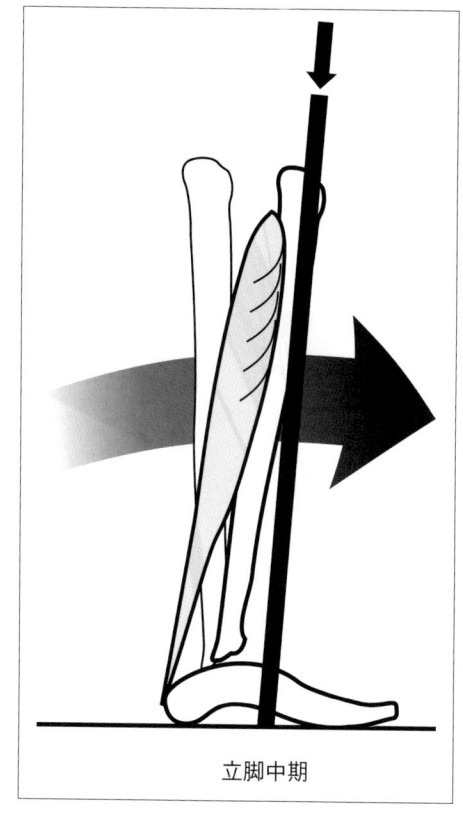

図4-20　立脚中期における足関節の運動パターン，筋による制御，体重ベクトル

受動的な背屈は，ヒラメ筋と腓腹筋の活動によって制御される．矢印は，アンクルロッカーにおける運動方向を示す．

安定性を強化する（図4-6参照）．前進と安定性は，可動性と筋による制御の均衡が正常に保たれることで得られる．

■立脚終期（31〜50％GC）

運　動：踵の挙上．足関節背屈の継続．横足根関節を固定するための距骨下関節外反の減少．

機　能：前進のためのフォアフットロッカー．

フットスイッチで記録されるように，踵の挙上は立脚終期が始まったことを示す（図4-21）．距骨下関節が内反（2°外反位まで）することで横足根関節はロックされ，前足部は体重の唯一の支持面となる．中足骨頭の小さく丸い輪郭と基節骨底の連結はフォアフットロッカーとして働き，体重ベクトルを前方に移動させ前進を続ける．

足部のうち足関節（下肢の支点）から中足骨頭（圧中心の基部）の間の部分は，重心が前足部上を前進す

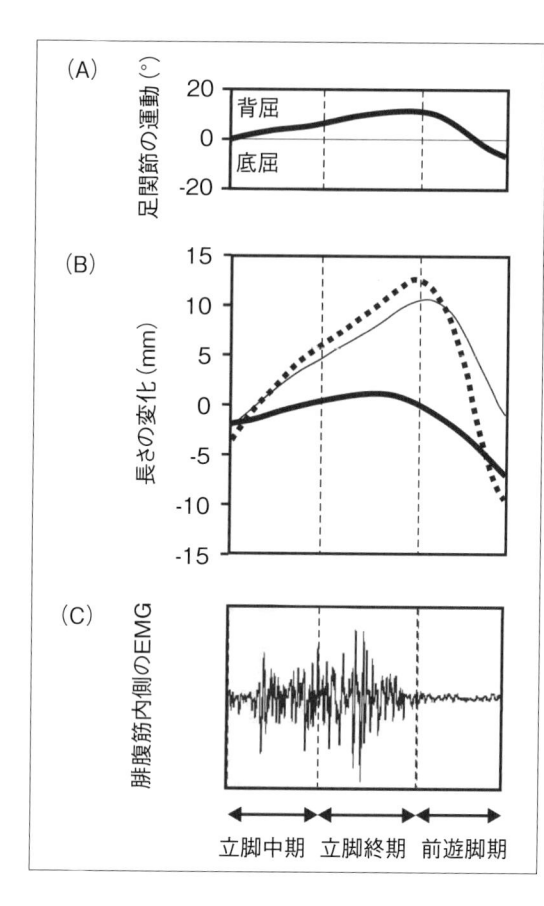

図 4-23 立脚期後半の筋－腱の伸展性
(A) 立脚中期，立脚終期に足関節は背屈する．
(B) 超音波検査によって，腓腹筋内側の筋腱が延長（点線）する要因は，腱の伸張によるものであり（細い線），筋線維長はほとんど変化しない（太い線）ことが示された．
(C) EMGで，内側腓腹筋は単下肢支持期に活動することが確認された．
　前遊脚期における足関節の急速な底屈は，おもに下肢が急速に荷重から解放されたときに起こる，緊張していた腱の反跳によって起こる．このように，「プッシュオフ」の力はおもに引き伸ばされた腱の受動的な反跳によって生じるものであり，動的な筋活動による機能ではない．
(Adapted from Fukunaga T, Kubo K, Kawakami Y, Fukashiro S, Kanehisa H, Maganaris C. In vivo behavior of human muscle tendon during walking. *Proc R Soc Lond B.* 2001；268：229-233.)

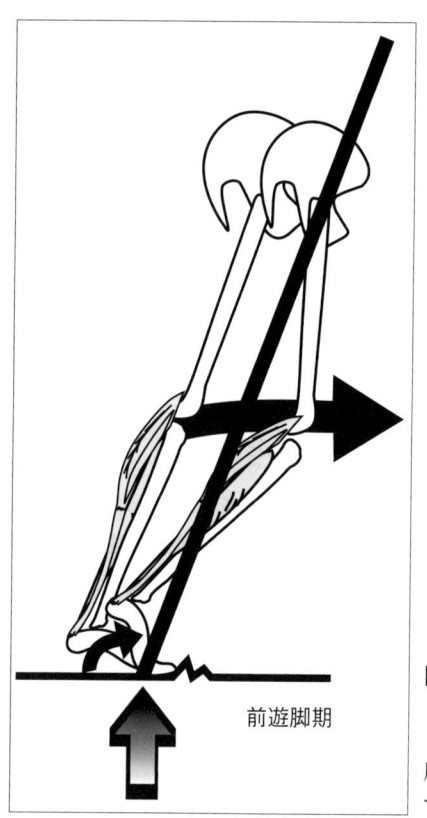

図 4-24 前遊脚期における足関節の運動パターン，筋による制御，体重ベクトル
　腓腹筋に蓄積されたエネルギーによって足関節は底屈し，下肢はトウロッカーの上を前進，膝関節は屈曲する．

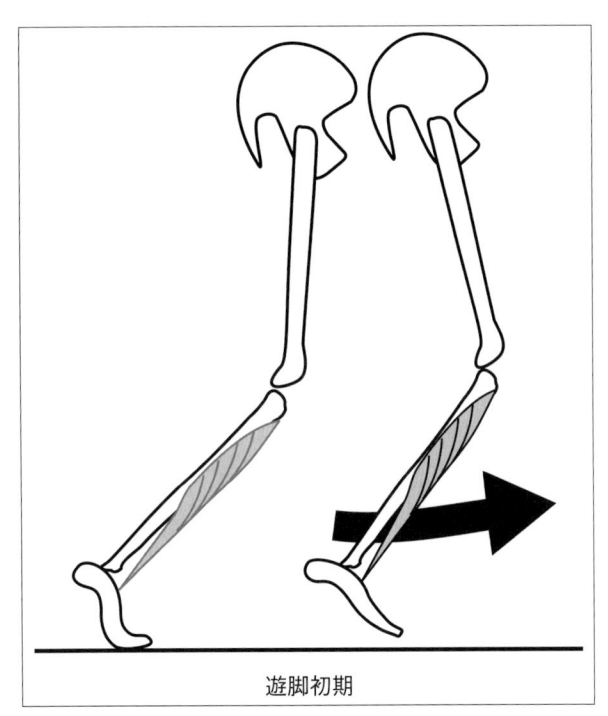

図 4-25　遊脚初期における足関節の運動パターン，筋による制御，体重ベクトル
脛骨前面筋群が急速に活動を増大させることによって足部と足指が持ち上げられ，床クリアランスが得られる．

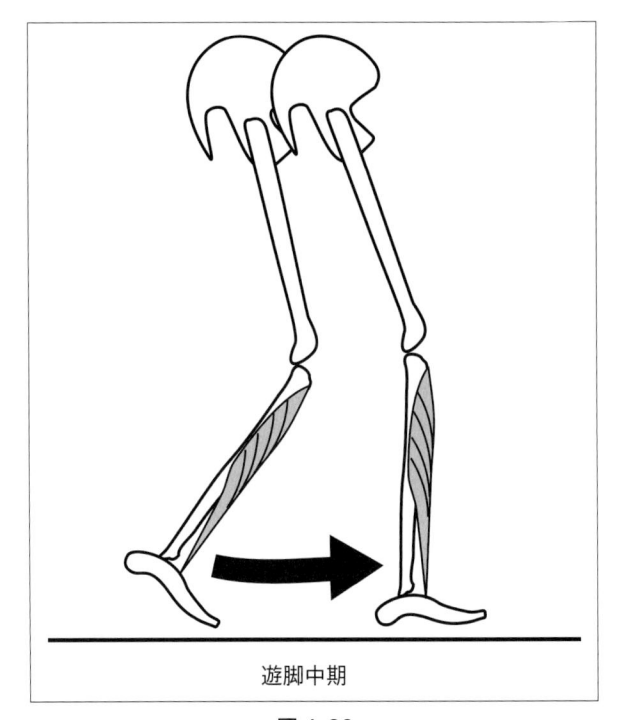

図 4-26
遊脚中期において，筋活動は前足部の質量を支えるために必要である．

る[56,61]．

　後方のトレイリング下肢は，前方の下肢に荷重がかかるのと同じ速さで荷重から開放されると，足関節と足部を強力に安定化させる必要性はなくなる．その結果，ヒラメ筋と腓腹筋は，急速な床反力の減少に対応して活動強度を減少させる（図 4-22 参照）．内外果周囲筋群も同様に反応する．腓腹筋は前遊脚期の早期に活動を休止するが，足関節は底屈を続ける．超音波検査により，この期間における爆発的な底屈力は，ヒラメ筋と腓腹筋の緊張が急速に緩むことで起こるアキレス腱の弾性反跳によることが示唆された[5,15,23,29,41]．このように，底屈筋群によって後方のトレイリング下肢が遊脚に備える力が働く（図 4-23）．
　トレイリング下肢の中足骨頭と足指は床との接地を維持しているが，これは下肢を前進させる第 4 のロッカー（トウロッカー）として働く．急速にかかる弾性力により，足関節は 15°底屈位となる（10°背屈位から 25°底屈する）．体重ベクトルは前足部にあるため，足部は自由に底屈する．足指が床接触によって固定されているため，残存した底屈筋の作用によって脛骨は前方に押し出される．これによって膝関節は急速に 40°まで屈曲し（図 4-24），股関節は中間位になる．このように肢位を変化させ，下肢を遊脚に備える．
　前脛骨筋と足指伸筋群が前遊脚の終わりに活動を始めると，足関節の底屈は減速する．これもまた，前遊脚期に足関節を制御するための背屈筋群の準備となる．

■遊脚初期（62～75% GC）

運　動：2 回目の足関節背屈．
機　能：下肢の前進のための床クリアランス．

　遊脚初期に起こる運動は床クリアランスと下肢の前進を促進するように働く．足関節と足指が背屈することで足部が持ち上げられ，下肢の前進を補助する（図 4-25）．「足指離地」の瞬間，足関節は 15°底屈位であり，脛骨は身体の後方にある．この位置は下肢の前進をただちに妨げることはないが，脛骨がより垂直になるにつれて，それ以降の床クリアランスのために足関節はただちに背屈することが必要となる．脛骨前面筋肉は急速に活動を強め，遊脚初期の最初の 5% GC の間に 25% MMT に達する．遊脚側足部が支持側下肢の反対側を通る頃には，足関節はほぼ中間位（5°底屈位）になる．脛骨が遊脚初期の終わりまでに次第に垂

直に近づくにつれて，足指伸筋群はその活動を最大（長指伸筋は32% MMT，長母指伸筋は40% MMT）まで強めて対応する．足指の背屈は観察でも明らかである．前脛骨筋は，遊脚期での活動のピークを迎える（34% MMT）．

■遊脚中期（75～87% GC）

運　動：足関節背屈の継続．
機　能：床クリアランス．

脛骨前面筋群は遊脚中期の前半にわたって中等度の強度で働き，足部のクリアランスを確実にする．中間位または2，3°まで背屈するが，完全に維持されるわけではない（図4-26）．長母指伸筋の活動強度は相対的に高いが，それは足部の内側がより重いことに関連している可能性がある．遊脚中期の後半に脛骨前面筋の活動は著しく低下するが，足部を中間位で保持（等尺性収縮）することは，それ以前に足部を持ち上げるときの急速な求心性収縮よりも容易であることを示している．

■遊脚終期（87～100% GC）

運　動：足関節を底背屈中間位に保持．
機　能：初期接地のための準備．

遊脚終期に脛骨前面筋群の活動は増加し，足関節を中間位にして立脚期の踵接地に最適な状態にする（図4-27）．しかし一般的には3～5°底屈位にあり，その反応が正確ではないことを示唆している．遊脚終期における脛骨前面筋群の筋活動は，下肢の荷重時に必要とされる筋活動の準備となる．

■結　論

足関節で起こる運動にはそれぞれ特有な効果がある．荷重応答期の初めにおける短時間の底屈は，踵接地時の衝撃を減少させる．荷重応答期の後半から立脚終期の終わりまで長期間にわたる背屈は，足部を通る体重の前進を促進する．これは踵の挙上とともに，立脚期における前進の主要な要素となる．最後の底屈は，伸展した膝関節が屈曲できるようにすることで，遊脚に備えて下肢の準備をする．遊脚期における最後の背屈は，下肢が前進する際の足部クリアランスを確実にするものである．

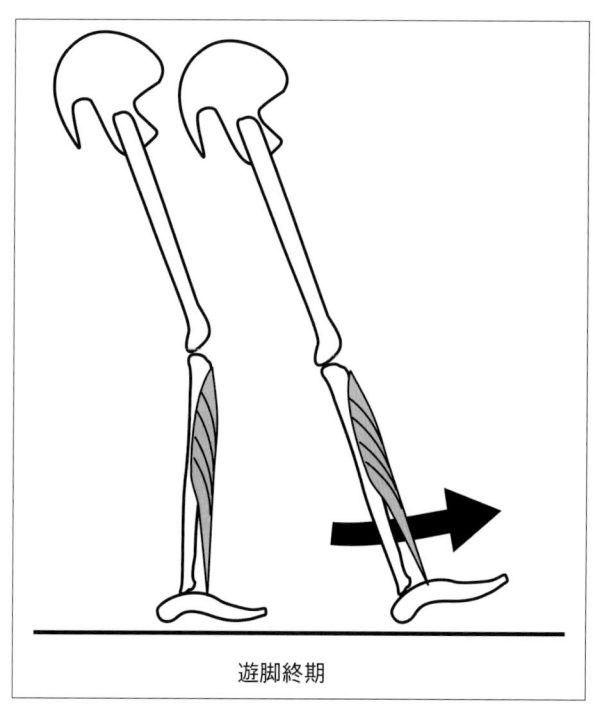

図 4-27　遊脚終期
脛骨前面筋群の活動は，初期接地に備えて増大する．

文　献

1. American Academy of Orthopaedic Surgeons. *The Clinical Measurement of Joint Motion*. Rosemont, IL：Author；1994.
2. Barnett CH. The phases of human gait. *Lancet*. 1956；2：617-621.
3. Basmajian JV, Stecko G. The role of muscles in arch support of the foot. *J Bone Joint Surg*. 1963；45A：1184-1190.
4. Bojsen-Moller F, Lamoreux L. Significance of dorsiflexion of the toes in walking. *Acta Orthop Scand*. 1979；50：471-479.
5. Bojsen-Moller J, Hansen P, Aagaard P, Svantesson U, Kjaer M, Magnusson SP. Differential displacement of the human soleus and medial gastrocnemius aponeuroses during isometric plantar flexor contractions in vivo. *J Appl Physiol*. 2004；97 (5)：1908-1914.
6. Brandell BR. Functional roles of the calf and vastus muscles in locomotion. *Am J Phys Med*. 1977；56 (2)：59-74.
7. Carlson RE, Fleming LL, Hutton WC. The biomechanical relationship between the tendo-Achilles, plantar fascia and metatarsophalangeal joint dorsiflexion angle. *Foot Ankle Int*. 2000；21 (1)：18-25.
8. Cerny K, Perry J, Walker JM. Effect of an unrestricted knee-ankle-foot orthosis on the stance phase of gait in healthy persons. *Orthopaedics*. 1990；13 (10)：1121-1127.
9. Close JR. *Functional Anatomy of the Extremities*. Springfield, IL：Charles C. Thomas；1973.

10. Close JR, Inman VT. The Action of the Ankle Joint. Prosthetic Devices Research Project, Institute of Engineering Research, University of California, Berkeley, Series 11, Issue 22. Berkeley, CA : The Project ; 1952.
11. Close JR, Inman VT, Poor PM, Todd FN. The function of the subtalar joint. *Clin Orthop*. 1967 ; 50 (1-2) : 159-179.
12. Close JR, Todd FN. The phasic activity of the muscles of the lower extremity and the effect of tendon transfer. *J Bone Joint Surg*. 1959 ; 41A (2) : 189-208.
13. Cummins EJ, Anson BJ, Carr BW, Wright RR. The structure of the calcaneal tendon (of Achilles) in relation to orthopedic surgery with additional observations on the plantaris muscle. *Surgery, Gynecology and Obstetrics*. 1955 ; 99 : 107-116.
14. Eberhardt HD, Inman VT, Bresler B. The principle elements in human locomotion. In : Klopsteg PE, Wilson PD, eds. *Human Limbs and Their Substitutes*. New York, NY : Hafner Publishing Co ; 1968 : 437-480.
15. Fukunaga T, Kubo K, Kawakami Y, Fukashiro S, Kanehisa H, Maganaris C. In vivo behavior of human muscle tendon during walking. *Proc R Soc Lond B*. 2001 ; 268 : 229-233.
16. Gage J. Gait analysis for decision-making in cerebral palsy. *Bulletin of the Hospital for Joint Diseases Orthopaedic Institute*. 1983 ; 43 (2) : 147-163.
17. Gage J. Gait analysis in cerebral palsy. *Clinics in Developmental Medicine*. 1991 ; 121 : 132-172.
18. Gefen A. The in vivo elastic properties of the plantar fascia during the contact phase of walking. *Foot Ankle Int*. 2003 ; 24 (3) : 238-244.
19. Gilbert JA, Maxwell GM, McElhaney JH, Clippinger FW. A system to measure the forces and moments at the knee and hip during level walking. *J Orthop Res*. 1984 ; 2 : 281-288.
20. Gray EG, Basmajian JV. Electromyography and cinematography of leg and foot ("normal" and flat) during walking. *Anat Rec*. 1968 ; 161 : 1-16.
21. Grundy M, Blackburn, Tosh PA, McLeish RD, Smidt L. An investigation of the centres of pressure under the foot while walking. *J Bone Joint Surg*. 1975 ; 57-B (1) : 98-103.
22. Haxton HA. Absolute muscle force in the ankle flexors of man. *J Physiol*. 1944 ; 103 : 267-273.
23. Hof AL. In vivo measurement of the series elasticity release curve of human triceps surae muscle. *J Biomech*. 1998 ; 31 (9) : 793-800.
24. Hof AL, Geelen BA, Van den Berg J. Calf muscle moment, work and efficiency in level walking ; role of series elasticity. *J Biomech*. 1983 ; 16 (7) : 523-537.
25. Houtz JH, Fischer FJ. Function of leg muscles acting on foot as modified by body movements. *J Appl Physiol*. 1961 ; 16 : 597-605.
26. Houtz SJ, Walsh FP. Electromyographic analysis of the function of the muscles acting on the ankle during weight bearing with special reference to the triceps surae. *J Bone Joint Surg*. 1959 ; 41A : 1469-1481.
27. Hutton WC, Dhanendran M. A study of the distribution of load under the normal foot during walking. *Int Orthop*. 1979 ; 3 : 153-157.
28. Inman VT. *The Joints of the Ankle*. Baltimore, MD : Wilkins & Wilkins Company ; 1976.
29. Ishikawa M, Komi PV, Grey MJ, Lepola V, Bruggemann G-P. Muscle-tendon interaction and elastic energy usage in human walking. *J Appl Physiol*. 2005 ; 99 (2) : 603-608.
30. Jacob HA. Forces acting in the forefoot during normal gait : an estimate. *Clin Biomech*. 2001 ; 16 (9) : 783-792.
31. Jergesen F. *A Study of Various Factors Influencing Internal Fixation as a Method of Treatment of Fractures of the Long Bones*. Washington, DC : National Research Council, Committee on Veterans Medical Problems Report ; 1945.
32. Jonsson B, Rundgern A. The peroneus longus and brevis muscles : a roentgenologic and electromyographic study. *Electromyogr Clin Neurophysiol*. 1971 ; 11 (1) : 93-103.
33. Joshi S, Joshi S, Athavale S. Morphology of peroneus tertius muscle. *Clin Anat*. 2006 ; 19 (7) : 611-614.
34. Kadaba MP, Ramakaishnan HK, Wootten ME, Gainey J, Gorton G, Cochran GVB. Repeatability of kinematic, kinetic and electromyographic data in normal adult gait. *J Orthop Res*. 1989 ; 7 : 849-860.
35. Katoh Y, Chao EYS, Laughman RK, Schneider E, Morrey BF. Biomechanical analysis of foot function during gait and clinical applications. *Clin Orthop*. 1983 ; 177 : 23-33.
36. Levens AS, Inman VT, Blosser JA. Transverse rotation of the segments of the lower extremity in locomotion. *J Bone Joint Surg*. 1948 ; 30A : 859-872.
37. Locke M, Perry J, Campbell J, Thomas L. Ankle and subtalar motion during gait in arthritic patients. *Phys Ther*. 1984 ; 64 : 504-509.
38. Maganaris CN. Force-length characteristics of in vivo human skeletal muscle. *Acta Physiol Scand*. 2001 ; 172 : 279-285.
39. Maganaris CN. Tensile properties of in vivo human tendinous tissue. *J Biomech*. 2002 ; 35 : 1019-1027.
40. Maganaris CN, Paul JP. Hysteresis measurements in intact human tendon. *J Biomech*. 2000 ; 33 (12) : 1723-1727.
41. Maganaris CN, Paul JP. Tensile properties of the in vivo human gastrocnemius tendon. *J Biomech*. 2002 ; 35 (12) : 1639-1646.
42. Mann R, Inman VT. Phasic activity of intrinsic muscles of the foot. *J Bone Joint Surg*. 1964 ; 46A : 469-481.
43. Mann R, Mann J. Biomechanics of the foot. In : Goldberg B, Hsu J, eds. *Atlas of Orthoses and Assistive Devices*. 3rd ed. St. Louis, MO : Mosby ; 1997 : 135-152.
44. Mann RA, Baxter DE, Lutter LD. Running symposium. *Foot and Ankle*. 1981 ; 1 (4) : 190-224.
45. Mulroy SJ. A comparison of testing techniques for ankle plantar flexion strength. Masters Project, University of

Southern California, Department of Physical Therapy ; 1990.
46. Mulroy SJ, Perry J, Gronley JK. A comparison of clinical tests for ankle plantar flexion strength. *Transactions of the Orthopaedic Research Society.* 1991 ; 16 : 667.
47. Murray MP, Clarkson BH. The vertical pathways of the foot during level walking. I. Range of variability in normal men. *Phys Ther.* 1966 ; 46 (6) : 585-589.
48. Murray MP, Drought AB, Kory RC. Walking patterns of normal men. *J Bone Joint Surg.* 1964 ; 46A : 335-360.
49. O'Connell AL. Electromyographic study of certain leg muscles during movements of the free foot and during standing. *Am J Phys Med.* 1958 ; 37 : 289-301.
50. O'Connell AL, Mortensen OA. An electromyographic study of the leg musculature during movements of the free foot and during standing. *Anat Rec.* 1957 ; 127 : 342.
51. Perry J. Anatomy and biomechanics of the hindfoot. *Clin Orthop.* 1983 ; 177 : 9-16.
52. Schwartz RP, Heath AL. The feet in relation to the mechanics of human locomotion. *Physical Therapy Review.* 1936 ; 16 : 46-49.
53. Schwartz RP, Heath AL. The definition of human locomotion on the basis of measurement with description of oscillographic method. *J Bone Joint Surg.* 1947 ; 29A : 203-213.
54. Scranton PE, McMaster JH. Momentary distribution of forces under the foot. *J Biomech.* 1976 ; 9 : 45-48.
55. Simon SR, Mann RA, Hagy JL, Larsen LJ. Role of the posterior calf muscles in normal gait. *J Bone Joint Surg.* 1978 ; 60-A : 465-472.
56. Simon SR, Paul IL, Mansour J, Munro M, Abernathy PJ, Radin EL. Peak dynamic force in human gait. *J Biomech.* 1981 ; 14 (12) : 817-822.
57. Soames RW. Foot pressure patterns during gait. *Journal of Biomedical Engineering.* 1985 ; 7 (2) : 120-126.
58. Sutherland D. An electromyographic study of the plantar flexors of the ankle in normal walking on the level. *J Bone Joint Surg.* 1966 ; 48-A : 66-71.
59. Verdini F, Marcucci M, Benedetti MG, Leo T. Identification and characterization of heel strike transient. *Gait and Posture.* 2006 ; 24 (1) : 77-84.
60. Weber EF. Ueber die Langenverhaltnisse der Fleischfasern der Muskeln im Allgemeinen. Math-phys Cl : Ber. Verh. K. Sachs. Ges. Wissensch. ; 1851.
61. Whittle MW. Generation and attenuation of transient impulsive forces beneath the foot : a review. *Gait Posture.* 1999 ; 10 : 264-275.
62. Winter DA. Biomechanical motor patterns in normal walking. *J Mot Beh.* 1983 ; 15 : 302-330.
63. Winter DA. Energy generation and absorption at the ankle and knee during fast, natural, and slow cadences. *Clin Orthop.* 1983 ; 175 : 147-154.
64. Wright DG, DeSai SM, Henderson WH. Action of the subtalar joint and ankle-joint complex during the stance phase of walking. *J Bone Joint Surg.* 1964 ; 46A (2) : 361-382.

第5章

膝関節

　膝関節は，下肢の大部分を占める2つの長骨（大腿骨と脛骨）の連結部分である．わずかな運動でも，足部や体幹の位置に大きな影響を与える．したがって膝関節の可動性と安定性は，正常歩行のパターンにおいて重要な要素となる．立脚期では下肢の安定性に大きく関与し，遊脚期では膝関節の可動性が下肢の前進に大きく関与する．多くの筋が膝関節を制御すると同時に，股関節と足関節を機能的に統合させている．

膝関節における歩行力学

運　動

　膝関節は矢状面における大きな関節可動域と，水平面と前額面における小さな運動に特徴づけられる非常に複雑な関節である（図5-1）．矢状面上の運動（屈曲と伸展）によって，立脚期における前進，遊脚期におけるクリアランスと前進が可能になる．前額面上の運動は，とくに単下肢支持期に体幹が下肢の上で直立するためのバランスに作用する．水平面上における回旋の運動は，支持側下肢を体幹の後方から前方へ振り出す際に，アライメントを変化し，適応させる．関節の可動性が病的に増大されないかぎり，視覚的分析では矢状面上の運動しか認識されないため，他の現象を識別するためには測定機器を用いた分析が必要となる．

●矢状面における運動

　歩行中の膝関節の正常な運動範囲は0〜60°である．各歩行周期において膝関節は屈曲と伸展を交互に2回ずつ行い，その運動は2つの波形を描く（図5-2）[3,6〜8,10,14]．小さい1つ目の波は荷重応答期と立脚終期の移行期にピークに達し（20°屈曲），膝関節で制御された衝撃吸収に寄与する．その後，遊脚初期により大きな運動がピークに達し（60°屈曲），足部クリアランスを補助する．屈曲と伸展の波の正確な境界は，歩

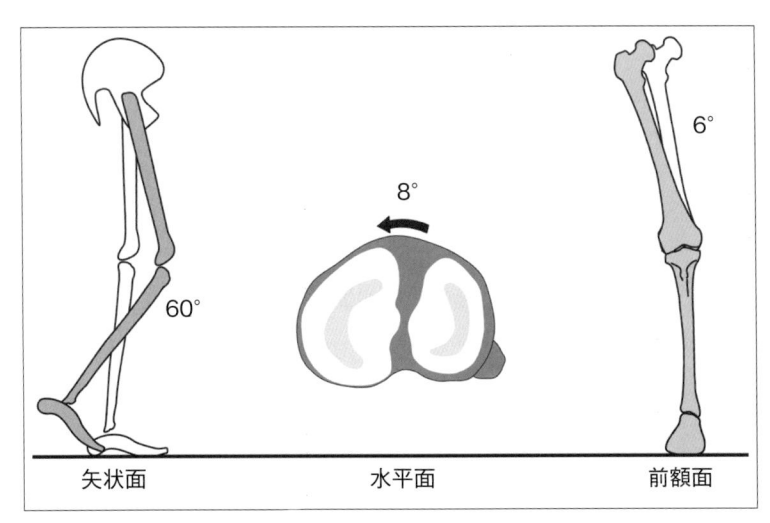

図5-1　自由歩行で起こる膝関節の三次元の運動
　矢状面上での屈曲（60°），水平面上での回旋（4〜8°），前頭面上での運動（4°外転，2°内転）．

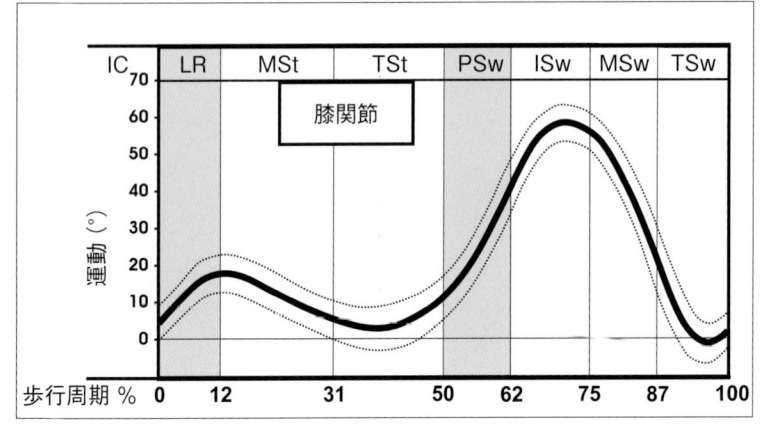

図5-2 矢状面における膝関節の運動
自由歩行の1歩行周期における正常可動範囲．黒線は平均値，点線は1標準偏差，垂直の線は，歩行周期の各相の境界を示す．
IC：初期接地，LR：荷重応答期，MSt：立脚中期，TSt：立脚終期，PSw：前遊脚期，ISw：遊脚初期，MSw：遊脚中期，TSw：遊脚終期．

行速度や被験者の個体差，下肢の各部分のアライメントを示すためのマーカーの位置の違いによって，それぞれの研究により異なっている．すべての研究において膝関節の運動と歩行速度が同時に記録されているわけではないため，これら2つの因子の正確な関係は算出されていない．

踵接地時に膝関節は平均して5°屈曲位であり，比較的伸展しているが，正常な開始肢位は完全伸展（0°）から10°屈曲位の間で変動する可能性がある[8]．より速い歩行速度では，遅い歩行速度と比較して初期接地時に屈曲角度が大きくなる傾向がある[15]．

荷重応答期の開始後，荷重の受け継ぎの期間にわたって膝関節は急速に屈曲するが，このときの屈曲速度（300°/sec）は，遊脚期における速度とほぼ等しい．12% GCにおける前足部接触によってヒールロッカーは終了し，膝関節を屈曲させるような力は働かなくなる．このとき立脚側下肢の膝関節は20°屈曲しており，体重による最大負荷がかかっている．

荷重応答期における膝関節の屈曲は，歩行速度に大きく影響を受ける．90 m/minの歩行と比較して，60 m/minに速度を落とした歩行では膝関節の屈曲角度は67%減少し，一方120 m/minまで速度を上げた歩行では38%増加した[8]．

立脚中期が開始するとすぐに，膝関節は伸展し始める．しかし運動の速度はそれ以前の屈曲速度の半分である．

立脚終期の前半にわたり，伸展運動は続く．立脚期における膝関節の最小屈曲角度（平均5°）は立脚期の途中（39% GC）に得られ，膝関節が再びゆっくり屈曲し始める前まで短時間持続する．反対側足部が接地して立脚終期が終わるとき，膝関節は10°屈曲している．

前遊脚期における両下肢支持の開始に伴って膝関節は急速に屈曲し，前遊脚期の終わり（62% GC）までに屈曲角度は40°に達している．これはトレイリング下肢が前足部の先端を転がること（トウロッカー）によって受動的に起こる現象である．

遊脚側下肢が立脚側下肢の反対に並ぶまで，遊脚初期をとおして膝関節は同様に速い速度で屈曲し続ける．ここで得られる平均60°の最大屈曲角度はまた，歩行周期全体のなかでも最大の屈曲角度となる[9]．Murrayらの報告では最大屈曲角度は70°とされているが，これは二次元におけるストロボ・システムに基づくものである[14]．適切な時間（前遊脚期と遊脚初期）にこの肢位に達するためには，膝関節は350°/secで屈曲することになる．

遊脚中期において，遊脚側下肢が立脚側下肢の前方まで進むと，足部クリアランスに対する膝関節屈曲の必要性は低くなる．そのため，瞬間的な静止に続いて，膝関節は直前の相で起こった屈曲と同じくらい急速に伸展し始め[2,17]，遊脚中期の間に最大伸展位の半分まで伸展する．遊脚中期が終わるとき，足部は床に平行で，脛骨は垂直である．

遊脚期が終わる直前（95% GC）に完全伸展位（0°）となるまで，膝関節は同様に速い速度で伸展を続ける．その後，膝関節はわずかに屈曲する傾向がある．遊脚終期における膝関節の最終肢位は，平均5°屈曲位である．

●水平面における回旋

脛骨，大腿骨，骨盤にそれぞれピンマーカーをつけて運動を分析したところ，基本的な運動パターンの向

きは類似していたが，その運動範囲は異なっていることが示された[11]．立脚期の終わりにおける最大外旋位から，下肢全体（骨盤，大腿骨，脛骨）は足指離地で内旋を始め，その運動は遊脚期から荷重応答期まで継続する．そして残りの立脚期にわたって下肢全体は外旋する．

　膝関節の運動範囲と回旋の方向は，歩行の相によって変化する．初期接地では，大腿骨は脛骨に対してわずかに外旋している（膝関節はロックされている）．荷重応答期には脛骨は急速に内旋し，大腿骨はそれよりわずかに遅い速度でそれに続く．結果として荷重応答期の終わりまでに，脛骨は大腿骨に対して4～8°内旋する[11]．膝関節が衝撃吸収のために屈曲する必要があるとき，距骨下関節の外旋が脛骨に伝達されることで膝関節のロックは解除される．骨のピンマーカーによるデータは，荷重応答期（すなわち，最初の両下肢支持期）の終わりまでに，膝関節および下肢全体はともに最大内旋位となることを示した．

　単下肢支持期に膝が伸展を始めると，骨盤，大腿骨，脛骨は外旋し始める．立脚中期から立脚終期の前半には，脛骨は大腿骨より速い速度で外旋する．単下肢支持期において下肢の安定性のために膝が伸展する必要があるとき，脛骨がこのように相対的に外旋することによって膝関節はロックされる．

　立脚終期の後半から前遊脚期の初めに，脛骨は大腿骨に対して約1°内旋する．これは足指クリアランスに備えて膝の屈曲が開始される期間に一致している．

　足指離地（遊脚初期）に伴い，脛骨，大腿骨，骨盤はそれぞれ内旋を始め，この運動は荷重応答期の終わりに終了する．

　「終末強制回旋運動（screw-home mechanism）」[13]についての説明と一致するが，歩行周期における膝伸展の最終域では通常，大腿骨に対する脛骨の外旋が同時に起こる．同様に，膝関節が屈曲するときは，大腿骨に対する脛骨の内旋が同時に起こる．

●前頭面における運動

　膝関節は歩行周期において外転と内転の運動をする[5]．立脚期には外転し，荷重の受け継ぎの時点で最大（4°）となる．遊脚期が開始すると膝関節は内転を始め，遊脚中期に最大（2°）となる．遊脚終期に外転に切り替わる．

■筋による制御

　歩行周期における膝の制御には14の筋が関与している．それらは歩行時に必要な安定性と可動性を提供すると同時に，エネルギーを節約するために可能な場合は常に活動を休止している．

　立脚期において，伸筋群は膝関節の屈曲を減速させるために活動する．遊脚期においては，屈筋群と伸筋群の両方が下肢の前進に寄与する．膝関節に作用している多くの筋のうち，以下の6つだけは他の関節の運動に関与しない．これらは大腿四頭筋のうち，立脚期において膝関節の屈曲を制限し，遊脚期の終わりに伸展を補助する広筋の4筋頭と，膝関節を屈曲させる膝窩筋，大腿二頭筋短頭（BFSH）である．また膝関節屈筋として働く腓腹筋のおもな機能は足関節底屈であり，その他すべての筋は，股関節の運動（屈曲または伸展のいずれか）を制御する．

●膝関節の伸展

　大腿四頭筋は，膝関節における主要な筋群である．中間広筋，外側広筋，斜内側広筋，長内側広筋の4つの筋頭は膝関節のみに作用し，第5の筋頭である大腿直筋（RF）は，膝関節と股関節の両方に作用する．

　広筋群の活動は遊脚終期（89～95％GC）に始まる（図5-3）．その強度は荷重応答期の初期（およそ6％GC）に急速に最大（21～38％MMT）まで増加する．この活動レベルは，残りの荷重応答期にわたり段階的に減少する．立脚中期の開始に伴い，大腿四頭筋は急速にその活動を弱め，20％GCに休止する．

　大腿直筋の活動のタイミングと強度は，広筋群のそれとは大きく異なっている（図5-3参照）．針筋電図によって，大腿直筋は前遊脚期の後半（57％GC）から遊脚初期の前半（65％GC）にかけての短い期間に活動することが実証された．この期間における活動強度は20％MMT未満である．大腿直筋が荷重応答期に広筋群の活動に参加することはまれである（表面電極を用いていて広筋群からの干渉がある場合を除く）[16]．

　股関節伸筋のうち1つの筋もまた，立脚期の早期における膝関節伸展の安定性に寄与する．大殿筋の上部線維は，脛骨の前外側縁に停止する腸脛靱帯（ITband）をとおして膝関節を伸展させる（図5-4）．膝関節の前面を通る腸脛靱帯の緊張によって，膝関節屈曲は制限される．大殿筋上部線維の活動は遊脚終期の後半（95％GC）に始まり，立脚中期の中頃（24％

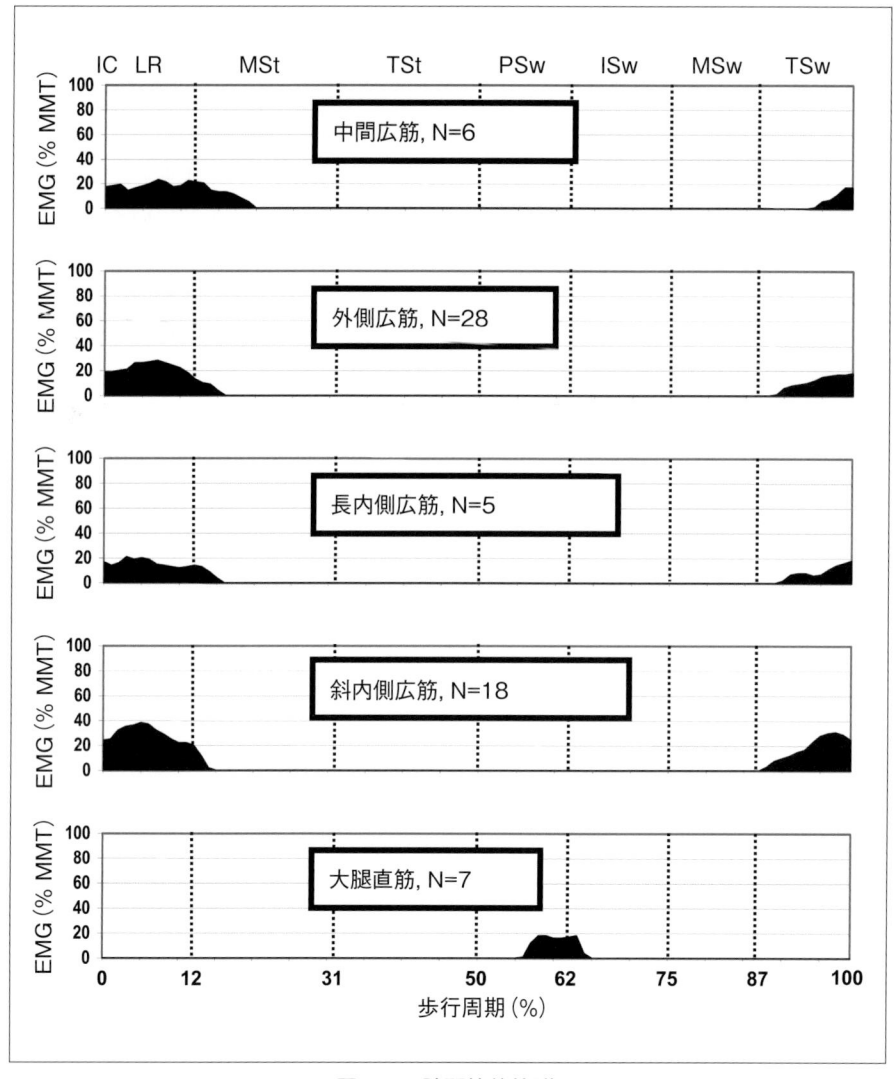

図 5-3 膝関節伸筋群
　自由歩行における正常な平均強度とタイミング（数値化された筋電図で示す）．強度は徒手筋力テストの最大値に対する割合（% MMT）として網かけの部分の高さで示している．垂直線は歩行周期の各相の区切りを示している．N は標本数．
　IC：初期接地，LR：荷重応答期，MSt：立脚中期，TSt：立脚終期，PSw：前遊脚期，ISw：遊脚初期，MSw：遊脚中期，TSw：遊脚終期．

GC）に終了するが，その期間の大部分にわたって強力な活動を続ける（25% MMT，その後20% MMT）．

● 膝関節の屈曲
　膝窩筋および大腿二頭筋短頭（BFSH）の2つの単関節筋は，膝関節屈曲に直接的に作用する（図 5-5）．大腿二頭筋短頭は遊脚初期と遊脚中期（65～82% GC）におもに活動するが，ときに立脚終期（33～45% GC）にも活動する場合がある．膝窩筋の EMG 記録は，一定したパターンを示さない．各個人における膝窩筋の活動パターンには一貫性があるが，その活動は遊脚初期以外のすべての相で起こっている可能性がある．膝窩筋の最大強度での活動は，一般に前遊脚期の開始時に起こる（50% GC において 20% MMT）．遊脚終期から荷重応答期にかけては，中等度の強度（17% MMT）で活動している．

　3つのハムストリングス（半膜様筋，大腿二頭筋長頭（BFLH），半腱様筋）は主要な股関節伸筋であるが，これらは膝関節屈筋としての働きがより知られている（図 5-6）．半膜様筋と大腿二頭筋長頭は遊脚中期の中

第5章 膝関節

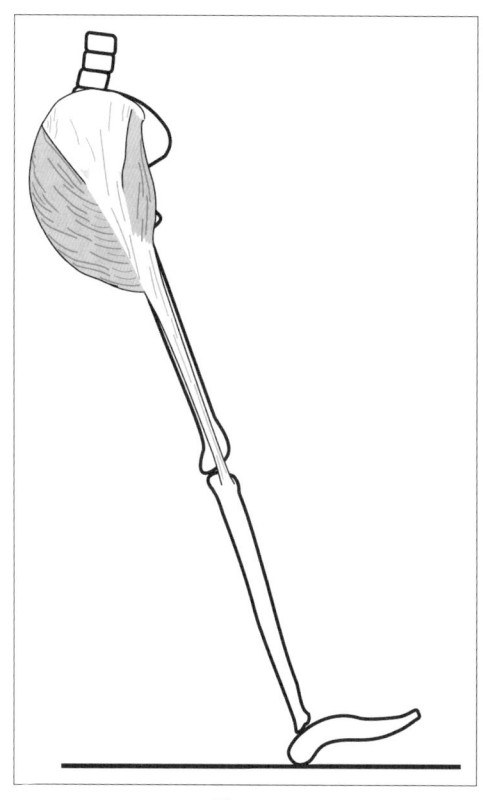

図5-4
大殿筋上部線維は腸脛靱帯の停止部をとおして，膝関節伸筋として働く．

頃に活動を始め，遊脚終期にはそれに半腱様筋が加わる．3つの筋の活動はすべて遊脚終期に最大となり，その後徐々に強度を弱めて荷重応答期（大腿二頭筋長頭），または立脚中期（半膜様筋と半腱様筋）に休止する．

腓腹筋は9% GCにその活動を開始してから立脚終期の中頃まで徐々に活動強度を増大させる（40% GCで78% MMT）（図5-5参照）．その後，前遊脚期の開始とともに休止するまで急速に活動を低下させる．薄筋と縫工筋の2つの股関節屈筋もまた，遊脚期における膝関節の屈曲に寄与する（図5-7）．ともに前遊脚期に活動を始めるが（それぞれ50% GC，60% GC），その持続時間は薄筋（荷重応答期に休止）のほうが縫工筋（遊脚初期に休止）よりもかなり長い．

■力

初期接地における突然の衝撃によって，膝関節の前方を通る垂直な体重ベクトルが生じる．その力によって膝関節の伸展モーメント（1% GCにおいて1.0 W/kg･m）が生じるが，膝関節屈筋群による短く小さな屈曲モーメント（0.35 N･m/kg）が働くことで膝関節の過伸展は阻止される（図5-8）．荷重応答期に膝関節が急速に屈曲するとき，膝関節伸筋群による伸展モーメント（0.52 N･m/kg）によって関節は安定し，広筋群の遠心性収縮によって力は吸収される（8% GCにおいて0.8 kg･mの最大値）．立脚中期の早期に筋活動による突発的な小さい力（16% GCに0.5 kg･mの最大値）が生じ，膝関節の伸展を増大させる．その後，膝関節伸筋群による伸展モーメントは立脚中期の終わりまで急速に減弱し，立脚終期にわたり持続する，膝関節屈筋群による小さい屈曲モーメント（38% GCにおいて0.36 N･m/kgの最大値）が生じる．前遊脚期と遊脚初期には膝関節伸筋群による弱い伸展モーメント（58% GCにおいて0.21 N･m/kgの最大値）が働くが，これにより急速な膝関節の屈曲は調節される．膝関節における最大の力の吸収は，この期間中に起こる（59% GCにおいて1.2 W/kg･m）．膝関節が遊脚期の終わりに伸展するにつれて，膝関節屈筋群による屈曲モーメントは再び増大するが（93% GCにおいて0.26 N･m/kgの最大値），ハムストリングスが遠心性収縮することによって膝関節伸展の速度が制御され，力は吸収される（90% GCにおいて0.9 kg･mの最大値）．

■膝関節の機能的な解釈

膝関節は歩行中に，4つの機能的な責務を担っている．そのうち立脚期には，下肢が荷重される際の衝撃吸収と，安全な荷重のため伸筋によって安定させることの2つを，遊脚期には，足部クリアランスを得るための急速な屈曲と，その後歩幅を最大にするための急速な伸展の2つを行う必要がある．運動，筋活動，力の間の関係が，これらの需要に関連している．

■初期接地（0～2% GC）

肢　位：膝関節は，ほぼ完全伸展位．
機　能：安定した体重負荷．

踵が床に接地する瞬間，膝関節は目視では伸展していて（5°屈曲位），次の2つの伸展メカニズムが働いている（図5-9）．第1は，体重ベクトルが膝関節軸の前方を通っていることである．第2は，広筋群の活動による制御と，大殿筋上部線維の活動によって緊張した腸脛靱帯である．ハムストリングスによる持続的な弱い活動（約10～20% MMT）によって保護的な

図5-9 初期接地における膝関節の制御
大腿四頭筋とハムストリングスによって前後の安定化が得られる．体重ベクトルは前方を通り，膝関節伸展モーメントを生じる．

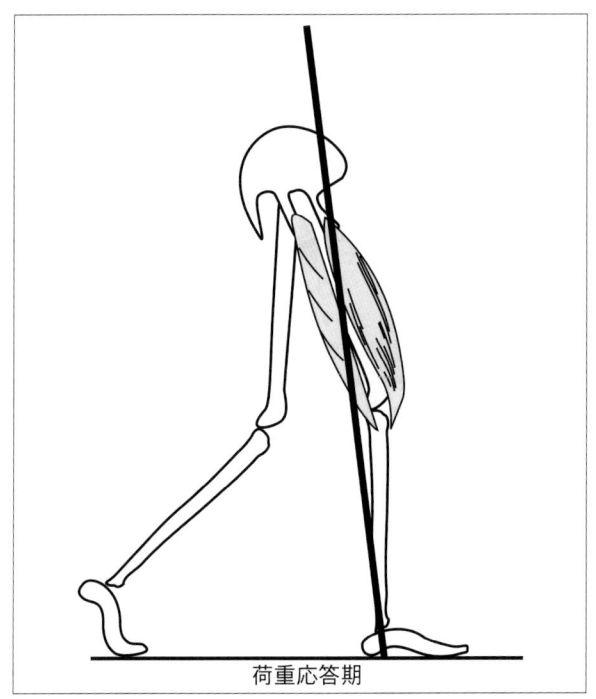

図5-10 荷重応答期における膝関節の制御
大腿四頭筋は膝関節の後方を通る体重ベクトルに抗して伸展させる．ハムストリングスの活動は低下している．

前頭面における急速な荷重からの開放と反対側の身体の落下に対する反応として，膝関節外転モーメントが大きくなる（図5-11）．腸脛靱帯の緊張により外側の抵抗力が発生し，膝関節は安定する．

■立脚中期（12〜31％GC）

運　動：膝関節伸展．
機　能：安定した体重負荷．

立脚の安定性は膝関節伸展位で最大となる．しかしながら，この姿勢に到達するにはいくつかの段階を経なければならない．立脚中期の開始時に広筋群によって小さい力が突然生じ，安定した脛骨の上を大腿骨が前進する．膝関節の屈曲角度は15°に減少する．大腿四頭筋の活動は立脚中期の中頃（20％GC）までに終了する．反対側の遊脚下肢の運動量による受動的な力によって，膝関節の屈曲角度は減少し続ける．このとき足関節は背屈位であり，ヒラメ筋によって脛骨の前進速度が低下すると大腿骨が脛骨より速く前進する（図5-12）．膝関節が伸展して足関節が背屈すると，重心はわずかに前進して体重ベクトルが膝関節に近づく．立脚期の中頃（23％GC）までにベクトルは膝関節軸を通る．そして膝関節のわずかに前方へ移動し，筋活動によって得られる力から身体のアライメントによって生じる安定性に置き換えられる．広筋群のさらなる活動はみられず，遊脚側下肢の加速期は終了する．後方の関節包と腱組織の働きによって，膝関節の過伸展は防がれる．

前額面における外転モーメントは，立脚中期をとおして減弱したレベルで持続する．足部は中心線から4cm離れた進路をたどるが，重心は中心線の2cm外側にある．このため，体重は支持側足部に乗るほど大きく動くことはない．結果として，体重ベクトルは膝関節の内側端（関節中心から2.5cm）にとどまっている．これは膝関節の内側にかかる力を増大させ，さらに側副靱帯が小さいために外部からの支持が必要となる．このように非対称的な力が作用しているにもかかわらず，膝関節に直接作用するような外側の筋は立脚中期においてまったく働いていない．しかし股関節外転筋の活動をとおした腸脛靱帯の緊張が，唯一外側安定性に寄与している．

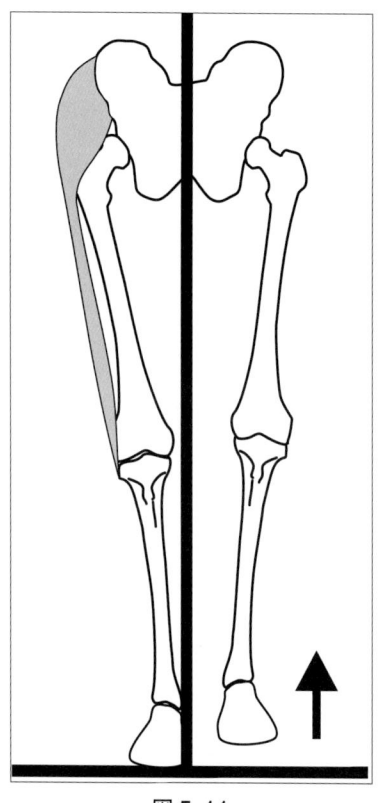

図 5-11
腸脛靱帯は外転モーメントを発生させ，側方の安定性に寄与する．

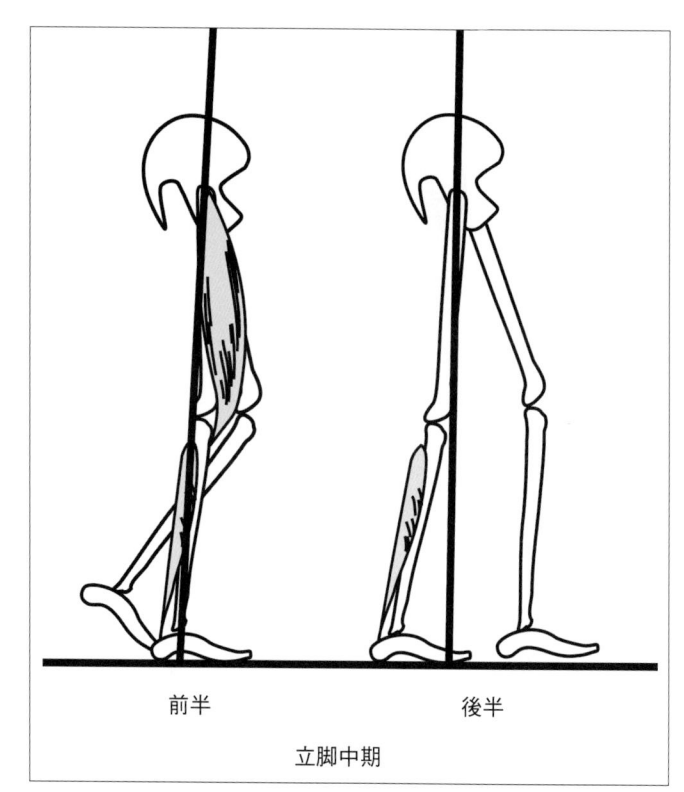

図 5-12　立脚中期における膝関節の制御
前半：広筋群の求心性収縮．後半：ヒラメ筋によって固定された脛骨に前方のベクトルが作用することで，膝関節は受動的に伸展する．

■立脚終期（31～50% GC）

　運　動：膝関節最大伸展．
　機　能：安定した体重負荷．最大の歩幅の獲得．
　大腿骨が安定した脛骨の上を前進すると，膝関節屈曲角度は立脚終期までに，立脚期における最小角度まで減少する（39% GC に 5°屈曲位：図 5-13）．その動力源は体重の前進によって得られる受動的な運動量であると考えられる．同時にフォアフットロッカーによって，体重ベクトルが中足骨頭を越えて前進することが容易になる（図 5-14）．これらの伸展メカニズムは膝関節の過伸展を起こす可能性があるが，これを回避するために後方の筋群が屈筋として活動する．膝窩筋はその活動を増強し始めるが（立脚終期に 14% MMT の最大強度），腓腹筋はすでに足関節を安定させるために強力に活動している（78% MMT）．腓腹筋の強度ははるかに大きいが，膝窩筋には深部で関節包の上にあるという利点がある．少数の被験者において（およそ 1/3）大腿二頭筋長頭が立脚終期に活動し始め（21% MMT），膝関節の過伸展をさらに妨げている可能性が示された．

　立脚期における膝関節の最大伸展が得られた直後に膝関節は屈曲し始めるが，これにはいくつかの要因が関与している．脛骨の安定性は，体重ベクトルが中足指節関節を越えるとともに膝関節がベクトルの前方へ移動することによって失われる．初めに安定した脛骨上で膝関節過伸展を防いでいた後部にある筋群は，踵の挙上によって膝関節が体重ベクトルの前方へ移動するため，膝関節の屈曲を起こすことができる．さらに立脚終期の後半において脛骨は大腿骨に対して約 1°内旋し，それによって膝関節のロックが解除される．立脚終期の終わりまでに膝関節は 10°屈曲する．

■前遊脚期（50～62% GC）

　運　動：膝関節の受動的な屈曲．
　機　能：遊脚期への準備．
　反対側足部の接地に伴って体重が急速に移動すると同時に，トレイリング下肢のトウロッカーにかかる荷

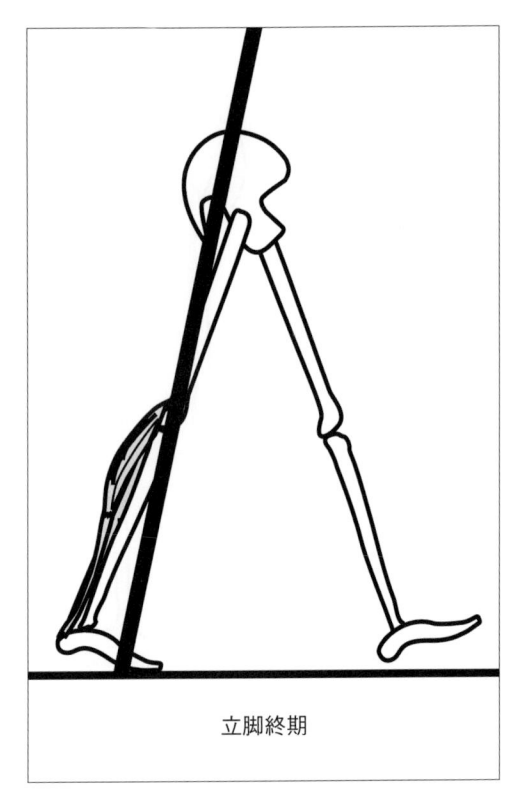

図5-13 立脚終期における膝関節の制御
ヒラメ筋によって脛骨が安定し，ベクトルが膝関節の前方を通ることによって受動的に伸展される．

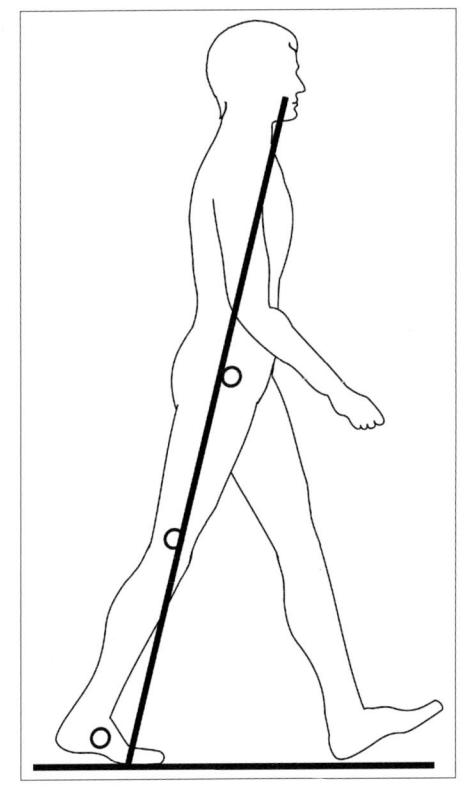

図5-14 立脚終期における重心と解剖学的フォアフットロッカーとの関係

重は減少する（図5-15）．圧中心（体重ベクトルの基部）が中足指節関節の遠位に前進すると，それまで中足部を床に押しつけていた力は消失する．足部の安定性は失われ，脛骨は前に転がることができる．それまで強力に活動していた底屈筋群の残存した緊張によって踵の挙上と脛骨の前進が加速される．その結果，アキレス腱の弾性反跳が脛骨を前方に転がすことで，膝関節は受動的に屈曲を始める．また膝窩筋，薄筋，縫工筋といった屈筋群による直接的な力も作用する（10～20% MMT）．結果として得られる40°の屈曲は，遊脚期における足指のクリアランスが容易に行えるように備えている[1]．膝関節が急速に屈曲すると大腿直筋が反応する．この筋の作用により過剰な膝関節の屈曲が減速され，股関節が屈曲し始める．この大腿直筋の活動強度の平均はわずか13% MMTであるため，ごく軽度の活動である．まれに中間広筋が短時間活動する場合がある[4]．

■遊脚初期（62～75% GC）

　動　作：膝関節の屈曲．

　機　能：下肢の前進のための足部クリアランス．
　膝関節屈曲は，下肢を前進させるために足部を持ち上げるときに不可欠な運動である．前遊脚期の終わりにトレイリング下肢の肢位に膝関節の屈曲が組み合わされると，足指は自然な尖足位（すなわち，足指が下を向いた状態）になる．これによって，股関節と足指の間の距離に足部の長さが追加されることとなり，その結果，後方にある下肢は，反対側下肢における股関節と床の間の長さより機能的に長くなる．下肢の自由な前進のために足指を持ち上げるには，単なる足関節の背屈だけでは不十分である．膝関節を60°屈曲させることによって，引き上げる力を増大させる必要がある（図5-16）．これはトレイリング下肢を前方へ振り出す際に，足部クリアランスを確実にするための重要な運動である．運動のタイミングと大きさは，ともに重要である．前遊脚期における適切な膝関節屈曲（40°）は，不可欠な要素である．大腿二頭筋短頭，縫工筋，薄筋の活動によって直接的な屈曲の力が得られ，その力によって膝関節と股関節の屈曲が同時に起こる．これら3つの筋群の活動強度はすべて遊脚初期に最大に

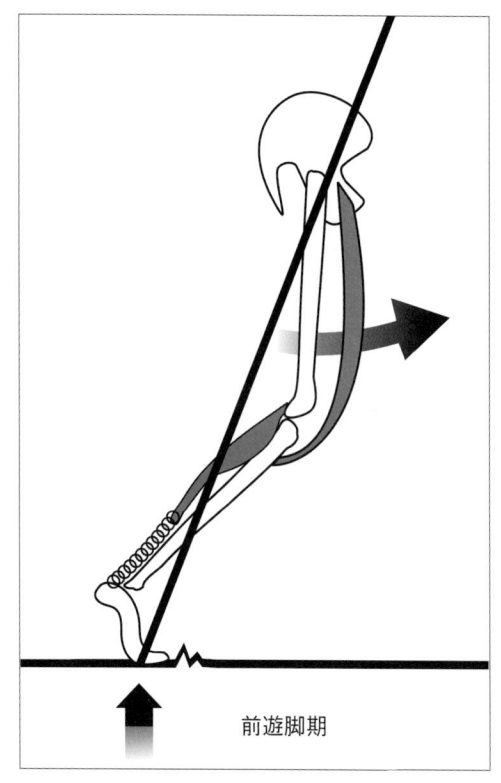

図5-15 前遊脚期における膝関節の制御
底屈筋群の残存した緊張によって,足部はトウロッカーの上を前進する.過度の屈曲(矢印)は大腿直筋によって抑制される(まれに広筋が働くこともある).

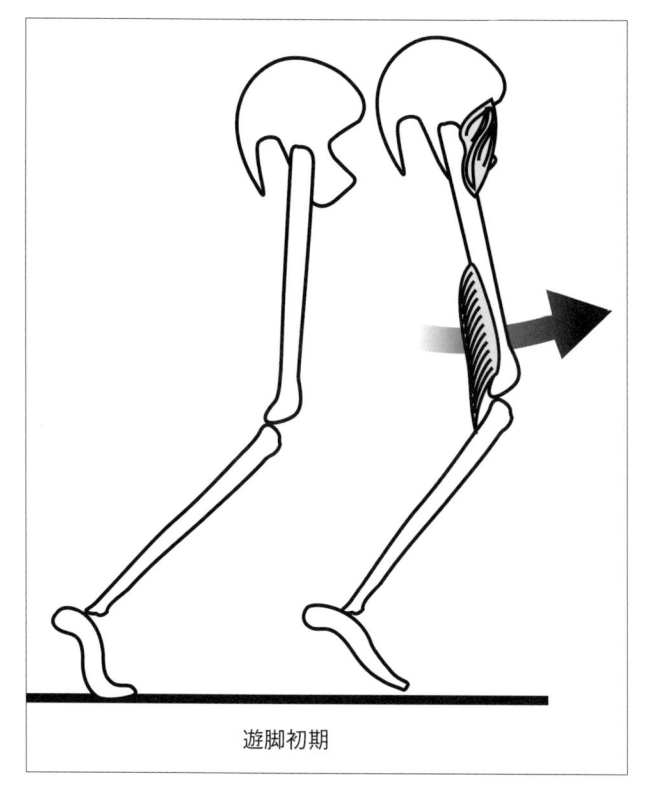

図5-16 遊脚初期における膝関節の制御
屈曲角度は,大腿骨の前方への推進力(矢印)および屈筋群(大腿二頭筋短頭,薄筋,縫工筋)の作用によって増大する.

なる(約20% MMT).さらに,股関節の急速な屈曲による膝関節屈曲モーメントが働き始める.これにより大腿骨が急速に前進し,脛骨の慣性は膝関節を屈曲させる[12].

足部を持ち上げるこの複雑な様式は,機能的なパラドックスを示す.床と足指のクリアランスを得るのが目的であるが,足関節の背屈よりも膝関節の屈曲のほうがより不可欠な運動である.

■遊脚中期(75～87% GC)

運　動:受動的な膝関節伸展.
機　能:下肢の前進.

一度足部が股関節より前に出ると,膝関節の肢位にかかわらず足部を床に引きずる恐れはなくなる.そのため膝関節を大きく屈曲させる必要はなくなり,伸展することができるようになる(図5-17).

一度膝関節屈筋群が弛緩すると脛骨にかかる重力を利用することができるため,膝関節伸筋群の筋活動はまったく必要なくなる.股関節屈曲を継続すること

で発生する運動量によって,脛骨が重力に引かれる力が補われる.脛骨が一度垂直になると,これらの力は釣り合う.大腿二頭筋長頭と半膜様筋は遊脚中期の終わりに活動を始め,その役割である遊脚終期における膝関節伸展の速度を制御する準備をする.

■遊脚終期(87～100% GC)

運　動:膝関節伸展.
機　能:下肢の前進.立脚期の準備.

立脚期に向けて下肢の準備をするため,遊脚期の早期に屈曲していた運動を伸展に転換する必要がある.膝関節における屈曲モーメントは,膝関節伸展の速度を制御する.ハムストリングス(半膜様筋,半腱様筋,大腿二頭筋長頭)の遠心性収縮によって膝関節の伸展速度(と股関節の屈曲)が調整される.膝関節に働くハムストリングスの力は,機能的なテコの長さが短いため,股関節に働く力の半分未満である.この期間に4つの広筋群が活動を始めることによって,膝関節の完全伸展を確実にするばかりではなく,荷重の受け継

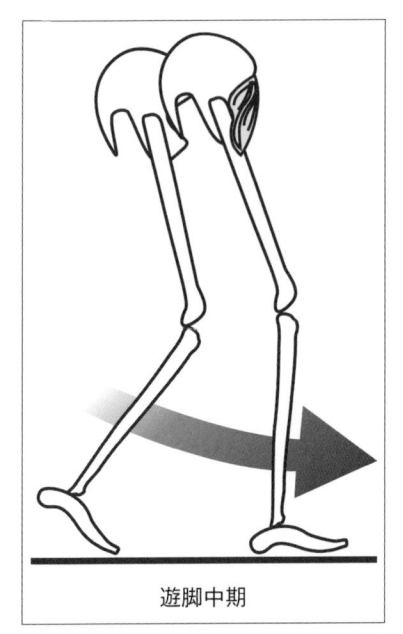

図 5-17　遊脚中期における膝関節の制御
屈筋群の弛緩と大腿の前進（矢印）に伴い受動的に伸展する．

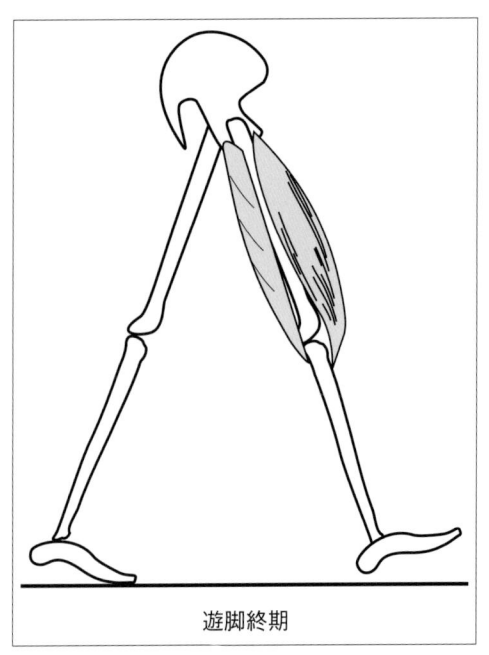

図 5-18　遊脚終期における膝関節の制御
大腿四頭筋が膝関節を完全伸展させ，荷重の受け継ぎに備える一方，ハムストリングスがその伸展速度を調整する．

ぎで起こる急速な体重の落下に備える（図5-18）．動的なEMGを用いた研究では，広筋群の活動が確認された[16]．股関節がさらに屈曲することは望ましくないため，大腿直筋はこのとき活動しない．

結 論

膝関節は立脚安定性の鍵であり，大腿四頭筋はもっとも直接的な伸展機能をもつ．しかし大腿四頭筋は，荷重応答期において衝撃吸収のため起こる膝関節の屈曲を抑制するためだけに働く．単下肢支持期に移行すると，膝関節伸展の安定性は体重ベクトルが膝関節軸より前方に位置することと脛骨が安定していることによって得られる．遊脚期において膝関節の運動範囲は他のどの関節よりも大きい．足指クリアランスを確実に得るためには膝関節を60°屈曲する必要があり，前遊脚期には40°屈曲している必要がある．このように，膝関節の機能は立脚期と遊脚期の両方で下肢全体に影響を与える．

文 献

1. Anderson FC, Goldberg S, Pandy MG, Delp SL. Contributions of muscle forces and toe-off kinematics to peak knee flexion during the swing phase of normal gait : an induced position analysis. *J Biomech*. 2004 ; 37 (5) : 731-737.
2. Brinkmann JR, Perry J. Rate and range of knee motion during ambulation in healthy and arthritic subjects. *Phys Ther*. 1985 ; 65 : 1055-1060.
3. Chao EY, Laughman RK, Schneider E, Stauffer RN. Normative data of knee joint motion and ground reaction forces in adult level walking. *J Biomech*. 1983 ; 16 (3) : 219-233.
4. Close JR, Inman VT. The Pattern of Muscular Activity in the Lower Extremity During Walking : A Presentation of Summarized Data. Prosthetic Devices Research Project, University of California, Berkeley, Series 11, Issue 25. Berkeley, CA : The Project ; 1953.
5. Dyrby C, Andriacchi T. Secondary motions of the knee during weight bearing and non-weight bearing activities. *J Orthop Res*. 2004 ; 22 : 794-800.
6. Eberhart HD, Inman VT, Bressler B. The principle elements in human locomotion. In : Klopsteg PE, Wilson PD, eds. *Human Limbs and Their Substitutes*. New York, NY : Hafner Publishing Company ; 1968 : 437-471.
7. Gyory AN, Chao EY, Stauffer RN. Functional evaluation of normal and pathologic knees during gait. *Arch Phys Med Rehabil*. 1976 ; 57 (12) : 571-577.
8. Inman VT, Ralston HJ, Todd F. *Human Walking*. Balti-

more, MD : Williams and Wilkins Company ; 1981.
9. Kadaba MP, Ramakaishnan HK, Wootten ME, Gainey J, Gorton G, Cochran GVB. Repeatability of kinematic, kinetic and electromyographic data in normal adult gait. *J Orthop Res*. 1989 ; 7 : 849-860.
10. Kettelkamp DB, Johnson RJ, Smidt GL, Chao EY, Walker M. An electrogoniometric study of knee motion in normal gait. *J Bone Joint Surg*. 1970 ; 52A : 775-790.
11. Levens AS, Inman VT, Blosser JA. Transverse rotation of the segments of the lower extremity in locomotion. *J Bone Joint Surg*. 1948 ; 30A : 859-872.
12. Mansour JM, Audu ML. Passive elastic moment at the knee and its influence on human gait. *J Biomech*. 1986 ; 19 (5) : 369-373.
13. Moglo K, Shirazi-Adl A. Cruciate coupling and screw-home mechanism in passive knee joint during extension-flexion. *J Biomech*. 2005 ; 38 : 1075-1083.
14. Murray MP, Drought AB, Kory RC. Walking patterns of normal men. *J Bone Joint Surg*. 1964 ; 46A : 335-360.
15. Murray MP, Mollinger LA, Gardner GM, Sepic SB. Kinematic and EMG patterns during slow, free, and fast walking. *J Orthop Res*. 1984 ; 2 : 272-280.
16. Nene A, Byrne C, Hermens H. Is rectus femoris really a part of quadriceps? Assessment of rectus femoris function during gait in able-bodied adults. *Gait Posture*. 2004 ; 20 (1) : 1-13.
17. Woollacott MH, Shumway-Cook A, Nashner LM. Aging and posture control : changes in sensory organization and muscular coordination. *Int J Aging Hum Dev*. 1986 ; 23 (2) : 97-114.

第6章

股関節

股関節の機能は，いくつかの点で他の関節とは異なっている．股関節はパッセンジャーとロコモーターの連結部分である．そのため特有な筋の制御によって三次元的にいろいろな方向に動かすことができる．矢状面の運動（前進）では，もっとも大きな弧状の動きをするが，必要とされる筋活動はわずかである．一方，前額面の運動ではほとんど動きが制限されているにもかかわらず，多くの筋活動が要求される．水平面では，微妙な回旋運動が起こる．

歩行中に使われる股関節の筋は，歩行周期のそれぞれの時期で異なっている．立脚期において股関節周囲筋のおもな役割は体幹を安定させることであり，遊脚期では下肢の振り出しや足部の接地がそのおもな役割である．

股関節の歩行力学

運　動

臨床的には，大腿が垂直位からどれだけ移動したのかで，股関節の動きを定義することがより適切である．運動中の股関節角度は，大腿骨と骨盤の双方の動きによってつくり出される．そのため，骨盤傾斜の角度は，大腿骨の動きによって増減する．臨床で用いられる機器による動作分析では骨盤－大腿骨角度をまとめて測定するが，歩行のメカニズムを考慮すると，大腿骨と骨盤の動きはそれぞれ別々に測定したほうがよい．なぜならば，正常の骨盤の動きはとても小さいが，その動きは能力障害と密接に関係があるからである．

立脚期で記録された前額面と水平面の運動は，骨盤の動きとして認識される傾向にあるが，実際には股関節がそれらの運動を担っている．このような現象が，本章の股関節と次章（骨盤の部分）で説明されている．

●矢状面における運動

正常歩行において，股関節は立脚期の伸展と遊脚期の屈曲の2つの運動のみを行い（図6-1），その2つの運動方向は交互に入れ替わる．股関節の正常可動域は，40〜48°までさまざまな研究結果が報告されている[7,8,10,11,15,18]．この股関節の正常可動域は厳密に測定された結果であるが，報告結果に幅があるのは，測定方法が異なるからである．たとえば，ある研究者は股関節の最大伸展を0°，最大屈曲を40°と記載している[7,10]．

臨床上で慣例となっている方法は，静止立位で垂直位にある大腿を中間位と考えることである[11,15,18]．中間位（0°）を基準にして大腿の位置を表現すれば，骨盤の動きを考えないで下肢の空間的位置の変化を定義できる．骨盤は大腿の上にある1つの分離した部分として考えることができるので，正常歩行において，股関節角度の測定値から骨盤の前傾として平均約10°を除くと，大腿の動きは，立脚終期に伸展は20°で最大となり，遊脚中期は屈曲25°で最大となる（図6-2）．つまり股関節の動きは，骨盤と大腿のそれぞれの動きが統合されたものである．

臨床的には骨盤と大腿の動きを区別することが重要である．それは患者がさまざまなタイプの病変に対して歩行能力を修正しなければならないからである．大腿の垂直面上に対する動きである伸展と屈曲の正常パターンを単独で分析することにより，大腿の動きが重複歩距離に関与していることが明らかになっている[14]．

初期接地において大腿は，垂直位から20°屈曲している（図6-2参照）．荷重応答期では，大腿の屈曲角度は比較的一定であり，約2〜3°減少するだけである．股関節は立脚中期初期から次第に伸展し始め，歩行周期の27％で中間位に達する．立脚終期でも，大腿は同じ割合で伸展し続け，反対側の足部が接地するとき（50% GC）に，見かけ上20°の過伸展になる．これは

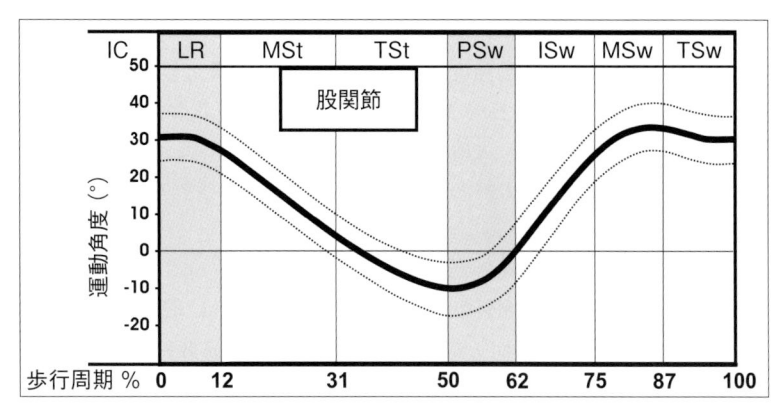

図6-1 矢状面における股関節の運動（骨盤に対する大腿の運動）
　自由歩行における正常可動域は40°であり，骨盤の動き始めの肢位は，10°前傾している．そのため30°屈曲から10°伸展までの可動域となる．黒の実線は平均，点線は標準偏差を表す．縦の線は歩行周期の各相を示す．
　IC：初期接地，LR：荷重応答期，MSt：立脚中期，TSt：立脚終期，PSw：前遊脚期，ISw：遊脚初期，MSw：遊脚中期，TSw：遊脚終期．

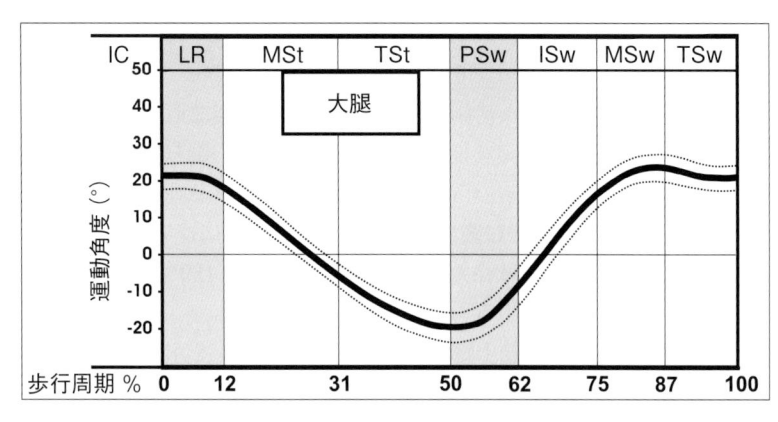

図6-2 矢状面における大腿の運動（垂直線に対する大腿の運動）
　自由歩行における正常可動域．黒の実線は平均，点線は標準偏差を表す．縦の線は歩行周期の各相を示す．
　IC：初期接地，LR：荷重応答期，MSt：立脚中期，TSt：立脚終期，PSw：前遊脚期，ISw：遊脚初期，MSw：遊脚中期，TSw：遊脚終期．

股関節の「見かけ上の過伸展（apparent hyper extension）」といわれる．なぜならば，実際の股関節角度は，通常見かけ上の過伸展角度の半分にすぎないからである．その見かけ上の過伸展姿勢は，立脚終期の終わりで起こる3つの解剖学的相互作用（股関節完全伸展，骨盤前傾の増加（3～7°）[15,16]，5°の骨盤後方回旋[12]）に由来する．

　前遊脚期に股関節は屈曲し始め，その見かけ上の過伸展は前遊脚期の終わりまでに10°減少する．屈曲方向への運動は遊脚期の最初の2相をとおして持続する．遊脚初期の間に大腿は屈曲15°になり，股関節の屈曲角度変化が最大になる．遊脚中期の終わりまでに，さらに10°屈曲し，合計最大25°まで屈曲する．遊脚終期に大腿の後退がわずかに起こり（屈曲した大腿の後方への動き），初期接地より前に大腿が初期接地時の開始肢位である20°屈曲位になり，初期接地に備える．

●前額面における運動
　下肢の振り出しに続いて，振り出した側の骨盤は非荷重になるため，股関節は内転と外転にわずかに動く．この活動は立脚期の開始と同時に始まる．初期接地では，大腿骨－脛骨間の解剖学的角度により，股関節（骨盤に対する大腿）は前額面でほとんど中間位（0°）である．下肢に体重が負荷されるので内転が生じ，荷重応答期の終わりまでに10°増加する．これは，下肢を振り出した側の骨盤が下方移動することと大腿骨の位置が変わることにより起こる．単下肢支持の間にこの内転は徐々に減少し，前遊脚期（56% GC）の中間点までに，大腿は前額面で中間位に戻る．前遊脚期の残りと初期遊脚期では，大腿は外転し，足指離地（65% GC）の後短時間で最大5°になる．そして，大腿は遊脚中期から遊脚終期の間には中間位の姿勢をとる．この比較的小さい動きは，男女ともに共通して起こる[15]．

●水平面における運動
　歩行周期をとおして，下肢はまず内旋し，続いて外旋する．骨盤と大腿にピンマーカーをつけて観察すると，初期接地では下肢が中間位にあることが明らかとなった．大腿の最大内旋角度は荷重応答期の終わりに起こり，最大の外旋は遊脚初期の始めにみられる[12]．水平面の大腿の回旋角度の範囲は平均8°である．こ

の角度に骨盤の動き（7.7°）を加えると，股関節の回旋は平均15°になる．歩行を研究しているいくつかのグループが測定した実測値はグループ間で大きなばらつきがあるが，表面マーカーによる測定値は股関節の動きと同様な角度を示している[2]．軟部組織によるアーチファクトが考えられる測定では，比較的小さい動きを追跡することで，報告された値の違いが説明できる可能性がある．

筋による制御

立脚期において股関節を制御する主要な筋は伸筋群と外転筋群であり，遊脚期では屈筋群である．内転筋群は遊脚期と立脚期の転換期で作用する傾向がある．深層の外旋筋群ではそれのみの活動を観察することができないため，その活動のタイミングを明確にすることはできない．内旋は，これらの筋群が主要な機能を発揮するときに，二次的に生じる．

●股関節伸筋群

股関節伸筋群の活動は遊脚中期後半から荷重応答期にかけて生じる．5つの筋がそれぞれのタイミングで選択的に活動する（図6-3）[9,13]．

ハムストリングス

半膜様筋（81% GC）と大腿二頭筋長頭（82% GC）は遊脚中期後半から活動を始める．一方，半腱様筋は遊脚終期（88% GC）の開始と同時に活動を始める．これら3つの筋はすべて活動強度を急速に増加させ，遊脚終期前半に最大値に達する（半膜様筋38% MMT，半腱様筋24% MMT，大腿二頭筋長頭22% MMT）．その後，大腿二頭筋はその強度を減少させ，荷重応答期前半にその活動を終える（5%）．一方，半膜様筋と半腱様筋は，立脚中期前半（それぞれ15% GCと17% GC）まで活動を続ける．

大内転筋

大内転筋は遊脚終期の終わり近く（92% GC）から活動を始め，遊脚終期の残りで徐々にその強度を増大させる．初期接地でさらに増大し，40% MMTに達する．荷重応答期では，大内転筋は7% GCまで中等度の活動を維持し，その後休止する．大内転筋の活動は，残りの歩行周期ではまったくみられない．

大殿筋

大殿筋は，機能的にみて半分に分けられる．その上部は外転筋として働くが，下部は股関節の伸筋として働く[13]．大殿筋下部線維は，遊脚終期の終わり近く（95% GC）から低強度（10% MMT）の活動を始める．その活動強度は初期接地で急速に増大し，荷重応答期前半で25% MMTまで増大する．この最大活動に達した後，大殿筋下部線維の活動は急速に減少し，荷重応答期の終わり（10% GC）でその活動を休止する．

●股関節外転筋群

股関節外転筋群は，立脚期の前半に機能しているもう1つの主要な筋群である．この筋群には，中殿筋，大殿筋の上部線維，大腿筋膜張筋の3つの筋が含まれる（図6-4）．

歩行中の小殿筋の活動パターンは中殿筋と同様の活動パターンを示す[1]．しかし，中殿筋‐小殿筋複合体の詳細な活動解析は中殿筋により阻まれている．中殿筋は遊脚終期の終わり（96% GC）から活動する．この外転筋の活動強度は初期接地から急速に増大し，6% GCまでに最大強度（28% MMT）に達する．その後，筋活動は徐々に減少し，立脚中期（29% GC）の終りに休止する．

大殿筋上部線維も同様のパターンを示す．遊脚終期（95% GC）に活動が始まり，その活動は荷重応答期前半に急速に最大強度まで増大し（3% GCで26% MMT），その後立脚中期の終わり（24% GC）までにゆっくりと減少する．

大腿筋膜張筋の活動は，前部線維と後部線維で異なっている．後部線維は荷重応答期開始時に中等度の強度（25% MMT）で活動する[17]．対照的に前部線維は立脚期の終わりまでほとんど活動しない．活動したとしてもその強度はとても低い（10% MMT）[9,13]．われわれの研究室で測定した被験者の約半数（20名のうち9名）が，遊脚中期の終わり（87% GC）に活動し始め立脚期の終わり（43% GC）まで続いた．他の9名の被験者は単下肢支持の間（28～40% GC）でのみ活動をした．残りの2名においてはまったく筋活動がみられなかった．

●股関節屈筋群

適度なスピードで歩行する健常人では，第1歩の歩き始めの段階で屈筋の活動はほとんどみられない（すなわち5% MMTより弱い）．われわれが行った研究では被験者の約半数で観察された．しかし，歩行スピードを加速，あるいは減速などの速度変化を与えたときに股関節屈筋群の筋活動は一貫したパターンを示した．これが，歩行における股関節屈筋群の役割を定義

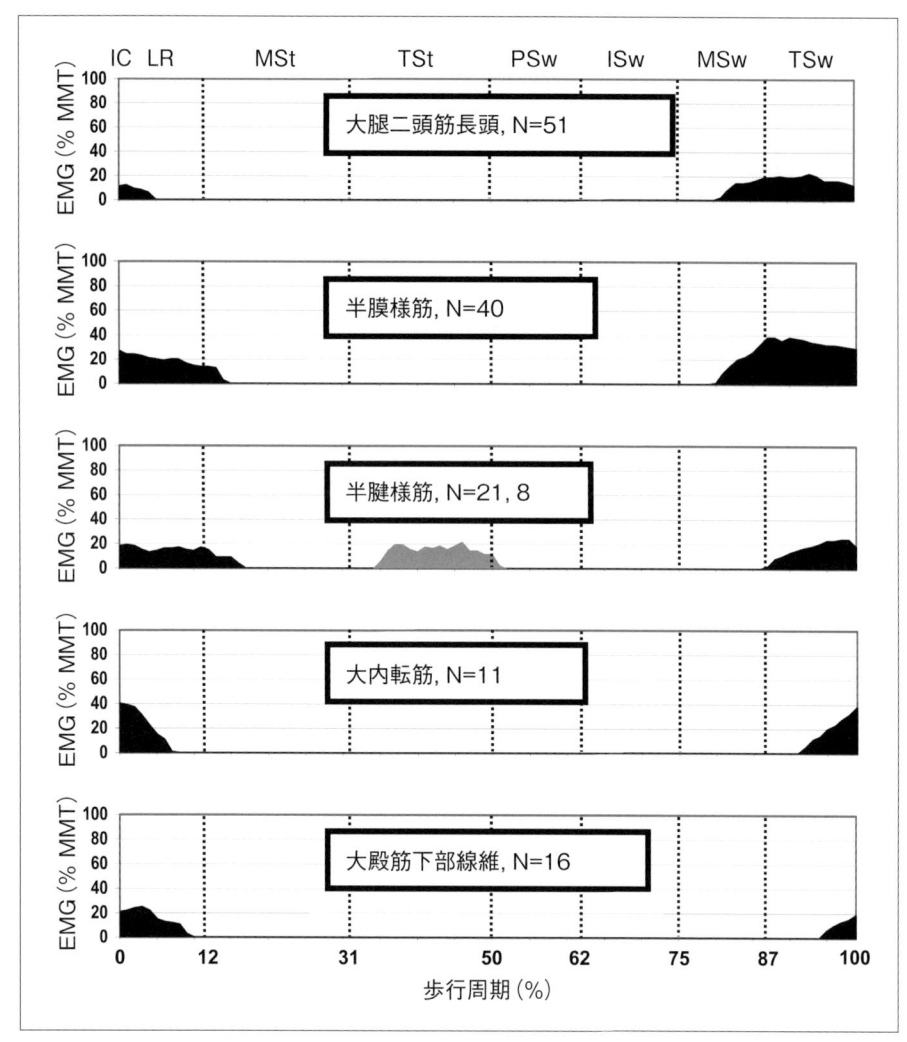

図6-3 股関節の伸筋群

自由歩行における正常な平均強度とタイミング（数値化された筋電図で表している）．強度は徒手筋力テストの最大値に対する割合（% MMT）として網かけ部分の高さで示している．濃い網かけ部分はおもな被験者の活動パターンを示している．薄い網かけ部分はまれにしかみられない活動パターンを示している．縦の線は歩行周期の各相の境界を示す．Nは標本数を示す．

IC：初期接地，LR：荷重応答期，MSt：立脚中期，TSt：立脚終期，PSw：前遊脚期，ISw：遊脚初期，MSw：遊脚中期，TSw：遊脚終期．

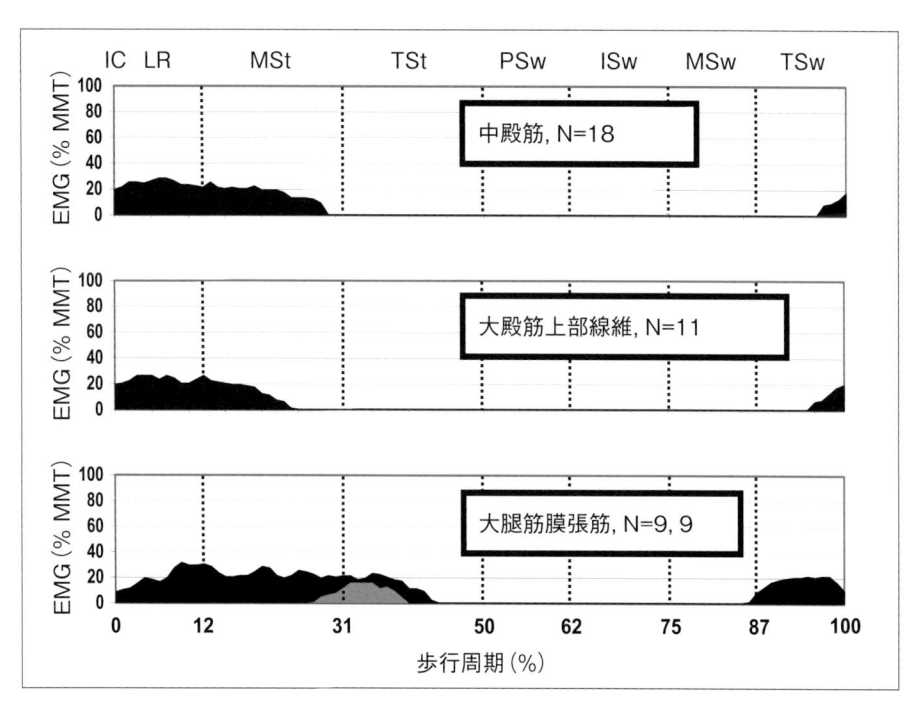

図6-4 股関節の外転筋群

自由歩行における正常な平均強度とタイミング（数値化された筋電図で表している）．強度は徒手筋力テストの最大値に対する割合（% MMT）として網かけ部分の高さで示している．濃い網かけ部分はおもな被験者の活動パターンを示している．薄い網かけ部分はまれにしかみられない活動パターンを示している．縦の線は歩行周期の各相の境界を示す．Nは被験者数を示す．

IC：初期接地，LR：荷重応答期，MSt：立脚中期，TSt：立脚終期，PSw：前遊脚期，ISw：遊脚初期，MSw：遊脚中期，TSw：遊脚終期．

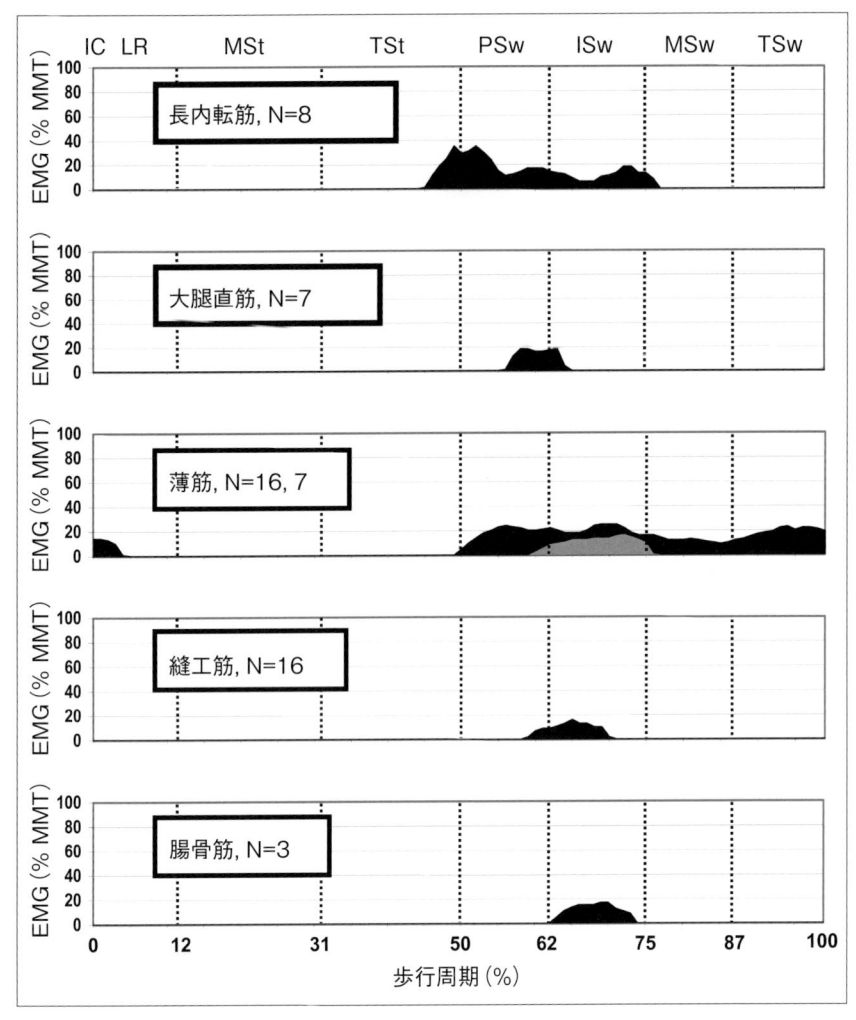

図6-5 股関節の屈筋群

自由歩行における正常な平均強度とタイミング（数値化された筋電図で表している）．強度は徒手筋力テストの最大値に対する割合（% MMT）として網かけ部分の高さで示している．濃い網かけ部分はおもな被験者の活動パターンを示している．薄い網かけ部分はまれにしかみられない活動パターンを示している．縦の線は歩行周期の各相の境界を示す．Nは被験者数を示す．
IC：初期接地，LR：荷重応答期，MSt：立脚中期，TSt：立脚終期，PSw：前遊脚期，ISw：遊脚初期，MSw：遊脚中期，TSw：遊脚終期．

するために使用されたモデルである（図6-5）．股関節屈筋群の主要な活動は，前遊脚期から始まり遊脚中期前半まで続く．

まず，股関節屈筋として最初に働き始めるのが長内転筋であり，立脚終期の後半（46% GC）から活動し始める．この筋の活動強度は前遊脚期に移行したとき（35% MMT，50% GC）に最大となり，遊脚初期（77% GC）までその活動が維持される．短内転筋の機能も長内転筋と類似していると考えられるが，単独に短内転筋の筋活動を確認できないので，この仮説を立証することはできない．

次に，2番目に股関節屈筋として働くのが薄筋であり，より持続的に活動する．その活動は，前遊脚期開始（50% GC）から活動し始め，遊脚初期の間に最大の活動を示す（25% MMT，69% GC）．その後荷重応答期の初め（4% GC）までその活動は続く．われわれの研究室で測定をした被験者の約1/4（33名中7名）が，遊脚期のみ（63～78% GC）に薄筋の筋活動を認めた．

矛盾するが，大腿直筋の活動は短く低強度である．その活動は前遊脚期開始時（57% GC）に起こり，遊脚初期（65% GC）になった後すぐに休止する．一方，自分で調節したスピードで行う歩行では，1/3の被験者（20名中7名）にのみその筋活動が観察され，しかもその筋活動の大きさは低かった（最大18% MMT）．

縫工筋（60～71% GC）および腸骨筋（63～74% GC）も同時期に活動をする．腸骨筋の筋横断面積が大きい場合，その筋活動は遊脚初期に限定される．筋電図を用いて腰筋の筋活動を測定したとき，その歩行中の筋活動は腸骨筋の筋活動と類似していた[6]．

●股関節内転筋群

おもな内転筋群のなかで，長内転筋，大内転筋，薄

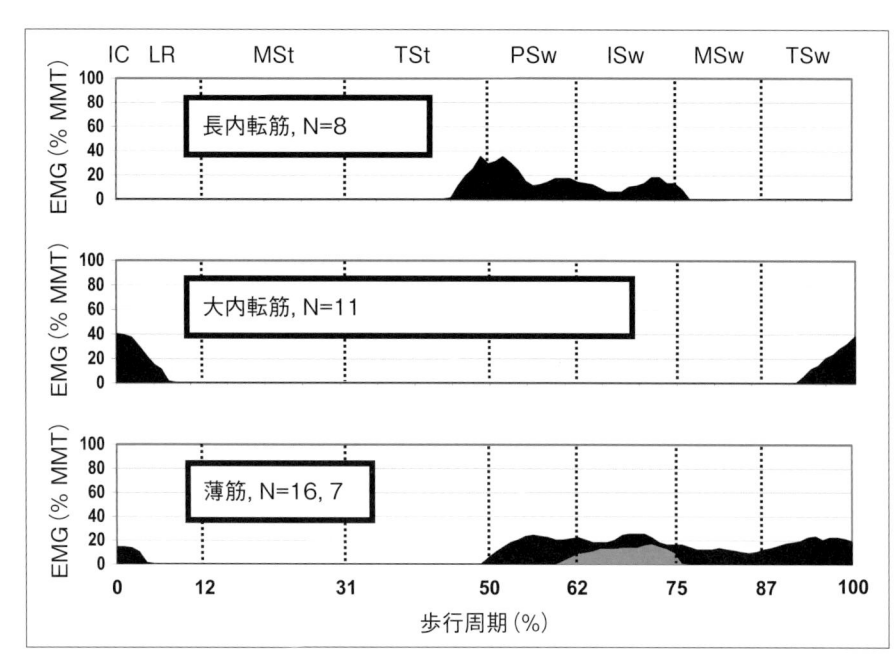

図6-6 股関節の内転筋群

自由歩行における正常な平均強度とタイミング（数値化された筋電図で表している）．強度は徒手筋力テストの最大値に対する割合（％MMT）として網かけ部分の高さで示している．濃い網かけ部分はおもな被験者の活動パターンを示している．薄い網かけ部分はまれにしかみられない活動パターンを示している．縦の線は歩行周期の各相の境界を示す．Nは被験者数を示す．

IC：初期接地，LR：荷重応答期，MSt：立脚中期，TSt：立脚終期，PSw：前遊脚期，ISw：遊脚初期，MSw：遊脚中期，TSw：遊脚終期．

筋の活動だけが動作筋電図により明確に示されている（図6-6）．これらの筋の活動は，股関節屈筋群（長内転筋と薄筋）および股関節伸筋（大内転筋）として，すでにそれぞれの役割の項で述べている．

筋の発生する力

●矢状面

体幹が支持側足部上を前へ進むに従って，体重ベクトル（weight line vector）は股関節との関係において変化をするため，そのベクトルの矢状面成分と前額面成分の両方が変化し，モーメントも変化する．このモーメント変化が機能的に重要となる（図6-7）．

初期接地したときの股関節は屈曲20°で，体重ベクトルは明らかに股関節中心よりも前方にある（図6-8A）．体重が足部に急にかかり，その衝撃に抗するために瞬間的に最大の伸筋モーメントを必要とする（2％GCで0.84 N・m/kg・m，6.5 BW/LL units[19]あるいは35 N・m³）．初期の慣性が剪断力に置き換わるに従って，床反力ベクトルは身体質量中心に向かって急速に再調整され，股関節に向かって後方へ移動する（図6-8B）．残りの荷重応答期でモーメントアームの長さが減少するが，床反力（GFR）が急に増加するために荷重の受け継ぎに（内的な）伸展モーメントが必要となる．荷重応答期の終わりまでに伸展モーメントは荷重応答期初期に生じた最大値の半分である（0.44 N・m/kg・m）．荷重応答期から立脚中期へ移行する間，2つのスパイクをもつ力が発生し，その最初のスパイク（12％GCで0.72 W/kg・m）が，股関節伸展に関与する．

立脚中期（25％GC）で大腿部は徐々に伸展しながら，股関節中心は体重ベクトルの前方に移動し，（内的な）屈曲モーメントに寄与する（図6-7参照）．立脚中期と立脚終期の間ではY靱帯が受動的に伸張され，屈曲モーメントを制限する．屈曲モーメントは立脚終期から起こり，前遊脚期の始まりで最大となる（51％GCで1.06 N・m/kg・m）．体重は反対側下肢にシフトするので，屈曲モーメントは急速に減少する．屈曲モーメントが減少している間，長内転筋，薄筋，縫工筋，大腿直筋の低いレベルの筋活動によって，2番目の仕事量の増加が短時間起こり，股関節は急速に屈曲する（60％GCで最大1.14 W/kg・mになる）．遊脚中期と遊脚終期の後半では，低強度の伸展モーメントが起こり大腿部の伸展の速度と大きさを制御する．このモーメントは，ハムストリングスが筋活動を始めると同時に生じる．

●前額面

初期接地の衝撃で，床反力ベクトルは股関節中心の内側に移動する．そのため外転筋モーメント（と外転筋活動）が股関節の安定性を保つために必要となる．初期接地がきっかけとなり，遊脚相に入る下肢が急に無荷重となり，十分な支持がなくなった身体側を降下させる．基本的にそのベクトルのアライメントは，足

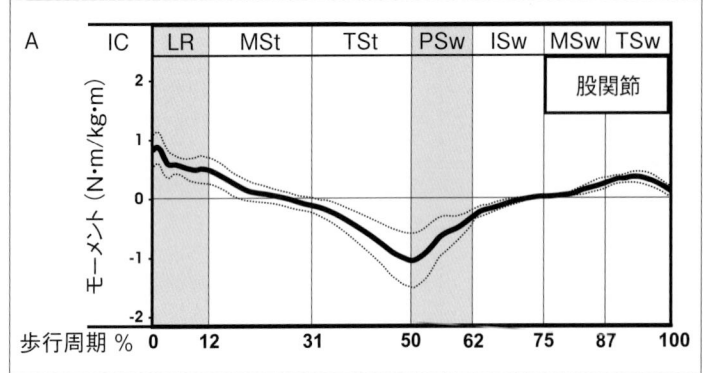

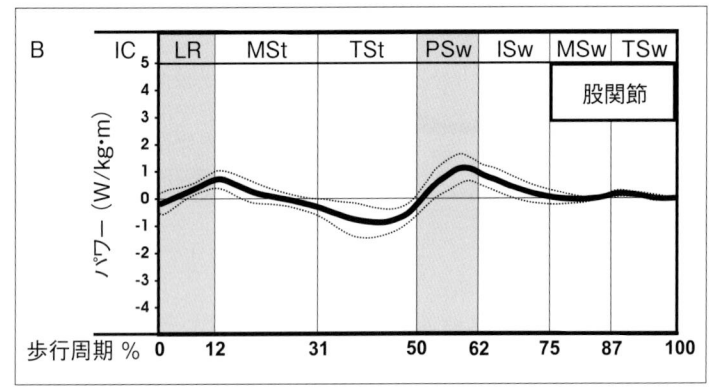

図 6-7 股関節に働く力
(A) 股関節に働くモーメント：歩行中の矢状面における体重ベクトルから得られた正常な荷重パターン．立脚期開始時の初期に高い（内力による）伸展モーメント（＋）を示すが急速に減少し，立脚中期に 0 を越えて立脚期の残りと遊脚初期の間をとおして（内力による）屈曲モーメント（－）が働く．遊脚中期と遊脚終期前半に伸展筋モーメントが徐々に起こる．

(B) 股関節に働くパワー（仕事率）．前進するためのパワー（仕事率）（＋）が発生する時期が 2 カ所ある．

IC：初期接地，LR：荷重応答期，MSt：立脚中期，TSt：立脚終期，PSw：前遊脚期，ISw：遊脚初期，MSw：遊脚中期，TSw：遊脚終期．

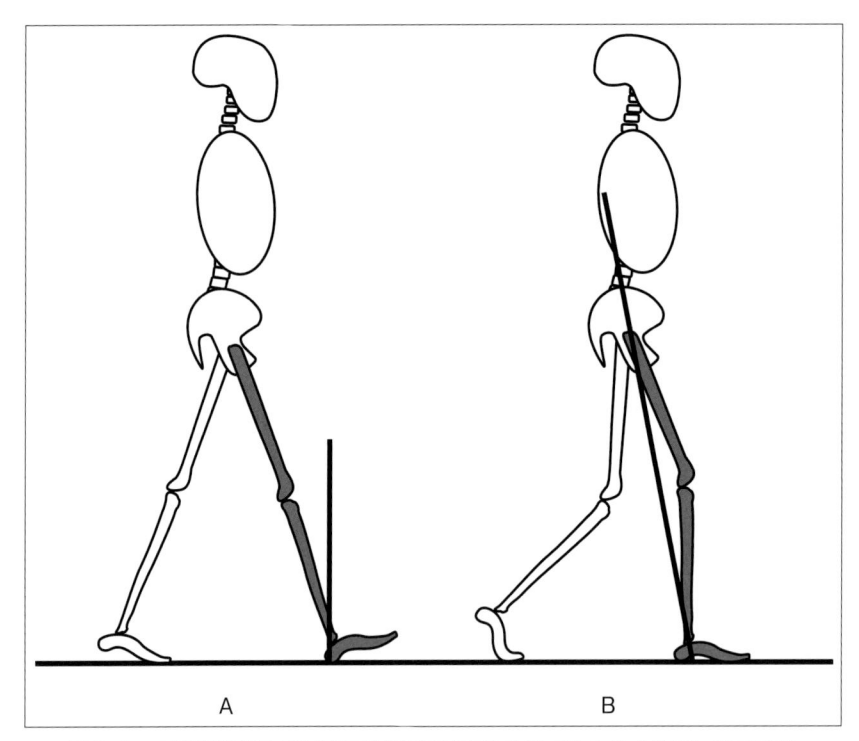

図 6-8 立脚期初期における股関節に対する体重ベクトル作用線（垂直線）
(A) 初期接地．前方にある体重ベクトルが（内力による）伸展モーメントを増大させる．短い線＝弱い力．股関節からの距離＝長いレバーアーム．
(B) 荷重応答期．体重ベクトルが股関節の近くを通り，（内力による）伸展モーメントは減少する．

部の中心と骨盤の中点の間を通る．おもに外転筋モーメントの大きさは，その姿勢の床反力ベクトル（ground reaction force vector）の大きさを反映しており，モーメントレバーの長さをほとんど変えない．そのため，そのグラフが示す曲線は矢状面におけるパターンと類似している（図3-29参照）．

荷重応答期において，反対側骨盤が急に落下し衝撃を吸収する時期と同時に起こり，その吸収は荷重応答期の終わりに最大となる(9% GCで最大 0.75 W/kg･m)．

股関節の機能的解釈

立脚期における股関節の役割は，体幹の直立を維持し足部の上で下肢を前進させる3次元的な運動の遂行であり，それは股関節のボール（骨頭）とソケット（臼蓋）の形状に依存するところが大きい．荷重の受け継ぎで股関節を矢状面，前額面，水平面で制御する役割が股関節周囲筋に求められる．続いて単下肢支持期に移るに従い筋活動による直接的な股関節制御から受動的な力による制御に変わる．

遊脚側下肢が前進する間，股関節の筋活動はほとんど必要がなく，ただ下肢の重みを制御するだけである．さらに慣性力が利用され，直接的な筋活動の必要性はより少なくなる．結果的に，歩行周期をとおして股関節に要求されることは，下肢の運動と筋活動の制御との相互作用を調整することである．

初期接地（0〜2% GC）

肢　位：大腿は屈曲20°で維持される（大腿は前方にある）．

機　能：前進と安定性のために大腿を最適な位置に置く．

初期接地の瞬間，大腿は20°屈曲位にある．これは長い歩幅と安定性の双方が満たされる最適な肢位であり，足部が滑るのを妨げている．前進するのに重要な要素が保たれている間，体重は地面方向に向けられている．理論的には，20°の斜めの肢位で下肢を保持することにより，垂直成分の力は剪断方向成分よりも2倍以上も大きくなる．したがって，体重負荷による力が下肢を前方へ滑らせる力よりも大きくなるので安定する．より長い歩幅はより大きな剪断力が生じるため滑る可能性が大きくなり[5]，安定性を維持するために股関節伸筋群の活動を必要とする．一方，より短い歩幅は前進を制限することになる[4]．

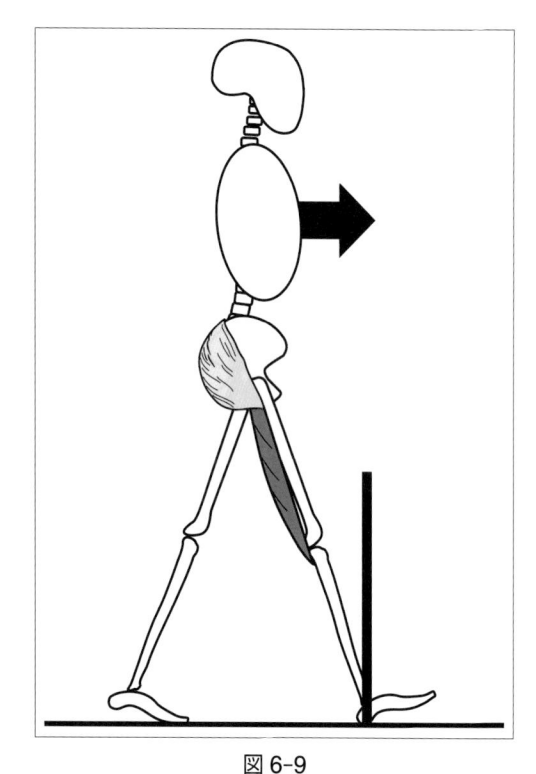

図 6-9
初期接地における股関節伸筋の活動は，（外力による）屈曲モーメントを制御する（矢印と体重ベクトル作用線）．このときハムストリングスと大殿筋が活動をする．

しかしながら，床接地の瞬間の股関節は不安定な状態にある．床接地は下肢の前進を妨げるが，体幹は前方へ動き続ける．これにより床接地の瞬間に体重ベクトルは股関節のかなり前方を通る（図6-9）．

荷重応答期（2〜12% GC）

肢　位：大腿は屈曲20°で維持されている（大腿は前方にある）．

機　能：股関節の安定は持続し，体幹屈曲が制限される．

体重を支える下肢の安定性は，5つの股関節伸筋群の活動によって保たれているが，これらはそれぞれ膝関節へ関与する程度が異なるために，異なる活動強度で作用する（図6-10）．大殿筋下部線維と大内転筋は，股関節にのみ直接作用するのでもっとも影響を与える（つまり単関節筋である）．ハムストリングスの活動は膝関節を屈曲させてしまうために減少する．内側ハムストリングス（半膜様筋，半腱様筋）の持続した活動は股関節を内旋する役割を担い，反対側の骨盤を前方へ移動させるのを助ける．股関節と膝関節との間の相

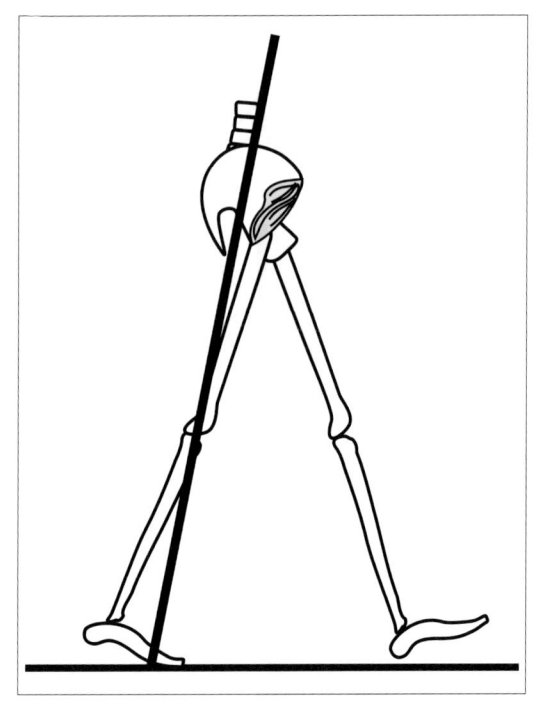

図6-14 立脚終期
立脚終期の股関節制御は股関節伸筋の活動を必要としない．大腿筋膜張筋が骨盤を前額面で安定させる．

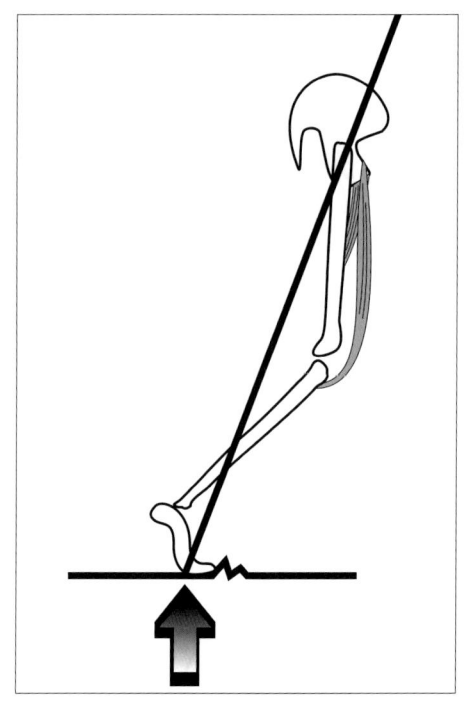

図6-15 前遊脚期
前遊脚期において股関節屈曲は，長内転筋，薄筋および大腿直筋（活動する場合）の活動によって始められる．

も作用することである．立脚終期の終わりに，長内転筋が活動し始めると同時に，その筋活動は最大になる．またこの筋の屈筋としての作用も股関節の過伸展を制限する．さらにこの筋は，反対側下肢へ体重が移動するのを制限する．

単下肢支持期全体をとおして（外力による）内転ベクトルが作用するにもかかわらず，外転筋の活動が軽度であることは一見矛盾しているようにみえる．おそらく，それは身体重心の側方移動パターンのためである．立脚中期の中間までに(25% GC)，身体重心はもっとも外側に移動し，その後身体重心が中心線へ向かって戻り始める．これにより股関節に受動的な外転が生じるため直接外転筋が活動をしなくても保たれる．中殿筋と大殿筋上部線維の弛緩により消費エネルギーは少なくなり，小さな筋である大腿筋膜張筋で十分支持し続けることができる．

■前遊脚期（50〜62% GC）

肢　位：大腿は約10°まで過伸展．
機　能：下肢の振り出し．
前遊脚期の股関節屈曲は，次の複数の現象が生じる

ための反応である．まず，足関節底屈筋腱の弾性反跳によって下肢を前進させる．次におもに膝関節を屈曲する間にトウロッカーも股関節を屈曲させて，大腿を前方に移動させる．また大腿直筋が膝関節の運動を制限しながら，股関節の屈曲に寄与する（図6-15）．第3は大腿を前方へ移動させることであり，その方法は長内転筋と薄筋の屈曲作用を利用することである．これらの筋のおもな目的は，立脚相に移行する足部へ体重を移動させることにより生じる外転を減速することである．足指離地の前に外旋と外転作用をもつ縫工筋の活動が，これらの内転筋の内旋と内転のバランスを保つ．股関節はこれらのさまざまなメカニズムにより中間位が得られる．股関節の運動は伸展から屈曲に急速に移行するため，前遊脚期の過程は加速期ともよばれる．矢状面において，股関節の急速な屈曲によってパワー（仕事率）が生成される．

■遊脚初期（62〜75% GC）

肢　位：大腿は15°まで屈曲．
機　能：前方へ移動する．
前遊脚期で発生した運動量は遊脚初期でも維持され

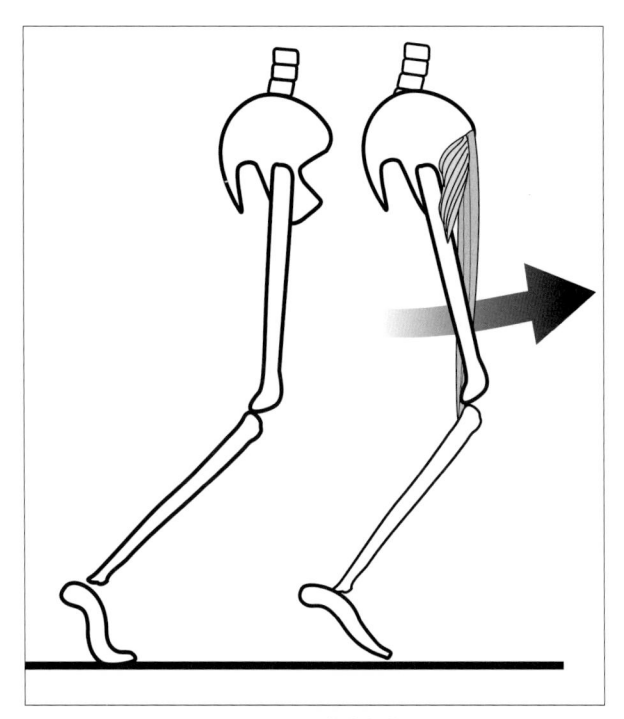

図 6-16 遊脚初期
遊脚初期における股関節の制御は，腸骨筋による股関節屈曲と薄筋と縫工筋の筋活動がその屈曲を増大させることにより行われる（矢印）．

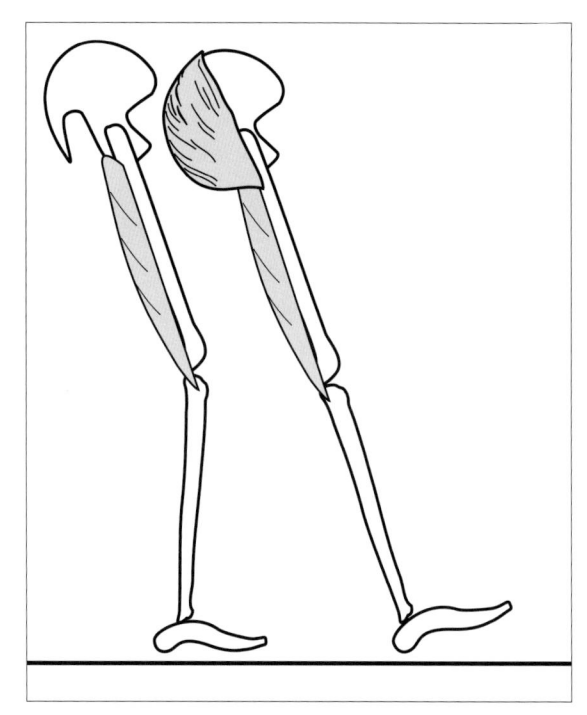

図 6-17 遊脚終期
遊脚終期において，ハムストリングスの筋活動が最大になることにより股関節の屈曲が終了する．遊脚終期の終わりに大殿筋と大内転筋の活動が開始し，荷重の受け継ぎの準備が行われる．

る．通常の歩行速度では，下肢の振り出しは足関節による推進メカニズムにより受動的に起こる．これは必要であれば直接股関節の活動で補われる．下肢は荷重されていないので0.1秒のうちに急速に20°前進する（10% GC）．より速い歩行あるいはゆっくりした歩行は腸骨筋の活動に依存する（図6-16）．一般に，遊脚初期に最大の活動を示す筋は，薄筋と縫工筋である．薄筋は股関節を内転，内旋，屈曲させる．縫工筋も股関節を屈曲させるが，股関節を外転，外旋させる．最終的に遊脚初期における下肢の3次元の動きは，これら2つの筋のバランスにより表れる．薄筋と縫工筋は，股関節を屈曲させると同時に膝も屈曲させる．これは遊脚初期における望ましい共同作用である．脛骨の慣性が膝関節を過度に屈曲させている場合，大腿直筋の作用が股関節屈曲を加速させ，膝関節の運動を正しい方向に導く．遊脚下肢の運動を3次元的に制御するためには複雑な筋活動が必要となること，そして膝関節と股関節の相互作用も複雑であるために，股関節屈筋群の活動パターンにはかなりの個人差がある．

■ 遊脚中期（75～87% GC）

肢　位：大腿の屈曲は25°で最大となる．
機　能：前方へ移動する．足部の床クリアランス．

下肢は遊脚初期に起こった活動を継続し，さらに10°前進する．遊脚期は受動的に股関節が屈曲する時期である．どの屈筋群も記録される筋活動はまったくないか，あるいはごくわずかである（図5-17と図6-5参照）．初期に活動した屈筋の運動量がおもな動力源である．

■ 遊脚終期（87～100% GC）

肢　位：大腿をもとの20°屈曲まで後退させる．
機　能：安定した踵からの初期接地になるように下肢の位置を整える．

遊脚終期は遊脚期から立脚期への移行期である．この時期の筋活動は股関節の屈曲を抑制し，立脚期に向けて足の位置を整える準備をする．そのためにハムストリングスの筋群が重要な働きをする．遊脚期において軽度の股関節内旋がみられるが，これはハムストリ

ングスの3つの筋の大きさが不均等であるためと考えられる．ハムストリングスの筋群すべてが中等度の活動で参加するが（図6-17），ハムストリングスの内側の筋群（半膜様筋と半腱様筋）が，大腿二頭筋長頭よりも約50％太い[20]．ハムストリングスは股関節の減速と膝関節の減速も同時に行うため，単関節筋である股関節伸筋（大殿筋と大内転筋）より優先的に働く．さもなければ，運動量や大腿四頭筋の活動による下腿の運動は制御されないということになる．遊脚終期の終わりにハムストリングスが筋活動を減少させることと大殿筋と大内転筋が筋活動を開始させることが，膝関節への衝撃を弱めることと股関節の伸筋制御の必要性を示している．

中殿筋は遊脚終期の初期に筋活動を開始し，股関節屈筋群によって早期に生じる内転と拮抗する．これら多くの活動の結果，下肢は初期接地のための最適な肢位を得て次の荷重期を開始する．

結　論

立脚期において下肢が支持足部上を前進する間，股関節の運動によって骨盤と体幹は直立位を維持する．股関節伸筋群には2つの機能がある．第1の機能は，遊脚終期において立脚期へ移行するために下肢の前進を減速させることであり，第2の機能は，下肢に荷重する際，骨盤と体幹が前方へ移動する運動量を制御することである．股関節外転筋群は，体重によって生じた内転モーメントの作用による骨盤の非支持側への側方傾斜を制御する．遊脚期において股関節屈筋群は下肢を前進させるが，その活動は低い．

文　献

1. Basmajian JV, Deluca CJ. *Muscles Alive : Their Functions Revealed by Electromyography.* 5th ed. Baltimore, MD : Williams and Wilkins ; 1985.
2. Biden E, Olshen R, Simon S, Sutherland D, Gage J, Kadaba M. Comparison of gait data from multiple labs. 33rd Annual Meeting, Orthopaedic Research Society. 1987 ; 504.
3. Boccardi S, Pedotti A, Rodano R, Santambrogio GC. Evaluation of muscular moments at the lower limb joints by an on-line processing of kinematic data and ground reaction. *J Biomech.* 1981 ; 14 : 35-45.
4. Burnfield JM, Josephson KR, Powers CM, Rubenstein LZ. The influence of lower extremity joint torque on gait characteristics in elderly men. *Arch Phys Med Rehabil.* 2000 ; 81 (9) : 1153-1157.
5. Burnfield JM, Powers CM. Influence of age and gender of utilized coefficient of friction during walking at different speeds. In : Marpet MI, Sapienza MA, eds. *Metrology of Pedestrian Locomotion and Slip Resistance, ASTM STP 1424.* West Conshohocken, PA : ASTM International ; 2003 : 3-16.
6. Close JR. *Motor Function in the Lower Extremity : Analyses by Electronic Instrumentation.* Springfield, IL : Charles C. Thomas ; 1964.
7. Dettmann MA, Linder MT, Sepic SB. Relationships among walking performance postural stability and assessments of the hemiplegic patient. *Am J Phys Med.* 1987 ; 66 (2) : 77-90.
8. Gore DR, Murray MP, Sepic SR, Gardner GM. Walking patterns of men with unilateral surgical hip fusion. *J Bone Joint Surg.* 1975 ; 57A (6) : 759-765.
9. Inman VT, Ralston HJ, Todd F. *Human Walking.* Baltimore, MD : Williams and Wilkins Company ; 1981.
10. Johnston RC, Smidt GL. Measurement of hip-joint motion during walking : evaluation of an electrogoniometric method. *J Bone Joint Surg.* 1969 ; 51A (6) : 1083-1094.
11. Kadaba MP, Ramakaishnan HK, Wootten ME, Gainey J, Gorton G, Cochran GVB. Repeatability of kinematic, kinetic and electromyographic data in normal adult gait. *J Orthop Res.* 1989 ; 7 : 849-860.
12. Levens AS, Inman VT, Blosser JA. Transverse rotation of the segments of the lower extremity in locomotion. *J Bone Joint Surg.* 1948 ; 30A : 859-872.
13. Lyons K, Perry J, Gronley JK, Barnes L, Antonelli D. Timing and relative intensity of hip extensor and abductor muscle action during level and stair ambulation : an EMG study. *Phys Ther.* 1983 ; 63 : 1597-1605.
14. Mena D, Mansour JM, Simon SR. Analysis and synthesis of human swing leg motion during gait and its clinical applications. *J Biomech.* 1981 ; 14 (12) : 823-832.
15. Murray MP, Drought AB, Kory RC. Walking patterns of normal men. *J Bone Joint Surg.* 1964 ; 46A : 335-360.
16. Murray MP, Kory RC, Sepic SB. Walking patterns of normal women. *Arch Phys Med Rehabil.* 1970 ; 51 : 637-650.
17. Pare EB, Stern JTJ, Schwartz JM. Functional differentiation within the tensor fascia lata : a telemetered electromyographic analysis of its locomotor roles. *J Bone Joint Surg.* 1981 ; 63A : 1457-1471.
18. Skinner HB, Abrahamson MA, Hung RK, Wilson LA, Effeney DJ. Static load response of the heels of SACH feet. *Orthopedics.* 1985 ; 8 : 225-228.
19. Skinner SR, Antonelli D, Perry J, Lester DK. Functional demands on the stance limb in walking. *Orthopedics.* 1985 ; 8 : 355-361.
20. Weber EF. Ueber die Langenverhaltnisse der Fleischfasern der Muskeln im Allgemeinen. Math-phys Cl : Ber. Verh. K. Sachs. Ges. Wissensch. ; 1851

第7章

頭部，体幹および骨盤

　身体の軸の主要な部分は，3つの硬い構造（頭部，胸郭，骨盤）からなり，それらは可動性から2つの部分（頸椎，腰椎）に分けられる．機能的には，頭部と頸部（頸椎）は体幹の上にある1つの構成単位として考えられる．体幹の定義には一貫性がない．その「体幹」という単語は，頭部と股関節（両上肢を除く）の間のすべての部分を示すが，腰椎と胸郭部分のみを「体幹」と表現していることもある．この後者の解釈は歩行分析にとってより使いやすい．なぜなら胸郭－腰椎部と骨盤部はそれぞれ機能的な役割が異なり，運動パターンも異なるからである．腰仙関節が体幹と骨盤の分割点となる．

頭部，体幹および骨盤の歩行力学

運　動

　正常歩行において，頭部は視野を広げるために頭部が自由に動くことを可能にしながらも，頭部と体幹は1つの構成単位として移動する．身体重心が下肢の動きに伴って動くため，頭部と体幹のどちらも垂直方向以外に目に見える位置の変化はない．しかしながら，機器を用いた分析では，矢状面と前額面でわずかな運動が認められた．骨盤もまたわずかに運動をする．

●各面でのHATの移動

　歩行周期をとおしてHATは3つの面（垂直面，側方面，前進方向の面）で前進の平均線から外れる．それぞれの移動パターンはサインカーブを描くが，それらの特徴は各移動方向によって異なる．

　仙骨と体幹と頭部の垂直移動は同様で，2回のサインカーブを描く．垂直移動の平均値は約4.2cmである[10,13]．歩行周期ではそれぞれ2回上昇と下降をする（図7-1）．これらは左右のステップにより生じる．トレッドミルで歩行した場合（73m/min），HATは，両下肢支持期である荷重応答期（10% GC）と前遊脚期（60% GC）においてもっとも下方に位置する．これらに続いて徐々に平均以上に上昇する．これらは2回の単下肢支持期，つまり立脚中期から立脚終期にかけて（34% GC）と遊脚中期後半（84% GC）で起こる．移動量は被験者の歩行スピードで変化し，歩行スピードが速いほどより大きくなる．Thorstenssonらは，体幹の垂直移動量が2.7cm（歩行スピード90m/min）から6.8cm（歩行スピード150m/min）に変動したことを報告している[12]．

　垂直移動の速度もまた変動する．水平な場所において快適なスピード（66m/min）で歩行した場合，両下肢支持期（5%と55% GC）で急速に上方へ加速し最大値（0.36G）となり，続いて急速に減少する．その後，小さく短い2番目の波が続く（10%と60% GC）．次に相対的に一定の加速が下方へ起こり，それぞれの下肢の単下肢支持期（35%と85% GC）で最大値（0.28G）となる．

　側方移動もHATの各部分で同様であり，平均すると左右移動は全体で最大4.5cmである．しかし，側方移動の軌跡は各歩行周期で1回のサインカーブを描くだけである（図7-2）[13]．HATは立脚期開始時の中間点から移動し始め，歩行周期の31％時点，つまり立脚終期の開始時に同側へ最大に移動する．その後，中間点へ緩やかに戻り（50% GC），頭部と体幹と仙骨は反対側へ移動する．反対側への最大移動は遊脚中期（81% GC）に起こり，これは反対側下肢の立脚終期と一致する．

　HATの各歩行周期における前後移動の大きさは，仙骨の移動がもっとも大きく，頭部がもっとも小さい．胸郭の移動量はそれらの中間である[13]．速いスピード

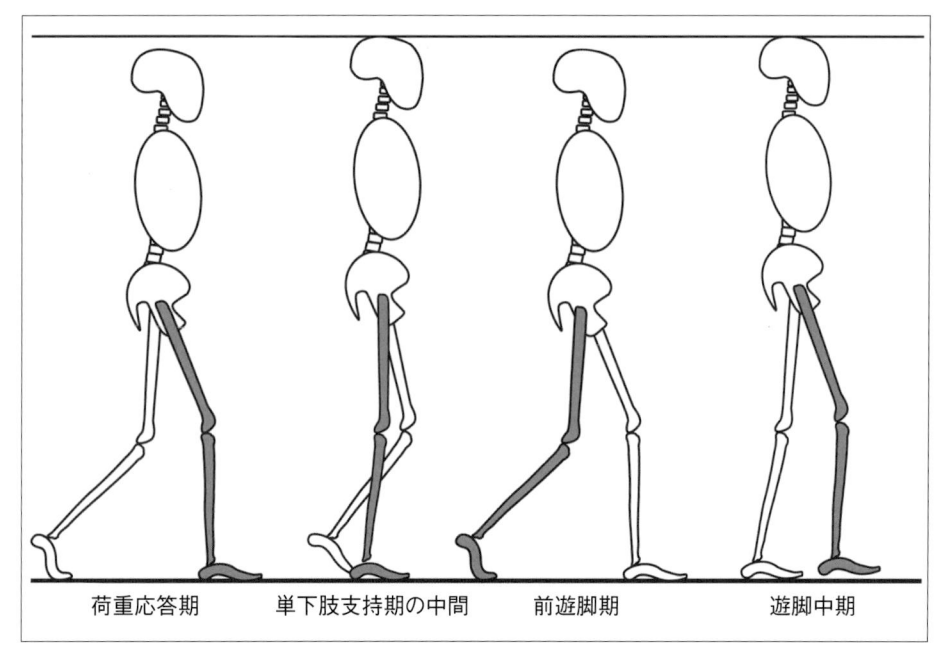

図 7-1
歩行周期における体幹の垂直移動を頭部の高さで示している．両下肢支持期（荷重応答期と前遊脚期）においてもっとも低く，単下肢支持期の中間と遊脚中期でもっとも高い．

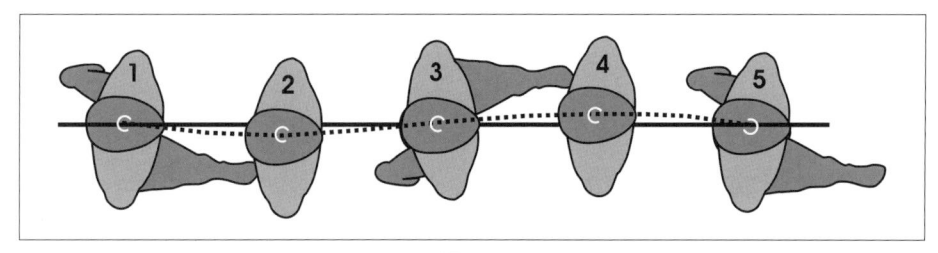

図 7-2
歩行周期における体幹の側方移動を頭部の位置で示している．頭部の位置は，両下肢支持期で正中線上にあり（図中の 1, 3, 5），右単下肢支持期では右へ移動し（図中の 2），左単下肢支持期では左へ移動する（図中の 4）．

（97 m/min）と遅いスピード（49 m/min）の歩行の前後移動量は，頭部では速い歩行は 0.9 cm に対して遅い歩行は 0.2 cm，胸郭は 2.4 cm に対して 1.5 cm，仙骨は 3.5 cm に対して 2.3 cm であった[13]．

HAT の前方への移動は，トレッドミル歩行を用いて測定すると，2つのサインカーブを示し，歩行速度との関係がみられた．各 1 歩の最初の 1/3 の間に，HAT は平均歩行速度よりも速く前進する．平均歩行速度との差は，仙骨がもっとも大きく 23 cm/sec，次に胸郭（Th10）が 14 cm/sec，頭部がもっとも遅く 3 cm/sec である．HAT の前進速度と平均歩行速度との差がもっとも大きいのは，歩行周期の 15% と 55% の時点である．反対に，最小となるのが各下肢の単下肢支持期の終わりである（45% と 95% GC でもっとも遅くなる）．HAT の各部分の前進速度が最小になるときの平均値は，仙骨が 15 cm/sec，胸郭が 8 cm/sec，頭部が 2 cm/sec である．

前方への加速度について，頭部が受ける加速度は股関節が受ける加速度の約 1/10 であり，脊椎に沿って頭部方向へ向かって減少する[9]．HAT の前方加速度の減少は，頸椎部と腰椎部との間の傍脊椎筋群の活動によってある程度行われ[9]，頭部の加速度が減少することは，歩行中の安定した視覚の参照枠を提供する[6,9]．

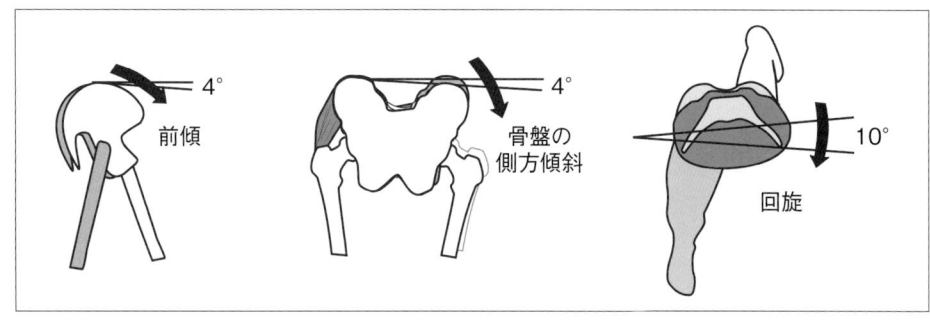

図7-3
歩行中の骨盤の運動：前傾（4°），反対側骨盤の側方傾斜（4°），水平面での回旋（10°）．

● 骨　盤

骨盤は，歩行周期をとおして非同期的に3方向へ動く．この骨盤の運動は立脚側の股関節上で生じ，すべての方向の運動は小さく，姿勢の変化は連続して現れる（図7-3）．

骨盤は一見すると中間位にあるようにみえるが，矢状面上で上前腸骨棘が上後腸骨棘よりも低くなるように，解剖学的に10°前傾している[8]．歩行中に4°の骨盤傾斜が追加されるが[5,7]，それを観察するのは難しい．しかし，歩行においてそのわずかな傾きが重要である．骨盤を相対的に後傾すること（つまり恥骨結合を持ち上げること）によって，単下肢支持期の前半に，支持側下肢の上で体幹が直立姿勢になり，またこの下肢が遊脚初期になったときに，反対側下肢が再び単下肢支持期になる．反対に，体幹を支持面に向かって前方へ傾けるように，遊脚終期に骨盤は前傾して（つまり恥骨結合を下げる），立脚終期には下肢のトレイリング姿勢を最大にする．

荷重の受け継ぎをする際，荷重を受け継ぐ下肢にかかる力が同側の外転筋が生みだす力よりも大きいため，反対側骨盤は前額面で平均4°下降する（図7-3参照）[10]．前遊脚期では，荷重応答期にある反対側下肢の外転筋群が活動するので，同側の骨盤は4°下降したままである[10]．

水平面では，骨盤の回旋が全体で10°起こる（前方回旋5°と後方回旋5°：図7-3参照）[7,10]．最大前方回旋（5°）は遊脚終期と初期接地の間で起こり，遊脚下肢の歩幅に貢献する．最大後方回旋（5°）は立脚終期で起こりトレイリング姿勢に貢献する．立脚中期と遊脚中期は骨盤回旋がちょうど中間（0°）を通る移行時期である．

歩行中の寛骨と仙骨の連結部分（仙腸関節）の運動はあまり注目されていない．リクライニングポジションから起き上がるときの大きな力が仙腸関節を0.5 cm動かすかもしれない[15]．しかし，通常仙腸関節はその一部あるいはそのすべてが融合しているため，これは一般に認められた見解ではない．恥骨結合の運動は研究されていないが，わずかな回旋と平行移動が起こっていると推定される[15]．

■ ベクトルパターン

静止立位において体重ベクトルのアライメントは耳孔の約1 cm前方を通る[1]．これは，自由歩行で頭部が前進における平均速度から2％しか変位しないことからも正しいと考えられる．体重ベクトルのアライメントの位置を詳細に分析するには，骨盤との関係を考えなければいけない．

● 矢状面

体重ベクトルと骨盤の中心との関係は明らかにされていないが，床反力ベクトルを記録した大まかな分析があり，以下に述べるベクトルパターンを示している．

初期接地の時点で，床反力ベクトルは骨盤の前方にあるが，荷重応答期に骨盤の中心は急速に床反力ベクトルの前方へ移動し，その後の立脚期の間，ゆっくりと前方へ移動を続ける．床反力ベクトルは前遊脚期まで仙骨部分にある．

● 前額面

体重ベクトルは，歩行周期をとおして骨盤の中央線上にある．例外的に，荷重応答期の始まりと前遊脚期に，荷重されている股関節へ向かう瞬間的な側方移動が生じる[2]．

■ 筋の制御

脊柱の各椎体の安定は，体幹にある筋組織により保

たれており，脊柱全体のアライメントは骨盤から起こる長い筋群によって保持されている．そして，HAT全体の基本的な安定性は，股関節に作用する骨盤周囲筋の制御に依存している．

●骨　盤

股関節の，外転筋群と伸筋群の2つの筋群がおもに骨盤の制御を行う．また，体幹筋も軽度に活動するが，骨盤の運動に影響を与えているようにはみえない．

股関節外転筋群の活動が骨盤の制御の代表的なものであり，明確に確認されている（図6-4参照）．大殿筋上部線維と中殿筋の活動パターンは類似している[4]．それらの活動は遊脚終期の後半（95% GC で大殿筋の上部線維；96% GC で中殿筋）から活動し始め，立脚中期の中間まで続く（大殿筋の上部線維は 24% GC；中殿筋は 29% GC）．筋活動強度は両筋ともに荷重応答期初期の間に急速に増大して（大殿筋の上部線維は 3% GC；中殿筋は 7% GC），26% から 28% MMT までの最大強度に達する．その後これらの筋活動はゆっくりと減少して立脚中期で弛緩する．

●体　幹

静止立位において，正常アライメントにある体幹の安定性には最小限の筋活動しか必要としない．それに対して歩行中は段階的な筋活動が起こる．脊柱起立筋の腰椎部と胸郭部分は同時に活動する[11,14]．これらの筋活動はおもに反対側の初期接地のタイミングで起こる．すなわち同側下肢（基準と決めた下肢）が 50% GC のときにその下肢と同側の体幹の筋活動が最大となる．これらの筋は立脚終期後半（40% GC）に活動し始めて 50% GC で最大となり，前遊脚期をとおして続く（このタイミングは反対側の遊脚終期から荷重応答期に対応している）．同側体幹筋の低い強度の活動（10% MMT）が遊脚終期（90% GC）に始まり，荷重応答期（5% GC）または立脚中期（15% GC）まで続く．

腰部の大きな内在筋群（多裂筋）は左右の踵接地時に両側で活動する．支持側の筋活動の最大値は非荷重側のそれよりも大きくなる傾向がある（支持側が 30% MMT，非荷重側が 20% MMT）[11]．回旋筋群と腰方形筋の筋活動は多裂筋と類似している[13]．これらの筋活動は同側下肢と反対側下肢の両方の荷重期（同側では 90% GC〜12% GC，反対側では 45% GC〜62% GC）で同時に起こる．

腹筋群には2つの活動パターンがある．外腹斜筋は立脚期をとおして低い強度（5% MMT）で持続して活動する．この筋の活動は最大が 10% MMT であり遊脚中期後半から遊脚終期の初期（75〜90% GC）にかけて起こる．腹直筋は低い強度で連続して活動をする．

トレッドミル歩行による体幹筋に関する研究では，伸筋の筋活動について類似したパターンを示したが，腹筋の筋活動はその逆であり，腹直筋はより活動をしていた．これは床が動くために生じる体幹を伸展させる力に対する反応を示している可能性がある[14]．

頭部，体幹および骨盤の機能的解釈

歩行中，身体の軸となる部分（頭部，体幹，骨盤）の移動と加速は，立脚期および遊脚期の下肢の動きを反映するので，骨盤でもっとも大きな運動が生じる．下肢に荷重をかけるときの衝撃と反対側の遊脚下肢の重みという2つのメカニズムが事実上存在する．前進方向の運動は，足部接地とHATの質量中心の高さによって生じた運動量の変化によって行われる．骨盤の運動は，身体を支えている股関節中心から離れた場所にある体幹基部（仙腸関節）によってもたらされる．骨盤の動きは股関節周囲筋群が制御する．一方，骨盤の上にある体幹のアライメントは，背筋や腹筋が制御している．下肢に荷重する際の脊柱起立筋と内在筋の活動およびその後の腹筋群の活動は，体幹が受ける受動的な力を減少させる．

それらの筋は，衝撃吸収と体幹の直立安定性の維持という2つの機能を果たしている．胸椎と頸椎が17の椎間関節を利用して頭部を中間位に保つのと比較して，腰椎はわずか5つで仙骨の運動を吸収している．それゆえに歩行中のおもな動的効果は腰椎によってなされていることは明白である．

■初期接地（0〜2% GC）

立脚期の始まりでは，骨盤は矢状面および前額面で水平であり，水平面では前方へ約 5°回旋する[3]．

■荷重応答期（2〜12% GC）

下肢へ荷重することによって，3方向すべてで姿勢変化が起こる．荷重の受け継ぎによって仙骨（S2）は前方へ移動するが，それは体幹（Th10）で起こる

前方移動の2倍の変位となる．仙骨と体幹の加速の差は73%であるが，さらに椎間関節による減速作用が働き，頭部では事実上ほとんど加速の影響がなくなる[13]．

反対側の下肢を免荷することにより，反対側の骨盤支持が除かれ，骨盤は急速に落下する．その運動は，支持側下肢に着目したとき反対側下肢の免荷により骨盤の中心が落下するため，支持側骨盤は相対的に挙上すると言いかえることができる．荷重応答期に起こる非荷重側骨盤の側方への落下は重要な運動である．この骨盤の急速な落下は股関節外転筋群（中殿筋と大殿筋上部線維）によって減速される．

背部の筋はこれら両方の事象に反応し，両側にある内在伸筋（多裂筋と回旋筋）および腰方形筋の活動は体幹の前方移動を減速させる．脊柱起立筋（大きな外在伸筋）の活動は，骨盤の落下に反応してその反対側でより大きくなる．同側の脊柱起立筋の活動は，体幹の前進の減速に作用する．仙骨の移動は体幹のそれよりも大きくなり，その結果として骨盤をわずかに前傾させるとともに腰椎に軽度の伸展が生じる．

支持側下肢へ体重を移動させると免荷側の骨盤は自由になるので，水平面で前方回旋を始める．立脚下肢の半膜様筋と半腱様筋の活動はそれを助けてその骨盤の前方回旋を増大させる．一方，支持側下肢では大殿筋と大腿二頭筋によって股関節の伸展が起こり，それに伴い外旋も起こる．この外旋が骨盤の前方回旋に対して拮抗する力となる．

■ 立脚中期（12〜31% GC）

体幹は側方へ移動しながら，垂直および前進方向では中間位に戻る．骨盤の水平回旋と側方傾斜もまた立脚中期の中間までに中間位に戻る．体幹筋は活動をしない．この相の終わりまでにHATは支持側下肢のほうへ最大限に移動する．この相の後半に，骨盤は水平面のアライメントを戻し始める．

■ 立脚終期（31〜50% GC）

仙骨とHATの前進は，平均歩行速度よりも遅いが，同時に，この相をとおして支持側下肢を前方へ加速させて，単下肢支持期の終わりには最大に達する．その加速メカニズムによって支持側下肢がフォアフットロッカーを越えて前進することができる．

立脚終期の開始時，支持側下肢は垂直位にある．続いて立脚終期の前半（34% GC）に踵の挙上を伴って体幹は最大に上昇する．さらに下肢が前進するために仙骨と体幹と頭部の位置が下がる．慣性によってHATの反応が遅れるために，相対的に過伸展になり骨盤が前傾する．体幹は腹直筋の屈曲活動により安定する．腹斜筋の活動は減少するため，屈筋としてそれほど効果的に働かない．

■ 前遊脚期（50〜62% GC）

HATの運動は，支持側下肢からの影響を反映していることを除けば，荷重応答期で起こる運動と同様である．この2回目の両下肢支持期に，頭部，体幹，仙骨の位置が再びもっとも低い位置に下がる．下肢への荷重がなくなると，非荷重側の骨盤が急速に落下して体幹基部ラインを越えて4°傾く．また骨盤は矢状面で前傾する．

■ 遊脚初期および遊脚中期（62〜87% GC）

これは反対側の立脚中期に相当し，緩やかな移行期である．水平面で骨盤は中間位に戻り，後傾（恥骨結合挙上）と前方への回旋が再び始まる．

■ 遊脚終期（87〜100% GC）

この相の開始時，HATの位置はもっとも高い位置になる．これは反対側下肢が立脚終期であることを示し，続いてこの位置から徐々に落下する．骨盤が遊脚下肢を前進させながら同側骨盤が落下し，3°の前傾（恥骨結合下降）が生じる．また骨盤は水平面で最大に前方回旋（5°）する．

結 論

頭部，頸部，体幹，骨盤の動きは下肢の動きに伴って二次的に起こる．重要なことは荷重時の衝撃，立脚下肢と遊脚下肢のアライメントの変化，そして骨盤の両側支持（bilateral support）の消失である．体幹と股関節の筋活動が強制的に受ける力を減少させる．その結果として，すべての運動が小さくなり，さらに頭部の変位の大きさと加速が最小となる．

文 献

1. Asmussen E. The weight-carrying function of the human spine. *Acta Orthop Scand*. 1960 ; 29 : 276-290.
2. Boccardi S, Pedotti A, Rodano R, Santambrogio GC. Evaluation of muscular moments at the lower limb joints by an on-line processing of kinematic data and ground reaction. *J Biomech*. 1981 ; 14 : 35-45.

3. Inman VT, Ralston HJ, Todd F. *Human Walking*. Baltimore, MD : Williams and Wilkins Company ; 1981.
4. Lyons K, Perry J, Gronley JK, Barnes L, Antonelli D. Timing and relative intensity of hip extensor and abductor muscle action during level and stair ambulation : an EMG study. Phys Ther. 1983 ; 63 : 1597-1605.
5. Mooney V. Special approaches to lower extremity disability secondary to strokes. *Clin Orthop*. 1978 ; 131 : 54-63.
6. Mulavara A, Bloomberg J. Indentifying head-trunk and lower limb contributions to gaze stabilization during locomotion. *J Vestib Res*. 2003 ; 12 (5-6) : 255-269.
7. Murray MP, Drought AB, Kory RC. Walking patterns of normal men. *J Bone Joint Surg*. 1964 ; 46A : 335-360.
8. Murray MP, Mollinger LA, Gardner GM, Sepic SB. Kinematic and EMG patterns during slow, free, and fast walking. *J Orthop Res*. 1984 ; 2 : 272-280.
9. Prince F, Winter D, Stergiou P, Walt S. Anticipatory control of upper body balance during human locomotion. *Gait Posture*. 1994 ; 2 (1) : 19-25.
10. Saunders JBdM, Inman VT, Eberhart HD. The major determinants in normal and pathological gait. *J Bone Joint Surg*. 1953 ; 35A (3) : 543-557.
11. Sisson G, Perry J, Gronley J, Barnes L. Quantitative trunk muscle activity during ambulation in normal subjects. *Transactions of the Orthopaedic Research Society*. 1985 ; 10 : 359.
12. Thorstensson A, Nilsson J, Carlson H, Zomlefer MR. Trunk movements in human locomotion. *Acta Physiol Scand*. 1984 ; 121 : 9-22.
13. Waters RL, Morris J, Perry J. Translational motion of the head and trunk during normal walking. *J Biomech*. 1973 ; 6 : 167-172.
14. Waters RL, Morris JM. Electrical activity of muscles of the trunk during walking. *J Anat*. 1972 ; 111 (2) : 191-199.
15. Weisl H. Movements of the sacro-iliac joint. *Acta Anatomica*. 1955 ; 23 : 80-91.

第8章

上　肢

　歩行中，上肢を交互に振る運動が無意識に起こる．Elftman は上肢の振りの角運動量を 3 つの機能面において計算し，その結果，上肢の運動パターンはそれ以外の身体運動パターンとは正反対であったことを見出した[2]．そこで彼は，上肢の逆運動パターンによって，体幹に著しい回旋がなくても下肢は必要な動作ができると結論づけた．この結果の重要性は，エネルギーコスト分析結果によって異議を唱えられたことである．上肢を自由に振ったものと上肢を拘束したものと比較しても，酸素消費について両者の間にまったく差がなかった[7]．これら 2 つの実験事実は，上肢の腕振り運動は有益であるが歩行の本質的な構成要素ではないことを示唆している．

歩行力学

運　動

　両上肢は各歩行周期で交互に屈曲と伸展を繰り返す（図 8-1）．両上肢は，歩行周期の 50 % で位置が入れ替わり，各上肢の最大伸展は同側の踵接地で，また最大屈曲は反対側の初期接地で起こる[5]．初期接地から前遊脚期（50% GC）の始めまでの間，同側の肩関節と肘関節は徐々に屈曲する．その後，前遊脚期の開始時に肩関節と肘関節は伸展を開始し，先ほどの屈曲をするときと同じ割合で伸展する[5]．その屈曲あるいは

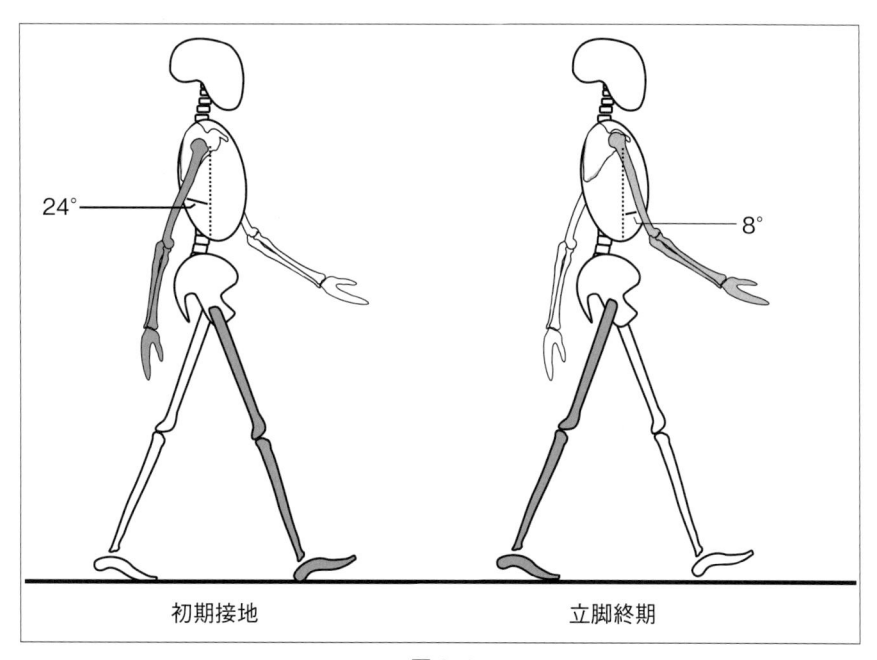

図 8-1
　正常な自由歩行での上肢の振り．初期接地（最大の後方への振り）．立脚終期（最大の前方への振り）．

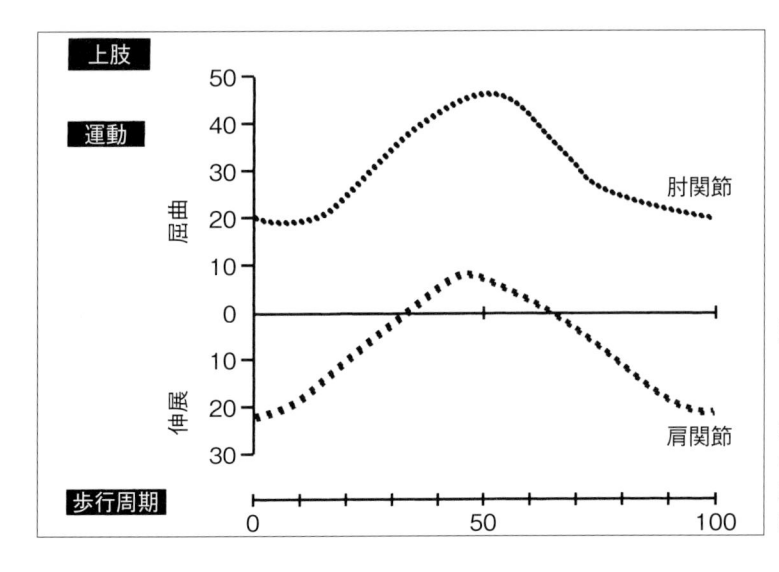

図8-2 歩行中の上肢の振りにおける肘関節と肩関節の運動の軌跡
横軸の目盛は歩行周期の割合を示し，初期接地（0% GC）から始まる．
(Adapted from Murray MP, Sepic SB, Barnard EJ. Patterns of sagittal rotation of the upper limbs in walking. *Phys Ther.* 1967 ; 47 : 272-284.)

伸展の量には個人差がある．より速い歩行速度では，肩関節および肘関節を両方使って上肢全体の運動範囲が増加する[5]．

● 肩関節

個人差はあるが，肩関節は中等度の歩行速度（92 m/min）で平均32°の範囲で運動する．立脚期の開始時，肩関節は最大伸展位（24°）にあり，反対側下肢が地面に接地する直前の立脚終期の終わりまでに屈曲8°になる（図8-2）[5]．この最大屈曲の位置を一瞬保持した後に，肩関節は遊脚期をとおして伸展をする．

両肩関節運動の相対的タイミングは歩行速度が増加しても同じであるが，歩行速度が速くなればなるほど上肢全体の運動範囲は大きくなる[5]．128 m/minの速い速度で歩行するとき，平均の運動範囲は39°である．この速い歩行速度で，肩関節伸展角度は最大31°に増加するが，屈曲角度は92 m/minの歩行速度時の運動と比較して変化なく，最大屈曲8°のままである．

● 肘関節

歩行中の肘関節のパターンは，立脚期の屈曲範囲と遊脚期の伸展範囲において肩関節のパターンと類似している[5]．中等度および速い歩行速度では，肘関節の運動範囲の大きさは肩関節のその大きさと比較できる（それぞれ肘関節は30°屈曲と40°屈曲）．しかし，肘関節は歩行周期をとおして屈曲位にある．結果として最大の関節屈曲角度は反対側の床接地のときにより大きくなる（92 m/minのとき47°，128 m/minのとき55°；図8-2参照）．

● 各相の運動

歩行中の肩関節と肘関節の連動はかなり明瞭である[5]．ここでは中等度の歩行速度（92 m/min）で観察されたパターンについて述べる．初期接地時，同側上肢は肩関節と肘関節ともに最大に伸展をするが，下肢は股関節が屈曲して前方へ出されている．そのあと少し遅れて（5% GC）股関節は伸展し肩関節は徐々に屈曲するが，肘関節はかなり遅れて屈曲を開始する．肘関節の屈曲運動は立脚中期に始まるが，これは上肢が最大に伸展したときに肘関節がすでに屈曲17°にあることに関係しているかもしれない．立脚終期の終わり近く（50% GC）になると肩関節と肘関節がともに最大に屈曲をする（肩関節屈曲8°と肘関節屈曲47°）．前遊脚期の開始時に起こる反対側の足部・足底接地が，肩関節と肘関節の両方の運動を伸展方向に切り替える．これらの運動は，遊脚期をとおして同側の踵接地まで続き，上肢が最大伸展位に達したときには，肩関節が伸展24°と肘関節が屈曲17°になっている．同側足部あるいは反対側足部の床接地時に起こる上肢の振りの最大位置の相互関係はとてもよく一致しており，大多数の被験者でこの相互関係のずれは0.1秒以内である．

■ 筋による制御

歩行中の肩関節と上肢の筋群の活動パターンを測定した研究がいくつかある[3,4,8]．筋活動のタイミングが被験者によって変化する[8]．加えて両上肢の筋活動の大きさは，被験者がより速く歩いたときに増加する[4]．上肢と肩関節の筋活動をもっとも広範囲に測定した

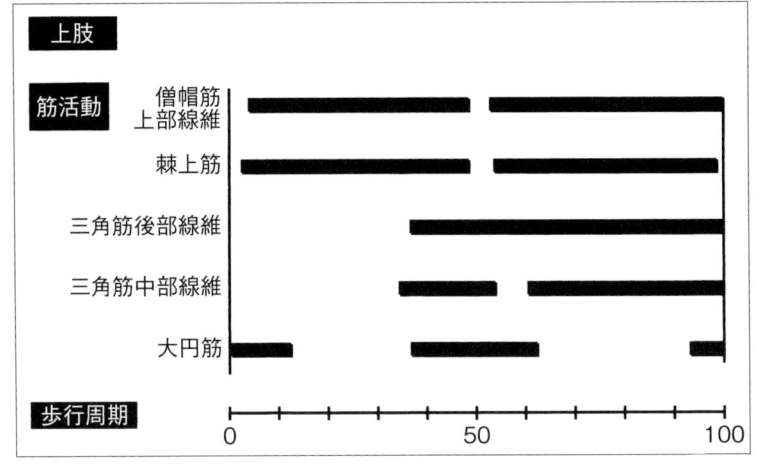

図 8-3 歩行中の上肢の振りに関係する筋が活動する時期
横軸の目盛は歩行周期の割合を示し，初期接地から始まる．
(Adapted from Fernandez-Ballesteros ML, Buchthal F, Rosenfalck P. The pattern of muscular activity during the arm swing of natural walking. *Acta Physiol Scand*. 1965 ; 63 : 296-310.)

研究でさえ，12ある筋のうちでたった6つの筋の活動を記録しただけである[3]．この研究から判断するとすれば，棘上筋と僧帽筋上部線維がもっとも活動をしている．それらの活動開始は初期接地直後であり，その活動は短い休止時期もあるが遊脚終期の終わりまで続く（図8-3）．

三角筋中部線維と後部線維はほとんど同時に活動し，ちょうど肩関節と肘関節が最大に屈曲に達する前から始まる（すなわち反対側の踵接地時）．この共同した活動は肩関節と上肢が伸展する時期をとおして続く（すなわち同側の踵接地まで）．これら2つの筋は，残りの歩行周期では活動をしない．

広背筋上部線維と大円筋には2つの活動時期があり，それらは両下肢支持期に起こる．第1の活動はちょうど同側の踵接地時の前，つまり肩関節が最大に伸展したときに起こり，この活動は荷重応答期をとおして続く．第2の活動時期はちょうど反対側の踵接地の前，つまり肩関節が最大に屈曲したときに起こり，この活動は同側の前遊脚期をとおして続く．

その他の筋（三角筋前部線維，棘下筋，大胸筋の胸骨部と鎖骨部，菱形筋，上腕二頭筋，上腕三頭筋）はどれも歩行中の上肢の振りには関与をしない[3,4]．

上肢の機能的解釈

肩関節は歩行中に3つの機能的パターンを示し，それらは屈曲，伸展および上肢を支持することである．そして，それぞれは特徴のある筋活動パターンをもつ．

上肢の支持は肩甲骨と上腕骨の両方でなされる．僧帽筋上部線維の活動は肩甲骨を支持する．静止立位における筋電図の記録が報告されている．上腕骨支持は棘上筋の役割である[1]．棘上筋の筋走行は水平であるので，上腕骨を持ち上げるときに上腕骨頭を関節窩に押しつけるように働く[6]．

肩関節の伸展と屈曲の減速は，三角筋の後部線維（および大円筋）によって厳密に制御されている．三角筋中部線維が同時に活動するので上肢は外転する．肩関節の伸筋によって上肢が後方へ移動するとき，その上肢の外転の動きに助けられて上肢は体幹に当たらないで後方へ伸展することができる．体重を反対側下肢へ急激に移動させる時期に，三角筋中部線維，棘上筋，僧帽筋上部線維の活動には短い小休止がある．

対照的に，歩行中において上肢の屈曲は，受動的に起こるようにみえる．現在，屈筋の活動（三角筋前部線維，大胸筋の鎖骨部，あるいは上腕二頭筋）はまったく明らかにされていない[3]．ただ烏口上腕筋が関与すると推測することができるが，その歩行中の筋活動についての研究はまだなされていない．

上肢の振りの果たす役割は，その構成要素が活動するタイミングによって示されている．動的な上肢の伸展は，下肢を前方へ降り出すと同時に起こる．それぞれの四肢（上肢と下肢）は相当の運動範囲を動く（股関節40°，肩関節32°）．それゆえに，Elftmanが推測したように，上肢はまさに下肢のロコモーター機構による身体の回旋移動を最小限にするために反対に作用する力を与えている[2]．下肢へ荷重をかけ始めたとき（始めの5% GC）に上肢を後方へ保持することは，二次的な動的安定性を得るための周到な手段である可能性がある．

文 献

1. Basmajian JV, Bazant FJ. Factors preventing downward dislocation of the adducted shoulder joint : an electromyographic and morphological study. *J Bone Joint Surg.* 1959 ; 41A : 1182-1186.
2. Elftman H. The functions of the arms in walking. *Hum Biol.* 1939 ; 11 : 529-536.
3. Fernandez-Ballesteros ML, Buchthal F, Rosenfalck P. The pattern of muscular activity during the arm swing of natural walking. *Acta Physiol Scand.* 1965 ; 63 : 296-310.
4. Hogue RE. Upper extremity muscular activity at different cadences and inclines during normal gait. *Phys Ther.* 1969 ; 49 (9) : 963-972.
5. Murray MP, Sepic SB, Barnard EJ. Patterns of sagittal rotation of the upper limbs in walking. *Phys Ther.* 1967 ; 47 (4) : 272-284.
6. Perry J. Biomechanics of the shoulder. In : Rowe CR, ed. *The Shoulder.* New York, NY : Churchill Livingstone ; 1988 : 1-15.
7. Ralston HJ. Effect of immobilization of various body segments on the energy cost of human locomotion. Proceedings of the 2nd International Ergonomics Conference, Dortmund, West Germany. Ergonomics (Supplement) . 1965 : 53-60.
8. Weiss PL, St Pierre D. Upper and lower extremity EMG correlations during normal human gait. *Arch Phys Med Rehabil.* 1983 ; 64 (1) : 11-15.

第9章

下肢全体の機能と両側の共同関係

歩行には複数の相があり，これらの相は一連のパターンを示し，身体を前進させるために体幹，股関節，膝関節，足関節，足部で使われる筋の制御を表したものでもある．立脚期をとおしてさまざまな筋活動が共同することによって，荷重に伴う不意に起こる力を減弱し，安定性を保持し，前進を維持させる．遊脚期では，さまざまな事象を組み合わせることで足部の床クリアランスを確実にするとともに前進移動を最大にする．前章までは，各関節機能について詳細に述べた．この章では，各関節の機能を下肢全体の機能概念に統合して，荷重の受け継ぎ，単下肢支持，遊脚下肢の振り出しなどの機能的課題をこの概念から説明することを目的とする．歩行周期の間に関節位置が変化をするので，以下の本文では，各相で特徴的な関節位置を取り上げている．ほとんどのケースで数値は5°単位で示してあるが，詳しく知りたい場合はより正確な関節位置データが付録Aに載せてあるので参照されたい．

歩行周期における下肢全体の機能

荷重の受け継ぎ

荷重の受け継ぎでは，体重がトレイリング姿勢にある後方の下肢から前方の下肢へ急速に移動する．下肢は不意に荷重がかかることにより衝撃を受けるので，安定性を保ち前進を続けるためにその衝撃を減弱させなければならない．荷重の受け継ぎは各歩行周期の始めの12%で起こり，初期接地と荷重応答期の2相を含む．

● 初期接地（0〜2% GC）
　肢　位　：骨盤：10°前傾，5°前方回旋，前額面は中間位（0°）

　　　　　　大腿：屈曲20°
　　　　　　膝関節：屈曲5°（見かけ上伸展しているようにみえる）
　　　　　　足関節：中間位
　　　　　　距骨下関節：中間位
　重要な事象：踵の初期接地
　　　　　　ヒールロッカーの開始
　　　　　　衝撃の減少

足部が接地する瞬間に，下肢は前進を保ち姿勢の安定性を維持する必要があるので，接地による衝撃を吸収するために適切な肢位をとる．足関節と距骨下関節が中間位にあり，膝関節は完全伸展に近い角度（屈曲5°），股関節は約20°屈曲している（図9-1）．これは床のもっとも近くに踵がある状態である．

初期接地は，体重を前方の下肢に移動させるために，踵が床に接地前に1cm自由落下する過酷な事象である[11]．床と踵の衝突による衝撃は，床反力の垂直成分にスパイク波形（一般に"heel transient"とよばれている）を発生させ，その大きさは体重の50〜125%にも達し，歩行周期始めの1〜2%で生じる（図9-2）[13〜15]．各関節における床反力ベクトルの位置関係によって，足関節，距骨下関節，股関節は不安定になるが，一方で膝関節の安定性は増大する．

足関節において踵から発生する床反力ベクトルは足関節の後方にある．衝撃力は急速な足関節の底屈を起こし，脛骨前面筋群が急速に活動し始め足関節底屈の運動を減速する．前脛骨筋の活動強度は1% GCで最大となり，37% MMTに達する．同時に，長母指伸筋の活動（32% MMT）と長指伸筋の活動（26% MMT）は最大となる．衝撃によって発生したパワー（仕事率）は脛骨前面筋群の遠心性収縮により吸収される．衝撃による床反力ベクトルは距骨下関節の小さな外反をもたらすが，その外反は前脛骨筋がおもに制

側ハムストリングスの筋による回旋力は大腿骨に対して脛骨を内旋させるように働くが，その一方で腸脛靱帯の力と大腿二頭筋長頭の筋活動の作用は脛骨を外旋させるように働く．結果として，実際には脛骨と大腿骨間の水平面の動きはほとんど無視できる程度である．

また，距骨下関節外反は横足根関節を固定させないので，距舟関節と踵立方関節の軸がより並列になり，支持面に適合するように中足部をより柔軟にする．

股関節の水平面における回旋は，一般に骨盤の回旋として考えることができる．股関節の動的な水平回旋は内・外側ハムストリングスの筋活動が持続する期間の差により起こる．半膜様筋と半腱様筋の活動は荷重応答期（立脚中期まで）をとおして起こるが，大腿二頭筋長頭は初期接地後に短時間でその活動を止める．その結果として，内旋方向に回旋が生じて反対側下肢の前遊脚期での前進を助ける．

■ 単下肢支持期

単下肢支持期では，パッセンジャーユニット（HAT）が安定した一側下肢上で前進する．このとき反対側下肢は遊脚期にあるので，前進をするための安定性が要求される．荷重応答期に続いて単下肢支持期に移るが，それは各歩行周期の38％を占め，立脚中期と立脚終期の2つの相からなる．

● 立脚中期（12〜31% GC）

肢　位　：骨盤：10°前傾，回旋は中間位（0°），
　　　　　前額面は中間位（0°）
　　　　　大腿：屈曲・伸展中間位（0°）
　　　　　膝関節：屈曲5°（一見して伸展位にあるようにみえる）
　　　　　足関節：背屈5°
　　　　　距骨下関節：外反の減少
重要な事象：足関節の背屈を制限する（アンクルロッカー）
　　　　　　膝関節の伸展
　　　　　　前額面における股関節の安定

前方の下肢へ全体重を移動させて単下肢支持期を始めるために，反対側下肢の足指離地が重要である．足部は地面に接地し（踵と前足部が地面に接地している状態）脛骨は垂直位にあるが，股関節と膝関節でやや屈曲が残っている（図9-4）．下肢の前進は，距骨の関節面を脛骨が移動して背屈をするまで続く．これをアンクルロッカーという．下肢が前方へ回転して前進

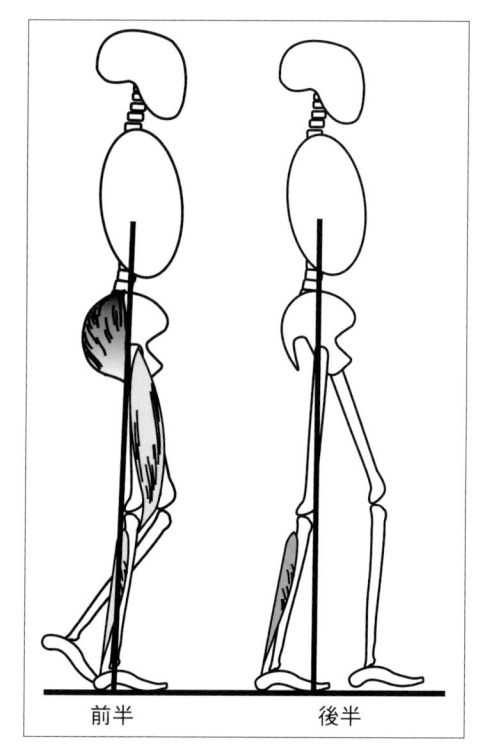

図9-4　立脚中期のアンクルロッカー
前半には脛骨は膝関節と股関節の屈曲を伴った垂直位にある．ベクトルは関節中心からごくわずかに変位している．腓腹筋とヒラメ筋は足関節を支持し，広筋の短い活動が膝関節を支持する．股関節は中殿筋と大殿筋上部線維の伸筋要素によって安定する．後半には身体は踵をつけ足底接地した前足部上にあり，股関節と膝関節は伸展し足関節は背屈する．下腿三頭筋がおもに下肢に支持性を与える．

することで，下肢の動的安定性を狙う重要な部分が膝関節から足関節へ移動する．荷重応答期に起こる股関節と膝関節の強い筋活動は立脚中期の前半に急速に終わる．下肢の安定性は下腿三頭筋により得られるが，おもにヒラメ筋の筋活動に依存する．

筋活動の変化に影響する重要な要素は，前進するための運動量と体重ベクトルの位置である．反対側の遊脚側下肢による運動量とヒールロッカー作用の残余によって足関節が背屈する．足関節が背屈するのに従って，体重ベクトルは足関節と膝関節の軸の前方へ，そして股関節軸の後方へ移動する．

体重ベクトルが足関節より前方へ移動すると，腓腹筋とヒラメ筋が脛骨を安定化させるために強く活動し始める．ヒラメ筋はその活動強度を約30% MMTに増加させ，この相の終わりに近づくまでこの活動レベルを維持する．一方，腓腹筋はヒラメ筋の活動と同時

期に徐々にその活動強度を増加させる．ヒラメ筋と腓腹筋の遠心性の適度に調節した筋活動が前進を制御し，脛骨が前方に倒れないようにする．

　体重ベクトルが膝関節の前方へ移動することによって，大腿四頭筋が求心性の活動へ変わり，膝関節の伸展を助ける．そして広筋が安定した脛骨上で大腿部を前方へ牽引し前進に関与することで，小さな正のパワー（仕事率）を発生させる（16% GC で 0.49 W/kg・m）．大腿四頭筋の活動は立脚中期の前半に終わる．

　股関節は徐々に伸展し，大腿部ははじめ 20°屈曲位にあるが，27% GC までに中間位になる．これは立脚中期の初期に生じる内側ハムストリングスの中等度のパワー（仕事率）によって補強される（12% GC で 0.72 W/kg・m）．さもなければ，股関節の能動的な伸展運動がまだ続いている中殿筋後部線維の活動により制限される．また股関節の伸展は，大腿四頭筋が大腿骨を引き寄せることと体重ベクトルが股関節の後方へ移動することからも，間接的に得られる．体重ベクトルの股関節後方移動による股関節伸展が生じるタイミングは，骨盤上の体幹の相反的な直立位置に依存する．

　前額面において，大腿筋膜張筋，中殿筋，大殿筋上部線維の活動が骨盤を水平に安定させ，これが体幹を直立にするための基盤となる．垂直な下肢の上に体幹が位置する間，骨盤の水平面の回旋は中間位にある．

● **立脚終期（31〜50% GC）**

　肢　位　：骨盤：10°前傾，5°後方回旋，前額面は中間位（0°）
　　　　　　大腿：伸展 20°で明らかな過伸展
　　　　　　膝関節：屈曲 5°（一見して完全伸展にみえる）
　　　　　　足関節：踵挙上を伴う背屈 10°
　　　　　　距骨下関節：この相の終わりまでに外反 2°に減少
　重要な事象：踵を挙上しながら足関節の背屈を制限する（フォアフットロッカー）
　　　　　　トレイリング姿勢
　　　　　　身体の前方への自由落下

　身体が前足部上を前方へと移動すると，足関節は背屈し踵が床から挙上する．これが立脚終期の始まりでフォアフットロッカーが開始される（図 9-5）．このとき膝関節は完全に伸展し，大腿はトレイリング姿勢をとる．体幹の前方移動によって体重ベクトルは足関節に対してもっとも前方へ移動し，中足骨頭支持面が

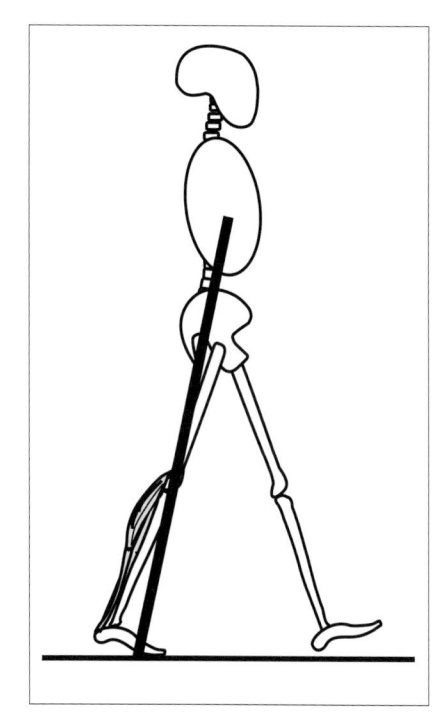

図 9-5　立脚終期
踵の挙上，足関節の背屈，膝関節と股関節の伸展を伴ったフォアフットロッカー．ベクトルは膝関節と足関節の前方と股関節の後方に位置する．ヒラメ筋と腓腹筋が伸筋として活動する．

限界になる．筋電図で観察すると，立脚終期の大部分（31〜47% GC）でヒラメ筋と腓腹筋の活動が増加する．このヒラメ筋と腓腹筋の筋活動の増加は，身体質量が落下することにより起こる足関節を背屈させる受動的なモーメントに対抗するために，筋活動による底屈モーメントを生じるために起こる．この機能は足関節を固定して前足部を回転軸にすることである．踵の挙上と，それに伴う脛骨の前傾により重心の高さは保たれる．（内力による）底屈モーメントは，ちょうど反対側下肢の初期接地の前に最大となる（47% GC で 1.40 N・m/kg・m）．超音波を用いた最近の研究では，この相で起こる足関節の背屈 5°は腱の伸長によって起こるが，筋線維部分は等尺性に働いていることを示している[1,3,5,7,8]．

　7つの足関節底屈筋（ヒラメ筋，腓腹筋，長指屈筋，長母指屈筋，後脛骨筋，長・短腓骨筋）の筋活動が立脚終期に最大となり，大きな底屈モーメントに寄与する．足関節の動的安定性が踵の挙上には不可欠である．足関節底屈筋群の活動により脛骨の動きが制動されるため，膝関節と股関節は体重ベクトルによって受動的

な伸展方向の安定性が得られる．

立脚終期の終わりに近づくに従って底屈モーメントが急速に減少するので，足部，足関節，膝関節の安定性が失われる．脛骨が前方に移動するので膝関節の屈曲が起こり，膝関節は体重ベクトルの前方へ移動する．そして，他方の下肢が床接地し，体幹を直立位に維持できたときに立脚終期は終了する．

■遊脚下肢の前進

遊脚下肢を前進させて一歩を踏み出す動きは，後方のトレイリング下肢を免荷して，床から足部を持ち上げ，下肢を前方へ動かして完了する．そしてそれは次に始まる歩行周期のために準備をすることでもある．微妙に同調された筋活動と関節運動が，効率よく足部のクリアランスを確実に行い，4つの相（前遊脚期，遊脚初期，遊脚中期，遊脚終期）をとおして下肢を前方に移動させる．

●前遊脚期（50～62％GC）

肢　位　：骨盤：10°前傾，5°後方回旋，5°同側の落下
　　　　　大腿：明らかな10°の過伸展
　　　　　膝関節：40°屈曲
　　　　　足関節：15°底屈
　　　　　距骨下関節：中間位（0°）
重要な事象：トウロッカー
　　　　　　膝関節を40°まで屈曲させる

トレイリング下肢の中足骨頭と足指は支持面と接地しているので，トウロッカーが起こり，下肢が前進する（図9-6）．体重ベクトルが中足指節関節まで前進するため，前方にある下肢へ急速に体重が移動しトレイリング下肢が免荷される．そのため足部が自由になって踵が高く挙上する（床から4cm離れる）[11]．立脚終期後半に最大となる（内力による）底屈モーメントが，トレイリング下肢の免荷が起こるのと同時に，急速に減少する．先に述べた足関節の底屈筋の筋腱複合体が緊張し，その弾性反跳により踵の挙上と脛骨の前進が加速する．これは大きなパワー（仕事率）（54%GCで3.7W/kg・m）を発生し，足関節を15°底屈させて脛骨を前進させる．踵の挙上とともに底屈した足関節によって下肢の長さが調整され，同側の骨盤の落下をわずか5°に抑える．

脛骨が前進するので膝関節も前方へ移動し，膝関節は40°屈曲する．その移動は大部分が受動的な力に

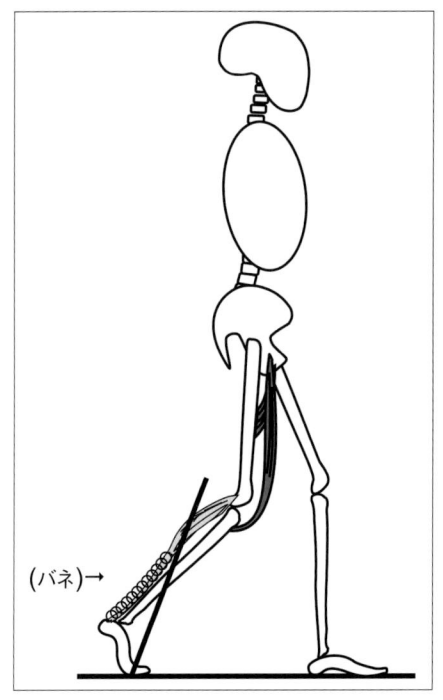

図9-6　前遊脚期
下腿三頭筋の弾性力が脛骨をトウロッカー上を越えて前進させる．中足指節関節は背屈位，足関節は底屈位，膝関節は屈曲位にあり，股関節は過伸展ではない．ベクトルは中足指節関節上にあり，膝関節の後方を通りその大きさが減少する．補助的に股関節屈筋群が活動をする．

よって起こり，膝窩筋，薄筋，縫工筋の筋活動による制御がごく一部でなされる．もし膝関節屈曲が過剰に起こるときは大腿直筋が反応する．大腿の前進（股関節屈曲）も長内転筋，薄筋の筋活動によって補われる．それらは反対側下肢へ体重が移動することにより受動的に起こる股関節外転を抑制する役割もある．ちょうど足指離地の前に始まる縫工筋の筋活動は股関節の屈曲に作用する．また，縫工筋は内転筋群の股関節を内転および内旋させる作用とバランスをとるために股関節の外転および外旋に働く．

遊脚期初期に起こる膝関節屈曲の2/3はこの立脚期の最後に起こる．前遊脚期で起こる活動は通常プッシュオフとよばれ，それは身体を前方へ押し出すと考えられている．しかし，より正確にいうならば，これは下肢を弾性力によって振り出す「下肢のプッシュオフ（limb push-off）」である．最近の報告では身体の前進にほとんど関与していないことが明らかとなっている[4]．

●遊脚初期（62〜75% GC）

　肢　位　：骨盤：10°前傾，5°後方回旋，前額面
　　　　　　で中間位（0°）
　　　　　　大腿：15°屈曲
　　　　　　膝関節：60°屈曲
　　　　　　足関節：5°底屈
　　　　　　距骨下関節：中間位（0°）
　重要な事象：膝関節の屈曲
　　　　　　股関節の屈曲

　足指を床から挙上することが，免荷された下肢を振り出すきっかけとなる．足部を床から持ち上げるために膝関節の屈曲を60°まで増加させる．足関節はこの相の終わりまでに，底屈を5°減少させるだけである．また，大腿を前進させて股関節を15°まで屈曲させる（図9-7）．下肢のトレイリング姿勢は自然に足指を下に向けるようになるために，足部のクリアランスは足関節の肢位よりもむしろ膝関節の十分な屈曲に依存する．大腿の急速な前進は前へ進む重要な推進力となる．

　遊脚初期の股関節と膝関節の筋活動は多様な変化をする．もっとも確実に働く膝関節の屈筋は大腿二頭筋短頭である．2つの起始部をもつ大腿二頭筋は停止部では同じ腱を共有するので，この活動はしばしば外側ハムストリングス（大腿二頭筋長頭）によるものと間違えられる．しかし，大腿二頭筋長頭は股関節の伸筋でもあるので，その活動は股関節屈曲を抑制する可能性がある．詳細な筋電図の記録は大腿二頭筋の2つの筋の筋活動を明白に区別することができる．同時に起こる股関節と膝関節の屈曲は，縫工筋と薄筋の低強度の活動により起こる可能性がある．股関節のみの屈曲は，歩行速度が速い場合や遅い場合に，腸骨筋により規則的に調節されている．腸骨筋は，個人の通常の歩行スピードではしばしば活動をしない．長内転筋の低レベルの筋活動は股関節屈曲をより増大させる．

　足部と足指を持ち上げ始めるので，脛骨前面にある筋（前脛骨筋と長い足指伸筋群）の活動が遊脚初期に活発になる．そしてこの時期に長指伸筋と長母指伸筋の活動は最大となる．その限定された運動は，足部を下方に引く慣性に対抗したものである．

●遊脚中期（75〜87% GC）

　肢　位　：骨盤：10°前傾，水平面と前額面の回
　　　　　　旋は中間位（0°）
　　　　　　大腿：25°屈曲
　　　　　　膝関節：25°屈曲

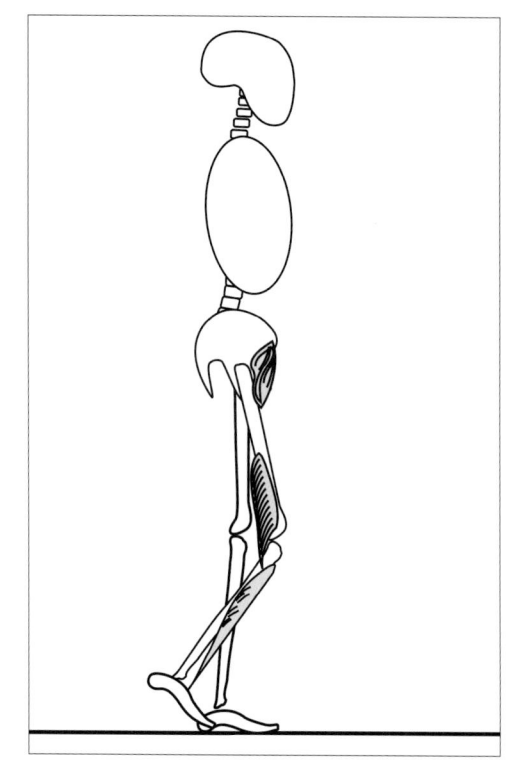

図 9-7　遊脚初期
　股関節と膝関節の屈曲が増加し，足関節の底屈が減少する．腸骨筋と補助的に活動する股関節屈筋群，大腿二頭筋の短頭，脛骨前面筋群が活動する．

　　　　　　足関節：中間位（0°）
　　　　　　距骨下関節：中間位（0°）
　重要な事象：足関節の背屈
　　　　　　股関節の屈曲

　下肢の前進は持続するが，筋活動は最小になる．このとき床クリアランスは足関節と股関節の位置に依存する．足関節を能動的に制御することによって，足部を床に接触しないようにしている．足関節は，遊脚初期に活動を始めた前脛骨筋，長母指伸筋，長指伸筋によって，低い強度で持続的に制御されている．大腿が25°に屈曲すると長内転筋と薄筋の筋活動は最小になる（図9-8）．膝関節は完全に受動的に伸展する．ハムストリングスは遊脚終期の準備として遊脚中期の終わりに活動を始める．

●遊脚終期（87〜100% GC）

　肢　位　：骨盤：10°前傾，5°前方回旋，前額面
　　　　　　は中間位（0°）
　　　　　　大腿：20°屈曲（わずかに後退する）

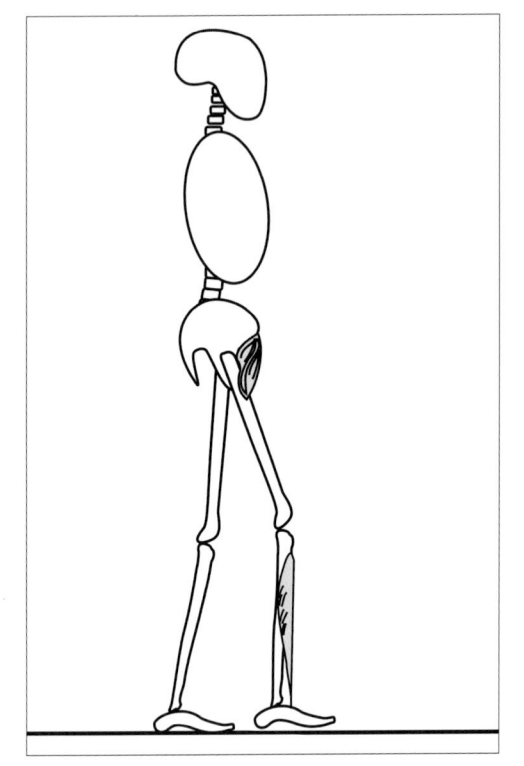

図 9-8　遊脚中期
股関節屈曲が増加し，膝関節屈曲が減少する．脛骨は床に垂直となり，足関節は中間位になる．股関節屈筋群と足関節背屈筋群の活動が減少する．

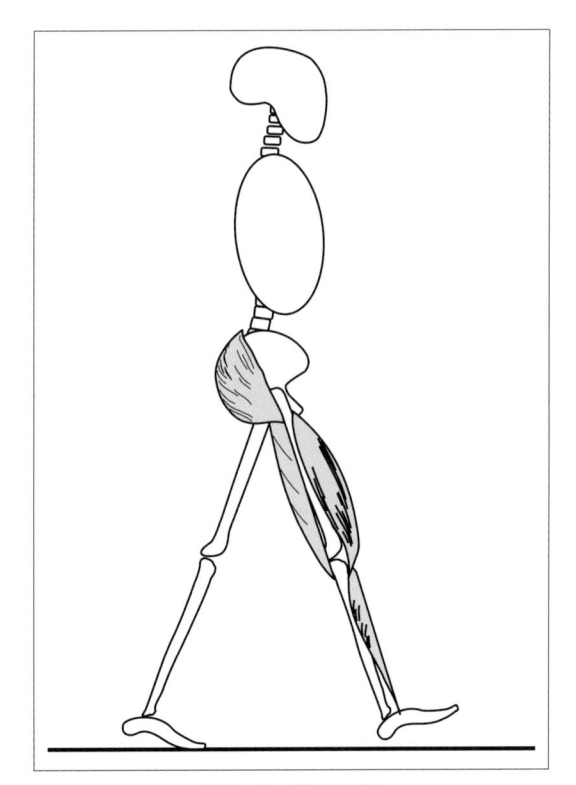

図 9-9　遊脚終期
股関節は屈曲位，膝関節は伸展位，足関節は中間位．股関節の単関節伸筋群，ハムストリングス，大腿四頭筋，脛骨前面筋群が活動する．

　　　　膝関節：5°屈曲（伸展しているようにみえる）
　　　　足関節：中間位（0°）
　　　　距骨下関節：中間位（0°）
重要な事象：股関節の減速
　　　　さらなる股関節の屈曲（すなわち大腿の前進）が抑制される
　　　　膝関節の減速
　　　　膝関節の伸展
　　　　足関節の背屈

　この相は下肢が次の初期接地のための準備をする時期である．大腿の前進は抑制され，わずかに後退する（大腿が25°屈曲位から20°屈曲位まで後方へ移動する）．膝関節は，滑らかに中間位（0～5°屈曲位）まで伸展する（図9-9）．足関節は中間位を保持する（あるいは5°底屈位に落下する可能性がある）．
　筋活動が3つの関節すべてで起こる．ハムストリングスの3筋（半膜様筋，半腱様筋，大腿二頭筋長頭）は，股関節屈曲を抑制するために遊脚終期に中等度の強度で活動する（22～38％ MMT）．この遊脚終期はハムストリングスの3筋が最大に働く時期である．同時に活動する膝関節屈筋群が，脛骨の運動量によって膝関節が過伸展するのを防ぐ．遊脚終期の後半までに，大腿四頭筋（広筋）が膝関節を完全伸展し，荷重の受け継ぎの準備をする．脛骨前面筋群は足関節背屈を続けるために活動をする．これらの筋の一連の活動の結果，下肢は次に起こる初期接地時の体重負荷のための最適な準備姿勢になる．

■要　約

　歩行は筋活動によって制御され繰り返し起こる一連の運動である．筋の活動様式は歩行周期をとおして変化し，その活動様式によって衝撃の吸収，安定性の獲得，足部のクリアランス，前方への移動などの基本的な要素が遂行される．そして筋の活動強度を調節することによりそれらを制御する．次の節では立脚期と遊脚期の筋による制御のまとめを述べており，足部の制御にも焦点を当てている．

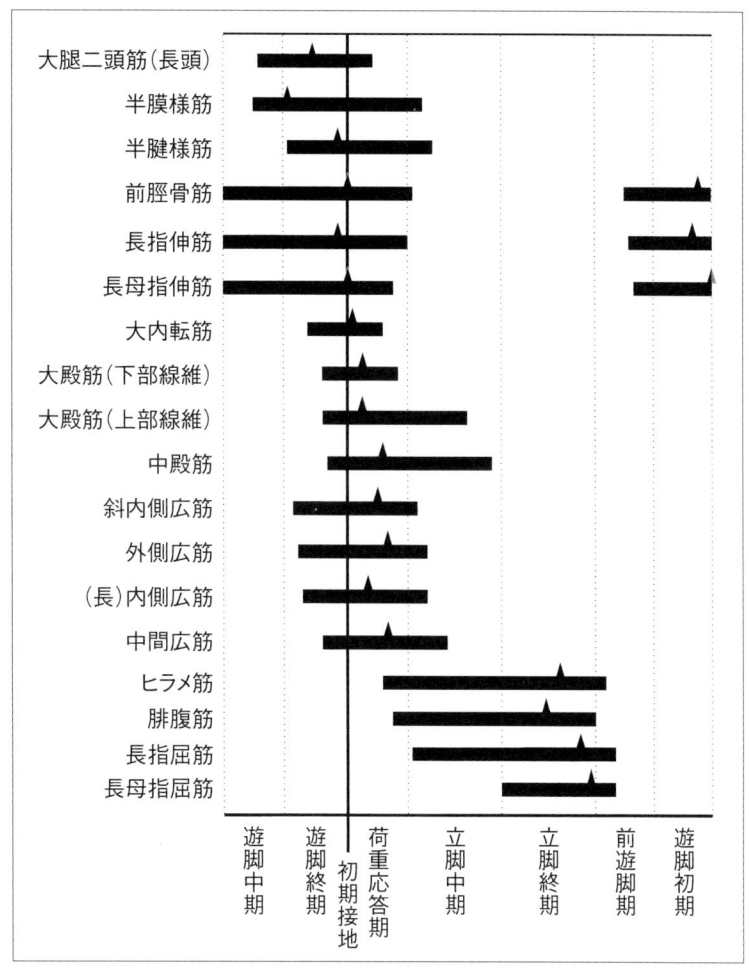

図9-10 立脚期における一連の筋活動

立脚期の筋による制御パターン

歩行の立脚期における筋の制御は，体重を支持するための安定性，衝撃の吸収，支持足部上の前進を得るためにあり，これらによって，エネルギーを温存させる．ただ1つの例外は下肢の伸筋群である．伸筋群は遊脚終期に始まる一連の活動に続いて活動し，立脚終期までその活動が続く（図9-10，表9-1）．以下の3つの機能的な共同作用が行われる：1）遊脚期から立脚期への移行（遊脚終期），2）荷重の受け継ぎ（初期接地，荷重応答期），3）支持足部を越えた前進（立脚中期，立脚終期，前遊脚期）．

遊脚終期

ハムストリングスの3筋（半膜様筋，半腱様筋，大腿二頭筋長頭）は，遊脚中期と遊脚終期に活動をし，その強度は遊脚終期に急速に最大になる．それに伴う運動の変化は，股関節屈曲と膝関節伸展の減速である．これは大腿を20°屈曲位に制限し，膝関節が過伸展するのを防ぐことで立脚期への移行に備える．遊脚期の後半では，ハムストリングスの活動を減弱させて，膝関節が過度に屈曲するのを防いでいる．

立脚期の準備のために，他の3つの筋群が遊脚終期の後半に活動を始める．ハムストリングスの活動が減弱するので，2つの股関節の単関節伸筋（大内転筋，大殿筋下部線維）が活動する．これらの筋は単関節筋であるため，膝関節の屈曲には影響を与えないで大腿骨の減速を行う．4つの広筋（外側広筋，中間広筋，長内側広筋，斜内側広筋）の筋活動は，初期接地時の最適な膝関節伸展位を確保するためにハムストリングスの膝関節屈曲作用に抗する．脛骨前面の筋（前脛骨筋，長い足指伸筋群）はその活動を増加させて，足部を後のヒールロッカー作用のための位置に置く．

る．この筋活動の結果，過伸展から屈曲方向へ股関節の動きの切り替えが起こる．

薄筋と縫工筋は前遊脚期に活動を始める．薄筋は股関節を内転，内旋させるが，縫工筋は外転，外旋させるので，両方の筋の作用が打ち消しあって，共通する機能としては股関節と膝関節を屈曲させる．

大腿直筋は，しばしば前遊脚期の後半に活動するが，それは受動的な膝関節屈曲が過剰になった場合に屈曲を減速させるためである．また，大腿直筋による股関節屈曲作用も下肢の前進を補助する．

股関節屈筋群による下肢の前進機能は，受動的な事象により増大する．両下肢支持期の始まりで下肢は急速に免荷する．踵が床からより持ち上げられ，脛骨が前方へ倒れるに従い，膝関節が屈曲し大腿が前進する．足指離地前の足関節の残余の弱い底屈力は，踵を持ち上げ足指だけが接地した状態を保つのを助ける．

脛骨前面筋群（前脛骨筋と長い足指伸筋群）は前遊脚期後半に活動し始め，その活動強度は急速に最大値近くまで増加する．この筋群による足関節の背屈は，残存した底屈に対抗するために起こる．

これらすべての活動が，終期両下肢支持期に遊脚への準備として行われる．トレイリング下肢の安定性がなくなり，膝関節は大きく屈曲し，足関節の運動を反転させるための筋が活動し始める．これらの運動は，股関節屈筋群，膝関節屈筋群，足関節背屈筋群のそれぞれの活動が重なりながら起こる共同運動である．

■遊脚初期

遊脚初期では長内転筋，薄筋，縫工筋の筋活動は続いているが，これらの活動強度は腸骨筋が活動し始めると増大する．これらの股関節屈筋群は共同して大腿を前進させるが，それら個々の筋の活動時期に一貫性はなく，その活動強度も低い．これは，前遊脚期で得られた運動量で，遊脚初期から遊脚中期をとおして大腿を前進させ続けるのに十分であることを示している．遊脚初期の股関節と膝関節の屈筋共同作用に伴って大腿二頭筋短頭が活動し，その活動により膝関節の屈曲成分が増大する．そして下肢を前進させるために足部が持ち上がる．

脛骨前面にある筋群の筋活動の増大により足関節は底屈位から背屈する．また長母指伸筋と長指伸筋の筋活動も最大になり，足指が床に引っかからないようにしている．

■遊脚中期

遊脚中期では股関節屈筋群が働いていないにもかかわらず，大腿の前進が続いている．腸骨筋，縫工筋，大腿直筋は活動をしていない．薄筋は一貫した活動を示さず，時々活動をする．遊脚初期から続いている残余の運動量が，大腿を屈曲25°まで前進させるのに十分であるからである．

足関節の制御も多様である．遊脚中期で足関節背屈が最大になるとき，筋電図の平均活動パターンは足関節の背屈筋群，とくに足関節を内反させる作用のある前脛骨筋と長母指伸筋の活動強度が著しく減少する．それらの筋は遊脚中期でしばしば活動をしない．これは，遊脚初期の強力な筋活動で起こった運動量が，遊脚中期で必要な要求を十分に満たしているということを示している．足指の床とのクリアランスは最小の筋活動で起こっている．

このように遊脚期の筋による制御パターンは立脚期における活動とは異なっている．遊脚期で要求されることは下肢の屈筋群の共同した活動であるが，対照的に，立脚期において股関節，膝関節，足関節が必要とすることは，筋群がそれぞれの筋活動を重複しながらも連続的に活動することである．

足部の制御

足部内にある関節を制御する一連の筋は，体重が足部上を移動する際に要求される筋活動を反映している（図9-12，表9-3）．内反筋群，底屈筋群，外反筋群は，距骨下関節，横足根関節，中足指節関節の動的な安定性を確保するために十分なモーメントを発生させる．

■荷重応答期

初期接地後に前脛骨筋の筋活動が最大になるが，この活動は踵で支持する間の内反力に寄与する．これは，初期接地時に距骨下関節が外反に崩れるのを抑制するように作用する．

初期接地時の後脛骨筋の活動はより大きな内反モーメントを足関節に加え，その活動強度は荷重応答期の前半に急速に増大する．それはとくに距骨下関節を減速させ，足部の回内の大きさを制御する．

ヒラメ筋は荷重応答期の後半に活動し，ヒラメ筋の主要な役割である足関節底屈に加えて距骨下関節に内反力も与える．その活動と同時に腓腹筋が活動して軽

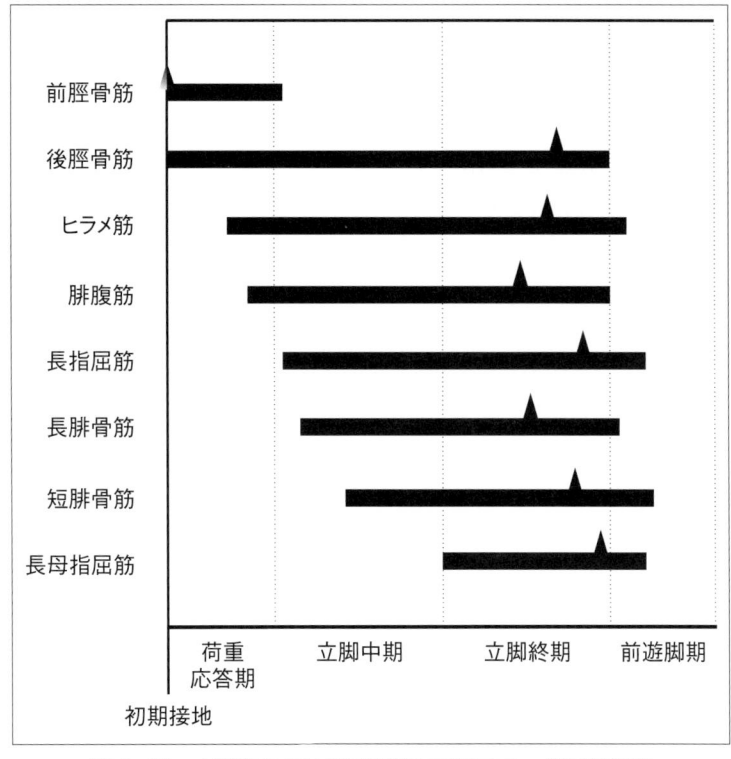

図 9-12 立脚期における足関節を制御する一連の筋活動

表 9-3 足部の関節を制御する一連の筋活動（% GC）

筋	活動開始	活動終了	最大活動
前脛骨筋	56	13	0
長指伸筋	57	12	70
長母指伸筋	58	9	74
後脛骨筋	0	50	44
ヒラメ筋	7	52	43
腓腹筋	9	50	40
長指屈筋	13	54	47
長腓骨筋	15	51	41
短腓骨筋	20	55	46
長母指屈筋	31	54	49

度の外反モーメントを発生する．これは下腿三頭筋の主要な機能が足関節の制御であるという解釈を支持する．

■ 立脚中期および立脚終期

　長指屈筋は立脚中期の始まりに活動するが，これは前足部への荷重に反応して活動する．足指は床接地によって安定し，長指屈筋は横足根関節のアーチを越えて底屈力を与え，横足根関節を支える．その強度は体重が足部上を前方へ移動し踵が挙上するに従って徐々に増加する．フォアフットロッカーの安定性を補強するために，その活動は立脚終期の後半にピークを迎え，反対側下肢の踵接地に伴い減少する．

　長腓骨筋は立脚中期の前半に活動を開始する．この筋活動は，前足部支持で踵を挙上する効果をもつ内反筋群（ヒラメ筋，後脛骨筋）の作用に対抗するように働くため安定性の要求をわずかに満たす．短腓骨筋は長腓骨筋の活動直後に活動し始めて外反力を提供し，直接外側足部を安定させる．この筋活動は，内反筋群の活動強度が増加するにつれて不安定になるために必要となる．このようにして前足部全体の接地が確実なものとなる．長母指屈筋は立脚終期の開始とともに活動する．なぜならば，踵を挙上して体重を第1中足指節関節で支えるために，この関節の安定性が必要になるからである．また，安定した足指接地はフォアフットロッカー作用のための支持面を広くする．前遊脚期に体重が反対側下肢へ移動すると，これらの筋群は活動を終了する．

■ 正常歩行における相反共同作用

　歩行は，2本の下肢で望んだ方向へ身体を前進させ

ることである．歩行周期の初期接地から50％の間の一連の動きが基本的な運動となり，2本の下肢はそれぞれその基本的な運動を交互に繰り返している．歩行について解剖学的および生体力学的現象を詳細に分析した結果，歩行は8つの相に分けて特徴づけられ，下肢が衝撃を吸収すること，体重を荷重したときに安定性を保つこと，歩行時にエネルギーを温存することなど，基本的な課題を遂行する方法を明確に定義している．しかしこの分析方法では身体の前進ということに関して，同様の説明はできない．この矛盾は前進が歩行の両側性の機能で成り立つことを示唆しているが，これにはあまり関心が払われていない．この隙間を埋めるために，2本の下肢が1回のステップの間に遂行するいくつかの機能を，一連の相反共同作用に解釈し直す必要があるだろう．

歩行中の「前進」は，支持側下肢の上を身体が前方に移動することにより成し遂げられるものである．したがって，おもな体重支持相は，両側性の共同下肢機能パターンを定義する基礎として選択される．これら立脚期の4つの相は初期接地，荷重応答期（初期接地から荷重応答期まで12％GC），立脚中期（18％GC），立脚終期（20％GC）である．これらの相の合計が歩行周期の50％になる．残りの歩行周期がそれと同じ割合になり，残りの50％が反対側下肢の共同作用の機能を示す．

各相の目的が他にあったとしても，それぞれの相は前進に貢献する事象すべてを理解するために分析されている．各共同作用は体重支持下肢相（the phase of weight-bearing limb）と名づけられている．

■共同作用1：体重移動（0〜12％GCおよび50〜62％GC）

荷重応答期（初期接地を含む）は観察下肢の最初の相であり，そのおもな機能は衝撃吸収である．また，相反する反対側下肢は前遊脚期にあたり，その主要な機能は遊脚の準備である．この両下肢の共同作用は重要な両下肢支持期であり，前進に貢献するための，両下肢の荷重活動である（図9-13）．

観察下肢の荷重応答期では，脛骨と圧中心を前進させるためにヒールロッカーを用いる．踵への体重の急速な移動は，足関節の底屈運動を開始する．これは前脛骨筋の遠心性収縮によってすぐに制動される．前脛骨筋は初期接地で最大に活動し，6％GCで足関節の底屈を5°に制限する．最近の超音波分析による遠心

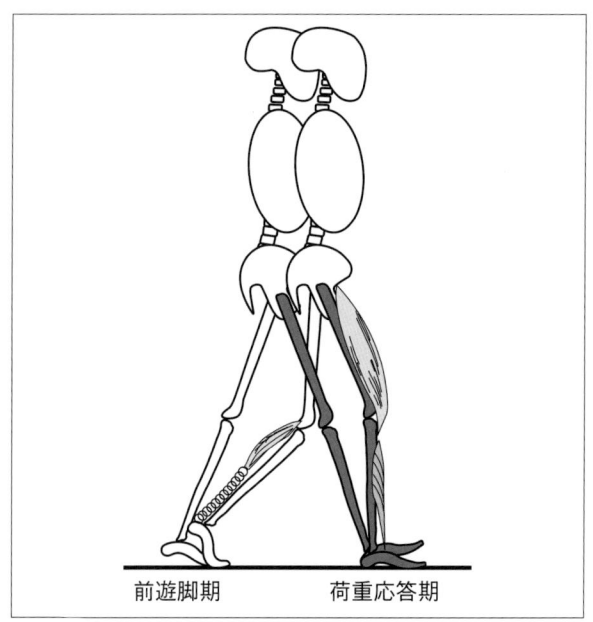

図9-13 体重移動の共同作用
観察下肢の初期接地と荷重応答期，反対側下肢の前遊脚期を示している．

性筋活動の再評価は，わずかに足部の落下が起こる間腱の伸張が起こり，前脛骨筋は足関節を等尺性に固定し制限していることを示している．踵がまだ支持している間は，腱の弾性反跳が足関節を背屈中間位に戻す．ヒールロッカーが保持されていることと，脛骨前面筋の腱の伸張により生じる力が，前足部接地時までに脛骨を−15°から垂直位0°まで前方移動させる．同時に圧中心が踵を越えて急速に移動し，その荷重応答期の終わりまでに足関節軸に達する．

大腿四頭筋の遠心性の牽引力によって脛骨上に大腿を前進させ，衝撃吸収のために膝関節を20°屈曲位に制御する．それと同時に股関節が屈曲し，体幹を直立位に維持し，体重ベクトルおよび脛骨ともに垂直位になる．

相反する反対側下肢は前遊脚期にあり，その共同作用は「プッシュオフ」である．固く伸展した下肢は，遊脚の準備をするために動的に屈曲する下肢に切り替わる．立脚終期の終わりには，観察下肢はトレイリング姿勢にある．その足関節は背屈して圧中心は前足部にあり，股関節と膝関節は完全伸展位に固定される．身体質量中心が前方にあるために，下腿三頭筋の筋腱複合体全体がしっかりと伸張される．前方に振り出した下肢の足部が体重を受け入れて床接地した後に，トレイリング姿勢にあった観察下肢は荷重の一部が不意

になくなる．そのためトレイリング下肢の伸張された腱のロックがはずれ，その腱の弾性反跳により大きな底屈のパワー（仕事率）が発生する（このときの筋電図で筋活動はみられない）[3]．この動的な反応は足関節を底屈させ，トレイリング下肢の足部と脛骨をトウロッカー上で回転させる．そのため膝関節を受動的に屈曲させ，股関節の固定がなくなる．膝関節は屈曲40°になり，大腿は伸展位から前方へ移動する．

したがって，2つの両側下肢支持期は身体質量の前方移動に積極的に貢献している．荷重応答期にある観察下肢では下肢が衝撃を吸収しながら体幹を前方へ移動させる．前遊脚期にある反対側下肢ではトレイリング下肢を前方へ移動させることにより，わずか4%ほどであるが，身体質量中心を前方へ移動させるために貢献をする（動力学的分析により確認されている）[4]．

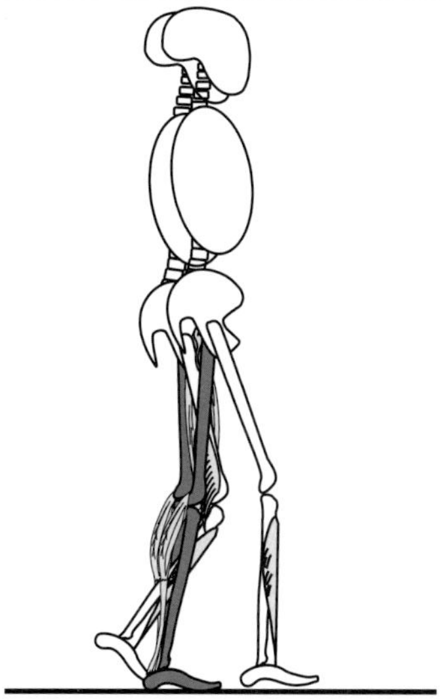

■共同作用2：移行期（12～31%GCおよび62～81%GC）

立脚中期は観察下肢の活動の第2相である．また，この相は単下肢支持期の最初の時期でもある．反対側下肢は遊脚初期と遊脚中期の前半になる．立脚中期では対象下肢はアンクルロッカーを利用して前進する．一方，反対側下肢は遊脚期にある（図9-14）．

立脚中期の始まりでは，足関節は中間位にあり，脛骨は垂直位にある．そして足底は床上に接地している．股関節と膝関節はともに20°屈曲位にある．体重ベクトルが足部を越えて前方へ移動するに従って，股関節と膝関節は再び中間位になる（股関節は0°，膝関節は5°屈曲位）．これと同時に足関節は5°背屈位になり，体重ベクトルの作用点（圧中心）が前足部に移動する．足関節背屈がおもにヒラメ筋によって，また付加的に腓腹筋によって制限される．

内力による推進力（前述の半膜様筋，半腱様筋，中間広筋の筋活動による力）は，おもに股関節と膝関節の屈曲を最小限にするように利用される．筋電図による観察では，それらの筋活動は長く続くが，その強度は弱くなっていく．筋収縮の状態が遠心性収縮から求心性収縮に変化するので，弱い伸展のパワー（仕事率）が股関節（0.7 W/kg･m）と膝関節（0.5 W/kg･m）で発生する．その他の潜在的な力は前遊脚期から残っている運動量である．

体重ベクトルが膝関節の前方および股関節の後方へ移動するため，下肢の伸展制御が容易になり，股関節と膝関節による姿勢調整を容易にする．また，この受

図9-14 共同作用の移行期
観察下肢は立脚中期を，反対側下肢は遊脚初期と遊脚中期の前半を示している．

動的な制御によって股関節と膝関節は，下肢のアライメントの変化にすぐに反応できるようになり，下肢全体の能動的な制御は足関節の底屈筋に移る．

相反して共同活動をする反対側下肢は遊脚初期にあり，3つの関節（股関節，膝関節，足関節）は急速に屈曲する．個々にそれぞれ最適な速度で歩行するとき，下肢は主要な股関節屈筋（腸骨筋），または運動量によって前進する．また，縫工筋と薄筋の低い強度の活動も股関節と膝関節の屈曲を助ける．膝関節屈曲は最大60°になり，股関節屈曲により下肢を前進させながら，その膝関節屈曲により足部を床に引っかからないようにしている．

前進を最適にするために3つの要素が備えられている．この2番目の共同作用が終わるまで（31%GC），体重ベクトルはやや足関節の前方にあり，荷重下肢の圧中心は中足骨頭を越える．身体質量中心の高さは最大になる[2]．遊脚初期と遊脚中期の前半に股関節は急速に屈曲し，立脚下肢にある体重ベクトルの前方へ相反して共同活動をする反対側下肢を移動させる．その結果として，体重ベクトルが前方へ傾き，遊脚下肢の質量中心が前方へ移動する．支持側下肢を越えて前進するために必要な受動的エネルギー（重力によって引き起こされた）を受けられるように，身体質量中心が適切な位置に置かれている．

■共同作用3：前方移動（31〜50％GCおよび81〜100％GC）

　立脚終期は観察下肢の活動の第3相であり，単下肢支持期の後半部分である．共同作用をする反対側下肢は，遊脚中期の後半および遊脚終期にあたる．この共同作用は全体に前進に寄与する（図9-15）．

　立脚終期において足部がフォアフットロッカー上で前方に回転するときに，身体質量中心が前方に落下する．足関節の背屈はわずか3°増加して5°になる．ヒラメ筋と腓腹筋によって事実上足関節が固定され，足関節と前足部との間の前方足部レバーができる．身体の前進に従い底屈筋によるモーメントが生じる．底屈筋が遠心性に活動して，下肢と前方足部レバーとの間のアライメントを安定させて，足関節の高さと身体質量中心の位置を維持する．前進の程度は踵挙上により示される．

　足関節が背屈5°，そしてベクトルが前足部にある状態から，踵は徐々に持ち上げられ，身体が前方へ落下し始める．立脚終期の終わりまでに，踵は4cm持ち上げられる[11]．踵の挙上開始に関する研究報告は，測定方法によって異なる．圧迫感受性踵センサー（compression-sensitive heel switch）によって，立脚終期開始時（31％GC）に始まる踵の挙上が確認できる．踵に目印をつけて歩行を視覚で観察する方法は，踵の軟部組織の広がりが終わるまで待つことになり，踵の挙上開始の確認が遅れる．

　大部分の立脚終期（31〜47％GC）における主要な事象は，ヒラメ筋と腓腹筋の筋電図上の筋活動の増加である．身体質量中心の前方落下により脛骨を前傾させるベクトルが発生する．ヒラメ筋と腓腹筋はこのベクトルに対抗して底屈モーメントを増加させる．超音波を用いた観察結果は，筋線維束が等尺性収縮して長さが固定され，腱の伸張により足関節が3°背屈することを示している[3]．

　立脚終期は下肢の不安定性を消失することで終わる．歩行周期の47％までに床反力は最大になり，その後減弱し始める．下肢への荷重アライメントは立脚終期の終わりで不安定になる．圧中心が小さな中足骨頭上を越えて前方へ移動し，中足指節間関節上に移動するので，前足部による支持性が低下する．体重ベクトルが膝関節軸の前方へ移動するため，膝関節の屈曲と一層の不安定性を招く．反対側下肢の床接地が立脚終期を終わらせる．

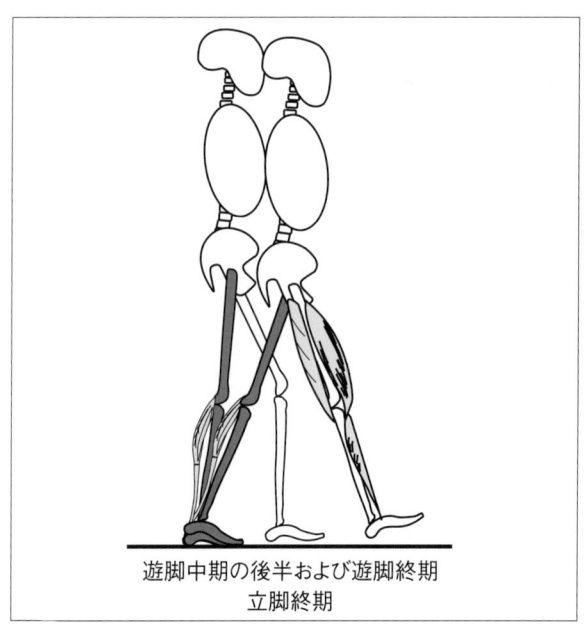

図9-15 前方移動の共同作用
観察下肢は立脚終期を，反対側下肢は遊脚中期の後半と遊脚終期を示している．

　反対側下肢の共同作用は，遊脚下肢の前進の完了である．各関節はそれぞれで要求されることがある．まずはじめの活動は，股関節屈曲を完成させることである．遊脚中期の中間までに大腿は屈曲25°に達するが，これは最適な床接地にはわずかに過剰である．そこで，すぐにハムストリングス（おもに半膜様筋と大腿二頭筋長頭）が活動し，過剰に屈曲している股関節を減速して屈曲20°まで戻し，その角度を持続させる．遊脚中期から遊脚終期に半膜様筋の最大筋活動は38％MMT，大腿二頭筋長頭のそれは22％MMTに達する．ハムストリングスの筋群が初めに活動する．なぜならばハムストリングスが膝関節を屈曲させる活動によって，加速している脛骨の運動量と大腿の減速により膝関節が過度に伸展するのを避けるためである．しかし，必要な膝関節伸展を確保するために，膝関節屈曲に作用するハムストリングスの筋活動強度はすぐに減弱する．股関節の安定性は，おもに股関節伸筋群の活動により保たれる．大腿四頭筋の筋活動は遊脚終期に開始し，膝関節伸展を完了させる．この膝関節伸展は20％MMTの活動強度で成し遂げられる．遊脚中期の前半に，足関節は背屈をして中間位になった後，脛骨の傾きが重力の影響を減少させるので，脛骨前面筋群は活動強度を減弱させる．その後，荷重応答期での大きな課題に備えて，遊脚終期に筋活動強度を増加さ

せる．

　遊脚側下肢の股関節屈曲の保持と連携して動的に起こる膝関節伸展と足関節背屈は，遊脚側下肢の質量中心を支持側下肢の垂直ベクトルに対して，前方へ移動させる．この遊脚側下肢の活動は位置エネルギー（重力により引き起こされるエネルギー）を発生させ，そのエネルギーによって支持側下肢はフォアフットロッカーを越えて前進する．遊脚側下肢によって発生するモーメントは，支持側下肢の底屈筋群の活動を誘発し，前足部レバーを維持する．ヒラメ筋と腓腹筋の遠心性の活動は，脛骨の前進ではなく足関節に安定性を与える．

結　論

　力は歩行の各相に関与しているが，たとえ力がそれぞれの相の主要な機能でなく副次的なものであるとしても，歩行の各相は前進に貢献する．荷重応答期のヒールロッカーの共同作用と前遊脚期のプッシュオフ機構は，身体と下肢をともに前方へ移動させる．立脚中期と立脚終期はアンクルロッカーとフォアフットロッカーを起こす．それは，前遊脚期における下腿三頭筋の筋腱複合体の弾性反跳および遊脚側下肢の前進により発生する位置エネルギーによる推進力を最適化する．身体質量の前方への落下が最終的な前進の推進力（受動的な力）である．

文　献

1. Bojsen-Moller J, Hansen P, Aagaard P, Svantesson U, Kjaer M, Magnusson SP. Differential displacement of the human soleus and medial gastrocnemius aponeuroses during isometric plantar flexor contractions in vivo. *J Appl Physiol.* 2004 ; 97 (5) : 1908-1914.
2. Davis R, Kaufman K. Kinetics of normal walking. In : Rose J, Gamble J, eds. *Human Walking.* 3rd ed. Philadelphia, PA : Lippincott Williams & Wilkins ; 2006 : 53-76.
3. Fukunaga T, Kubo K, Kawakami Y, Fukashiro S, Kanehisa H, Maganaris C. In vivo behavior of human muscle tendon during walking. *Proc R Soc Lond B.* 2001 ; 268 : 229-233.
4. Gitter A, Czerniecki JM, DeGroot DM. Biomechanical analysis of the influence of prosthetic feet on below-knee amputee walking. *Am J Phys Med.* 1991 ; 70 : 142-148.
5. Hof AL. In vivo measurement of the series elasticity release curve of human triceps surae muscle. *J Biomech.* 1998 ; 31 (9) : 793-800.
6. Inman VT. Functional aspects of the abductor muscles of the hip. *J Bone Joint Surg.* 1947 ; 29 (3) : 607-619.
7. Ishikawa M, Komi PV, Grey MJ, Lepola V, Bruggemann G-P. Muscle-tendon interaction and elastic energy usage in human walking. *J Appl Physiol.* 2005 ; 99 (2) : 603-608.
8. Maganaris CN, Paul JP. Tensile properties of the in vivo human gastrocnemius tendon. *J Biomech.* 2002 ; 35 (12) : 1639-1646.
9. McLeish RD, Charnley J. Abduction forces in the one-legged stance. *J Biomech.* 1970 ; 3 : 191-209.
10. Merchant AC. Hip abductor muscle force : an experimental study of the influence of hip position with particular reference to rotation. *J Bone Joint Surg.* 1965 ; 47A : 462-476.
11. Murray MP, Clarkson BH. The vertical pathways of the foot during level walking. I. Range of variability in normal men. *Phys Ther.* 1966 ; 46 (6) : 585-589.
12. Nene A, Byrne C, Hermens H. Is rectus femoris really a part of quadriceps? Assessment of rectus femoris function during gait in able-bodied adults. *Gait Posture.* 2004 ; 20 (1) : 1-13.
13. Simon SR, Paul IL, Mansour J, Munro M, Abernathy PJ, Radin EL. Peak dynamic force in human gait. *J Biomech.* 1981 ; 14 (12) : 817-822.
14. Verdini F, Marcucci M, Benedetti MG, Leo T. Identification and characterization of heel strike transient. *Gait Posture.* 2006 ; 24 (1) : 77-84.
15. Whittle MW. Generation and attenuation of transient impulsive forces beneath the foot : a review. *Gait Posture.* 1999 ; 10 : 264-275.

第3部

異常歩行

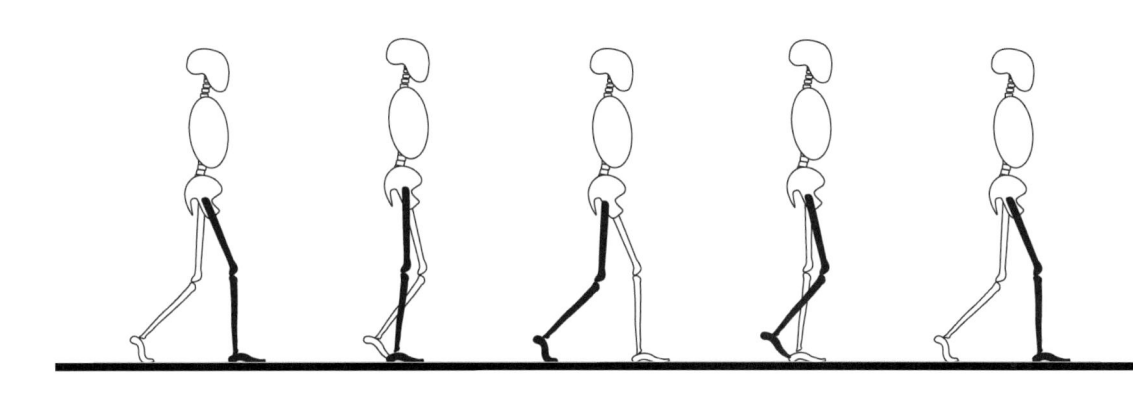

第 10 章　病理学的メカニズム —— *112*

第 11 章　足関節と足部に関する異常歩行 —— *119*

第 12 章　膝関節に関する異常歩行 —— *143*

第 13 章　股関節の異常歩行 —— *159*

第 14 章　体幹と骨盤に関する異常歩行 —— *173*

第10章

病理学的メカニズム

　歩行能力障害をきたす疾患はさまざまであるが，その歩行障害を引き起こす原因は5つの機能的なカテゴリー（形態異常，筋力弱化，感覚鈍麻，疼痛，運動調節の障害）に分類できる．この5つのカテゴリーにはそれぞれ典型的な特徴が認められ，セラピストはこれらの特徴を確認することにより，一過性の代償運動と区別することが可能となる．

形態異常

　患者が歩行する際，正常な姿勢と動作を行うために必要な関節可動域を組織が制限する場合，機能的な形態異常の存在が疑われる．拘縮はもっとも形態異常の原因となりやすく，その他，関節の変形や内反足のような先天性疾患が考えられる．

　拘縮は，長期にわたる廃用または損傷による瘢痕後に生じる筋肉，靱帯または関節包などの線維結合組織の構造変化を意味する[6,7,20]．正常な関節であれば，そのすべての可動範囲を動かすために必要な力は，手指2本分の力で十分である．関節を動かすために，より強い力が必要な場合は，拘縮の存在を意味する（正常との対比を図10-1に示す）．

　拘縮の強度あるいは程度は，臨床上弾性がある拘縮と強固な（弾性のない）拘縮の2つのパターンに分類

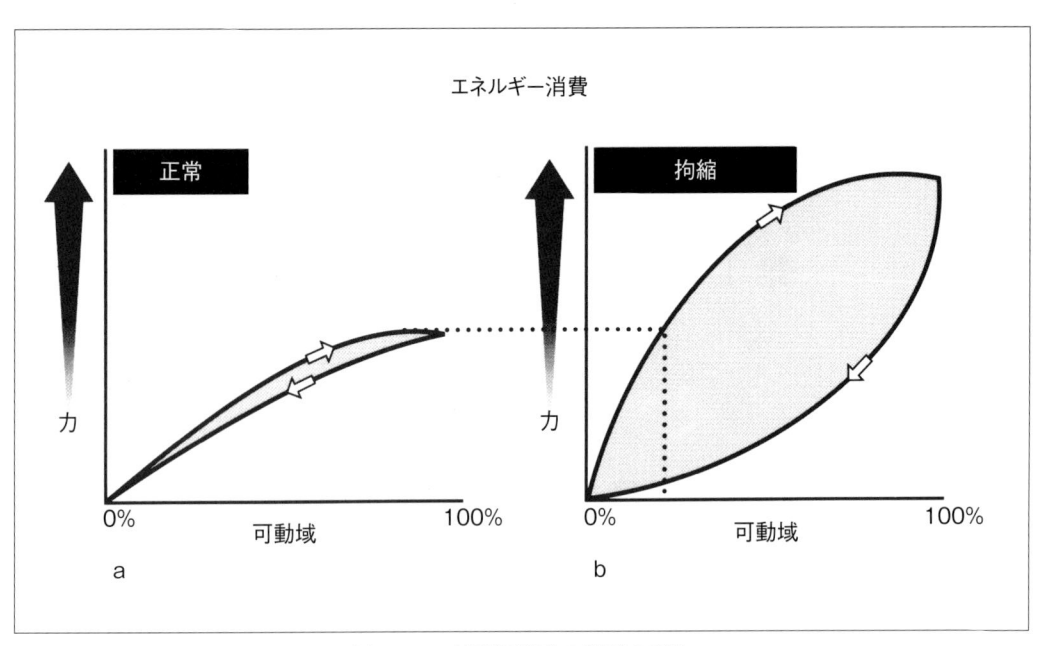

図10-1　他動運動時の組織の抵抗
黒線：必要とする力．屈曲（上）と伸展（下）の力曲線に囲まれた範囲の広さは組織の硬さを示す．
（a）正常な組織は柔軟であり，最小限の力で運動が可能である．
（b）拘縮を起こした組織では，その硬さに比例してより大きな力を必要とする．

できる．関節の不動により生じやすい弾性がある拘縮は，セラピストによる強力な伸張や体重をかけることにより動かすことができる．一方，強固な拘縮は，相当な力（たとえば体重）を加えても動かすことができない．

弾性がある拘縮と強固な拘縮では，その部位を伸張することにより，歩行周期において異なる反応を示す．足関節の底屈位拘縮は，そのよい例である．弾性がある拘縮の場合，歩行周期で異なる現象を示す．遊脚中期では，前脛骨筋が強く収縮するよう訓練されていなければ，足関節は底屈位に固定されるが，立脚期では体重をかけることにより，無理なく背屈位に移行する．対照的に，外傷や手術による瘢痕によって生じた強固な足関節の底屈位拘縮は，立脚期では下腿の前方移動を妨げ，遊脚期では足クリアランスを消失させる（図10-2）．

膝関節の屈曲拘縮も，可動性の制限による影響を示すよい例である．立脚期では，膝関節の屈曲拘縮により大腿部の前方移動が制限され（図 10-3a），膝関節屈曲位での体重支持を安定させるために大きな筋活動が要求される（図 10-3b）[2]．遊脚期では，遊脚終期に膝関節伸展が不十分なため，歩幅が短縮する[8]．

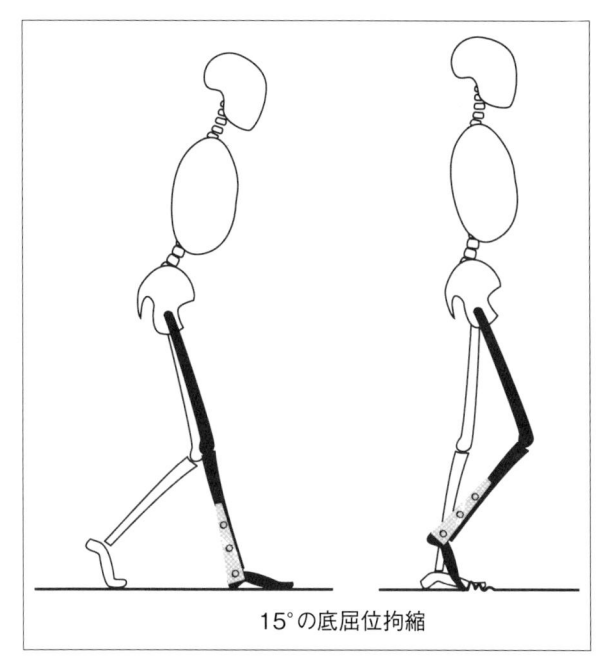

図 10-2　底屈位拘縮
立脚期では，足関節の拘縮によって下腿の前方移動が制限される（ボルトで締めたプレートで固定）．遊脚期では，床クリアランスのために過度の股関節屈曲が必要となる．

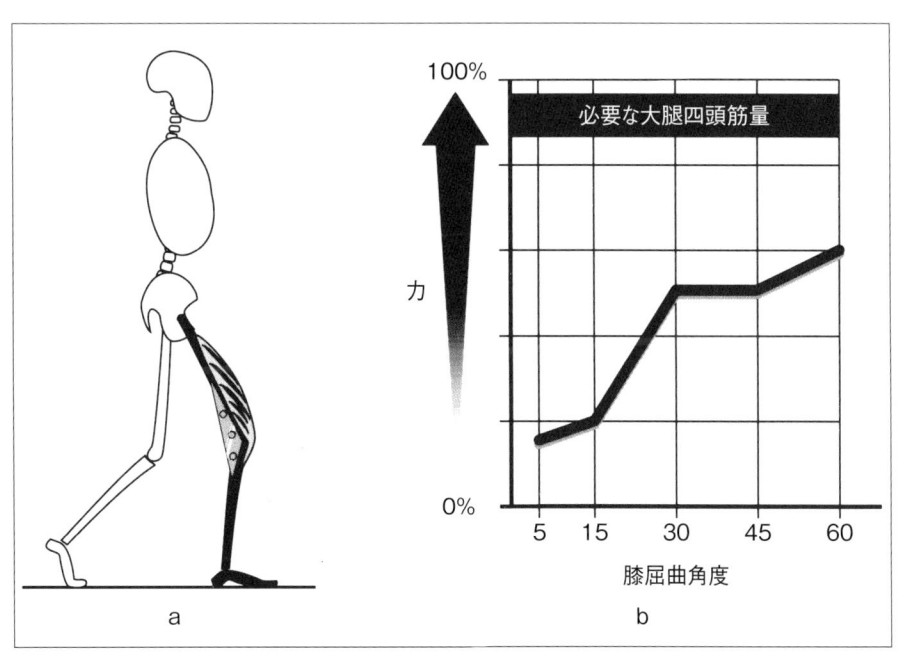

図 10-3　膝関節屈曲拘縮（ボルトで締めたプレートで固て固定）
（a）大腿部の前進が阻害される．
（b）大腿四頭筋への負担は，膝関節の固定角度が増大するほど増える．
(Perry J, Antonelli D, Ford W. Analysis of knee joint forces during flexed knee stance. *J Bone Joint Surg*. 1975 ; 57A : 961-967.)

筋力弱化

　筋力弱化は，異常歩行の原因となりやすい．神経病学的機能障害と同様に，廃用性の筋萎縮は歩行障害の原因となる可能性がある．原因が下位運動ニューロン疾患または筋原性疾患である場合，筋力弱化が唯一の機能障害となる．もっとも一般的な運動ニューロン疾患には，ポリオ，ギラン・バレー症候群，筋ジストロフィー，一次性の筋萎縮などがある．これらの患者の多くは，正常な感覚と選択的な神経筋制御が保たれており，代償運動をうまく行える．筋力弱化のみの患者は，立脚期での姿勢の崩れを回避して，保護的アライメントを誘導するために，筋活動のタイミングを修正することができる．同様に，遊脚期では，下肢をスムーズに前進させる方法を見出すことができる．姿勢の変換には，それぞれの主要な筋群が作用し，患者はゆっくり歩くことにより，筋活動の要求を減少させる．患者がこのような代償運動をよく行うため，臨床家は弱化した筋から多くのことを予想することができる．

　徒手筋力テストでは，正常な筋力より強いレベルの判定が行えないために，歩行能力の予測があいまいになってしまう．股関節周囲筋におけるグレード5（最大抵抗）は，正常の65％程度[1]，膝関節周囲筋のグレード5は正常な筋力の53％程度しか判定できない．足関節底屈筋群の徒手筋力テストにいたっては，片足立位で踵を上げる能力のわずか18％を評価するにすぎない．検者の抵抗量は変わらないが，利用できるレバーの長さは非常に異なる（図10-4）．股関節伸展筋のテストでは，足関節付近の抵抗部位に80cmのレバーの長さがある．膝関節伸筋のテストでは，その長さは40cmとなる．これらの測定方法を確認し，それぞれの測定上の限界を知っておくことが重要である．

　とくに，足関節底屈筋の筋力測定はまぎらわしい．このテストで利用できるレバーの長さは，足関節の軸と前足部までの10cm程度に限られている（図10-4参照）．そのため，実際の筋力と測定できる強さとの間に大きな矛盾が生じ，測定法の変更が必要となる．その1つの方法として，立位で踵を挙上する主観的な評価が考案された．それは，踵を挙上できる回数から判定する方法である．まず，正常な筋力の判定は20回の踵挙上ができることと定量化された[13]．最近の研究では，手指先端のみの支持で片足立ちのバランスをとり，膝関節を屈曲することなく25回の完全な踵挙

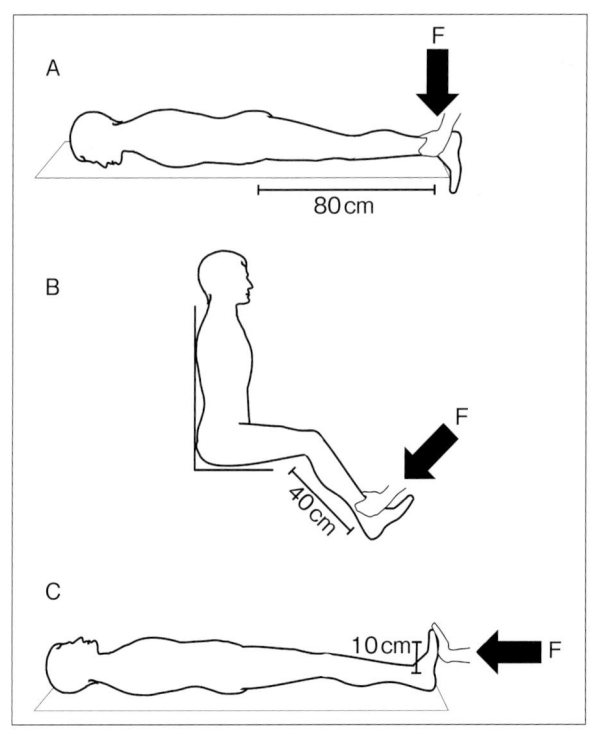

図10-4
徒手筋力テストで筋力を評価するには，利用できるレバーの長さに注意が必要である．(A) 股関節伸筋 = 80cm，(B) 膝関節伸筋 = 40cm，(C) 足関節底屈筋 = 10cm

上ができることを正常な足関節底屈筋の筋力と判定している[12]．

　筋力弱化の表記として，グレード4またはGoodの筋力は，正常の40％の強さである[19]．ただし，足関節底屈筋のグレード4は片脚立位で踵挙上が10回できることを基準としている．なお，正常歩行に必要な筋力はグレード3（Fair）レベルである[18]．グレード3の筋力とは正常の約15％程度であるが，この程度の筋力で歩行することにより，疲労しにくくしている．足関節底屈筋のグレード3の基準は，片脚立位での踵挙上が1回できることである．筋力がグレード3の患者は，100％の機能を使用しなければならず，持久力が失われることになる．そのため，彼らはよりゆっくりした歩行となる．グレード3−（Fair−）は，正常の約10％の筋力である．

　よって，筋力テストは慎重に判断する必要がある．また，検者の力の限界を把握する必要がある．正常な筋力がある患者の徒手筋力テストを行う場合には，機器類を使用しないと，本来の筋力を判定できないことがある．

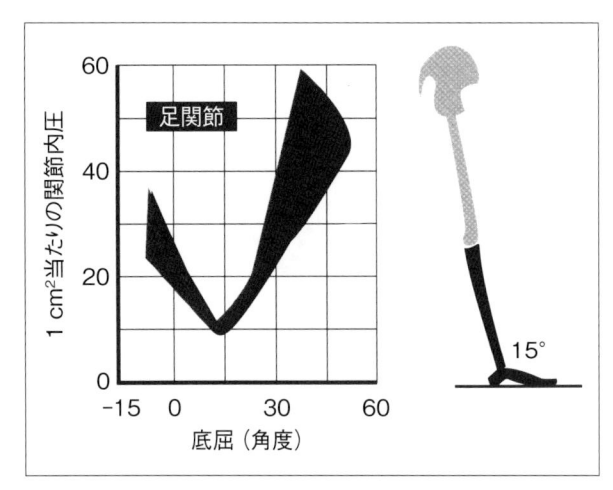

図 10-5　腫脹した足関節の関節角度と関節内圧との関係
　最小の関節内圧を示す15°底屈位が，関節の自然な安息肢位である．
(Eyring EJ, Murray WR. The effect of joint position on the pressure of intra-articular effusion. *J Bone Joint Surg*. 1964 ; 46A (6) : 1235-1241.)

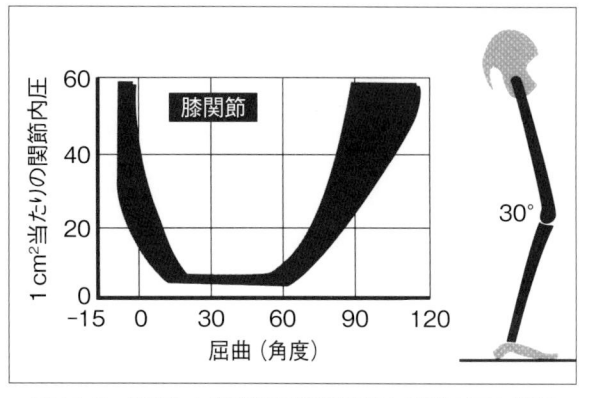

図 10-6　腫脹した膝関節の関節角度と関節内圧の関係
　最小の関節内圧を示す15〜60°屈曲位が，関節の自然な安息肢位である．
(Eyring EJ, Murray WR. The effect of joint position on the pressure of intra-articular effusion. *J Bone Joint Surg*. 1964 ; 46A (6) : 1235-1241.)

　ある特定の筋に筋力弱化が生じると，まず最初に目につく異常なパターンがある．たとえば，下腿三頭筋の筋力低下により足関節の底屈が不十分となれば，立脚終期に下腿の前方移動ができなかったり，正常な踵挙上ができないという2つの徴候が認められる．

感覚鈍麻

　固有受容器が障害されると，股関節，膝関節，足関節または足部が床面に接触している感覚が障害を受ける[11]．そのため，患者は下肢にいつ体重をかけてよいのかがわからず，歩行障害を引き起こしてしまう．感覚障害があって，運動制御が損なわれていない人は，膝関節を固定したままで，床との接触の際に強く床を打つような代償運動を行う可能性がある．感覚と筋力がどちらも障害されると，すばやい代償運動が妨げられる．そのため，中等度の感覚障害でさえ，歩行はゆっくりで慎重となる．感覚障害がより重度であれば，行う動作を信用できず，患者は使用可能な運動制御さえ使えなくなってしまう[9]．彼らは，固有受容器の障害に対して，視覚情報を用いて姿勢に応じた下肢の位置を確認している[11]．

　感覚障害は見落とされやすく，無視される傾向にある．また，固有感覚の評価は非常に粗雑であり，3つのグレード（脱失，鈍麻，正常）によって評価される．

反応がすばやく，一貫して正確でないと正常とは判定されない．躊躇したり，ときに間違うことは感覚障害の徴候である．反応の遅れは，歩行中の膝関節の屈伸や足関節の底背屈の切り替えに対応できない．したがって，固有感覚の評価は非常に重要である．

疼　痛

　過度な組織の緊張は，筋骨格痛の主要な原因である．外傷または関節炎に関連した関節の腫脹は，一般によく観察される症状である．疼痛に対する生理的反応は，2つの障害（形態異常と筋力弱化）を引き起こし，歩行に影響を与える．

　形態異常は，関節の腫脹に対して組織の緊張を和らげるような安静時姿勢によって生じる．実験的に，自然にとる安静時姿勢は，関節内圧を最小限にする肢位と一致することが示されている．また，どの方向に動いても関節内圧は増加する[5]．足関節における最小内圧は，15°底屈位である（図 10-5）．股関節の関節内圧が最小となる屈曲30〜65°の範囲に股関節が位置する場合（図 10-7），膝関節は屈曲15〜60°の可動性を有する（図 10-6）．

　筋力弱化は，関節の腫脹や疼痛による活動性の低下によって生じる．大腿四頭筋の活動を減少させ，無菌血漿注入による膝関節腫脹における実験では，関節内圧の上昇を認めた[4]．内圧を高め，すべての筋活動を低下させた後，関節に麻酔薬を注射して麻痺させることにより，大腿四頭筋の機能が完全に回復した（図

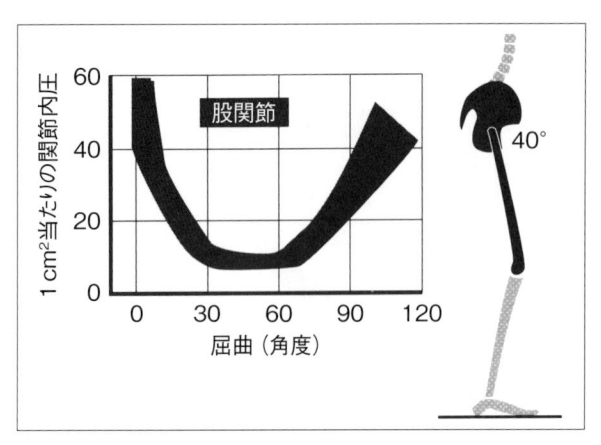

図 10-7　腫脹した股関節の関節角度と関節内圧の関係
最小の関節内圧を示す 30～65°屈曲位が，関節の自然な安息肢位である．
(Eyring EJ, Murray WR. The effect of joint position on the pressure of intra-articular effusion. *J Bone Joint Surg.* 1964 ; 46A (6) : 1235-1241.)

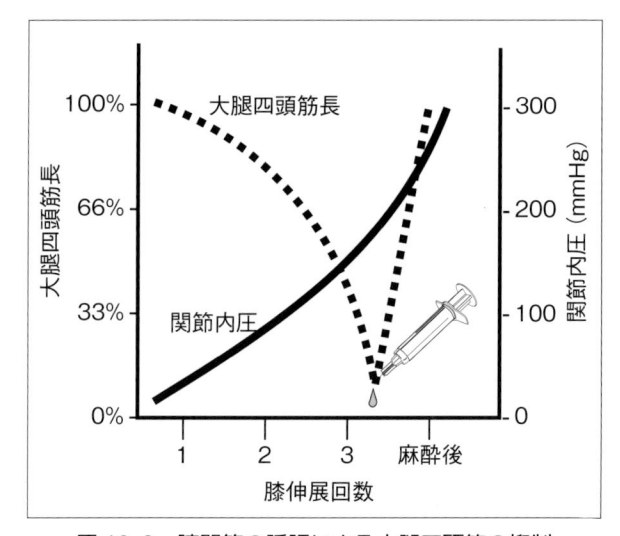

図 10-8　膝関節の腫脹による大腿四頭筋の抑制
大腿四頭筋の筋力（上部の曲線）は関節内圧（下部の曲線）の増加に伴って減少する．腫脹した関節へ麻酔薬を注射すると大腿四頭筋の筋力は完全に回復する（垂直線）．
(deAndrade MS, Grant C, Dixon A. Joint distension and reflex muscle inhibition in the knee. *J Bone Joint Surg.* 1965 ; 47A : 313-322.)

10-8）．この反応は，関節の組織を破壊的な圧力から保護するように作用する，フィードバックメカニズムが存在することを示した．患者は，この防衛反応が繰り返されることにより，廃用性筋萎縮を起こすこととなる．検者は，歩行分析をとおして関節の腫脹を保護する姿勢を見極め，筋力弱化を予想しなければならない．

運動調節の障害

痙縮麻痺を引き起こす中枢神経学的病変（脳または脊髄）患者は，4種類の機能障害を呈する[16,17]．その基本的な機能障害は，筋力弱化，選択的な調節障害，原始的共同運動パターンの出現，痙縮である．運動調節機能は，脳の運動野または脊髄（頸椎や胸椎）が損傷を受けることにより障害される．疾患としては，脳卒中（脳血管障害），頭部外傷，四肢麻痺，対麻痺，多発性硬化症，脳性麻痺，水頭症，感染症，腫瘍などがある．

筋力弱化は主要な所見である[14]．その治療は，リハビリテーション・プログラムの初期において，筋活動の興奮状態を評価し，神経学的損傷の程度を正確に予測することにより可能となる．

運動調節の障害があるとき，筋力弱化（弛緩性麻痺に類似）と判断される可能性があるが，筋力弱化の場合反射は正常である．運動調節の障害は，筋活動のタイミングと強度を調節できなくしてしまう．このような患者では，歩行の各相で必要とされる複合的な筋活動が障害される．一般に，すべての四肢で運動調節機能の障害は遠位がより重度である．たとえば，運動調節が障害されると，荷重応答期では前脛骨筋と膝伸筋群の活動性は低下し，足関節は底屈位のままであることが多い．

原始的共同運動パターンは，一般に随意調節の代償を行う．それにより，患者は多くの屈曲パターンを用いて随意的に前進できる．たとえば，股関節と膝関節を同時に屈曲することによって，足関節の背屈が得られる（図 10-9a）．立脚期の安定性は，多くの伸展パターンによって得られる．そのときには，股関節と膝関節の伸筋群と足関節底屈筋は同時に作用する（図 10-9b）．ただし，屈曲と伸展の共同運動パターンを同時に使用することができなければ，遊脚期から立脚期（あるいはその逆）へのスムーズな移動を可能にする運動パターンが得られない．また，原始的共同運動パターンは，歩行周期のそれぞれの相において，筋活動の強度を調節することができない．さらに，筋力弱化は共同運動パターンの有用性を制限してしまう可能性がある．たとえば，屈筋共同作用（股関節屈筋，膝関節屈筋，足関節背屈筋）を起こす主要な筋の筋力が不十分であれば，遊脚期で下肢を挙上させて前進することができず，足指の引きずりが起こる可能性がある．

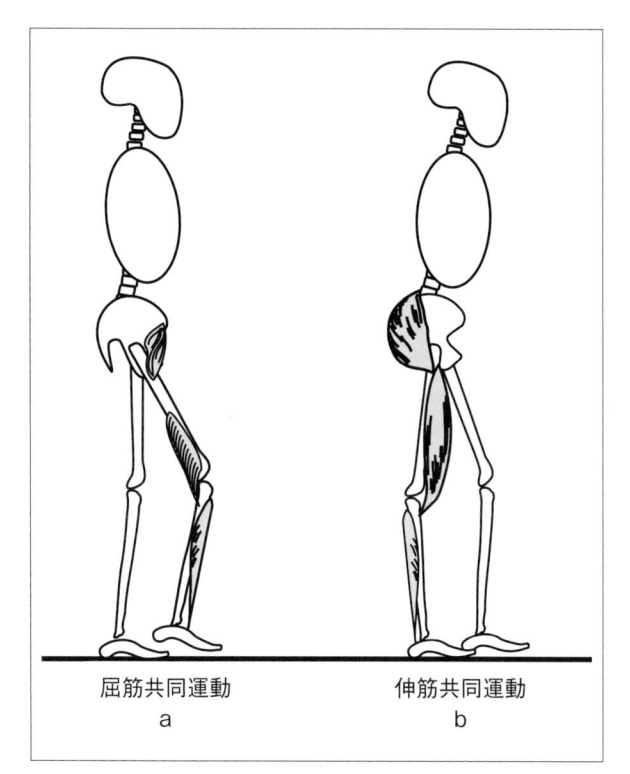

図10-9　原始的共同運動パターン
(a) 屈筋共同運動：股関節屈筋，膝関節屈筋，足関節背屈筋が活動する．
(b) 伸筋共同運動：股関節伸筋（大殿筋），膝関節伸筋（大腿四頭筋），足関節底屈筋（腓腹筋）が活動する．

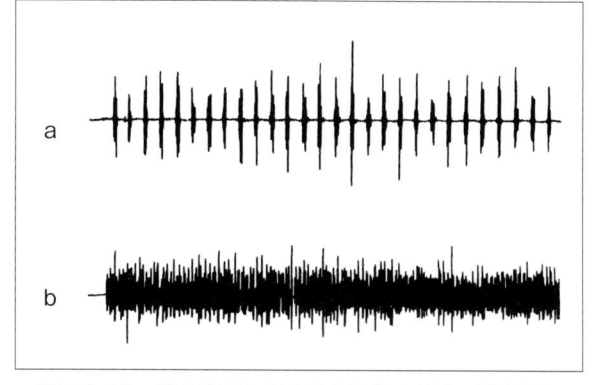

図10-10　筋の伸張に対する痙縮筋の反応（筋電図）
(a) 速い伸張：すばやい伸張はクローヌスを引き起こす．
(b) 遅い伸張：ゆっくりした伸張は持続的な筋活動を生じさせ，拘縮と間違いやすい．

痙縮は，立脚期と遊脚期において筋の柔軟性を異常に低下させる．筋をすばやく伸張させ，クローヌスを出現させることによって，痙縮の存在は容易に確認できる（図10-10a）．しかし，ゆっくり伸張した場合には痙縮の存在を見落とす可能性があり，また筋活動が持続的であるために拘縮と間違ってしまうことがある（図10-10b）．ヒラメ筋と腓腹筋の痙縮は，足関節底屈の拘縮につながる可能性がある．歩行は，この痙縮によって引き起こされるアンクルロッカーの消失とフォアフットロッカーによって起こる中足骨頭より末梢部の挙上不全によって障害される．また，股関節屈筋の痙縮は立脚終期で下肢の引きずりの原因となり，大腿四頭筋の痙縮は前遊脚期での下肢の前進を制限し，曲がらない膝関節のパターンを示す[3,10]．ハムストリングスの痙縮によって起こる膝関節の屈曲拘縮は，遊脚終期を制限して，立脚期に大腿部の前方移動を制限する．

歩行の異常は，運動調節の障害と痙縮から引き起こされる．どのような筋でも，活動が長すぎたり短すぎたり，持続したり欠如したりする可能性がある．また，その活動の開始と終了は，早すぎたり遅延したりする．これら筋活動の異常は，歩行中の正常な運動パターンを変えてしまう可能性がある．

代償運動を行う患者の能力は，選択的な制御と固有受容器の障害の程度と関連している．通常，障害が軽い人ほど，それらの病変に適応することができる．片麻痺は，非麻痺側の存在によりもっとも適応しやすい．不完全な脊髄損傷による対麻痺は，片麻痺の次に適応しやすく，痙縮の四肢麻痺がもっとも適応しにくい．

結論

関節の可動性を高める治療を早期から行うと，患者の機能は著しく改善される．それにより，リハビリテーションを開始するときには拘縮は軽減され，痙縮も改善される．その結果，ぎこちない歩行が改善され，最小限の上下肢機能による歩行が可能となる[14]．ただし，それぞれの患者は，歩行異常をきたす特有の機能障害を有している．動的な筋電図記録法によって，正確に個々の患者の異常歩行に関与している筋機能障害のパターンを明確にすることができる[15]．

文　献

1. Beasley WC. Quantitative muscle testing : principles and applications to research and clinical services. *Arch Phys Med Rehabil*. 1961 ; 42 : 398-425.
2. Cerny K, Perry J, Walker JM. Adaptations during the stance phase of gait for simulated flexion contractures at

the knee. *Orthopedics*. 1994 ; 17 (6) : 501-513.
3. Damiano DL, Laws E, Carmines DV, Abel MF. Relationship of spasticity to knee angular velocity and motion during gait in cerebral palsy. *Gait Posture*. 2006 ; 23 (1) : 1-8.
4. deAndrade MS, Grant C, Dixon A. Joint distension and reflex muscle inhibition in the knee. *J Bone Joint Surg*. 1965 ; 47A : 313-322.
5. Eyring EJ, Murray WR. The effect of joint position on the pressure of intra-articular effusion. *J Bone Joint Surg*. 1964 ; 46A (6) : 1235-1241.
6. Gage J, Fabian D, Hicks R, Tashman S. Pre- and postoperative gait analysis in patients with spastic diplegia : a preliminary report. *J Ped Orthop*. 1984 ; 4 : 715-725.
7. Hof AL. Changes in muscles and tendons due to neural motor disorders : implications for therapeutic intervention. *Neural Plast*. 2001 ; 8 (1-2) : 71-81.
8. Kagaya H, Ito S, Iwami T, Obinata G, Shimada Y. A computer simulation of human walking in persons with joint contractures. *Tohoku J Exp Med*. 2003 ; 200 (1) : 31-37.
9. Keenan MA, Perry J, Jordan C. Factors affecting balance and ambulation following stroke. *Clin Orthop Relat Res*. 1984 ; 182 : 165-171.
10. Kerrigan DC, Gronley J, Perry J. Stiff-legged gait in spastic paresis : a study of quadriceps and hamstrings muscle activity. *Am J Phys Med Rehabil*. 1991 ; 70 (6) : 294-300.
11. Lajoie Y, Teasdale N, Cole JD, et al. Gait of a deafferented subject without large myelinated sensory fibers below the neck. *Neurology*. 1996 ; 47 (1) : 109-115.
12. Lunsford BR, Perry J. The standing heel-rise test for ankle PF : criterion for normal. *Phys Ther*. 1995 ; 75 (8) : 694-698.
13. Mulroy SJ, Perry J, Gronley JK. A comparison of clinical tests for ankle PF strength. *Transactions of the Orthopaedic Research Society*. 1991 ; 16 : 667.
14. Neckel N, Pelliccio M, Nichols D, Hidler J. Quantification of functional weakness and abnormal synergy patterns in the lower limb of individuals with chronic stroke. *J Neuroeng Rehabil*. 2006 ; 3 : 17.
15. Noyes FR, Grood ES, Perry J, Hoffer MM, Posner AS. Kappa delta awards : pre- and postoperative studies of muscle activity in the cerebral palsy child using dynamic electromyography as an aid in planning tendon transfer. *Orthop Rev*. 1977 ; 6 (12) : 50-51.
16. Perry J, Giovan P, Harris LJ, Montgomery J, Azaria M. The determinants of muscle action in the hemiparetic lower extremity (and their effect on the examination procedure). *Clin Orthop Relat Res*. 1978 ; 131 : 71-89.
17. Perry J, Hoffer MM, Giovan P, Antonelli D, Greenberg R. Gait analysis of the triceps surae in cerebral palsy : a preoperative and postoperative clinical and electromyographic study. *J Bone Joint Surg*. 1974 ; 56 (3) : 511-520.
18. Perry J, Ireland ML, Gronley J, Hoffer MM. Predictive value of manual muscle testing and gait analysis in normal ankles by dynamic electromyography. *Foot Ankle*. 1986 ; 6 (5) : 254-259.
19. Sharrard WJW. Correlations between the changes in the spinal cord and muscular paralysis in poliomyelitis. *Proceedings of the Royal Society of London*. 1953 ; 46 : 346.
20. Waters RL, Perry J, Antonelli D, Hislop H. Energy cost of walking of amputees : the influence of level of amputation. *J Bone Joint Surg*. 1976 ; 58A : 42-46.

第11章

足関節と足部に関する異常歩行

　足関節と足部の異常歩行は，4つのカテゴリーに分類できる．床接地に関する異常は，足部と床との間で生じる初期接地でみられる．2つ目は足関節で生じる異常であり，異常な姿勢により識別することができる．3つ目の異常は，距骨と踵骨の間で生じる距骨下関節の異常である．4つ目は足指（中足指節関節）に関する異常で，やはり姿勢の異常により識別される．

　異常歩行を見極めるうえで重要なことは，正常な運動から逸脱している範囲や程度を明らかにすることである．足関節における1標準偏差は平均5°であり，通常の足関節運動の範囲は小さいけれども，推進あるいは安定性のいずれにも機能的にきわめて重要で，場合によっては5°の可動制限が臨床上非常に重要な障害となりうる．これは，とくにヒールロッカーとアンクルロッカーに該当する．

床接地時の異常

　通常，初期接地はまず踵で体重を受けることから始まり，続いて前足部が地面に接地する．初期接地が踵より前方で行われたり，前足部が下がり地面との距離が短い状態で初期接地が行われると，ヒールロッカーの効果が減少し，下肢で荷重する正常なパターンが失われる．

前足部接地

　定　義：地面に体重をかける際，最初に接地する部分が前足部であること．
　相：初期接地
　機能的な異常：ヒールロッカー機能，下腿の前方移動，膝関節への衝撃吸収作用が低下する．
　原　因：
　＊前脛骨筋の筋力弱化や足関節底屈位拘縮により，

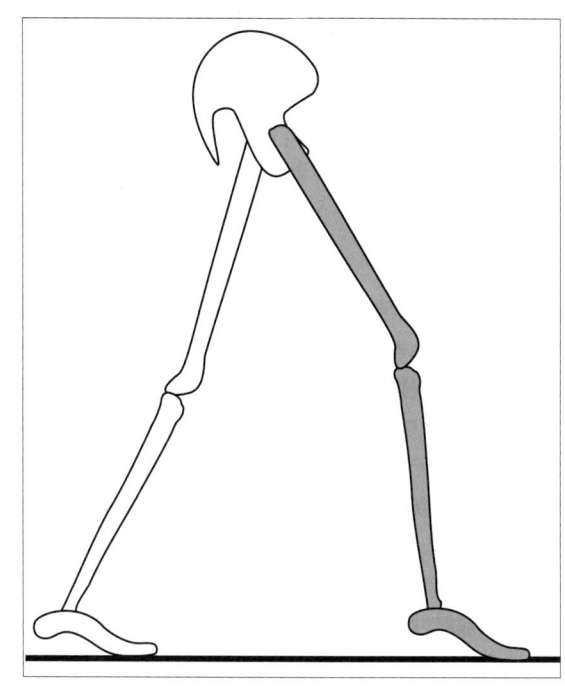

図11-1　前足部接地

足関節が過度に底屈（30°程度）している場合
　＊足関節が過度に底屈し，膝関節が30°を超えて屈曲した場合
　＊踵の疼痛の代償として
　＊下肢の短縮の代償として

　前足部接地は，一般的に足関節の尖足と膝関節の屈曲が同時に起こることを意味する．どちらの関節も重度の変形を有する可能性がある．それぞれ関節が15°屈曲した状態で，つま先から床に接地する（図11-1）．膝関節屈曲の機能障害がない場合も前足部接地が起こりうるが，その場合の原因は下肢の短縮である．

　前足部接地を引き起こす原因には，3つの荷重パターンがある（図11-2）．もっとも頻度が高い病理

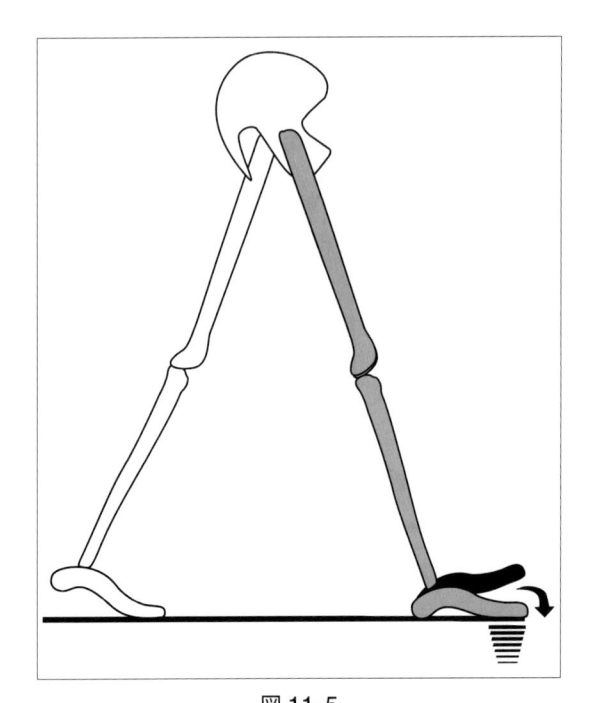

図 11-5
踵による初期接地の後，前足部がすばやく接地してパタンと床を打つ音が聞こえる．

制限され，ヒールロッカー機能が消失する．

足関節の異常

距腿関節の運動は，矢状面からの観察（患者の側方から）がもっとも確認しやすい．もっとも一般的な異常である過度の底屈と背屈の2つは，歩行の各相で通常行われる運動を上回る足関節の角度により特徴づけられる．この過度の底屈と背屈は，足部と床との接触に関する異常なパターン（たとえば，早すぎる踵離床または踵離床の遅れなど）とともに観察されることが多い．多くの足関節異常は，距腿関節に関与する筋の機能障害（たとえば，底屈筋の弱化）に起因するが，まれに近位の姿勢異常により生じることがある（たとえば，遊脚初期にみられる膝関節の不十分な屈曲により生じる足指の引きずりのように）．また，反対側の跳ね上げや反対側の足関節異常についてもこの章で取り上げる．

過度の足関節底屈

定　義：特定の相において，正常を上回る足関節底屈
相：前遊脚期以外のすべて

機能的な異常：立脚中の各種ロッカー機能（ヒールロッカー，アンクルロッカー，フォアフットロッカー，トウロッカー）を制限する．遊脚期では，足クリアランスと下肢の前方移動を制限する．

原　因：
＊足関節底屈位拘縮または過緊張
＊前脛骨筋の弱化
＊大腿四頭筋の活動を減少させるための意図的な動き
＊固有受容器の障害
＊疼痛や関節水腫に対して足関節が緩む肢位をとるため
＊遊脚終期における伸展パターンの開始として

足関節を中間位まで背屈できない可動制限は，前遊脚期と遊脚初期以外のすべての歩行相で機能的な障害を引き起こす（図11-6）．前遊脚期では，通常足関節は底屈15°までの動きであり影響を受けない．また，荷重応答期と遊脚初期では底屈5°までの動きであり，底屈5°未満のわずかな拘縮では観察できるほどの影響を受ける可能性はない．

立脚期における過度の足関節底屈によって引き起こされるおもな異常歩行は，前進することへの障害である．過度な足関節の底屈により，歩幅の短縮と歩行速度の減少が生じ，安定性も障害されるため，直立姿勢が困難になる．また，遊脚期における過度な足関節の底屈は，下肢の前方移動を制限する．

●各相における過度な足関節底屈の影響
初期接地と荷重応答期

衝撃吸収と推進力としての役割を担うヒールロッカー機能の効果は，過度の底屈により制限される．それはまた，初期接地の方法により修正される．正常な踵接地の後，前脛骨筋の障害により瞬間的に下垂足が生じると，ヒールロッカー機能が失われる（図11-5参照）．底屈位で踵接地すると，ヒールロッカー機能の一部しか機能せず，膝関節屈曲の正常な運動が著しく減少する（図11-4参照）．可動性のない底屈位拘縮に起因する前足部接地では，大腿四頭筋の筋力に応じて，2つの方法のうちの1つを用いてヒールロッカー機能を修正する．屈曲する膝関節を支持するために十分な筋力がある場合，フォアフットロッカーを利用することによって良好な推進力を維持する（図11-2b参照）．また，大腿四頭筋の活動により若干の衝撃吸収作用を得ることができる．屈曲する膝関節を支持す

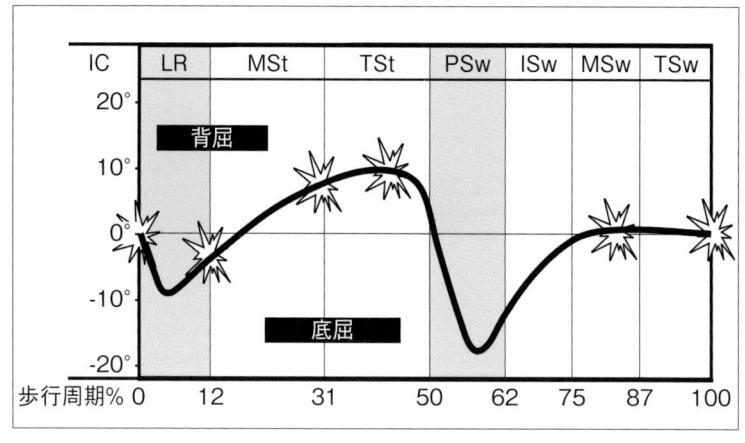

図 11-6 足関節の可動域
過度の底屈は，前遊脚期と遊脚初期以外のすべての歩行相に影響を与える．
IC：初期接地，LR：荷重応答期，MSt：立脚中期，TSt：立脚終期，PSw：前遊脚期，ISw：遊脚初期，MSw：遊脚中期，TSw：遊脚終期．

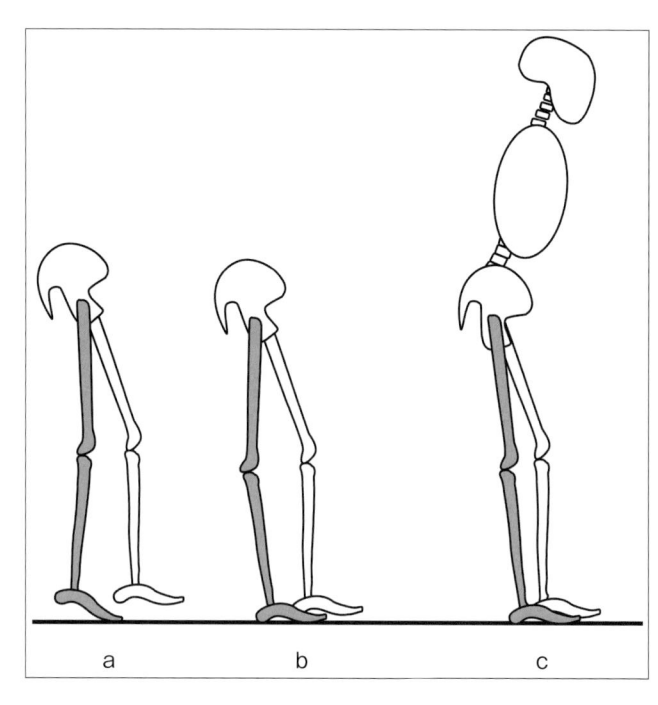

図 11-7 過度の足関節底屈によって生じる立脚中期の歩行異常
(a) 早すぎる踵挙上．
(b) 膝関節の過伸展を伴う足底接地．
(c) 下腿が前方移動しないために，代償的に生じる体幹の前傾．

るだけの筋力がなく，強固な底屈位拘縮を有する場合は，踵が床に接地すると同時に下腿が後方に引かれ，推進力が低下する（図 11-2c 参照）．可動性のある底屈位拘縮の場合は，体重がかかることにより踵が地面に接地するが，ヒールロッカー機能は消失する（図 11-2a 参照）．

立脚中期

立脚中期時での過度の底屈は，下腿の前方移動を制限してしまう．足底接地が持続すると，下腿は受動的な範囲のみしか動かない．歩行周期の30％（立脚中期）で，足関節の背屈が5°未満であれば，ほぼすべての場合において，異常歩行を呈する．アンクルロッカーが機能しなければ，それに比例して反対側下肢の歩幅が減少し，歩行が制限される．

患者は，歩行障害を補うために，3つの特徴的な代償運動を行っている．それは，早すぎる踵挙上，膝関節の過伸展と体幹の前傾である（図 11-7）．これらすべての異常歩行は，過度の底屈状態で，身体を前方移動させようとした結果起こっている現象である．その程度は，患者の歩行速度と膝関節の可動性によって変化する．一般的に，これら3つの代償運動が混在する場合もある．

早すぎる踵挙上（図 11-7a 参照）は，重度の能力障害が認められない患者に起こるメカニズムである．これは，底屈位での踵接地から前足部の推進力によって，身体を前方に移動することができる．この踵挙上は，

立脚終期というよりむしろ立脚中期で起こる．踵挙上のタイミングは，底屈位拘縮の程度と利用できる運動量によって決定される．足底接地の時間は，それに対応して制限され，歩行速度が減少する．標準の70％程度の歩行速度が一般的である．

　膝関節の靱帯にゆるみがあれば，固定された下腿の上で大腿部が身体運動に伴って前方に移動するために，膝の過伸展が生じる（図11-7b参照）．ただし歩行能力の低下は，これらの代償運動によって生じるものではない．この現象は，脳卒中片麻痺，脊髄不全麻痺，脳性麻痺の患者でよく観察される．膝関節の過伸展の程度は，成長期の小児や，より強い痙縮麻痺の患者でさらに大きくなる．この現象は，繰り返し関節に負荷をかけるため，靱帯のゆるみを引き起こす．

　脛骨や足関節の骨折後のギプス固定により，15°程度の底屈位拘縮を生じることは珍しくない．踵挙上の遅れは，膝関節後方の靱帯の負担を増加させる．その負担を軽減するために，膝関節の過伸展が出現する可能性がある．

　骨盤の前傾を伴う体幹の前傾は，最終的な代償運動である（図11-7c参照）．これは，より重度の障害を有する患者に認められ，非常にゆっくりとした歩行速度（正常の15％）となる．また，歩行の推進力として作用するより，よりバランスを保つために作用している．これにより，立脚期の安定性は獲得されるが，股関節と背部の筋群の活動が強制される．患者が固定された前足部で体重を支持するときアンクルロッカーは消失し，前足部に体重がかかったまま，すぐに立脚終期に移行してしまう．

立脚終期

　立脚終期において，過度の底屈が歩行のメカニズムに与える影響は，前足部を越えて身体を前方に移動させる能力に関係する．もし患者が踵を挙上できなければ，身体の前進は膝関節の過伸展や骨盤の回旋，体幹の前傾に頼らなければならず，反対側下肢の歩幅は小さくなる．対照的に，踵をすばやく挙上できる患者は，立脚終期で一見正常な運動パターンが観察される．過度の踵挙上は，意識せずに起こる現象である（図11-8）．それもまた，骨盤を挙上することになり，結果的に初期接地が行われる反対側下肢への負担が増加する．

　踵をすばやく挙上できる患者は，エネルギー消費が少ない可能性があるが，前足部で良好な安定性が得られなければ，エネルギー消費が大きく，歩幅も短くなる．

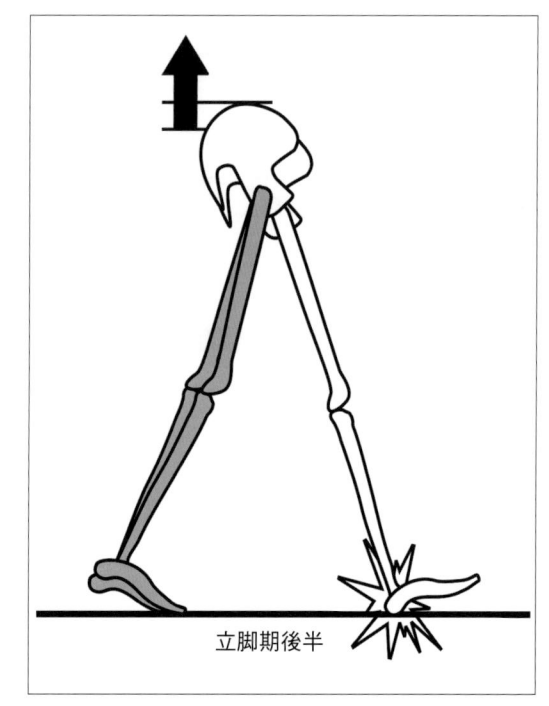

図11-8
過度の底屈によって起こる立脚終期の歩行異常は，前足部に重心をかけるときに生じる過度な踵の挙上，骨盤の挙上，反対側下肢への急激な荷重である．

前遊脚期

　立脚終期において，前足部の支持性が獲得されるならば，前遊脚期中には明らかな歩行異常は認められない．膝関節の屈曲を始めるためのアライメントも存在する．

　立脚終期中ずっと踵が床面に接地しているならば，体重が反対側の下肢に移された後，踵の挙上が起こる．そうでなければ，遊脚初期のために大腿部が動き始めるまで踵の挙上はみられない．

遊脚初期

　遊脚初期における過度の底屈の鑑別は，正常でも底屈が起こるので困難である．それが極端でないかぎり，遊脚初期での過度の底屈は臨床的に重要ではない．膝関節を屈曲することにより，過度の底屈により生じる足指の引きずりなどを最小限にする傾向がある．

遊脚中期

　遊脚中期での過度の底屈は，水平より足部が下がるため，足指を床に引きずり，下肢の前進を阻害してしまう（図11-9a）．その結果，床クリアランスを維持

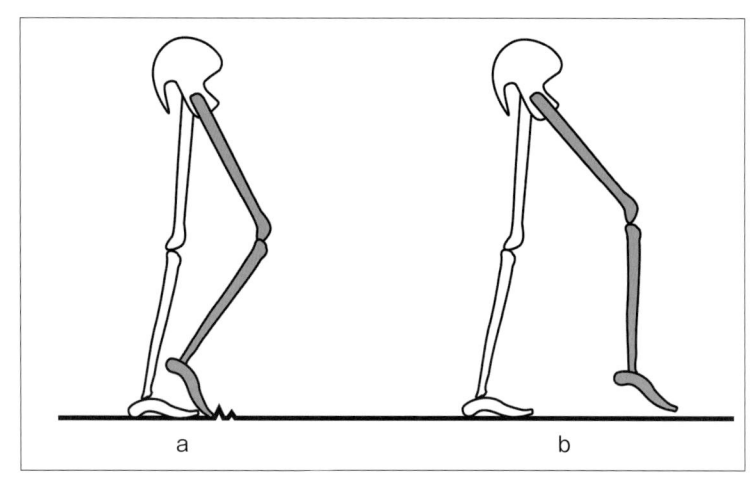

図 11-9 過度の足関節底屈によって起こる遊脚中期の異常
(a) 足指の引きずりは即座に現れる反応である.
(b) 代償的に生じる股関節と膝関節の過度な屈曲.

するために十分な代償運動がないかぎり，遊脚期が短縮される.

不十分な足関節背屈に対する一般的な代償運動は股関節の屈曲運動であり，これにより下肢の挙上が行われる（図 11-9b）．大腿部の挙上に伴い，膝関節は重力により屈曲する．この膝関節の動きがより強調して観察されるため，足部の引きずりに対する主要な代償運動と誤りやすい．股関節の屈曲を伴わない膝関節の屈曲は，下腿を後方に移すため，足指を挙上するよりむしろ，足部の尖足を増加させることにつながる．

股関節の屈曲が十分に得られない場合，床クリアランスを獲得するために他の代償運動が行われる．それらには，分回し運動，体幹の側屈，反対側下肢の伸び上がりがある．それらの代償運動は，足部のみを持ち上げるより大きな重量を持ち上げなければならず，歩行に要するエネルギー効率が低下してしまう．

遊脚終期

股関節の屈曲と膝関節の伸展により床クリアランスを保つことができるため，遊脚終期での過度の底屈よる問題はあまり生じない（図 11-10）．一般に，遊脚中期で観察される足指の引きずりは，遊脚終期で足部が挙上することによって調整される．足指の引きずりが持続している場合は，過度の底屈に不十分な膝関節の伸展が伴っていることが考えられる．遊脚終期での過度な底屈によるおもな影響は，踵での初期接地を行うために必要な足関節の角度が保てないことである．

●過度な底屈の原因

過度な底屈の原因となる4つの基本的な機能障害は，前脛骨筋の筋力弱化，底屈位拘縮，ヒラメ筋と腓

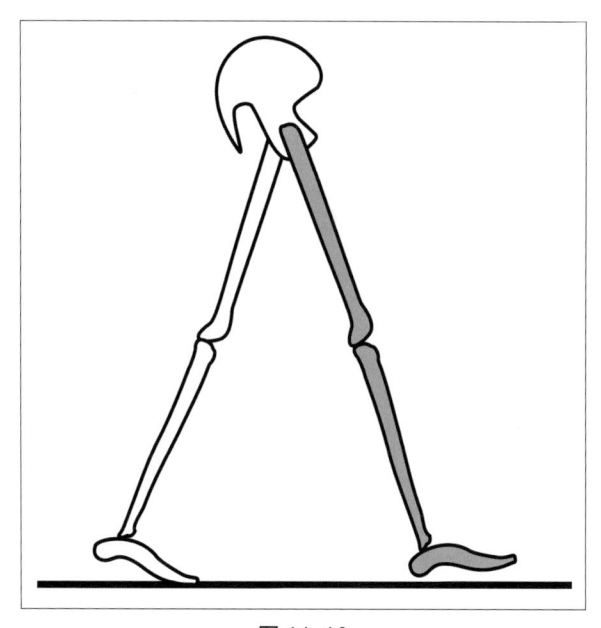

図 11-10
15°の過度な底屈があっても，遊脚終期では足指の引きずりはみられない．

腹筋の痙縮（痙縮もしくは原始的共同運動パターン），大腿四頭筋の筋力弱化に対する過度の底屈である．それらの原因によって，歩行周期中にそれぞれ異なった異常歩行が観察される（表 11-1）．

背屈筋群の筋力弱化

歩行に必要な背屈を行う背屈筋群（おもに前脛骨筋）の低下は，足部を不安定にさせてしまう．前脛骨筋が機能しなければ，足部は下垂する．長母指伸筋，長指伸筋，第三腓骨筋の活動によって，背屈と外がえしの複合運動が生じる．

表 11-1 過度な足関節底屈の原因と影響を受ける歩行相

	IC	LR	MSt	TSt	PSw	ISw	MSw	TSw
30°拘縮	X	X	X	X	X	X	X	X
15°拘縮	X	X	X	X			X	
15°可動性のある拘縮	X	X	D				X	
腓腹筋の痙縮	X	X	X	X	X			
前脛骨筋の弱化	X	X					X	
大腿四頭筋の弱化に対する意図的な代償		X	X					

注釈　X：それぞれの機能障害によって影響を受ける相．D：正常な肢位の遅れ．
IC：初期接地，LR：荷重応答期，MSt：立脚中期，TSt：立脚終期，PSw：前遊脚期，ISw：遊脚初期，MSw：遊脚中期，TSw：遊脚終期．

　底屈の他動的な可動範囲は，発病年齢によって変化する．成人以降に障害を有した場合，15°以上の過度な底屈（尖足姿勢）を引き起こすことは少ない．このことは，同様に痙縮麻痺によって生じる場合にもいえる．対照的に，前脛骨筋の弛緩性麻痺が幼児期に発症した場合，尖足は30°に達する場合もある．この角度の違いは，歩行異常のパターンに影響を及ぼす．

　不十分な前脛骨筋の活動が原因で生じる過度な底屈は，遊脚中期（図11-9参照），初期接地（図11-1参照）および荷重応答期（図11-2a参照）においてもっとも明瞭に観察され，臨床的にも重要である．遊脚期では床クリアランスに問題が生じ，立脚期ではヒールロッカーに異常をきたす．上記3つの状況下において，不十分な前脛骨筋の活動以外が正常であれば，以降の立脚期は正常に観察される．

底屈位拘縮

　底屈位拘縮によって生じる異常歩行は，強直の程度と背屈制限の大きさによって影響を受ける．関節包の緊張が最小となる15°の底屈位は，もっとも拘縮の発生頻度が高い[3]．拘縮には，強固な場合と可動性がある場合がある．可動性のある拘縮は，徒手的な検査では可動性はないが，体重程度の力が加わると組織が伸張され可動する．しかしながら，臨床的にはさまざまな異常歩行を引き起こす可能性がある．そのため，底屈位拘縮は拘縮の程度と強度により，30°の底屈位拘縮，可動性のない15°の底屈位拘縮，可動性のある15°の底屈位拘縮の3つのカテゴリーに分類され，それぞれ影響を与える歩行周期の相が異なる．

30°の底屈位拘縮

足底での接地は，膝関節を過伸展しないかぎり難しい．よって，進行を容易にするために，膝関節を屈曲し前足部で接地しながらの歩行が一般的である（図11-1参照）．30°の底屈位拘縮は，歩行周期の各相において異常をきたす原因となりうる．立脚期では，踵接地はできず前足部で接地する．歩幅は，ヒールロッカーとアンクルロッカーが欠如するため短くなる．患者が十分な代償運動を行わなければ，遊脚期において足指の引きずりが観察される．

可動性のない15°の底屈位拘縮

線維組織の硬度は，拘縮の程度を決定する．可動性のない拘縮は，5つの歩行の相で異常を生じさせる可能性がある．また，患者の歩行能力によってもその重症度は変化する．15°の底屈位拘縮によって生じる典型的な異常は，初期接地での足底接地，荷重応答期と立脚中期での下腿の推進力の低下である．それにより歩行速度が低下するが，歩行速度が遅い患者は，前足部で踏み切るためのエネルギーが不足している可能性がある．踵の離床ができなかったり，ヒールロッカーが制限されると推進力が低下し，代償として生じる膝関節の過伸展の範囲まで制限される．

　活動的な患者では，下肢が床に対して垂直となる立脚中期までは，踵の挙上がすばやく行われるために異常が観察されにくい．下肢を引きずるような姿勢は，フォアフットロッカーを越えて身体を移動させ，遊脚中の反対側のエネルギーを利用して前進する（図11-11）．

　距骨下関節での外がえしは，2つのメカニズムにより過度の底屈を目立たなくしている．背屈は外がえしの基本的な構成要素であり，さらに，距骨下関節での外がえしは足根骨の関節を緩め，背屈運動を可能にする．これらのことより，前足部と下腿がなす角度を減少させる．

　遊脚中期においては，前脛骨筋の弱化が原因で起こ

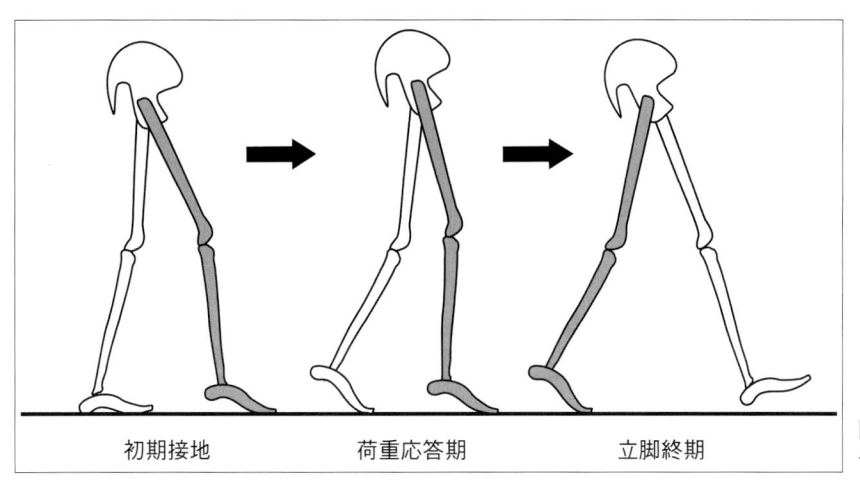

図 11-11
活動的な患者では，可動性のない足関節底屈位拘縮があれば，下肢を引きずるような姿勢で歩行する．

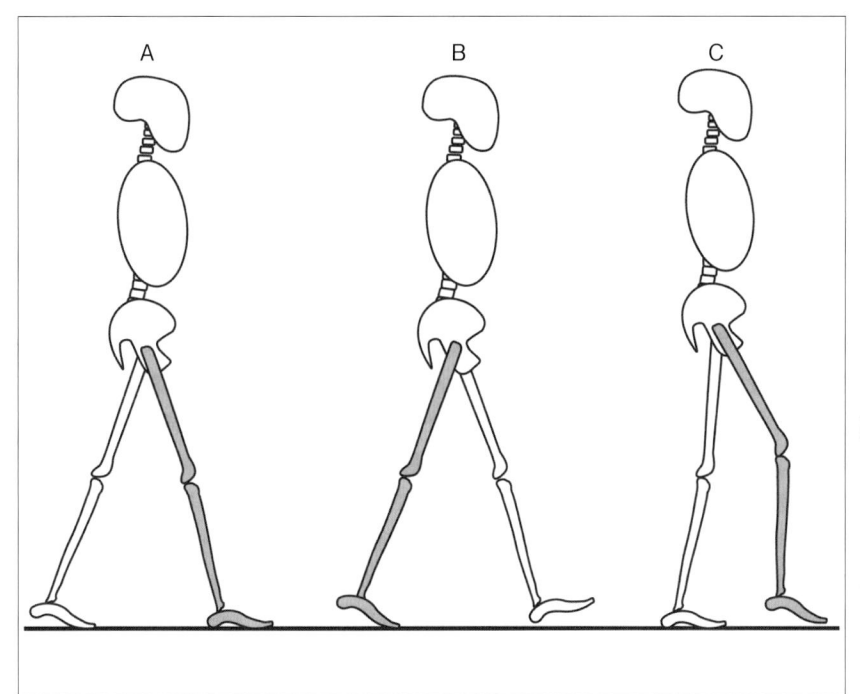

図 11-12　可動性のある 15°の底屈位拘縮
(A) 足底による初期接地．
(B) 立脚終期ではほぼ正常な踵挙上がみられる．
(C) 過度の足関節底屈を伴う遊脚中期では，足クリアランスを得るために過度の股関節屈曲がみられる．

る受動的な尖足と類似した前足部の下垂が観察される．前足部の引きずりは，患者がこれらの代償運動を行うことができない場合に認められる．

　可動性のある 15°の底屈位拘縮　この拘縮の特徴は，立脚期に体重をかけることにより足関節を背屈できる（図 11-12）．ただし，体重をかけたときのヒールロッカー機能は低下する．立脚中期と立脚終期において，可動性のある拘縮によって下腿の前方移動は制限されるが，これは正常なヒラメ筋の活動による制限と類似しているため，異常歩行をきたさない．より硬直した組織では，下腿の前方移動は遅くなるが，それでも異常としては観察しにくい．可動性のある拘縮は，底屈筋の筋力弱化を伴う場合には，単下肢支持期で下腿を安定させるために作用する．ヒラメ筋の活動と拘縮とを鑑別するためには，動的な筋電図計測が必要となる．なお，距骨下関節での代償運動は一般的に生じる．

　遊脚中期において，可動性のある底屈位拘縮は，前脛骨筋の弱化のときにみられる背屈不足と類似した過度の底屈を引き起こす．遊脚中期で必要な筋力は，足部の重さをすばやく挙上できるグレード 3 あるいは Fair に相当[1]するが，荷重応答期では下垂足は認めら

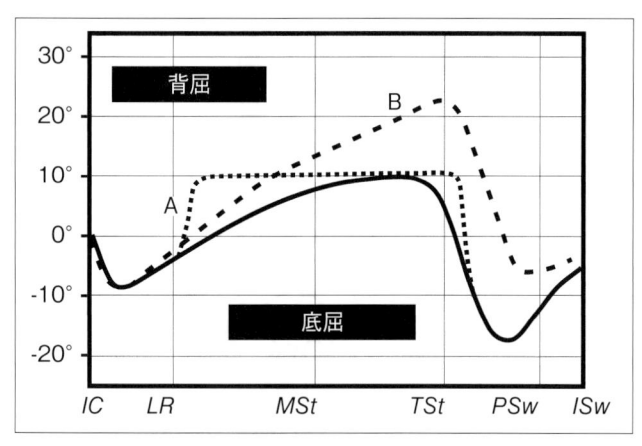

図 11-17

立脚中期における過度の足関節背屈は，次の2つの動作パターンの原因となる．
(A) 底屈筋が著しく弱化している場合，荷重応答期に底屈から背屈へ突然変化する．
(B) 底屈筋が中等度に弱化している場合，立脚中期から立脚後期にかけて，段階的に足関節が背屈する．
IC：初期接地，LR：荷重応答期，MSt：立脚中期，TSt：立脚終期，PSw：前遊脚期，ISw：遊脚初期．

た，患者は立脚終期の単下肢支持側の下肢がすばやく過度に背屈するため不安定感を感じる．

過度の足関節背屈が重要となる2つ目のパターンは，下腿と足部の間で獲得される角度が通常より大きい場合である（図11-17B）．これは，立脚終期でより観察される．

上記2つの状況（速度と大きさ）は，さらに大腿四頭筋の筋活動を要求させることになる．また，下腿の動きの調節ができない場合も，膝関節の完全伸展を行おうとする大腿四頭筋の活動を制限し，不安定性を引き起こす．

立脚終期

踵の挙上と足関節の背屈の2つの動きが下腿を前方に移動させるので，立脚終期における過度の背屈は観察によって確認するのが困難である．踵接地が立脚終期まで持続しているときは，足関節の位置が容易に観察できる（図11-18a）．そのときは，正常な背屈10°の動きでも過度にみえる可能性がある．言い換えれば，足部の挙上が下腿の角度の増加より著しいときは，踵挙上と過度の背屈の組み合わせは観察しにくいということである（図11-18b）．

前遊脚期

正常な15°の底屈が起こっていなければ，足関節は過度の背屈が生じていることになる．足部より前に下腿を前方に傾けるため，踵接地の持続が引き起こされる（図11-19）．このとき，過度の背屈によって下肢が短くなり，同側の骨盤による支持機能を減少させてしまう．また，同時に同側骨盤の下制が生じる可能性がある．

遊脚初期，遊脚中期，遊脚終期

遊脚期では，足部の中間位までの背屈は起こらない．唯一，臨床的に重要な点は，初期接地時の足関節の位置に関係することである．

●過度の足関節背屈の原因

過度の背屈を引き起こす2つのおもな原因は，ヒラメ筋の弱化と中間位での足関節固定である．また，立脚期において，膝関節の屈曲拘縮に対する代償としても，過度の足関節背屈が起こる．これらのメカニズムの機能的な重要性は，歩行周期のそれぞれの相に影響を及ぼす．

ヒラメ筋の弱化

体重支持期での下腿の不安定性は，重要な問題である．これにより，大腿四頭筋の活動要求が高まる．

ヒラメ筋の活動が不十分な場合は，立脚中期での下腿の前方移動によって，足関節をすばやく過度に背屈させ，過度のヒールロッカーが起こる．下腿の前方への傾きは，膝関節の屈曲とそれを支える大腿四頭筋の過剰な活動を持続させてしまう．大腿四頭筋の活動によって膝折れを防止できるが，かわりに膝関節を伸展させることができなくなる．大腿四頭筋の活動により大腿骨が前方移動すると，身体の重心も前方へ移動する（図11-20）．これは，足関節より前方のより遠くに身体ベクトルを移動することにより，弱化した下腿三頭筋を代償する動きとなる．足関節を適切に制限する活動性が底屈筋になければ，足関節はさらに背屈し，容量を超えた下腿三頭筋の筋活動は継続する．また，腓腹筋の活動はヒラメ筋をサポートすることになるので，過度の膝関節屈曲の原因となる．

立脚終期での踵の挙上も，ヒラメ筋の弱化によって消失する．立脚終期で必要な筋力は，立脚中期の2倍にもなるので，たとえ患者が立脚中期で正常な背屈運動を行えたとしても，この現象が起こる可能性がある．これによって，立脚終期での膝関節の伸展は消失し，膝関節の屈曲肢位が持続する[5]．

一般的な下腿三頭筋の弱化の原因は，廃用性の筋力弱化，運動麻痺，アキレス腱に対する過剰な外科的伸

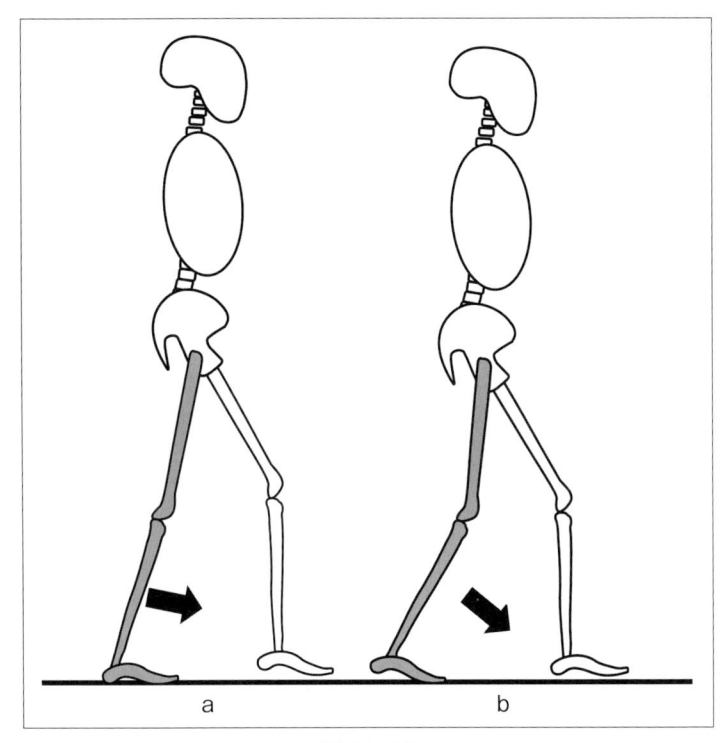

図 11-18
立脚終期における過度の足関節背屈は，2つの歩行異常によって確認できる．
(a) 踵接地の持続により，下腿の前方移動がより観察しやすくなる．
(b) 踵挙上が不十分で過度の膝関節屈曲を伴うときは，過度の背屈は観察しにくい．

図 11-19
前遊脚期における過度の足関節背屈は，正常な底屈が行われていないことを示す．この場合，踵接地の持続と過度の骨盤の落下が生じていることが多い．

張である．十分に神経学的制御が行えないとき，外科的手術が良好な結果を示さないことがある．第2の原因は，歩行中繰り返される筋の伸張により筋線維に負荷がかかり，下腿三頭筋の延長が生じることが考えられる[6]．

また，腓腹筋の弱化はヒラメ筋の活動性の欠如と関連するが，過度の足関節背屈に直接には関与しない．より弱化したヒラメ筋と組み合わせられる腓腹筋の活動は，下腿の前方移動を促進することができる．

立脚期では，支持している足部の上を越えて下腿を前方に出すため，ヒラメ筋の弱化に対する代償運動を行うことは困難である．患者が正常な大腿四頭筋の筋力を有する場合，弱化した腓腹筋に対応させる作用はない．その代わりに，患者は膝関節屈曲位で歩行する．このように膝関節の調節が不十分な場合（膝関節の章を参照），代償運動として過度の背屈が生じる．

もし，下腿三頭筋の弱化に加えて大腿四頭筋も弱化している場合，膝関節屈曲位で歩行することは大腿四頭筋の活動要求を高めてしまうため効率的ではない．

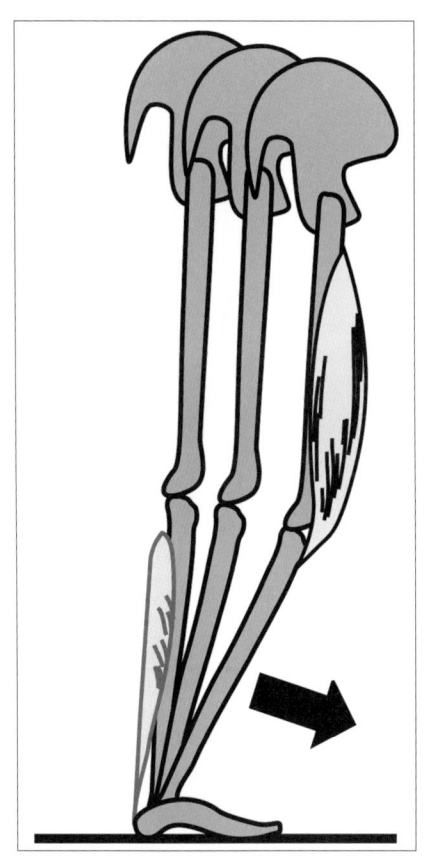

よって，荷重応答期での膝関節屈曲は行われず，立脚期全体をとおして膝関節の伸展が維持される．また，受動的な膝関節伸展の安定性を高めるために，膝関節の前方に身体ベクトルを移動させ，下腿を後方に傾け足関節底屈筋の活動要求を減少させる．これにより反張膝（過伸展）が生じる可能性がある．

足関節底屈筋の活動要求を減少させる他の方法は，歩幅の減少と歩行速度を遅くすることである[4]．足関節底屈筋力と歩行速度とは相関関係が認められるからである[7]．

足関節の中間位での固定

足関節の中間位での固定は，関節固定術後（距腿関節と距骨下関節）に認められ，体重を負荷することにより生じる正常な底屈を妨げ，過度の背屈が起こる．下腿と足部の中間位での固定は，ヒールロッカー機能を増加させる（図11-21）．初期接地において，足部

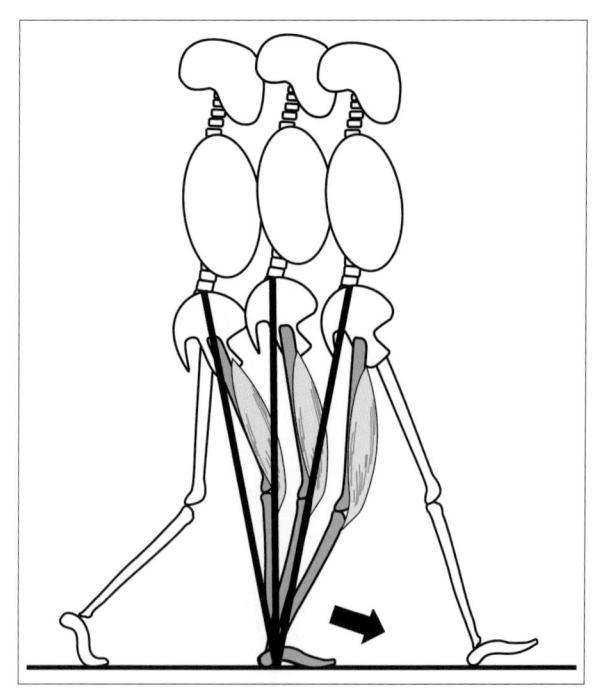

図 11-20
ヒラメ筋の弱化により下腿部は安定性を失い，膝関節は持続的に屈曲位をとる．安定した土台を失い，大腿四頭筋は屈曲した膝関節を伸展させることができない．

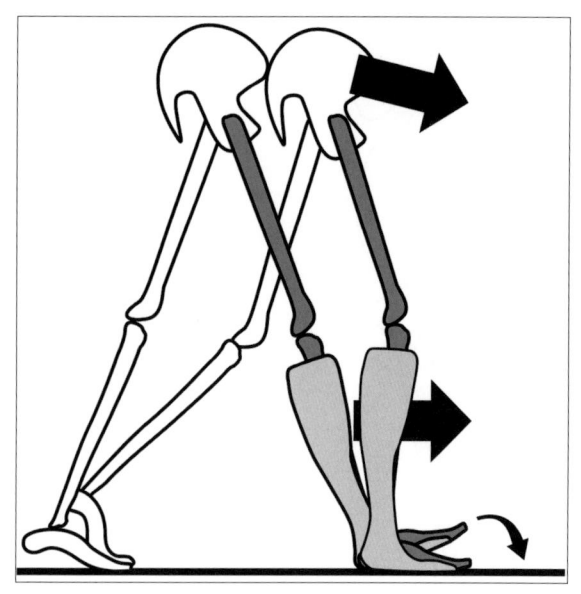

図 11-21
短下肢装具（AFO）や中間位での足関節固定術により，荷重応答期で過度の足関節背屈が生じている．この場合，下腿部の前方移動に伴い，膝関節が過度に屈曲する．

が床に向かって落下すると同時に下腿が前方に移動する．その結果，足部が落下する速度と同じ速度で膝関節の屈曲が起こる．同様に大腿四頭筋の需要が増加する．そのため，固定された足関節に耐える能力は，大腿四頭筋の強さによって決まる．

<u>立脚期での膝関節の屈曲</u>

足底で体重を支持する時期（立脚中期）に膝関節の屈曲が持続すると，身体の重心を支持基底面内で調節しながら立位バランスをとるために，足関節に過度の背屈が起こる．必要な背屈角度は，膝関節の屈曲拘縮の程度に比例している（図 11-22）．

■踵接地のみの延長

定　義：踵のみで接地している期間が荷重応答期を超える場合
相：荷重応答期，立脚中期，立脚終期，前遊脚期
機能的な異常：安定性と前方移動を制限する．
原　因：
＊前足部の痛み
＊痙縮によるクロートウ

これは，まれな所見である．踵のみの接地が延長さ

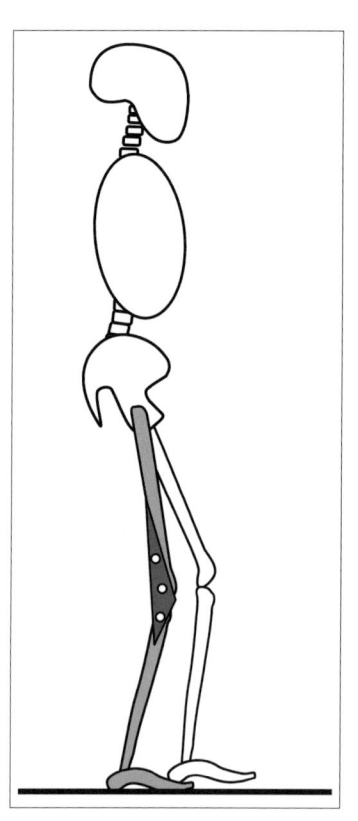

図 11-22
膝関節の屈曲拘縮がある場合，過度の足関節背屈によって直立姿勢が可能となる．

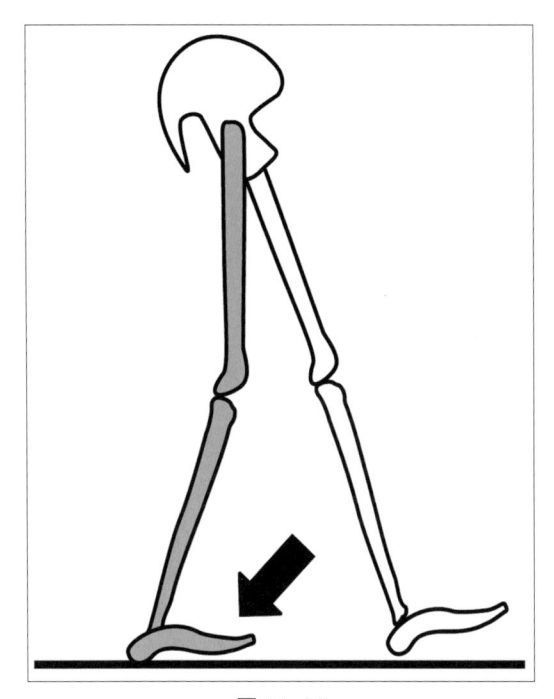

図 11-23
単下肢支持期まで持続する踵のみの接地では，下肢の引きずり姿勢は生じない．

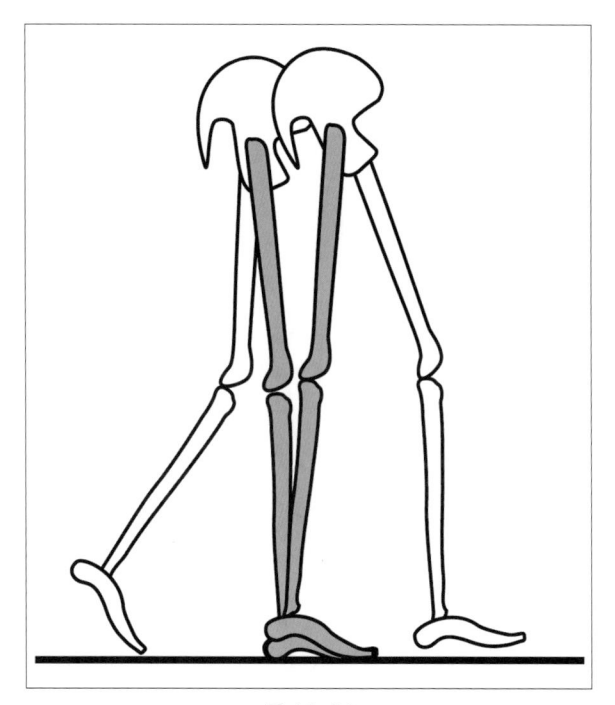

図 11-24
底屈位拘縮のために立脚中期で踵挙上が生じる．

れたパターンは，踵での正常な荷重応答期パターンが立脚中期でも生じ，それが立脚期が終わるまで持続する（図 11-23）．その原因は，前足部の疼痛もしくは痙縮によるクロートウ（足指の屈曲変形）である．荷重時痛は，過度の足関節背屈によって軽減される．そのとき，前脛骨筋の活動は増加し，足関節底屈筋の活動は減少する．

■ 早すぎる踵挙上

定　義：踵が地面に接地しなければならない時期に接地していない．
相：初期接地，荷重応答期，立脚中期
機能的な異常：ヒールロッカーとアンクルロッカーを消失させ，前方移動を制限する．
原　因：
＊過度な底屈筋の活動
＊踵の痛み
＊短縮した下肢または反体側下肢の床クリアランスを補助するための意図的な代償運動
＊過度の膝関節屈曲の代償運動

踵接地の消失は，初期接地，荷重応答期，立脚中期で起こる異常な現象である．もっとも重度な障害は，立脚期全体に及ぶ踵接地の不足（前足部の引きずりの持続）である．早すぎる踵挙上は立脚期の前半で容易に観察できるが，通常踵挙上は立脚終期で生じるため立脚中期以降では観察しにくい．

早すぎる踵挙上は，踵での初期接地後の荷重応答期もしくは立脚中期の初期で生じる．早すぎる踵挙上のおもな原因は，過度の足関節底屈（たとえば，底屈位での拘縮や痙縮；図 11-24）と過度の膝関節屈曲（図 11-25）である．早すぎる踵挙上は意図的に起こす場合もある．たとえば，下肢の短縮に対応するためである．また，過度の足関節底屈によって身体を持ち上げ，障害のある反対側下肢の床クリアランスを得るために行う場合がある．

■ 踵離地の欠如／踵離地の遅れ

定　義：踵が地面から離れなければならない時期に踵挙上が起こらない．
相：立脚終期，前遊脚期
機能的な異常：フォアフットロッカーとトウロッカーの欠如，前方移動の減少，反体側の歩幅の短縮，前遊脚期での膝関節屈曲の制限．
原　因：
＊下腿三頭筋の筋力弱化
＊前足部の痛み

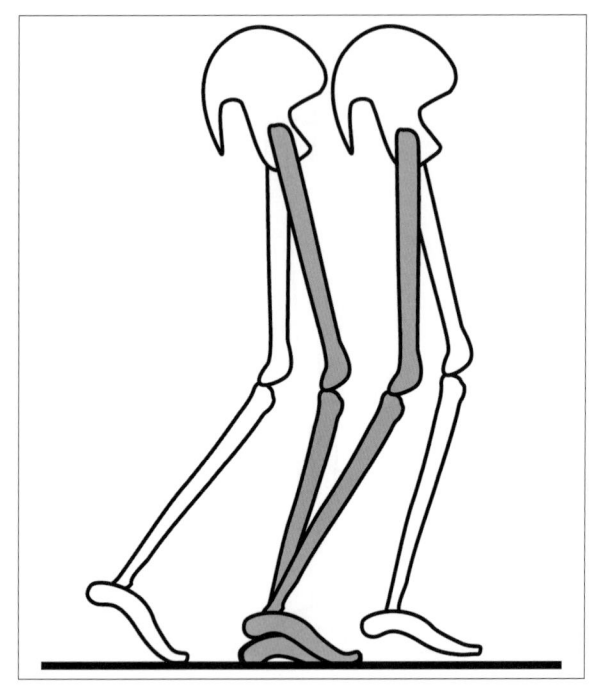

図 11-25
膝関節の屈曲拘縮のために立脚中期で踵挙上が生じる．足関節は底屈していない点に注目．

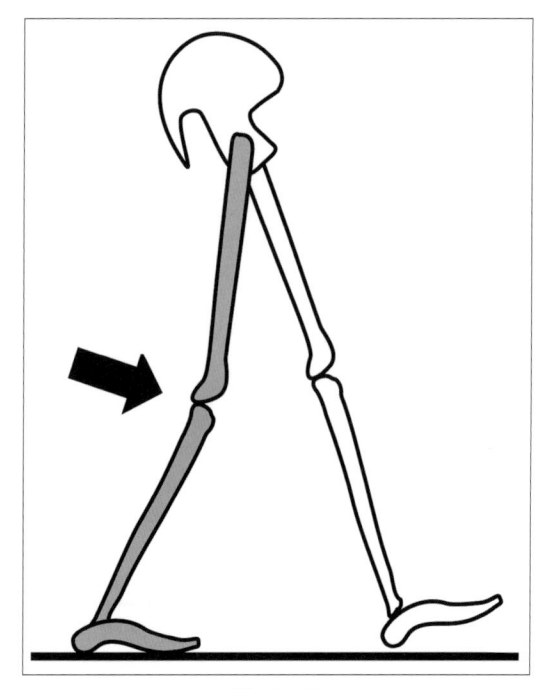

図 11-26
下腿三頭筋の弱化による踵挙上の遅れ．膝関節が過度に屈曲している点に注目．

＊足指の伸展が不十分
＊過度の足関節背屈

踵挙上の欠如は，立脚終期または前遊脚期で観察される異常である．踵接地が持続することは，推進力が低下し歩行速度が遅く，足関節底屈筋の弱化または過度の足関節背屈を示す．立脚終期は，足関節の7つの底屈筋（ヒラメ筋，腓腹筋，後脛骨筋，長母指屈筋，長指屈筋，長腓骨筋，短腓骨筋）にもっとも活動要求が高まる時期である．とくにヒラメ筋，腓腹筋，後脛骨筋の弱化はフォアフットロッカーを制限し，足関節と足部の十分な安定性を低下させる恐れがある（**図11-26**）．下肢長は踵が挙上しないために相対的に短縮し，前遊脚期での足関節による踏み切りの準備ができなくなる．

立脚終期の始まりに起こる踵上昇の遅れは，ヒラメ筋の弱化の特徴である．立脚終期の後半に足関節が背屈可動域の最終域に達すると，引きずるような姿勢ではあるが踵が挙上する．

前遊脚期は両下肢支持期の相であり，体重がすばやく前方の下肢に移動する．体重が前足部を越えて前方に移動すると，ヒラメ筋が弱化していても踵の挙上が起こる．また，立脚期の終了時に膝関節を屈曲することも，下腿を前方に移動し踵を挙上することにつながる．そのため，踵挙上の遅れのタイミングは，その原因を知るうえで重要である．

中足指節関節の伸展は，正常な踵挙上の必要条件である．足指屈筋群の痙縮または関節拘縮は，立脚終期で足指の伸展を制限し，踵の挙上を制限する可能性がある．

前足部に痛みがある場合も，踵の挙上を避ける可能性がある．踵を挙上することにより前足部のわずかな部位に荷重が集中し，痛みを増悪させるためである．

膝関節の過伸展もまた，踵の離地を遅れさせる．これは，体重ベクトルが膝関節の前方に落下し，膝関節の屈曲によって通常生じる下腿の前方移動を制限するためである．前遊脚期での膝関節の屈曲は，下腿が後方に押された形で膝関節が固定されるため，反対側の足部が完全に床に接地するまで起こらない（**図11-27**）．

■引きずり

定 義：遊脚期において足指，前足部，踵が地面に接触する．
相：遊脚初期，遊脚中期，遊脚終期
機能的な異常：前方移動と足クリアランスを制限し，転倒リスクを高める．

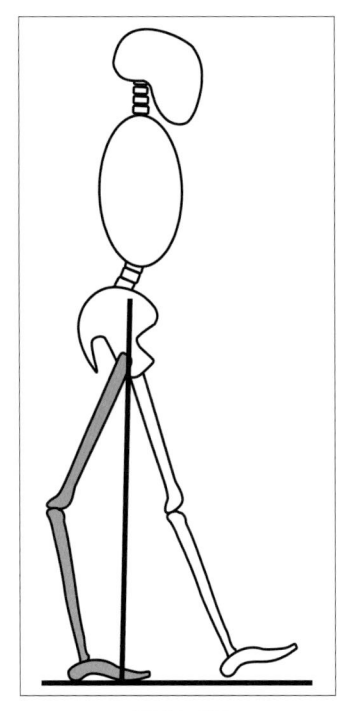

図 11-27
膝関節の過伸展によって，二次的に踵挙上の遅れが生じる．膝関節は，体重のベクトルが前方を通ることと下腿の後傾によって固定され，下肢長（高さ）を短縮させる．

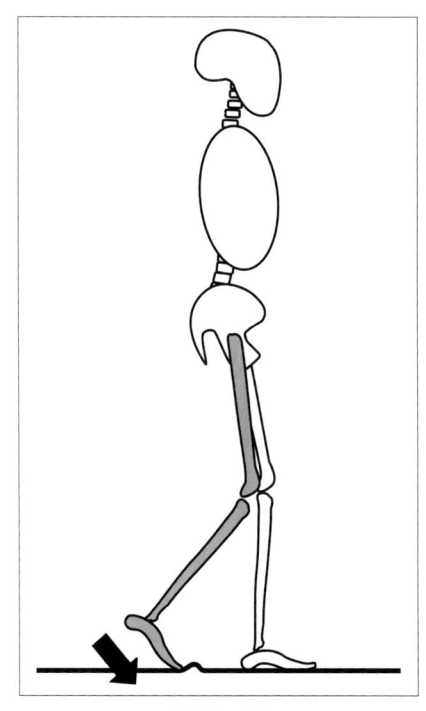

図 11-28
遊脚初期における不十分な膝関節屈曲は，足指クリアランスを得るための下肢の挙上を制限してしまう．

原　因：
＊股関節の屈曲制限
＊膝関節の屈曲制限
＊過度の足関節底屈

床クリアランスを得るために適切な足部の挙上ができなければ，遊脚初期に異常をきたすか，もしくは遊脚期全体をとおして異常をきたす可能性がある．遊脚初期にみられる足指の引きずりは，下肢の前方移動を遅延させ，つまずきの原因となりやすい．もし，前進している体重を下肢で支えられない場合は，転倒してしまう．また，遊脚中期に足指の引きずりが生じれば，遊脚期を短縮させる．

遊脚初期における足指の引きずりのもっとも一般的な原因は，不十分な膝関節の屈曲である（図 11-28）．膝関節の屈曲は，膝関節伸筋群の痙縮や膝関節屈筋群の弱化，あるいは下肢を引きずる姿勢によって制限される（第 12 章参照）．

遊脚中期における引きずりの原因は，不十分な股関節屈曲または足関節を中間位に保てないことが考えられる（図 11-9 参照）．遊脚中期での床クリアランスは通常 1～2 cm 程度であり，わずかな姿勢の変化によってこのクリアランスが制限を受ける可能性がある．

遊脚終期での引きずりはまれである．遊脚終期での床クリアランスの問題は，遊脚中期での引きずりに関連する場合が考えられる．

反対側の伸び上がり

定　義：対象とする下肢が遊脚中に，反対側の立脚下肢が前足部を使って伸び上がる．
相：遊脚初期，遊脚中期，遊脚終期
機能的な異常：前方移動と足クリアランスを制限し，転倒リスクを高める．反対側である立脚下肢の安定性の低下と下腿三頭筋の活動要求の増加
原　因：遊脚下肢が長すぎる場合（たとえば脚長差など）や膝関節の屈曲が不十分な場合，床クリアランスを得るための意図的な代償運動として生じる．

遊脚下肢が長すぎる場合，反対側の立脚下肢の踵を挙上して身体を持ち上げて床クリアランスを補助する．脚長差は，反対側の伸び上がりの一般的な原因の1つである．2つ目の原因は，遊脚初期に床クリアランスを得るために必要な通常 60° の膝関節屈曲が制限されている場合である．3つ目は，遊脚中期において

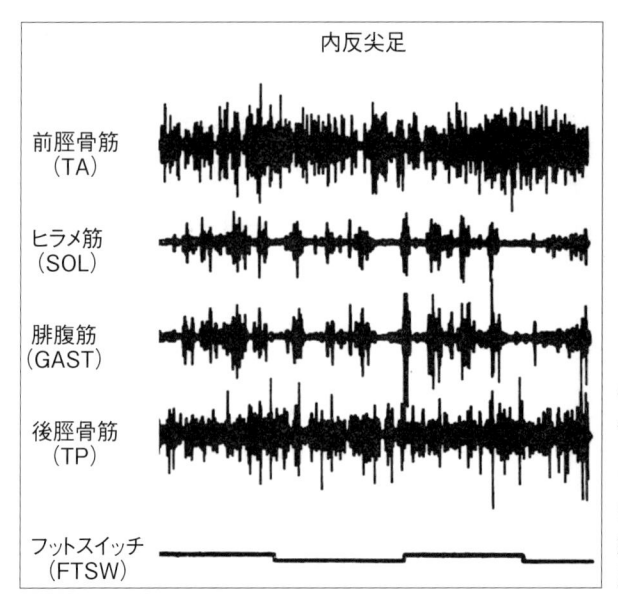

図 11-32
立脚期のパターンは，第5中足骨（フットスイッチ［FTSW］で高い領域は第5中足骨の接地を示す）のみが接地する内反尖足を示す．筋電図波形は，前脛骨筋（TA）と後脛骨筋（TP）の持続的な活動を示す．ヒラメ筋（SOL）と腓腹筋（GAST）の活動は断続的であるが，遊脚期には持続して活動する．このことから，内反を生じさせる原因は4つのタイプがあることがわかる．

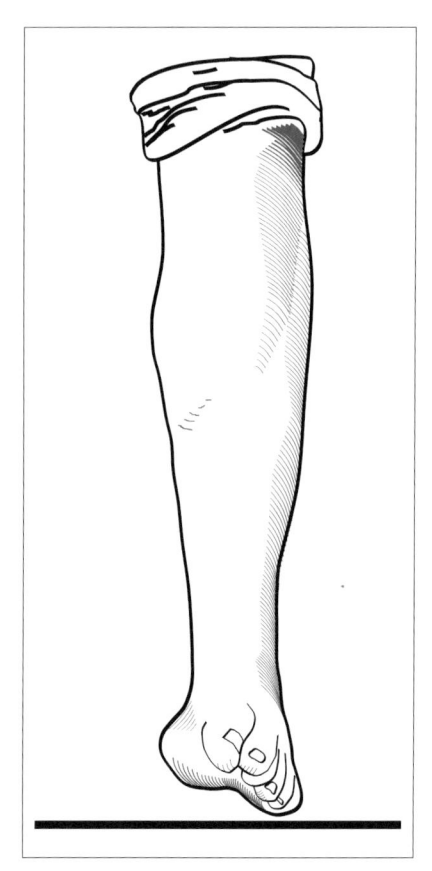

図 11-33
遊脚期では足部が内反すると，下垂した足部の外側縁が下がるために，尖足があるようにみえる．

もっともよく観察される現象である．これはとくに脳卒中患者[8]と脳性麻痺者[9]に多く，病的な内反の約75％を占める．

良好な足関節背屈を伴う遊脚期での内反は，足指伸筋が関与せず，前脛骨筋が強く活動している証拠である（図11-33）．これは，痙縮を伴う患者によく起こるパターンである．この場合，遊脚期では遊脚終期の最後に内反が観察されるのみで，それ以外は目立たない．また，足部の肢位によって接地パターンが決定される．

前脛骨筋が弱化していると，遊脚中の内反尖足が顕著となる．本来の足関節のアライメントは少し傾斜し，足部の重量を受けて底屈位（下垂足）でわずかに内がえしの運動を含んでいる．前脛骨筋が弱化していると，足部を内がえすことはできるが完全に背屈させることはできない．

●後脛骨筋の異常

正常歩行では，立脚中に後脛骨筋の活動が必要となるが，患者における後脛骨筋の活動はタイミングや強度が不安定である．そのため，患者の内反の原因が，後脛骨筋の過度の緊張であるのか早すぎる活動であるのか確定できない．あるいは，後脛骨筋がまったく活動していない場合もある（図11-34）．しかしながら，過緊張状態であれば，5つの筋のなかでもっとも足部を内がえしさせる力があるため，距骨下における内反の重要な原因である（図4-15参照）．遊脚期での活動の逆転は，脳性麻痺患者の約11％に起こる（図11-

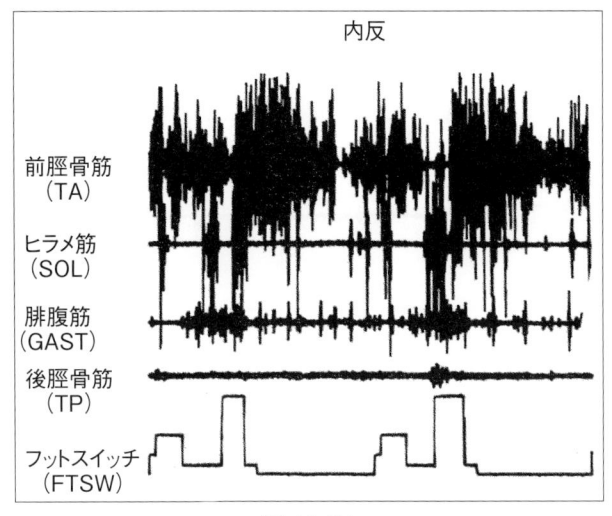

図 11-34

支持足が内反しているにもかかわらず，後脛骨筋（TP）は活動していない．一方，前脛骨筋（TA）は立脚期と遊脚期をとおして強く活動している．ヒラメ筋（SOL）の活動は断続的である．腓腹筋（GAST）は，遊脚期に断続的で弱い活動が認められる．フットスイッチ（FTSW）のパターンは不安定な内反足のパターンを示す．

35)[2].

● ヒラメ筋の異常

　ヒラメ筋はおもに底屈に作用する筋であるが，距骨下関節において内がえしする作用もある．これは，筋の大きさ（後脛骨筋の5倍のサイズ）からも重要である．ヒラメ筋における次の2つの異常は，内反の原因となる．ヒラメ筋は原始的伸展共同運動パターンの一部として，遊脚終期で足部を内反にし，立脚期に入ってもこの内反が維持される（図 11-36）．原始的制御パターンもまた，荷重応答期と立脚中期をとおして，立脚終期での踵挙上の前に，必要以上にヒラメ筋の筋緊張を高める．これが体重ベクトルの要求より大きい場合に内反尖足が起こる．痙縮は，一般にヒラメ筋反応の強度を増加させる．

　底屈位拘縮は，歩行周期のすべての相で内反に関与する．可動性のある拘縮の場合，立脚期で体重がかかると内反が減少する可能性がある．底屈位拘縮は，足関節の安定性に関与するヒラメ筋と腓腹筋の活性レベルを低下させる（図 11-37）．

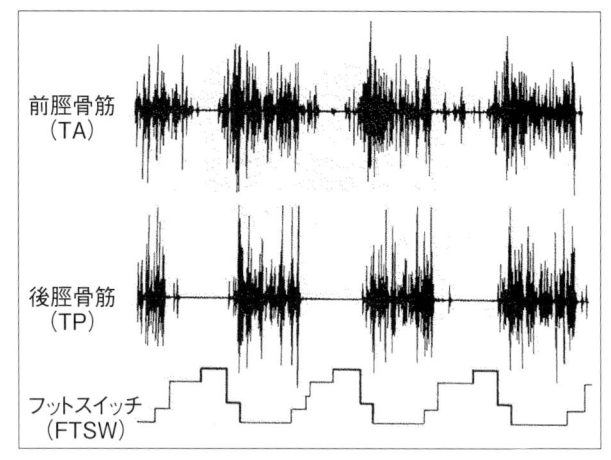

図 11-35

前脛骨筋（TA）と後脛骨筋（TP）は，立脚期ではなく遊脚期に活動している．フットスイッチ（FTSW）のパターンも正常とは異なる．

● 長母指屈筋と指屈筋の異常

　これらは，一般に原始的伸展パターンに含まれており，遊脚終期で早期に活動が起こる．また，痙縮はこれらの筋でも認められ，ヒラメ筋と同様に早すぎるタイミングで筋活動の増強につながる．両方の要因は内反の原因となる．それらの筋の緊張の高まりは，立脚期における足指の槌指変形によって示される．

● 長腓骨筋と短腓骨筋

　内反または内反尖足で歩行する患者は，強い腓骨筋の筋活動が筋電図検査によって観察される．通常，両方の腓骨筋は活動的であるが，どちらかが優位に活動することがありうる．ただし，腓腹筋の活動も内反尖足では強いことから，腓骨筋の弱化が内反歩行の一般的な要因とはいえない（図 11-38）．

　立脚中に腓骨筋の活動が不十分であれば，足部は不安定で体重を十分にかけることができない．足部と足関節はひどく捻れて，側面の組織に負担がかかるため，疼痛が出現する．

過度の外がえし

定　義：踵骨または前足部の中間位を越える外がえし
相：歩行周期のすべて
機能的な異常：体重をかけると，過度の外がえしは足関節と膝関節の回旋ストレスを増加させる．単下肢支持期における過度の外がえしは，踵離地に必要

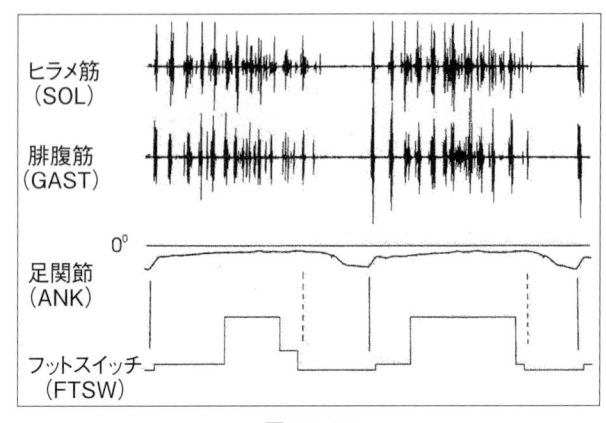

図11-36
ヒラメ筋（SOL）と腓腹筋（GAST）は早期に活動する．筋電図波形の断続的なパターンは，初期接地に始まり立脚期をとおして持続する．足関節の運動（ANK）は，尖足の状態（0°以下）を示す．フットスイッチ（FTSW）は，内反位（第5中足骨での初期接地）で，尖足傾向が増すことを示す．

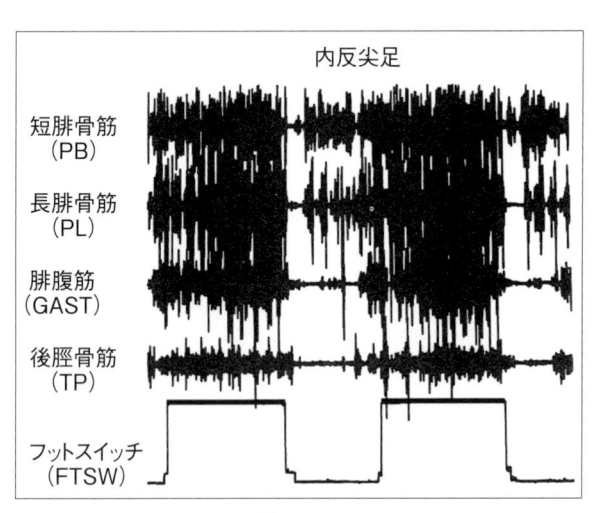

図11-37
ヒラメ筋（SOL）の活動は拘縮により減少する．まばらで低い筋電図波形を示す．フットスイッチ（FTSW）は，第5中足骨のみの接地を示し，内反尖足であることがわかる．

の代償運動として
＊腓骨筋の過緊張
＊扁平足によるアライメント異常
＊外反変形

過度の外がえしは，一般には外反とよばれる．立脚期での外反は，腓骨筋の過緊張というよりむしろ，主要な病状が弛緩性麻痺であるか痙縮麻痺であるかどうかに関係なく，内がえし筋（たとえば前脛骨筋，後脛骨筋，ヒラメ筋）の弱化が原因の場合がほとんどである（図11-39）．前脛骨筋と後脛骨筋は，体重をかけた際に，距骨下関節での外がえしの割合と程度を調整する．これら2つの筋が弱化すると，下肢に体重をかけた際にただちに距骨下関節の外がえしが生じて，明らかな外反が観察される．

踵骨の外反は，距骨に対する支持性を低下させ，下腿の内旋が生じる原因となる．下腿の内旋は，果間関節窩が距骨の上部を通ることにより顕著に生じる．結果的に，足部と膝関節の負担を高めてしまう．

前足部に体重がかかると中央足根間関節が緩み，より距骨下関節の外反が著明となり，足部中央が落下する．足アーチが崩れるか維持できるかは，構造上の問題（靱帯のゆるみ）に左右される．多指症徴候（"too many toes" sign）は，後脛骨筋が弱化した患者を立位で後方から観察した場合に確認できる．これは，前足部が外転するために足関節の外側から足指が多くあるようにみえる現象で，外反足を伴う．立脚終期に外反が生じると，踵骨立方骨靱帯と距舟関節の軸が前足部を安定させるためのアライメントを崩し，正常な踵

図11-38
長腓骨筋（PL）と短腓骨筋（PB）の強い活動は，内反足での体重支持における側方安定性を高める．腓腹筋（GAST）と後脛骨筋（TP）もまた，立脚期をとおして活動する．フットスイッチ（FTSW）は，開始時の第5中足骨での前足部支持を立脚期の終了まで持続していることを示す．

な前足部の安定性を低下させ，下肢の前方移動を制限する．足関節の可動性が制限されると，過剰の外がえしは立脚中，背屈の可動域を得るために出現する．

原因：
＊内がえし筋の弱化
＊底屈位拘縮があるとき，背屈可動域を広げるため

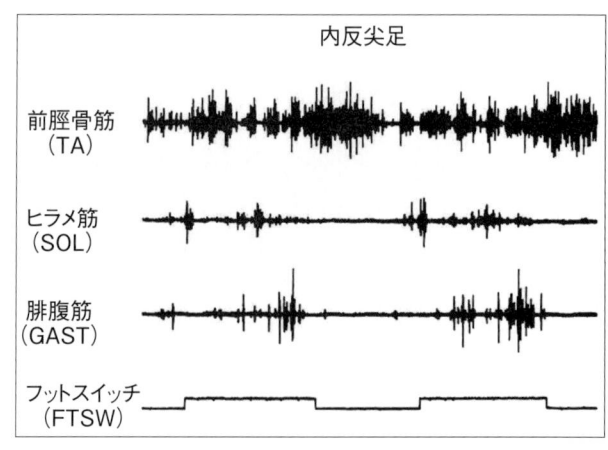

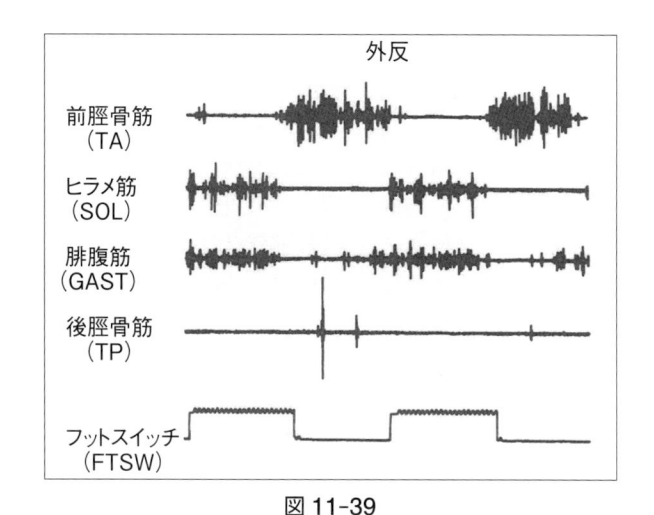

第11章 足関節と足部に関する異常歩行　141

図11-39
内がえし筋の弱化による外反足を示す．後脛骨筋（TP）は活動しない．前脛骨筋（TA）は荷重応答期での活動は起こらず，遊脚期のみで活動する．ヒラメ筋（SOL）と腓腹筋（GAST）の筋電図波形は低い．フットスイッチ（FTSW）は外反を示す．

図11-40
長腓骨筋（PL）と短腓骨筋（PB）は過剰に活動する．強くて早すぎる活動の開始は，高い振幅で高密度な筋電図波形を示す．フットスイッチ（FTSW）は外反を示す．

挙上を制限してしまう．

非常にまれではあるが，立脚期における外反の原因は，足部外側の挙上を行う腓骨筋の過緊張であることがある（図11-40）．他の底屈筋の弱化を伴えば，腓骨筋の過緊張は外反踵足を呈する．

背屈筋の自然なアンバランスが内反に傾くので，遊脚期での外反を認めれば常に異常である．弛緩性麻痺あるいは痙縮麻痺によって抑制されている患者は，異なるメカニズムの外反を示す．ポリオで生じるような背屈の弛緩性不全麻痺は，遊脚期で外反を認める可能性がある．

前脛骨筋が弱化あるいは消失した場合，内側を下げる反面，強い足指伸筋と第三腓骨筋は足部の外側を引き上げる．床クリアランスは確保できず，足部は外反する．この姿勢は，3つの歩行の相すべてにおいて持続する．

足指の異常

正常歩行では，足指が下肢を振り出す前に地面と接する最終的な部分となる．中足骨と指節骨の関節で生じる異常は，足指ロッカー（たとえば，クロートウや足指の伸展が不十分な場合）によってスムーズな体重移動を制限する．ただし足指の異常は，特定の筋が弱化した場合に地面と足部のクリアランスを確保することにより，正常な歩行パターンを補助する場合もある（たとえば，前脛骨が弱化した場合にみられる過度な足指の伸展）．

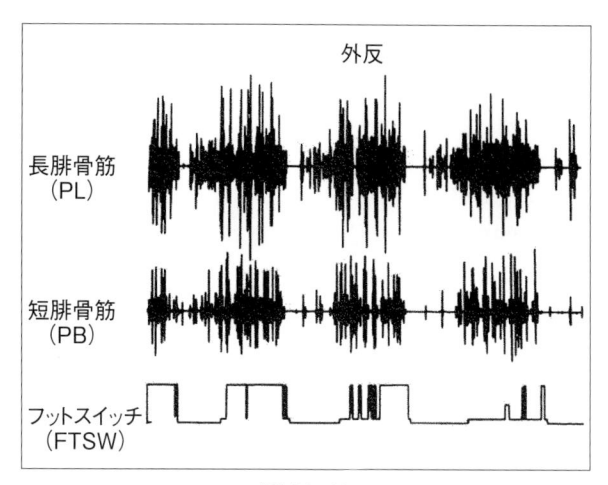

過度の足指伸展

定　義：特定の相でみられる正常を超える足指の伸展．

相：歩行周期のすべて

機能的な異常：体重をかけたときに生じる過度の足指伸展は，前脛骨筋が弱い場合に代償的に起こる長指伸筋の過剰な活動を示す．遊脚下肢で起こる過度の足指伸展は，足クリアランスを補助する目的で生じている可能性がある．

原　因：
＊前脛骨筋の弱化
＊足指伸筋の過緊張

通常，中足指節関節は初期接地（25°伸展），立脚終期（25°伸展），前遊脚期（55°伸展）を除くすべての相でほぼ中間位である．遊脚初期から荷重応答期にかけて，中間位を超えて足指の伸展が観察されると，それは前脛骨筋の弱化を示す徴候である．長母指伸筋と長指伸筋は，遊脚下肢の足クリアランスと立脚下肢の前足部の調整のために代償的に活動する．

過度の足指伸展は靴のなかで擦れて，皮膚硬結や擦過傷を起こす可能性がある．このような場合，靴のつま先に余分なスペースをつくることが必要となる．

■足指の伸展制限

定　義：特定の相でみられる中足指節関節の正常より少ない伸展

相：立脚終期と前遊脚期

機能的な異常：前足部と足指ロッカー機能を制限し，反対側の歩幅を短くする．

原　因：
＊拘　縮
＊母指の強直
＊足指屈筋群の痙縮
＊前足部の疼痛
＊立脚終期または前遊脚期における踵離地を制限するあらゆる原因

中足指節関節の拘縮や関節炎による変形（たとえば母指の強直）は，前足部を越える体重移動を制限する．母指の強直を伴う場合には，足部が代償的に内反する．靴底の前足部を調整することにより，この体重の前方移動の制限を改善できる．

足指屈筋群（長母指屈筋や長指屈筋）の痙縮は，足関節の背屈や中足指節関節の伸展によって増強する．これは，尖足を伴う患者で容易に観察される．また，立脚終期と前遊脚期において，正常な足指伸展を制限してしまう．

前足部に疼痛（たとえば中足骨痛）があれば，疼痛部位への圧迫を避けるために踵離地を制限する可能性がある．同様に，底屈筋の弱化により立脚期の最後に踵離地ができない場合は，足指の伸展を必要としない．

■クロートウ

定　義：指節間関節の屈曲

相：立脚終期と前遊脚期

機能的な異常：前足部と足指ロッカーによるスムーズな体重移動を制限し，反対側の歩幅を短くする．

原　因：
＊足指屈筋群の過緊張
＊長指屈筋と足部内在筋の筋力の不均衡
＊腓腹筋とヒラメ筋の筋力弱化の代償として

筋力弱化の有無にかかわらず，筋力の不均衡はクロートウを引き起こす原因となる．長指屈筋と長母指屈筋の過緊張や不適当な活動は，立脚期と遊脚期の双方でクロートウを引き起こす．立脚期後半にクロートウが生じると，踵挙上を制限したり前足部の疼痛を引き起こす．

末梢性運動ニューロパシー（糖尿病を含む）は，長指屈筋と足内在筋の筋力不均衡により，クロートウを引き起こすことがある．クロートウに感覚障害を伴う場合は，靴の内部で足指の背側面を擦り，皮膚を傷つける危険性が高まる．

長指屈筋と長母指屈筋の筋の走行は足関節後面を通るため，足関節の底屈作用を有する．ヒラメ筋と腓腹筋が弱化している場合，長指屈筋は足底屈筋の代償として筋活動を増加させる．ただし，足指屈筋の活動が増加することはクロートウを引き起こす原因となる．

文　献

1. Arsenault AB, Winter DA, Marteniuk RG. Bilateralism of EMG profiles in human locomotion. *Am J Phys Med*. 1986 ; 65 (1) : 1-16.
2. Barto PS, Supinski RS, Skinner SR. Dynamic EMG findings in varus hindfoot deformity and spastic cerebral palsy. *Dev Med Child Neurol*. 1984 ; 26 (1) : 88-93.
3. Eyring EJ, Murray WR. The effect of joint position on the pressure of intra-articular effusion. *J Bone Joint Surg*. 1964 ; 46A (6) : 1235-1241.
4. Hof AL, Elzinga H, Grimmius W, Halbertsma JPK. Speed dependence of averaged EMG profiles in walking. *Gait Posture*. 2002 ; 16 (1) : 76-86.
5. Jonkers I, Stewart C, Spaepen A. The complementary role of the plantar flexors, hamstrings and gluteus maximus in the control of stance limb stability during gait. *Gait Posture*. 2003 ; 17 : 264-272.
6. Kinney CL, Jaweed MM, Herbison GJ, Ditunno JF. Overwork effect on partially denervated rat soleus muscle. *Arch Phys Med Rehabil*. 1986 ; 67 : 286-289.
7. Perry J, Mulroy SJ, Renwick S. The relationship between lower extremity strength and stride characteristics in patients with post-polio syndrome. *Arch Phys Med Rehabil*. 1990 ; 71 : 805.
8. Perry J, Waters RL, Perrin T. Electromyographic analysis of equinovarus following stroke. *Clin Orthop*. 1978 ; 131 : 47-53.
9. Wills CA, Hoffer MM, Perry J. A comparison of footswitch and EMG analysis of varus deformities of the feet of children with cerebral palsy. *Dev Med Child Neurol*. 1988 ; 30 : 227-231.

第12章

膝関節に関する異常歩行

膝関節における機能障害は，矢状面上でもっとも観察しやすい．過度または不十分な膝関節の屈曲や伸展により，異常歩行が生じる．前額面上における異常（過度の外反または内反）の発生頻度は低い．水平面上における膝関節の過度な回旋運動も生じるが，測定方法によって分析結果が異なる．各研究室で測定技術に自信をもっているにもかかわらず，測定結果は一定していない[1]．

矢状面における異常歩行

矢状面上における膝関節の異常な運動パターンは，膝関節の屈曲制限，膝関節の過伸展，急激な伸展，過度の屈曲，反対側膝関節の過度の屈曲，動揺の6つに分類できる．最初の3つは，特定の相において膝関節の伸展が正常より持続した状態（膝関節の屈曲制限，膝関節の過伸展）と，すばやく膝関節が完全伸展する状態（急激な伸展）を表す．次の2つ（膝関節の過度の屈曲，反対側膝関節の過度の屈曲）は，特定の相において，同側または反対側の膝関節が正常より屈曲した状態を示す．動揺とは，膝関節の屈曲と伸展が交互に生じる状態を表している（表12-1）．

膝関節の屈曲制限

定　義：特定の相における正常よりも小さな膝関節の屈曲
相：荷重応答期，前遊脚期，遊脚初期
機能的な異常：荷重応答期における膝関節の屈曲制限は，正常な衝撃吸収メカニズムと大腿四頭筋への要求を減少させる．前遊脚期および遊脚初期における膝関節の屈曲制限は，足クリアランスを狭め，足部の引きずりを引き起こす可能性がある．
原　因：
＊大腿四頭筋の筋力低下（荷重応答期）
＊大腿四頭筋または足関節底屈筋の痙縮（荷重応答期，前遊脚期，遊脚初期）
＊膝関節または膝蓋大腿関節の疼痛
＊膝関節の伸展拘縮
＊ハムストリングスの過緊張，または股関節屈筋群の筋力低下による大腿部の前方移動の制限

表12-1　膝関節における矢状面上の異常歩行

	IC	LR	MSt	TSt	PSw	ISw	MSw	TSw
膝関節の屈曲制限		X			X	X		
膝関節の過伸展	X	X	X	X	X			
急激な伸展		X	X					
過度の膝関節屈曲	X	X	X	X				X
反対側膝関節の過度の屈曲					X	X	X	X
動揺		X	X	X				

注釈　X：異常に影響を受ける相．
IC：初期接地，LR：荷重応答期，Mts：立脚中期，Tst：立脚終期，PSw：前遊脚期，ISw：遊脚初期，MSw：遊脚中期，TSw：遊脚終期

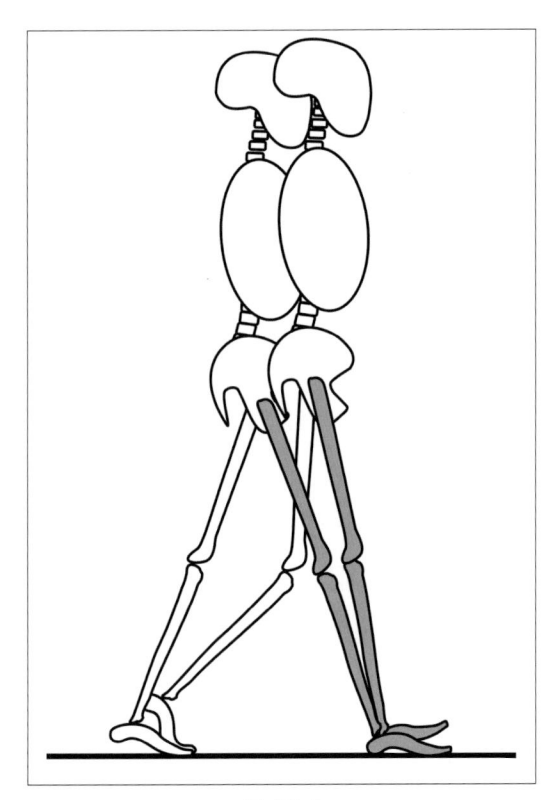

図12-1
荷重応答期における膝関節の屈曲制限は，正常な衝撃吸収メカニズムを破綻させる．

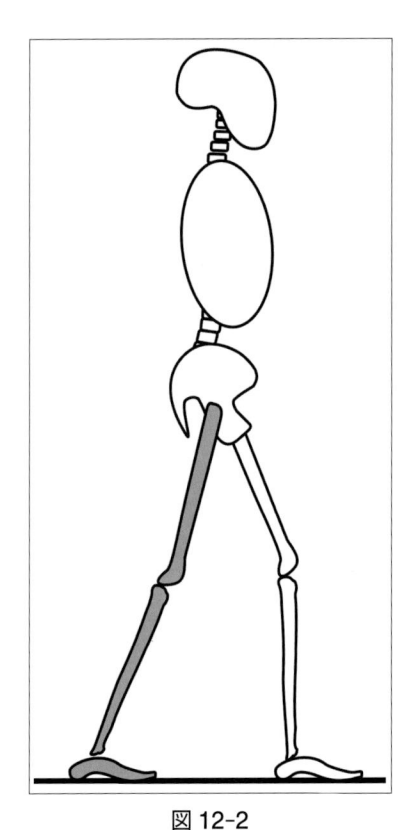

図12-2
前遊脚期における膝関節の屈曲制限は，立脚相から遊脚相への移行を困難にする．

＊固有感覚の障害
＊膝関節のスムーズな屈曲と伸展を制限する他関節の運動を伴う原始的共同運動

　正常な膝関節の屈曲が必要な歩行相4つのうちの3つ（荷重応答期，前遊脚期，遊脚初期）は，屈曲の制限により重大な歩行異常を引き起こす．遊脚中期で，膝関節の屈曲制限が認められても機能的な影響はほとんどない．屈曲制限を引き起こす原因は立脚相と遊脚相では明らかに異なり，各々の相で異なる代償運動が生じる．

　荷重応答期における膝関節の屈曲制限は，膝関節に固有の原因が存在する（たとえば，膝関節の伸展拘縮）．しかしながら，膝関節屈曲が完全に欠如している場合は，意図的な代償運動であることが多い（弱化した大腿四頭筋への要求を減少するため，または急激な関節運動によって引き起こされる疼痛を避けるため）．

　5°または10°以上の膝関節の屈曲制限は，下肢の衝撃吸収能力を低下させ，疼痛の原因となりうる．膝関節が伸展位のままで体重を負荷すると，筋による緩衝作用が得られず，体重の衝撃が大腿骨から直接脛骨へ伝わる（図12-1）．これは，歩行速度によって影響を大きく受ける．患者がゆっくり歩行する場合は，激しい加速が加わらないため，最大荷重は体重を超えることはない．ただし，速く歩く患者では，関節軟骨およびその下方にある骨に微小な損傷を引き起こす可能性がある[10]．

　初期接地において，早すぎる足関節の底屈によってヒールロッカー機能が制限されると，重心線が関節軸の前方に残ったままとなり，膝関節の完全伸展位がもっとも安定した荷重肢位となる．したがって，荷重期における膝関節の屈曲制限は，大腿四頭筋の弱化が著しい場合の代償運動として有用である．

　前遊脚期において，適切に膝関節の屈曲が行われなければ，足指離地が困難となり，立脚相から遊脚相への移行がスムーズにできなくなる（図12-2）．下肢を引きずる姿勢は，下垂足を引き起こす．また，膝関節の屈曲がタイミングよく起こらなければ，股関節から足指（床にもっとも近い足部）までの距離は，反対側（支持脚）の股関節から踵までの距離より長くなる．逆に，下肢を相対的に長くするために膝関節の屈曲を制限し，床からの足指離地を促す代償運動もある．た

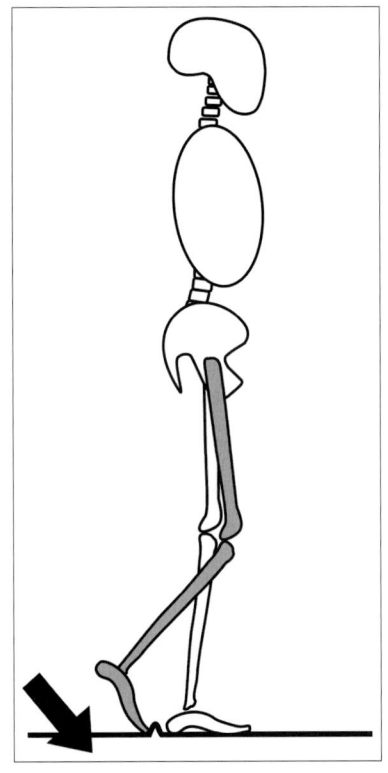

図 12-3
遊脚初期における膝関節の屈曲制限は，下肢を相対的に延長し足指の引きずりを起こす．

図 12-4
荷重応答期における膝関節の屈曲は，大腿部の後退（大殿筋および大内転筋の過緊張）や脛骨の前方移動の制限（早すぎるヒラメ筋の活動）によって消失する．

だしこの際は，荷重を行う下肢の跳躍（過度の足関節底屈）のみならず，振り出す下肢の骨盤の引き上げ（挙上）および外転（分回し運動）が行われるため，歩行時のエネルギー消費を増大してしまう．

遊脚初期に適切な膝関節の屈曲が不足すると，下肢を前方移動することができずに足指の引きずりが起こる（図 12-3）．この異常は，前遊脚期で生じた不十分な膝関節屈曲が継続することが原因であり，さらに股関節が屈曲することにより増悪する．また下肢を前方移動させようとして，より足部が床と垂直になるため足指の引きずりが増加する．前遊脚期での代償運動は，引きずる下肢を前方へ振り出すために生じる．足指が反対側下肢よりも前方へ移動すると，膝関節屈曲の必要性は減少する．

膝関節屈曲制限の原因は，異常が生じる相で異なる．荷重応答期に必要なのは，膝関節の屈曲を支持するために必要な大腿四頭筋の筋力である．関節の可動性は，前遊脚期および遊脚初期で必要となる．膝関節屈曲制限の固有の原因は，大腿四頭筋の筋力低下，大腿四頭筋の痙縮，股関節屈筋の筋力低下，疼痛，拘縮および関節の固定である．

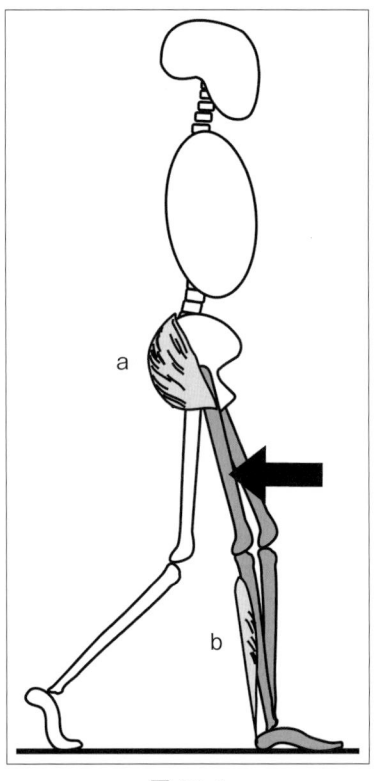

●筋による膝関節屈曲制限の原因

大腿四頭筋の筋力低下

大腿四頭筋のおもな機能は，屈曲する膝関節を伸展し体重を支持することである．大腿四頭筋の筋力が不十分であると，体重支持時の安定性を維持するためにさまざまな代償動作が生じる．

荷重応答期において，感覚が正常な患者（ポリオ，大腿神経損傷，二次的な廃用性の筋力低下など）が大腿四頭筋によって膝関節屈曲を制御できない場合（MMTグレード0〜3），体重を支えるために，意図的に膝関節の屈曲を制限することがある．大腿四頭筋に中程度の筋力低下（MMTグレード3+〜4）がある患者であっても，繰り返し行われる体重負荷から筋を保護し，正常に近い速度で歩行するためには同様の代償動作が生じる．

荷重応答期における膝関節の屈曲は，2つの意図的な活動によって制限される（図 12-4）．大殿筋と大

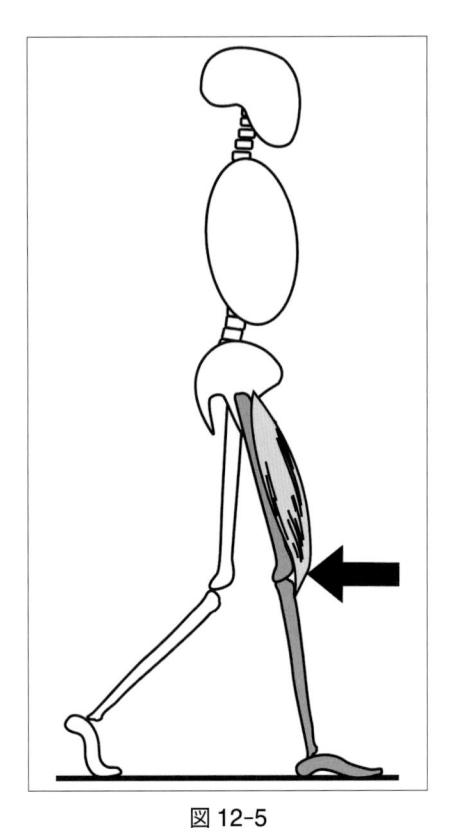

図 12-5
大腿四頭筋（広筋群）の過緊張は，荷重応答期の膝関節屈曲を制限する．

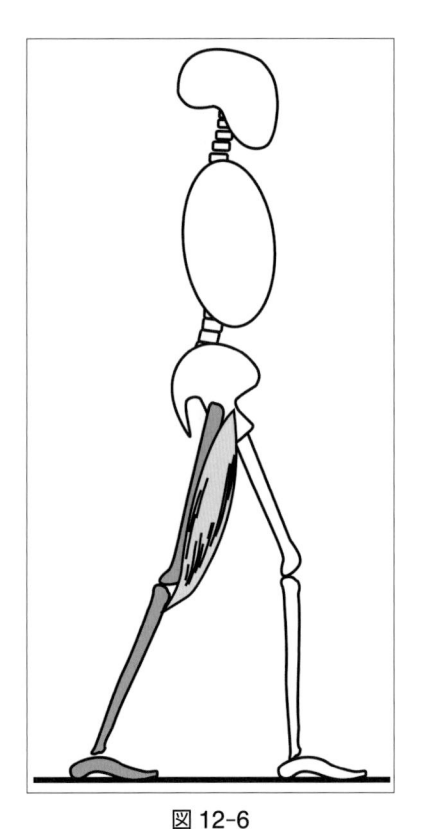

図 12-6
大腿四頭筋の持続的な活動によって，前遊脚期の膝関節屈曲が消失する．

　内転筋による股関節伸展は，大腿を後退させる．また，早期よりヒラメ筋が活動し下腿の前方移動を制限することで，初期接地期のロッカー活動を抑制する．
　前遊脚期における膝関節の屈曲制限は，足関節と膝関節の筋が複合して筋力低下を起こしたものである．通常，下腿三頭筋は脛骨の前方傾斜を制御するために作用する．よって，腓腹筋とヒラメ筋が弱いと，脛骨は前方へ傾斜し，膝関節は屈曲してしまう．ただし，大腿四頭筋が弱い場合は，伸筋へのより大きな要求に耐えることができず，反対側へ体重が移動し，立脚肢の荷重が除かれるまで（前遊脚期の終了），膝関節を伸展位に保たなければならない．膝関節は，完全伸展（または過伸展）を維持するため，膝関節を屈曲するために必要な筋の弛緩ができない．そのため，まれに瞬間的な足指の引きずりが起こる．膝関節の過伸展（反張膝）によって，膝関節を安定させる場合，足指のクリアランスの遅れが確保しにくくなる．

大腿四頭筋の過緊張

　急速な他動的膝関節屈曲による伸張反射によって，大腿四頭筋の過度な筋緊張が誘発される．なかでも，荷重応答期，前遊脚期，遊脚初期に生じやすい．
　ヒールロッカーによる荷重応答期の膝関節屈曲は，大腿四頭筋を急速に伸張する．広筋群の過度な反応は，膝関節屈曲の可動域を制限し，早すぎる膝関節の伸展を引き起こす（図 12-5）．
　原始的伸筋パターンの持続は，他の立脚相でも膝関節の肢位に影響を及ぼす．膝関節の屈曲制限が実際に生じていたとしても，膝関節の過伸展は，体幹の前方傾斜と足関節の底屈が複合したものと誤解されることがある．
　原始的伸筋共同運動パターンがみられる患者では，前遊脚期における大腿四頭筋の持続的な緊張によって，膝関節の屈曲制限が生じる．立脚中期および立脚終期で，膝関節を安定させるために代償的に生じる原始的伸展パターンは，前遊脚期で膝関節の屈曲制限を引き起こす．そのため，遊脚期の準備が膝関節で行われない（図 12-6）．
　遊脚初期での膝関節屈曲は，大腿四頭筋に含まれるすべての筋，または一部の筋の痙縮によって制限される可能性がある[12]．なかでも，約 1/4 は大腿直筋の緊

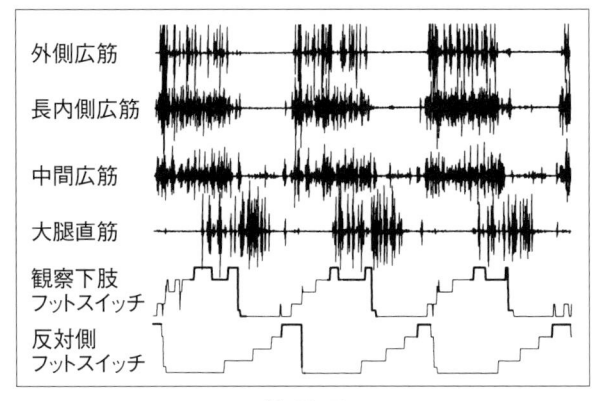

図 12-7
持続的かつ強い大腿直筋の活動は，遊脚相における膝関節の屈曲を制限する．広筋群の持続的な活動は前遊脚期までに終了する．観察下肢のフットスイッチは，前方移動のパターンと一致しない．反対側における荷重応答期のフットスイッチと観察下肢のフットスイッチ後半の重複部分は観察下肢の前遊脚期を示す．

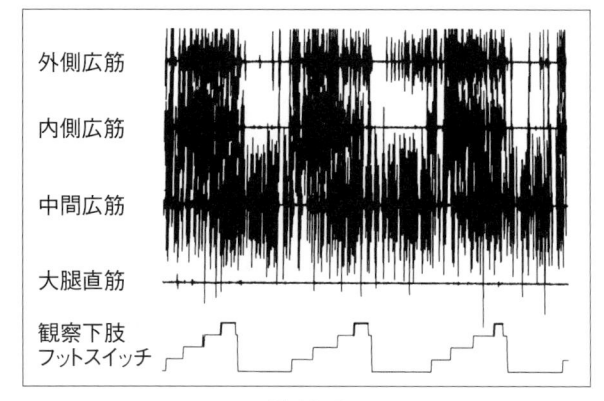

図 12-8
中間広筋の持続的な活動は，遊脚初期まで持続する外側広筋と内側広筋の活動とともに遊脚相の膝関節屈曲を制限する．

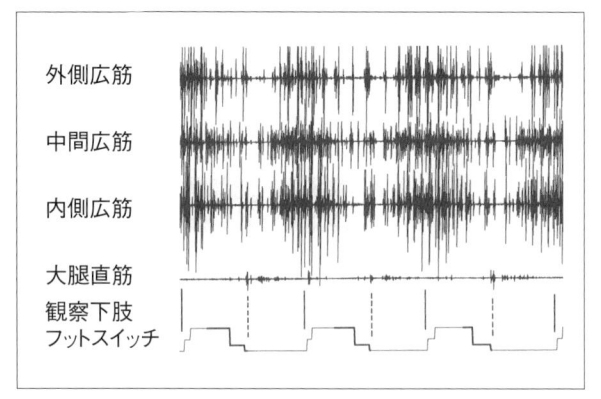

図 12-9
外側広筋，中間広筋，内側広筋の持続的な活動は，膝関節の屈曲を制限する．大腿直筋の活動は認められない．

張によるものであり，過度または持続的な緊張によって遊脚初期の膝関節屈曲を制限する（図12-7）．第2のパターンは，遊脚相における中間広筋の持続的な緊張である（図12-8）．さらに，第3のパターンは，遊脚相の大部分で広筋群が持続的に緊張することである（図12-9）．ワイヤー電極を用いた筋電図測定によって，大腿直筋と中間広筋および外側広筋との緊張を区別することが可能となった[7〜8]．ただし，表面筋電計を用いて大腿直筋を計測する場合，大腿直筋よりも下層にある筋活動と混信する可能性がある．

大腿直筋の過緊張は，外科的に軽減することができる．仮に，大腿四頭筋の緊張が強い場合は，中間広筋を外科的に切離することも効果的である．しかしながら，外側広筋および内側広筋は切離することができないため，広筋群の過緊張は修復することができない（図12-9参照）．動作分析や触診では，特徴的な筋活動パターンを区別できないため，動的な筋電図学的分析が必要となる．

股関節屈筋の筋力低下

股関節の屈曲が不十分であると，膝関節を屈曲させるために必要な十分な加速が得られないため，遊脚初期での膝関節の屈曲が起こらない．この異常は，前遊脚期の機能が不十分な場合に観察される．膝関節屈曲の開始が遅れると，異常歩行が生じる（図12-10）．また，歩行速度が遅い患者では，膝関節を屈曲させるために股関節屈筋の筋活動を増加させる必要がある．彼らは，大腿骨の前方移動と脛骨の慣性力によって膝関節の屈曲を行う．股関節屈筋群の筋力低下によって，大腿は垂直位となり膝関節は相対的に伸展する．

ハムストリングスの不適当な活動

前遊脚期におけるハムストリングスの持続または早すぎる活動は，遊脚下肢の初期の振り出しで，不十分な膝関節の屈曲を引き起こす原因となる[5]．ハムストリングスは，股関節を介して大腿の前方移動を制限するため，受動的な膝関節屈曲が減少する．

●疼痛が膝関節の屈曲制限に与える影響

関節疾患を伴う膝関節では，急速な運動によって筋緊張と疼痛が増加する．このことは，3つの相（荷重応答期，前遊脚期，遊脚初期）において膝関節屈曲制限の原因となる．

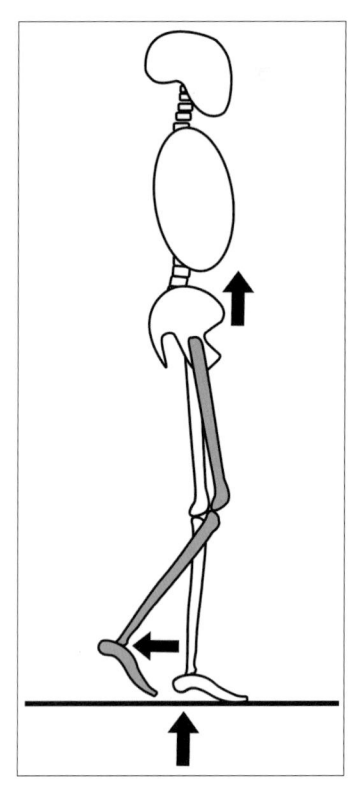

図 12-10
股関節屈筋の筋力低下は，遊脚初期において膝関節の屈曲を制限する．下肢クリアランスを得るには，同側の足関節背屈の増加や反対側の跳躍，骨盤の挙上などを必要とする．

荷重応答期における膝関節屈曲は，大腿四頭筋の筋力低下の場合と同様のメカニズムで制限される．膝関節屈曲が制限される理由は，関節運動に伴う剪断力を回避することにある．2つ目の理由は，大腿四頭筋の収縮による圧縮力を減らすことである．これらを引き起こす原因は，関節炎による関節面の損傷や著しい関節不安定性，複合靱帯損傷後の瘢痕などが考えられる．また，膝蓋骨の損傷がとくに制限因子となりうる．

前遊脚期における意図的な膝関節の屈曲制限は，剪断力を回避するためのメカニズムであり，荷重が減少するまで持続する．他動的に十分な可動域が得られたとしても，遊脚初期のすばやい膝関節の運動が障害されると，結果的に歩行時の膝関節屈曲が不十分となる．この強直性歩行パターンの影響は，遊脚中期まで持続する可能性がある．

●伸展拘縮と関節固定が膝関節屈曲制限に与える影響

遊脚相で必要とされる膝関節の屈曲は，2つのメカニズムによって失われる可能性がある．他動的な膝関節の屈曲は，関節包の瘢痕または大腿四頭筋の拘縮により制限される（60°未満）．また，他動的な可動域が十分に得られていても，瘢痕化した組織は前遊脚期および遊脚初期に要求される動作に対応して，すばやく対応することができない．膝関節には，0.2秒以内に60°屈曲することが機能的に要求されるが（前遊脚期と遊脚初期とを合わせて），これは瘢痕組織における柔軟性の限界を超えている．したがって，ゆっくりとした他動的な検査では十分に屈曲する膝関節でも，歩行時には重度の制限を示す可能性がある．

荷重応答期において，15〜20°屈曲位で固定された膝関節では，荷重応答期では妥当な肢位でも，衝撃吸収のために必要とされる正常な膝関節の動きが欠如している．固定された膝関節は，単下肢支持に必要な安定性を与える一方で，遊脚下肢の振り出し時には，足部のクリアランスに必要な膝関節屈曲を制限してしまう．

■膝関節の過伸展

定　義：膝関節が解剖学的中間位よりも後方に位置する．これは反張膝ともよばれる．
相：初期接地，荷重応答期，立脚中期，立脚終期，前遊脚期
機能的意義：膝関節の過伸展は，弱化した大腿四頭筋への要求を減少させる．ただし，荷重の受け継ぎにおいては，正常な衝撃吸収メカニズムを低下させ，前方移動を制限する．立脚中期，立脚終期，前遊脚期においては，前方移動および遊脚下肢の振り出しの準備を制限する．
原　因：
＊大腿四頭筋の筋力低下（荷重応答期）
＊大腿四頭筋および足関節底屈筋の複合した筋力低下（単脚支持）
＊大腿四頭筋および足関節底屈筋の痙縮
＊重度の足関節底屈位拘縮

膝関節に後方への可動性がある場合，過伸展（反張膝）が生じる．過伸展は，体重支持期で生じることがある（図12-11）．膝関節の過伸展は，ゆっくり生じることもあれば，急激に起こることもある．また過伸展では，立脚期において身体重心が膝関節の前方を通過するため，膝関節は相対的に安定する（図12-12）．

過伸展は，膝関節を支持する後方の関節包や靱帯を

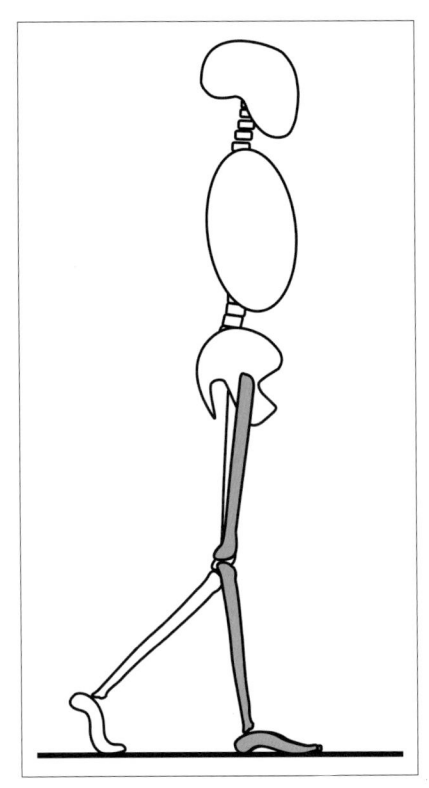

図12-11　膝関節の過伸展
下腿部や大腿部の後退によって膝関節は反張位をとる．

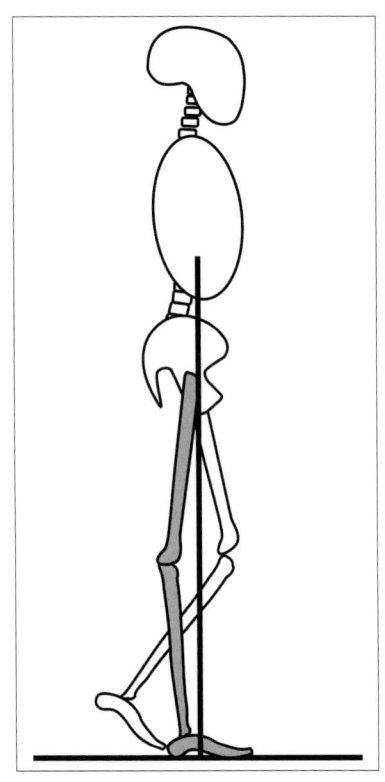

図12-12
膝関節の過伸展は，弱化した大腿四頭筋のための代償運動である．重心線が前方に位置するため，膝関節には伸展モーメントが生じる．

慢性的に緊張させる．また過伸展は，体幹の連続的な前方への加速と，それに伴う脛骨の後退とを組み合わせた2つのメカニズムによって生じる．脛骨前方移動の過度な制限は，足関節底屈位拘縮または下腿三頭筋の過緊張に起因する可能性がある．制限された脛骨よりも体幹が急激に前方移動すると，膝関節伸筋が活動する．底屈筋群および大腿四頭筋の痙縮があると，過伸展の進行は早い．

体幹の前傾は，身体重心線を膝関節の前方に移動させ，最終的には後方支持構造の伸張に関与する．このことは，大腿四頭筋によって安定性が得られない患者では，意図的な代償運動として生じることがある．

■急激な伸展

定　義：膝関節の伸展方向への激しい動き
相　：荷重応答期，立脚中期
機能的意義：膝関節の急激な伸展は，弱化した大腿四頭筋への要求を減少させる．荷重の受け継ぎでは，正常な衝撃吸収メカニズムを低下させ前方移動を制限する．
原　因：

* 大腿四頭筋の筋力低下（荷重応答期）
* 大腿四頭筋または底屈筋の痙縮（荷重応答期，立脚中期）
* 底屈位拘縮による前足部での初期接地
* 膝関節の固有感覚障害

急激な伸展では，膝関節後方への伸展力によって，激しくすばやい運動が生じる（図12-13）．膝関節の屈曲が必要となる荷重の受け継ぎでは，大腿四頭筋が弱い場合に，急激な伸展によって膝関節を伸展する．また，膝関節の伸展を促すために，膝関節の前方に身体重心線を移動させる方法として，体幹の前傾が用いられる．

急激な伸展は，底屈位拘縮，底屈筋や大腿四頭筋の痙縮が認められる場合，下肢への荷重によって最初に引き起こされる反応である．重度の底屈位拘縮がある場合，初期接地は前足部で行われることが多い．下肢への荷重によって生じる過度な底屈筋の緊張が，脛骨を後方へ引くことで膝関節を急激に伸展させる．同様の現象は，底屈筋の痙縮が認められる場合にも出現す

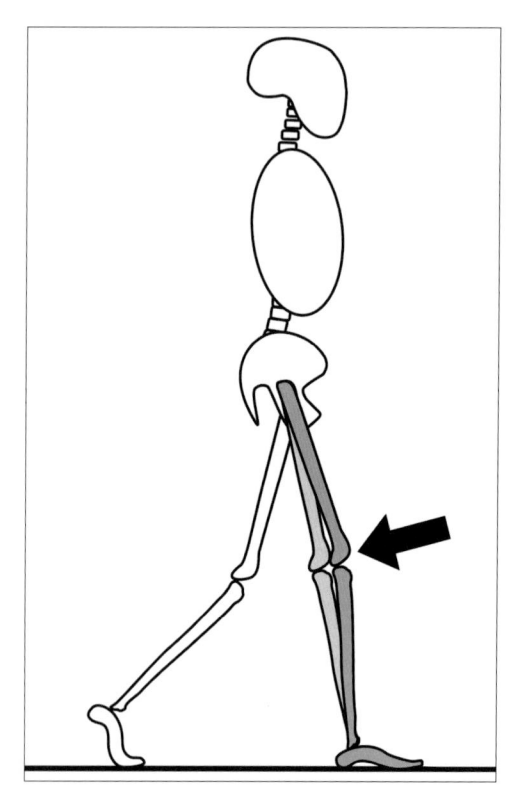

図12-13 急激な伸展
急速な膝関節の伸展方向への運動によって，荷重応答期の前方移動が遅れる．

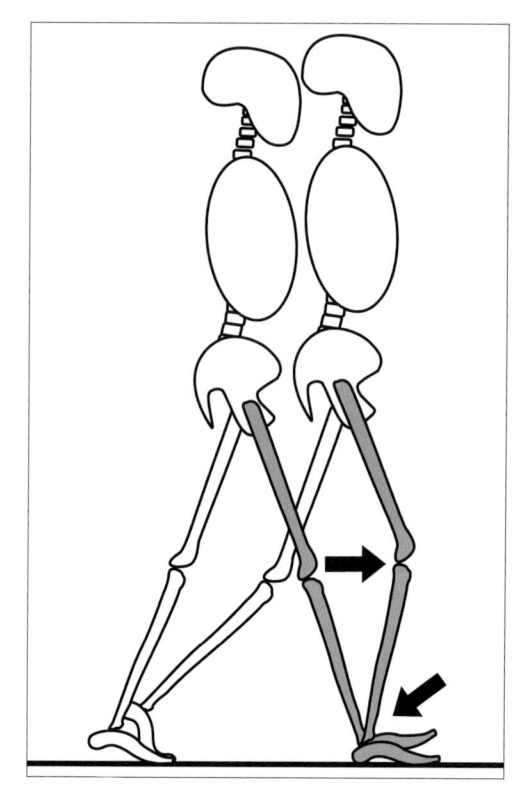

図12-14
荷重応答期における過度の膝関節屈曲は，過度の足関節の背屈を引き起こす．

る．下肢への荷重に伴い底屈筋群が伸張され，結果的に下腿三頭筋の緊張が増すと脛骨は後方へ引かれる．また，大腿四頭筋の痙縮がある場合，荷重応答期における膝関節の屈曲によって，大腿四頭筋は急激に伸張される．大腿四頭筋の急速な伸張は，荷重応答期における正常な膝関節屈曲に対して広筋群を活性化し，膝関節を急激に伸展させる．そのタイミングは，症状の重症度によって変化する．

膝関節の固有感覚が障害されている場合，立脚相で膝関節を伸展させ安定した姿勢を確保するために，膝関節の急激な伸展を用いることがある．急激な伸展は，膝関節の運動や位置に関連する感覚フィードバックに有用である．

過伸展および急激な伸展が長期間に及ぶと，安定性を担う筋群の疲労障害を引き起こす可能性がある．また，慢性的な緊張によって膝関節を支持する靱帯の退行性変性や疼痛を発現することもある．

次の2つの異常歩行（過度の膝関節屈曲および反対側膝関節の過度な屈曲）は，共通して多くの異常に関与する．観察下肢において過度の膝関節屈曲の原因に

なりうる機能障害が反対側下肢にも存在する場合，交叉性に過度の膝関節屈曲を引き起こす可能性がある．

■過度の膝関節屈曲

定 義：特定の相において正常よりも大きな膝関節の屈曲が生じる．

相：初期接地，荷重応答期，立脚中期，立脚終期，遊脚終期

機能的意義：荷重の受け継ぎおよび単下肢支持における過度の膝関節屈曲は，大腿四頭筋への要求を増加させる．遊脚終期における過度の膝関節屈曲は，歩幅と前方移動を制限する．

原 因：
*底屈筋の筋力低下（単下肢支持期）
*膝関節屈曲拘縮／関節液の貯留
*股関節屈曲拘縮の代償運動（単下肢支持）
*膝関節屈筋の過緊張または痙縮
*ハムストリングスの拘縮
*原始的共同運動パターン
*膝関節の疼痛

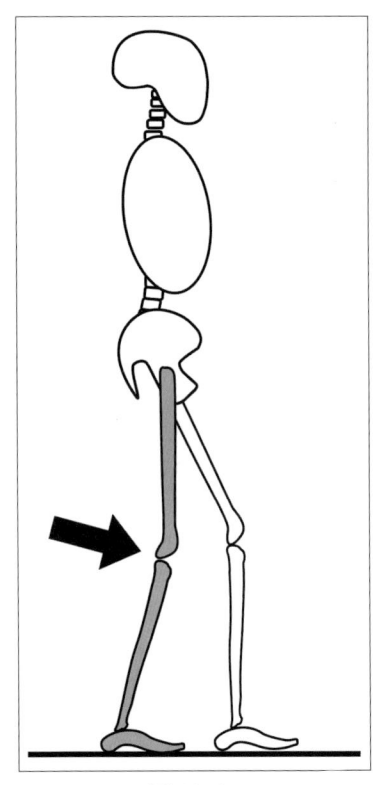

第12章　膝関節に関する異常歩行　151

図 12-15
過度の足関節の背屈によって，立脚中期に過度の膝関節の屈曲が生じる．

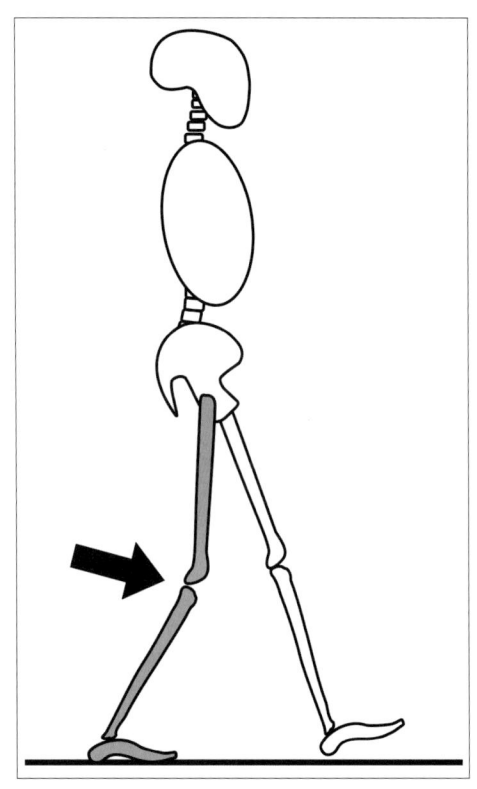

図 12-16
立脚終期において，過度の足関節背屈や下肢の伸展不足によって，過度の膝関節の屈曲が生じる．

　過度の屈曲は，2つの状況下で起こる．1つは，正常な屈曲運動が強調されることである．これは，荷重応答期および遊脚中期でみられる．もう1つは，正常な伸展が消失することである．これは，立脚中期，立脚終期および遊脚終期で起こる．それぞれ状況は，原因が明らかに異なる．
　荷重応答期における過度の膝関節屈曲は，15°以上の屈曲に関するものである（図 12-14）．屈曲運動の多くは荷重応答期に出現するが，単下肢支持を要求される立脚中期においても膝関節の屈曲が引き続き起こる．この相における，膝関節機能不全の解釈はややあいまいである．立脚中期におけるおもな目的（膝関節伸展の促進）と区別するために，これまで過度の屈曲という用語は荷重応答期に限定して用いられてきた．
　立脚中期と立脚終期では，膝関節の伸展が不十分だと，体重支持が不安定となり異常歩行を生じる．立脚中期では，膝関節は伸展方向へ移行することができず（図 12-15），立脚終期では膝関節が-10°以上伸展できない（図 12-16）．これらの異常歩行は，荷重応答期でみられる過度の屈曲が持続することによって生じることが多い．
　なお，遊脚中期における過度の膝関節屈曲は，股関節屈曲の増加および重力により下腿が垂直位となることで二次的に生じる（図 12-17）．ただし，それらは臨床的には重要ではない．
　遊脚終期の終わりに膝関節を完全伸展できなければ，歩幅の短縮が生じる（図 12-18）．これは荷重の受け継ぎ時に，大腿四頭筋への活動要求を意図的に減少させるためかもしれない．あるいは，原始的運動パターンが出現する患者では，同側の屈曲と伸展を調節することができないため，遊脚終期の膝関節伸展が欠如する可能性がある．
　このように，過度の膝関節屈曲には数多くの原因がある．それらは，膝関節の構造自体から生じるものや，隣接関節の機能不全によって引き起こされる．

● 下腿三頭筋の筋力低下が過度の膝関節屈曲に与える影響
　立脚中期と立脚終期では，ヒラメ筋による下腿の制

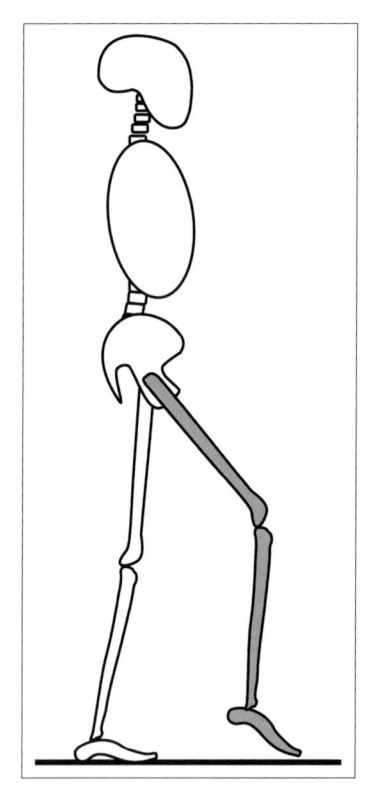

図 12-17
遊脚中期における過度の膝関節屈曲は，過度の足関節底屈を代償する．もし，代償運動が起こらなければ足指の引きずりを生じる．股関節屈曲の増加は，クリアランスを確保するために底屈した足関節を持ち上げ，膝関節の屈曲を増加させる．

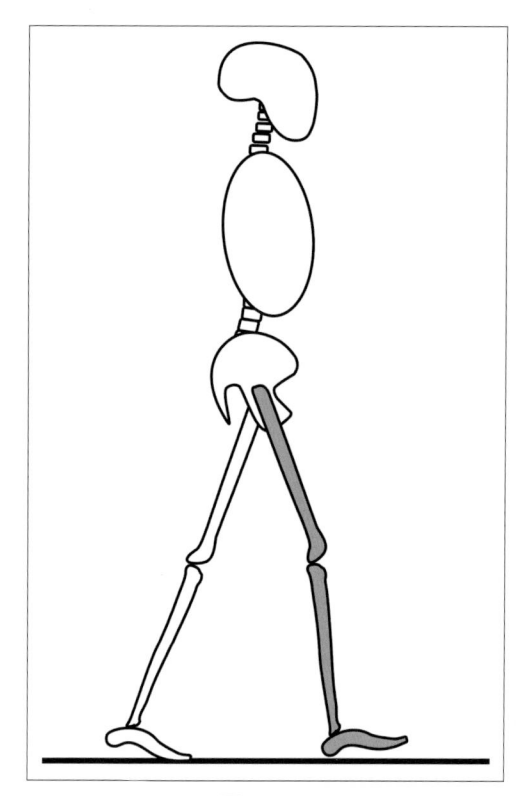

図 12-18
遊脚終期において，不十分な膝関節の伸展は歩幅を短縮する．

御が不十分であると膝関節の伸展制限が起こる．下腿三頭筋の筋力低下は，運動麻痺や関節炎などの前足部荷重が制限される状況で生じやすい．下腿三頭筋の境界型の筋力低下は，従来の徒手筋力検査では評価が困難なため，過度の膝関節屈曲が下腿三頭筋の筋力低下の有無を見分けるもっともよい方法である．十分な下腿三頭筋の筋力がなければ，身体重心の前方移動に伴い下腿は前方へ傾斜する．その結果，下腿は大腿骨よりも速く前方へ移動し，続いて膝関節の屈曲が起こる（図12-19）．また，屈曲した膝関節を支持する十分な大腿四頭筋の筋力があっても，土台となる下腿が不安定であると膝関節は伸展することはできない．さらに，大腿四頭筋が膝関節を伸展するために大腿骨を前方に引くと，股関節にかかる体重は前方へ移動する．よって，足関節に要求されるトルクは増加し，弱化したヒラメ筋ではこれに抗することができない．このことにより，大腿部よりもむしろ下肢全体が前方移動するため，不十分な膝関節伸展が残ってしまう．

●拘縮が過度の膝関節屈曲に与える影響

腫脹した膝関節を安静にするために約30°屈曲位[4]に保持しておくと，拘縮を起こすことがある（図10-6参照）．関節疾患の多くは拘縮の原因となる可能性があり，なかでも重度の外傷，関節炎，膝関節の手術などはもっとも有力な原因となる．膝関節の屈曲拘縮は，絶えず伸展制限をもたらし，30°の屈曲拘縮によって遊脚初期を除くすべての歩行周期で異常を生じる．他動的に可動域が15°まで改善すると，荷重応答期と前遊脚期では正常な姿勢をとることができる．しかしながら，これでは遊脚終期，初期接地，立脚中期，立脚終期において，不十分な膝関節の伸展が残ってしまう．

荷重応答期において，伸展制限が15°と30°に明らかな差がみられなかったとしても，単下肢支持期における不十分な伸展は視覚的にわかりやすくなり，大腿四頭筋への活動要求を著しく増加させる可能性がある．また，遊脚終期では，膝関節の伸展が制限されると歩幅は短縮する．

膝関節の屈曲拘縮によって大腿四頭筋への活動要求

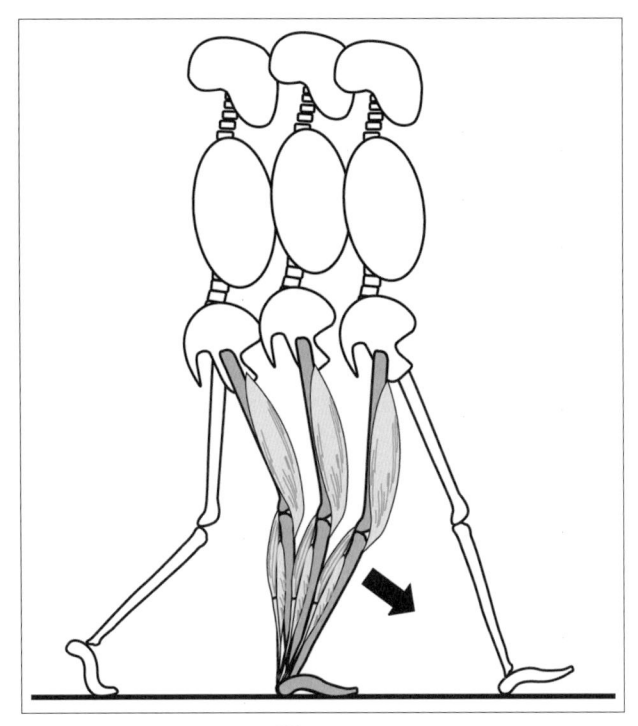

図 12-19
ヒラメ筋によって下腿を安定できなければ，過度の足関節背屈とともに過度の膝関節屈曲が生じる．

が増加する場合とは対照的に，関節水腫により過度の屈曲が生じる場合には，膝関節伸展筋の活動が減弱する[11]．関節水腫によって大腿四頭筋の筋力が低下している場合は[3]，膝関節伸展筋への活動要求を減らすために体幹の代償運動が必要となる（たとえば，体幹の前傾）．

重度の股関節屈曲拘縮によって，大腿骨が前方へ傾斜すると，単下肢支持期で過度の膝関節屈曲が生じることがある．足底が接地したまま前方へ移動すると，股関節屈曲拘縮のために過度の膝関節屈曲が生じる．

● ハムストリングスの過緊張が過度の膝関節屈曲に与える影響

上位運動ニューロン損傷（脳性麻痺，脳卒中，脊髄損傷，外傷性脳損傷）を呈する患者では，ハムストリングスの過緊張を生じることが多い．ハムストリングスの過緊張は，痙縮によるものが一般的であるが，これは原始的伸筋共同運動の一部でもある（図 12-20）[2]．また，その活動は，早すぎる場合や長すぎる場合，さらには持続的に起こることもある．ハムストリングスの過緊張は，遊脚中期の初期に始まり，立脚中期まで継続する（図 12-21）．患者の膝関節は，遊脚終期と立脚期をとおして過度の屈曲が維持することもある．

足関節背屈が制限されている場合，ハムストリングスの痙縮によって，身体を前方移動するために，体幹の前傾が生じることがある．前傾姿勢では，股関節伸筋への要求が増加する．このことは，立脚相においてハムストリングスの活動を持続させる要因となり，膝関節の屈曲の原因となりうる（図 12-22）．ただし，体幹の前傾は大腿四頭筋への過度の活動要求を防ぐ．

● ハムストリングスの拘縮

歩行中のハムストリングスは，遊脚終期にもっとも伸張性が必要となる．この相では，骨盤は 10°前傾，股関節は 20°屈曲，膝関節はほぼ完全伸展位となる．ハムストリングスが硬いと（SLR40°未満），遊脚終期で正常な膝関節伸展が制限される．遊脚終期における股関節は，初期接地の直前に最大 25°屈曲位からわずかに伸展する．また，膝関節は最大伸展位に向かうため，この相における膝関節は股関節よりもハムストリングスの硬さに影響を受ける．下肢の振り出しが重度に制限される場合，膝関節の伸展を補助するために骨盤の後傾が生じる．

● 一側の股関節伸筋群の筋力低下が過度の膝関節屈曲に与える影響

股関節伸筋群（大殿筋と大内転筋）の筋力低下によって，ハムストリングスの選択的な代償運動が生じると，ハムストリングスが脛骨に付着しているため，立脚相で膝関節伸展がわずかに制限されることがある．膝関節は，荷重応答期から立脚終期まで約 15°屈曲した肢位を保つ．加えて大腿四頭筋の筋力低下がみられる場合，体幹の前傾によって身体重心線が膝関節の前方に維持される．ハムストリングスによって二次的に膝関節が屈曲すると，膝関節は不安定となるため体幹の前傾が生じることがある．

● 過度の足関節底屈が過度の膝関節屈曲に与える影響

足関節が底屈することにより，股関節から足指までの距離が長くなる．この相対的な下肢の脚長差によって，遊脚下肢が立脚下肢を通過する際に膝関節の屈曲により調整する必要性が生じる．遊脚中期における下肢の振り出しは，足関節の底屈拘縮または背屈筋の運動麻痺によって制限される．下肢は，足クリアランスを確保するために過度に引き上げられる（図 12-

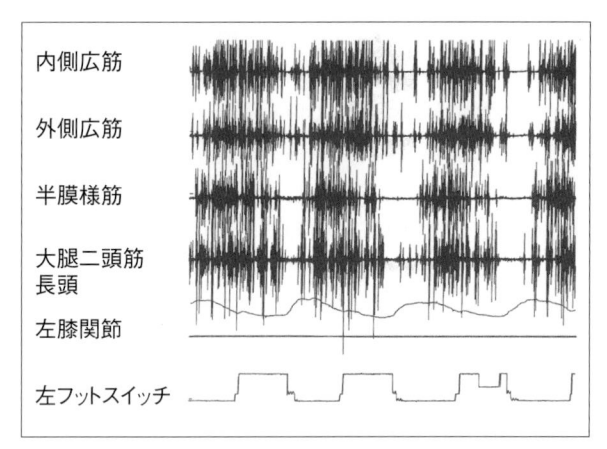

図 12-20

大腿四頭筋（内側広筋，外側広筋）およびハムストリングス（半膜様筋，大腿二頭筋長頭）の同時収縮は，膝関節における原始的伸筋共同運動の特徴である．ハムストリングスの屈曲力に拮抗して大腿四頭筋の活動は増加し，分離運動が困難となるため過度の膝関節の屈曲が持続する．左フットスイッチは，ヒールロッカーの短縮を示す．

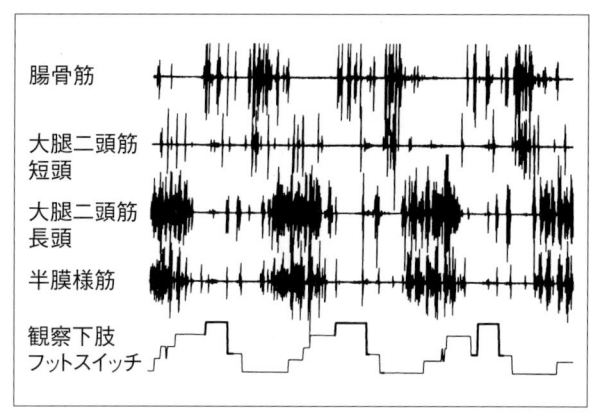

図 12-21

立脚期におけるハムストリングスの痙縮は，不十分な膝関節伸展の原因となる．大腿二頭筋長頭と半膜様筋は，遊脚中期において早すぎる活動と立脚中期まで持続する活動を示す．腸骨筋は，すばやい伸張による痙縮反応として，立脚終期におけるクローヌスと遊脚初期では優性パターンを示す．大腿二頭筋短頭の活動に規則性はみられない．観察下肢のフットスイッチは，規則性のない配列を表している．

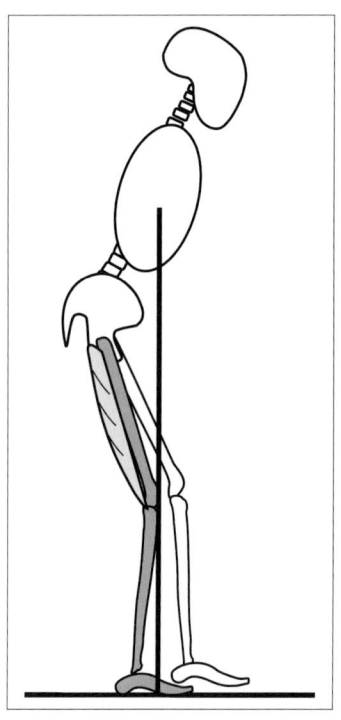

図 12-22　立脚中期における持続的なハムストリングスの活動

ハムストリングスによって屈曲した体幹を支持すると，膝関節には過度の屈曲が生じる．

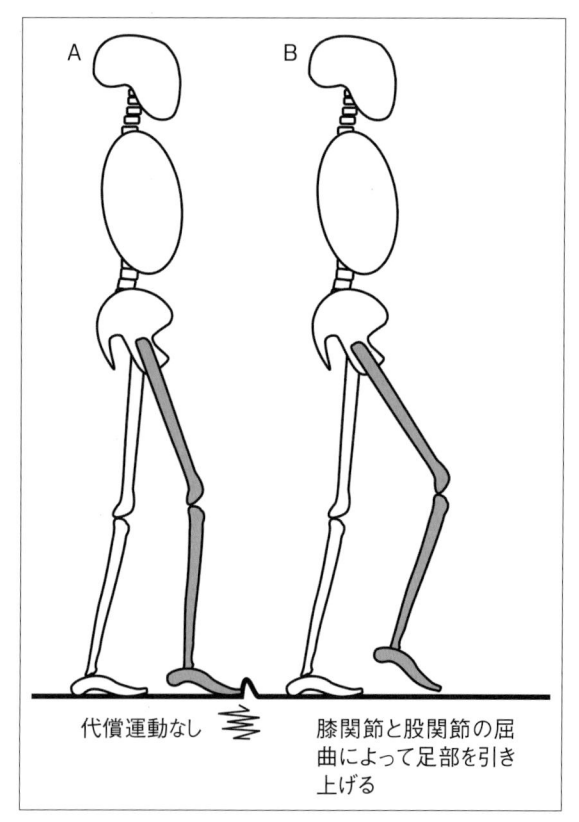

図 12-23

遊脚中期において，膝関節および股関節の過度の屈曲は下垂足を代償する．
（A）代償しなければ，足指の引きずりが生じる．
（B）過度の股関節屈曲によって下肢を引き上げ，床とのクリアランスを確保する．

23).股関節の屈曲は,重力の作用によって下腿を垂直位とし,膝関節を屈曲させる基本的な動作である.過度の膝関節屈曲は,膝関節自体の代償運動のようにみえるが,これは股関節の屈曲によって生じたものである.

■反対側膝関節の過度の屈曲

定　義：反対側下肢における正常よりも大きな膝関節の屈曲

相：反対側下肢の立脚相（観察下肢は遊脚相）

機能的意義：正常よりも大きな反対側の膝関節屈曲は,観察下肢を相対的に延長し,身体を下降させる.

原　因：
* 反対側下肢の立脚相で,過度の屈曲が生じるすべての要因
* 観察下肢を接地させるための意図的な膝関節の屈曲

反対側の異常では,反対側の立脚期に身体が下降するため,観察下肢を振り出す際の代償運動に注意が必要である（たとえば,股関節屈曲または分回し運動）.また,観察下肢を接地するために,反対側の膝関節は過度に屈曲する（図 12-24）.原因は,観察下肢における過度の屈曲の場合と類似している.反対側の過度の膝関節屈曲は,観察下肢が解剖学的に短縮している場合（たとえば脚長差）,身体を下降させる方法として用いられる.この姿勢は,反対側の広筋群への要求を増加させ,エネルギー消費を増大する.

「動揺」は矢状面上で最後の異常であり,屈曲および伸展の交互性運動に関与する.まれにみられる異常であるが,動揺の出現は固有感覚障害またはクローヌスの存在を示している.

■動　揺

定　義：1つの相で膝関節がすばやく屈曲と伸展が交互に生じる.

相：荷重応答期,立脚中期,立脚終期

機能的意義：動揺は前方移動を減少させ,エネルギー消費の増大および膝関節の安定性を低下させる.

原　因：
* 固有感覚障害
* 足関節底屈筋群または大腿四頭筋の筋緊張亢進

動揺という用語は,立脚相で生じる屈曲と伸展の交互性の運動を示す.固有感覚障害を伴う関節では,安

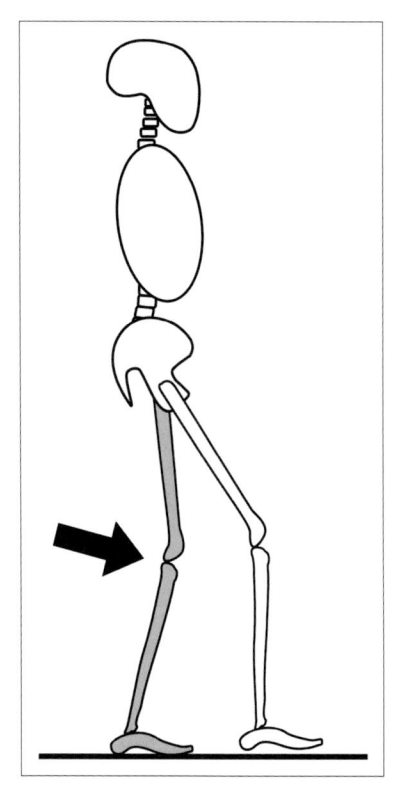

図 12-24
前述したいずれかの原因によって生じる過度の膝関節屈曲は骨盤を引き下げる（グレー色の下肢）.これは相対的な脚長差の原因となり,足クリアランスの確保と観察下肢（白）の活動が必要となる.

定性を評価できる可能性がある.足底屈筋群または大腿四頭筋のクローヌスも動揺の原因となる.

■前額面上の異常歩行

外転（外反）および内転（内反）は,前額面上において下腿部と大腿部が内外側で形成する角を表す.膝関節の屈曲と下肢の回旋が複合した運動を,膝関節の内外反と誤って解釈することがある.観察による分析では,この複合した運動と膝関節の内外反を見分けることは難しい.カメラ（またはビデオ）撮影によって膝関節角度を測定しても,正確に計測できないことがある.遊脚相では回旋と屈曲の両方が生じるため,前額面上のアライメント異常は,立脚相で評価したほうがよい（表 12-2）.

■過度の外転（外反）

定　義：膝関節の中心から下腿が外側へ過度に変位

表 12-2　膝関節における前額面上の異常歩行

	IC	LR	MSt	TSt	PSw	ISw	MSw	TSw
外　反	X	X	X	X				
内　反	X	X	X	X				

注釈　X：異常に影響を受ける相.
IC：初期接地，LR：荷重応答期，MSt：立脚中期，TSt：立脚終期，
PSw：前遊脚期，ISw：遊脚初期，MSw：遊脚中期，TSw：遊脚終期.

する．
相：立脚相
機能的意義：激しい外転によって安定性が損なわれ，近位または遠位の代償運動が出現し，疼痛を引きこす可能性がある．
原　因：
*関節または靱帯の不安定性
*骨変形
*疼　痛
*同側外転筋の筋力低下
*同側の体幹傾斜

過度の外転（外反）は，膝関節の中心から下腿が外側へ過度に変位する（図12-25）．正常な膝関節では，垂直位にある下腿に対して大腿が約10°外転している．膝関節の過度の外転では，足部の外側変位に伴い下腿が側方に傾く．これは臨床的に外反変形または「外反膝」とよばれ，静的立位では膝関節間の距離よりも足部間の距離が長くなる．偽外反とは，股関節内旋と膝関節屈曲の複合した運動によって，立脚相および遊脚相のいずれの相でも外転しているように観察される現象を表している．偽外反は，中殿筋と大殿筋の複合した筋力低下によって生じる可能性がある[6]．また，脛骨切断による義足の不適合は，外反と疼痛を引きこす可能性がある．

■過度の内転（内反）

定　義：膝関節の中心から遠位脛骨が内側へ過度に逸脱する．
相：立脚相
機能的意義：激しい内転によって安定性が損なわれ，近位または遠位の代償運動が出現し，疼痛を引きこす可能性がある．
原　因：
*関節または靱帯の不安定性
*骨変形

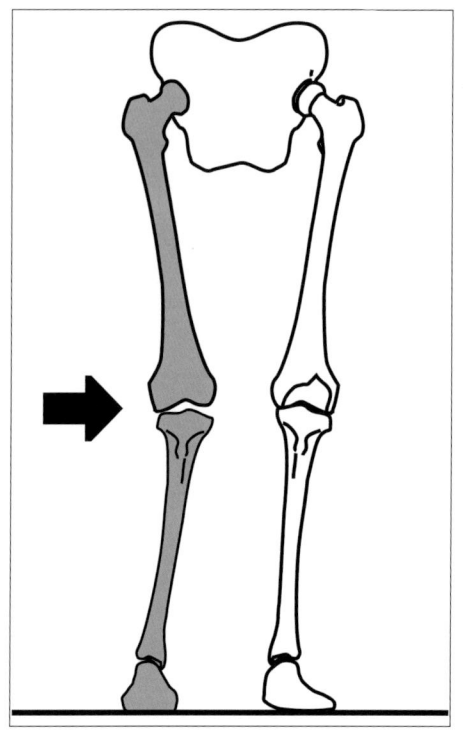

図 12-25　膝関節の外反（過度の外転）
下腿が内側に傾くため，膝関節は股関節と足関節を結んだ線より内側に移動する．

*退行性関節変化
*疼　痛

過度の膝関節内転（内反）では，遠位脛骨の内側傾斜および膝関節に対する足部の内側が変位する（図12-26）．足部の変位に対応して股関節が外転するため，大腿部のアライメントも変化する．膝関節の内反は，立脚相で正中線が足部を通過することよりむしろ，股関節の外転によって下肢が外側へ変位することで生じる．このことも，膝関節間の距離を広げる．臨床的に，この変形は内反または「O脚」とよばれる．静的立位では，膝関節が足部よりも外側に位置する．膝関節の屈曲と股関節の外旋を同時に行うと，膝関節の内

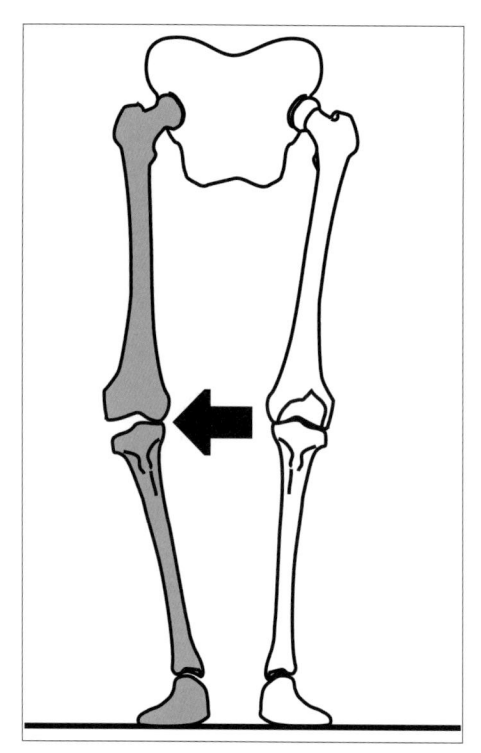

図12-26 膝関節の内反（過度の内転）
下腿が外側に傾くため，膝関節は股関節と足関節を結んだ線より外側に移動する．

前額面上で観察される異常歩行の代表的な例である．

変形性膝関節症では，立脚相で身体重心線が膝関節の内側を通過する．これにより，内側の脛骨関節面には大きな負荷が加わる．膝関節炎は，退行変性や進行した膝関節の変形による不均等な荷重が原因で生じる．アライメント異常が進行すると，内反膝を引き起こす．患者は体幹の側屈や下肢の外旋によって，膝関節内側への荷重を部分的に免荷することがある[9]．

関節リウマチでは，外反膝を生じることが多い．原因となるメカニズムは，痛みのある股関節から荷重を免荷するために体幹を側屈させることや，足部の外反変形によるものと考えられる．

中殿筋麻痺の歩行パターンは，外反膝を起こす可能性がある．発育過程の小児では，外転筋の筋力が低下した股関節を安定させるために，体幹の側屈が繰り返し生じる（中殿筋跛行）．それにより，重心線が膝関節の外側へ移動し，外反膝が生じる．骨の成長は，その骨が受ける力に影響される．

反と間違いやすいので注意が必要である．

内反と外反は，静的または動的な原因によって生じる．静的な内外反は，触診によって確認することができる．動的な内外反は，身体位置の変化や靱帯の弛緩によって生じる．患者は，これら2つの要因が混合して現れる．義足の不適合は，内反および外反のみならず，疼痛を引き起こす可能性がある．

● 静的な要因

先天性または発育不全による変形は，幼児期の発症メカニズムである．一方，外傷はあらゆる年齢層で，膝関節の静的アライメントの異常を誘発する可能性がある．たとえば，内側または外側側副靱帯の過緊張は，のちに靱帯のゆるみや関節の内外反変形の原因となる．

● 動的な要因

静的な膝関節の位置は，歩行時に生じる力学的負荷によって変化する．異常な負荷が継続的にかかると，関節の退行性変化の原因となる．変形性膝関節症，関節リウマチ，中殿筋の麻痺と加齢による膝関節変形は，

文 献

1. Biden E, Olshen R, Simon S, Sutherland D, Gage J, Kadaba M. Comparison of gait data from multiple labs. 33rd Annual Meeting, Orthopaedic Research Society. 1987 ; 504.
2. Cahan LD, Adams JM, Perry J, Beeler LM. Instrumented gait analysis after selective dorsal rhizotomy. *Dev Med Child Neurol*. 1990 ; 32 (12) : 1037-1043.
3. deAndrade MS, Grant C, Dixon A. Joint distension and reflex muscle inhibition in the knee. *J Bone Joint Surg*. 1965 ; 47A : 313-322.
4. Eyring EJ, Murray WR. The effect of joint position on the pressure of intra-articular effusion. *J Bone Joint Surg*. 1964 ; 46A (6) : 1235-1241.
5. Kerrigan DC, Gronley J, Perry J. Stiff-legged gait in spastic paresis : a study of quadriceps and hamstrings muscle activity. *Am J Phys Med Rehabil*. 1991 ; 70 (6) : 294-300.
6. Mascal C, Landel R, Powers C. Management of patellofemoral pain targeting hip, pelvis, and trunk muscle function : 2 case reports. *J Orthop Sports Phys Ther*. 2003 ; 33 (11) : 647-660.
7. Nene A, Byrne C, Hermens H. Is rectus femoris really a part of quadriceps? Assessment of rectus femoris function during gait in able-bodied adults. *Gait Posture*. 2004 ; 20 (1) : 1-13.
8. Nene A, Mayagoitia R, Veltink P. Assessment of rectus femoris function during initial swing phase. *Gait Posture*. 1999 ; 9 : 1-9.
9. Prodromos C, Andriacchi T, Galante J. A relationship be-

tween gait and clinical changes following high tibial osteotomy. *J Bone Joint Surg.* 1985 ; 67 (A) : 1188-1193.
10. Radin EL, Yang KH, Riegger C, Kish VL, O'Connor JJ. Relationship between lower limb dynamics and knee joint pain. *J Orthop Res.* 1991 ; 9 (3) : 398-405.
11. Torry MR, Decker MJ, Viola RW, O'Connor DD, Steadman JR. Intra-articular knee joint effusion induces quadriceps avoidance gait patterns. *Clin Biomech.* 2000 ; 15 (3) : 147-159.
12. Waters RL, Garland DE, Perry J, Habig T, Slabaugh P. Stiff-legged gait in hemiplegia : surgical correction. *J Bone Joint Surg.* 1979 ; 61 (A) : 927-934.

第13章

股関節の異常歩行

　股関節の多方向に動く可動性は，3つの面で機能異常の影響を受ける．股関節は，下肢と体幹を連結する役割をもつため評価が複雑である．股関節の機能異常は，大腿や骨盤（間接的に体幹）のアライメント異常によって生じる．骨盤は体幹と連結して動くため，大腿部の代償運動や反対側への動きを生じる可能性がある．したがって，歩行の評価は，大腿部と骨盤の運動を区別して分析する必要がある．大腿部の観察は，垂直線に対して下肢がどのように動いているかを判断する．しかしながら，大腿部と体幹の運動パターンは，姿勢と股関節機能（可動性と筋の制御）の両方に影響を受けるので注意が必要である．

　矢状面上で観察できる異常歩行は，過度の屈曲，屈曲制限，パス・レトラクトである．その他の運動面では，過度の内外転および回旋（内旋または外旋）が観察される．

矢状面で観察される過度の運動

過度の屈曲

定　義：特定の相における正常よりも大きな股関節の屈曲
相：初期接地，荷重応答期，立脚中期，立脚終期，遊脚中期
機能的意義：立脚相における過度の股関節屈曲では，体幹が代償運動をしなければ，股関節伸筋群と大腿四頭筋の活動を必要とする．遊脚中期において，過度な足関節の底屈がある場合，足クリアランスを得るために過度の股関節屈曲を用いる．
原　因：
＊股関節屈曲拘縮
＊腸脛靱帯の拘縮
＊股関節屈筋の痙縮
＊過度の膝関節屈曲および足関節背屈に対する代償運動（立脚相）
＊股関節痛（単下肢支持）
＊遊脚中期における過度の足関節底屈に対する代償運動

　荷重の受け継ぎにおいて，伸展した下肢にすばやく荷重が加わる際，過度の股関節屈曲（30°以上）は股関節伸筋群の活動を必要とする．この時期の大きな股関節屈曲によって，足部と床との間に摩擦力が得られなければ転倒する可能性がある[2]．

　立脚中期での過度の股関節屈曲は，骨盤や大腿のアライメントを変化させる．これにより，隣接した関節に3つの異常姿勢（体幹の前傾，腰椎前彎，足関節背屈の増加による膝関節の屈曲）が生じる．

　骨盤の前傾は，骨盤－大腿間の可動域制限に対処するためのメカニズムである．立脚中期において膝関節が完全伸展位に近づくと，骨盤の前傾により大腿部を垂直位まで移動させる（図 13-1）．体幹の前屈も，股関節の前方に身体重心線を移動させ，股関節伸筋群の活動を必要とする．

　股関節の屈曲によって生じる負担を軽減する方法は，体幹を垂直に保つために骨盤を前傾し腰椎を前彎させることである．15°程度の過度な股関節屈曲は，脊柱に可動域制限がある場合を除いて，脊柱により容易に代償されるが，股関節の伸展制限が大きい場合は脊柱へ過度な負荷が生じる（図 13-2）．骨盤の前傾は，股関節の屈曲に比例し，腰椎基部（腰仙関節）が変位することによって生じる（図 13-3a）．腰椎の前彎を増加させ，身体重心線を股関節上に修正して体幹の前後の重量を釣り合わせる必要がある（図 13-3b）．もし，十分な腰椎前彎が得られなければ，身体重心線が股関節前方に残ってしまい，伸筋（股関節および腰部）

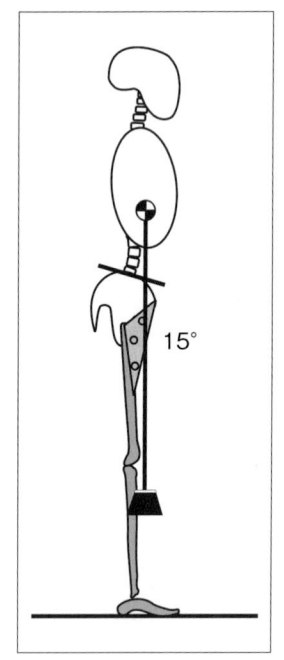

図 13-1 立脚中期における過度の股関節屈曲
代償しなければ，骨盤と体幹の前傾によって身体重心線が前方に移動するため，股関節伸筋群の活動が必要となる．

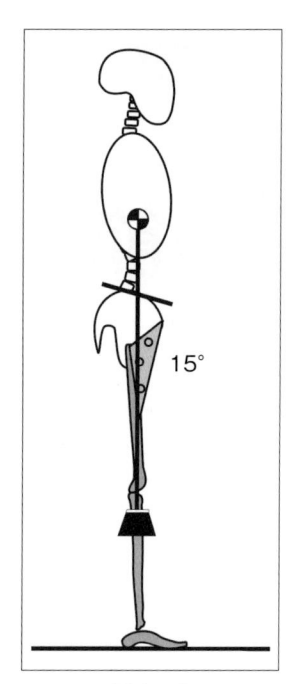

図 13-2
15°程度の股関節の屈曲拘縮は，腰椎の前彎によって身体重心線を支持脚上に置くことで代償される．

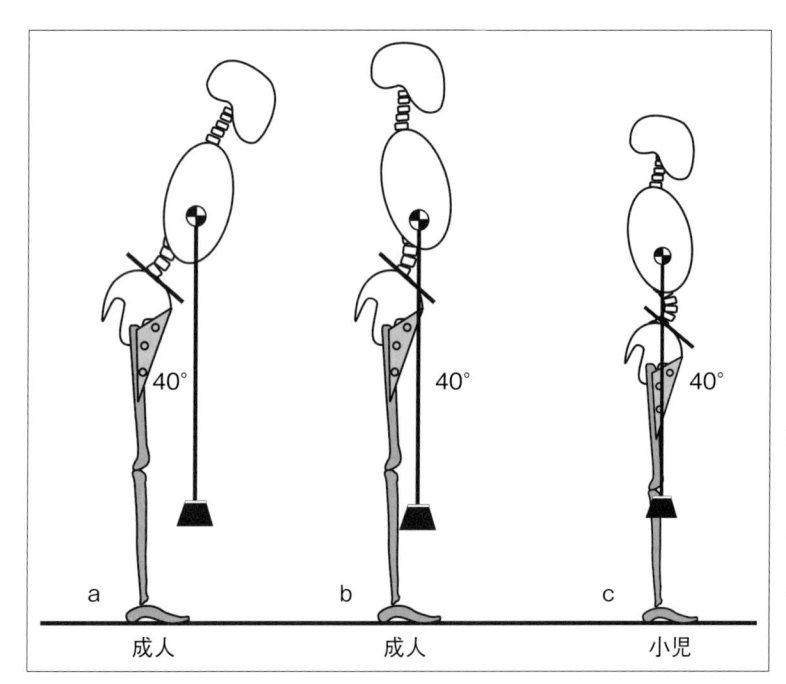

図 13-3 重度の股関節屈曲拘縮（40°）
(a) 代償しなければ，身体重心が前方に位置するため，股関節伸筋群の活動が必要となる．
(b) 成人では腰椎の前彎が十分に得られないため，身体重心が支持脚の前方に残る．
(c) 発育過程にある小児の腰椎は柔軟で，姿勢を矯正するために必要なだけ腰椎を前彎させることができる．

のより大きな活動が必要となる．小児では，脊柱の発育過程にあるため，成人よりも大きな腰椎前彎が生じる（Wolff's law）（図 13-3c）．

股関節が屈曲位で固定されていても，膝関節を屈曲して大腿を後方に傾けることで，骨盤を正常なアライメントに保持できる（図 13-4）．したがって，身体をかがめる姿勢は，立脚中期における不十分な股関節伸展に対する代償運動である．しかし，この方法は，

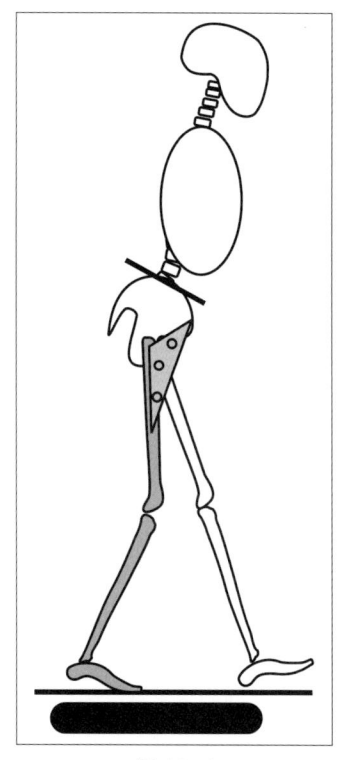

第 13 章　股関節の異常歩行　　161

図 13-4
股関節の屈曲拘縮では，膝関節の屈曲によって骨盤と体幹のアライメントが調整される．踵離地の早期化や足関節背屈の増加によって，足底接地を持続することが求められる．

図 13-5
前遊脚期において，荷重が除かれた大腿部はすばやく振り出されるため，遊脚相が早期化する．

屈曲した膝関節を大腿四頭筋によって安定させる必要があるため非効率的である．また，過度の足関節背屈や早すぎる踵離地によって，歩行速度が著明に減少する．

立脚終期において，大腿を後方へ引いた姿勢（股関節伸展）は，過度の股関節屈曲によって機能的な制限が生じる．したがって，単下肢支持終了後に，骨盤の前傾と股関節伸展の消失が生じる（図 13-4 参照）．腰椎前彎に伴う骨盤の前傾は，最初にみられる変化である．脊柱の可動域制限によって，股関節の伸展も制限される．また，股関節の伸展制限による伸筋への負担を軽減するために，膝関節の屈曲を増加させる可能性がある．股関節伸展の不足は，反対側下肢の歩幅を短縮させる．

前遊脚期では体重移動が行われる．体重が反対側下肢へ移動するにつれて，次第に観察下肢の体重支持は減少していく．股関節の開始肢位は，直前の立脚相から持続している過度の屈曲であることが多い．時折，反対側への体重移動によって観察下肢が解放される

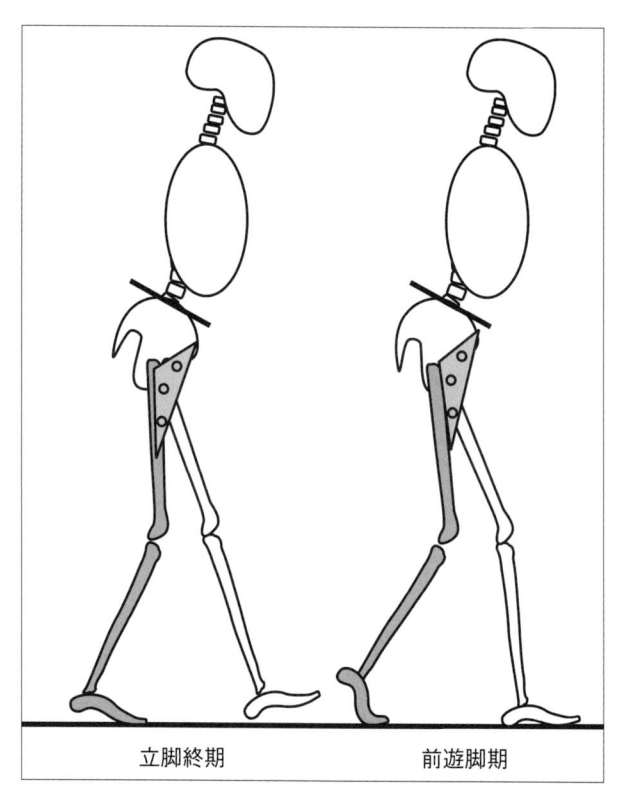

と，屈筋群の緊張が解除され大腿がすばやく振り出される．どちらの場合も，振り出しのために股関節屈曲は早期に開始される（図 13-5）．

遊脚相において，制限された股関節には 35°以上の屈曲が必要である（正常では 25°の股関節屈曲と 10°の骨盤前傾）．多くの場合，この制限は大腿よりも骨盤傾斜の増加に影響を受ける．しかしながら，遊脚中期における大腿の過度な挙上は，過度の足関節底屈に対する代償運動であることが多い（図 13-6）．

股関節前部組織の可動性は 5 つの原因によって制限され，それぞれに過度の股関節屈曲の原因となる．その 5 つの原因とは，屈曲拘縮，前腸脛靱帯拘縮，股関節屈筋群の痙縮，疼痛，股関節の関節固定術である．遊脚中期における過度の股関節屈曲は，過度の足関節底屈などの代償として生じる．制限された動作の原因を解明するには，動作解析よりもむしろ動作筋電図が有用である．

● 股関節の屈曲拘縮
　股関節前部組織である関節包や屈筋群の短縮は，股

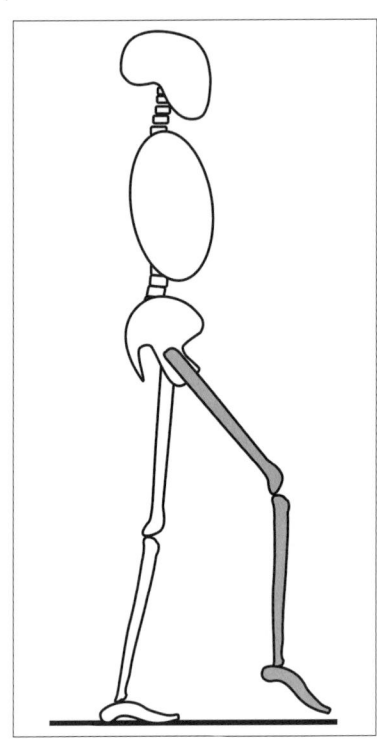

図 13-6
底屈した足関節では，遊脚中期で床とのクリアランスを得るために，過度の股関節屈曲が意図的に用いられる．

関節完全伸展の制限因子としてもっとも多い（図13-1, 13-4参照）．拘縮によって股関節が固定されると，その機能的意義は歩行時の関節角度によって変化する．立脚終期はもっとも影響を受ける相であるが，それは下肢全体が伸展するために，股関節の完全伸展が必要となるからである（図 13-4 参照）．対照的に，遊脚中期から荷重応答期においては，股関節は20～25°屈曲位にあり，この程度の拘縮では異常として観察しにくい．

●腸脛靱帯の拘縮
　股関節屈曲拘縮を生じる要因の1つに，腸脛靱帯の緊張がある．文字どおり，腸脛靱帯は腸骨稜の外側面から脛骨の前外側面に沿って走行し，背臥位よりも歩行時により大きな股関節の伸展制限を示す（図13-7）．その相違は，体重支持時によって起こる相対的内転にあり，このことにより腸脛靱帯の緊張を高め骨盤の前傾が生じる．一方，背臥位では，股関節がわずかに外転・外旋位となるため，腸脛靱帯の緊張は減少する．

　臨床的な診断には，背臥位テストが用いられる．股関節を大きく外転し，屈曲した股関節は完全に伸展することができる．股関節を中間位にすると，腸脛靱帯の拘縮によって股関節伸展は制限される（図13-7b, 13-7c 参照）．背臥位テストは，古くからこの病態の診断に用いられてきた方法であり，広く用いられているオーベルテストよりも適している．この腸脛靱帯の緊張は，骨盤を過度に回旋することにより代償されるため，背臥位テストでは骨盤の代償が起きないように注意が必要である．

●股関節屈筋の痙縮
　筋の伸張は痙縮筋を過剰に収縮させる．歩行時に筋の伸張の閾値を超えると股関節屈筋群の痙縮が起こる．股関節前面を交差する8つの筋のうちのどれかに痙縮が出現すると股関節の伸展制限が生じる可能性があるが，それらの出現時期や程度には個人差がある．また，内転，外転，回旋も複雑に関与している．よって，動作筋電図による解析は，異常のある筋を特定する唯一の方法である（**図 13-8**）．
　同様に，上位運動ニューロン損傷を有する患者で下垂足が認められる場合でも，遊脚相で筋の痙縮が発現する．これは，他の代償運動と重複して生じる（選択的または共同運動）．ただし，40°以上の股関節の屈曲は拘縮が認められないかぎりまれである．

●疼　痛
　股関節の腫脹を生じる関節炎やその他の関節疾患では，屈曲肢位をとりやすい．関節内圧は，股関節が屈曲30～60°のときに最小となる（図10-7参照）[4]．そのため，屈曲肢位を無意識にとると考えられる．実際の屈曲の程度は，関節の病理学的変化の重症度によって変化する．前方移動によって関節包の緊張が増加すると，より激しい痛みを招き単下肢支持期が減少する．

●股関節の関節固定
　関節固定術や特発性関節強直による関節運動の低下は，人工関節置換術が行われる現在ではまれである．股関節固定による歩行時の荷重ストレスを最小限にするために，外科的固定術は慣例的に15～30°屈曲位に調整される[3]．一方，股関節の病理学的変化によって発症する特発性関節固定は30～60°屈曲で起こり[5]，関節内圧が最小となる角度と一致する（図10-7参照）．
　歩行速度は，固定された関節の角度に左右される．

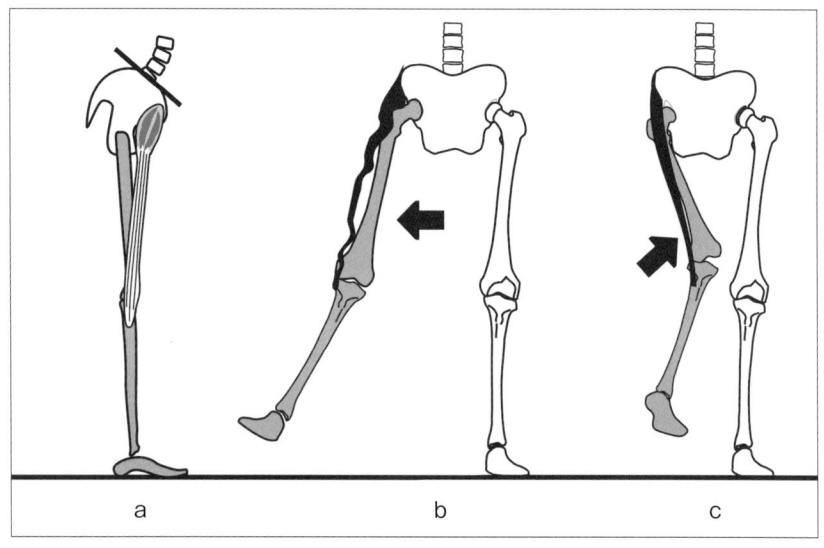

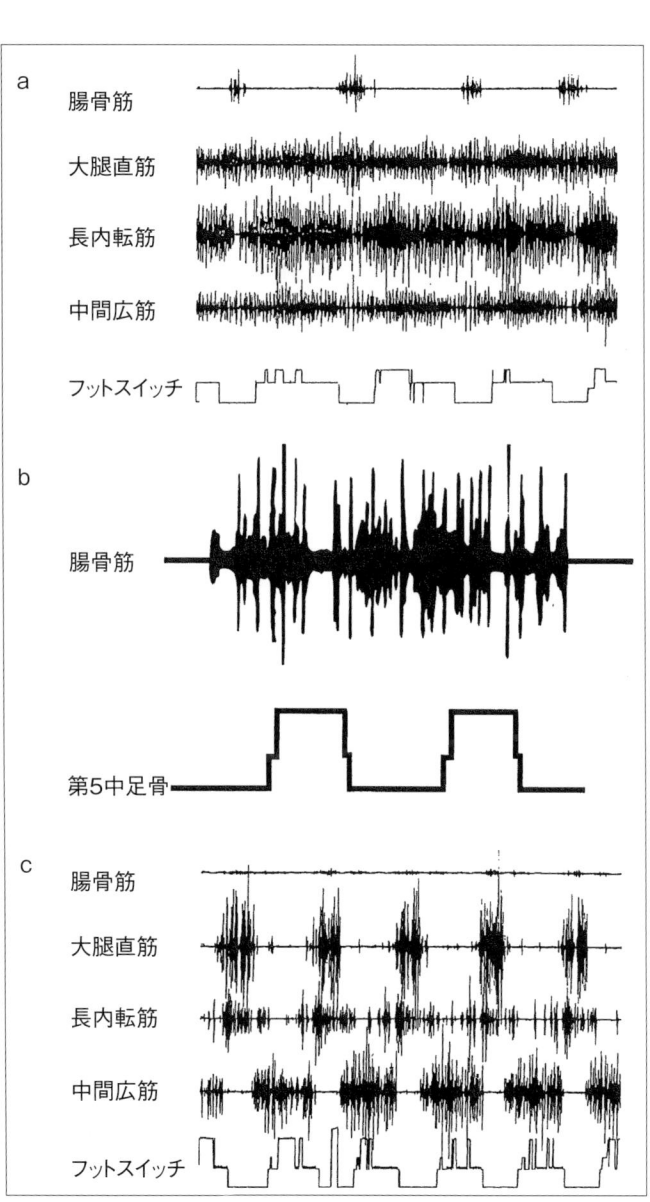

図13-7　腸脛靱帯の拘縮が姿勢に及ぼす影響
(a) 下肢が正常な内転位にある立位姿勢.
(b) 背臥位で下肢を外転させると腸脛靱帯は緩み，股関節は十分に伸展できる.
(c) 背臥位で大腿を内転させると腸脛靱帯は緊張するため股関節は屈曲する.

図13-8
股関節屈筋群の過緊張は，立脚相で股関節を過度に屈曲させる.
(a) 腸骨筋の筋活動のタイミングは正常であるのに対して，大腿直筋および長内転筋は持続的な筋電図学的活動を示す.
(b) 過度に緊張した腸骨筋の持続的な活動.
(c) 腸骨筋の活動が得られない場合は，大腿直筋および長内転筋の活動が振り出しに有効となる．中間広筋は，立脚相をとおして持続的に活動する．フットスイッチは，立脚相の不安定性を示す.

観察下肢の特徴的な代償運動は，立脚相後半で歩幅を広げるための骨盤の後方回旋と前傾，ならびに立脚相での股関節屈曲に対する持続的な膝関節屈曲である[5]．また，骨盤が前傾しているために，股関節は歩行周期をとおして過度に屈曲する[5]．股関節屈曲の程度に応じて，腰椎，同側の膝関節，反対側の股関節に代償運動が生じる．

●意図的な屈曲が過度の股関節屈曲へ及ぼす影響

遊脚中期で関節が底屈している場合，股関節が30°以上屈曲することで床とのクリアランスが得られる（図13-6参照）．遊脚終期まで股関節の過度な屈曲は持続するが，足部が床に接触すると終了する．

■屈曲制限

定　義：特定の相における正常より小さな股関節の屈曲

相：初期接地，荷重応答期，遊脚初期，遊脚中期，遊脚終期

機能的意義：荷重の受け継ぎにおける股関節の屈曲制限は，正常な膝関節屈曲と足関節底屈に影響を及ぼす可能性がある．遊脚相における股関節の屈曲制限は，下肢の前方移動を制限し歩幅を短縮する．また，足クリアランスを制限する可能性がある．

原　因：
* 股関節屈筋の筋力低下
* ハムストリングスの痙縮または過緊張
* 共同運動パターン
* 股関節痛
* 荷重の受け継ぎの際に，股関節伸筋への要求を意図的に減少させるため
* 足指の引きずり

初期接地で股関節の屈曲が20°未満の場合，股関節伸筋（単関節筋）への活動要求を減少させる．遊脚初期では，股関節を25°屈曲できなければ，下肢の前方移動が制限される．また，下肢を振り出すために必要な大腿の加速が不十分であると，二次的に膝関節の屈曲制限が生じる（図12-10参照）．このことは，足指の引きずりと足関節底屈にも関与する．膝関節と足関節の機能を評価することで，股関節の屈曲を制限する因子を解明できる可能性がある．さらに，股関節の屈筋群が，股関節屈曲に作用できなくなってしまう．遊脚中期において，25°の股関節屈曲が得られなければ，下肢のクリアランスが制限される．遊脚終期において，股関節屈曲が制限されたままであると歩幅の短縮が生じる．不十分な股関節屈曲は，筋活動の低下や選択的な筋の制御能力を低下させてしまう．

●股関節屈筋群の筋力低下

股関節屈筋力の低下や不活動は，歩行速度の低下や歩幅の減少を招く可能性がある[1]．股関節屈筋群は歩行中にはほとんど必要ないが，これら筋群の機能異常はさまざまな機能障害を引き起こす．ただし，正常な運動調節能力があれば，グレード2＋（Poorプラス）の筋力でも通常の歩行は十分可能である．

上位運動ニューロン損傷の患者では，下肢の前方移動を屈筋の共同運動パターンに依存することが多い．一般に，遊脚初期の加速が不足しており，ゆっくりと下肢を屈曲する．ただし，原始的共同運動パターンでも，遊脚中期の後半に股関節が最大屈曲に達し，股関節屈曲のピークは正常のタイミングと近似している．

●股関節伸筋群の筋力低下

荷重の受け継ぎにおいて，股関節伸筋群（大殿筋，大内転筋）の活動要求はピークに達する．荷重応答期における股関節の安定性は低いが，下肢が地面に対して垂直位となり，股関節中心に重心線が近づくと安定する．弱化した股関節伸筋（単関節筋）への活動要求を減少させる1つの方法は，遊脚相の後半に意図的に股関節屈曲を減少させて，正常よりも小さい股関節屈曲角で接地することである．一方，選択的な制御が可能であれば，重心線を股関節の後方に置き，体幹を後傾することで代償できる．しかしながら，大腿四頭筋の筋力低下が広筋群の活動要求の増加によるものであれば，この代償運動は使用できない．

●股関節伸筋の過緊張

ハムストリングス（半膜様筋，半腱様筋，大腿二頭筋）が過度に緊張していると，歩幅が減少する可能性がある．ハムストリングスの過緊張は，遊脚中期や遊脚終期で生じることが多い．

●股関節の固定

遊脚相における股関節の屈曲は，固定された関節の位置に依存する．股関節が屈曲35°未満で固定されると，遊脚相における姿勢は不良となる．また，股関節が固定されると，前遊脚期における大腿の前方移動の開始が遅れる．

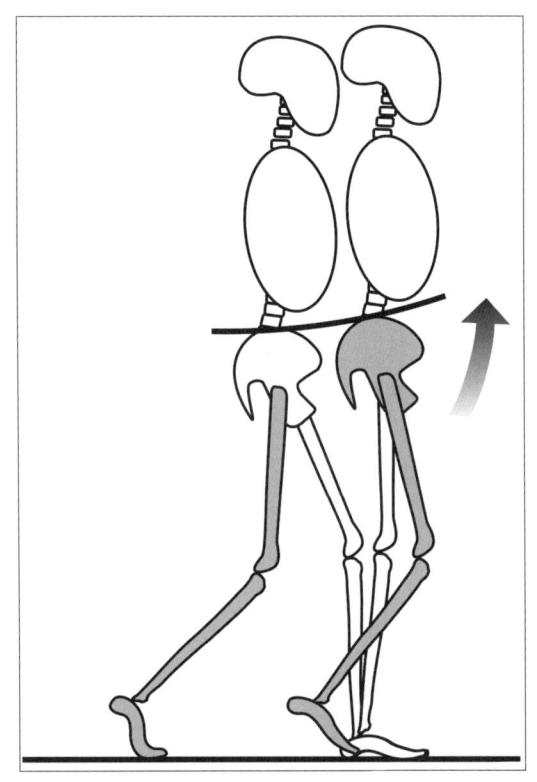

図 13-9　骨盤の後傾
股関節の屈曲が不十分であると，意図的な骨盤の後傾によって大腿部を前方移動させる．

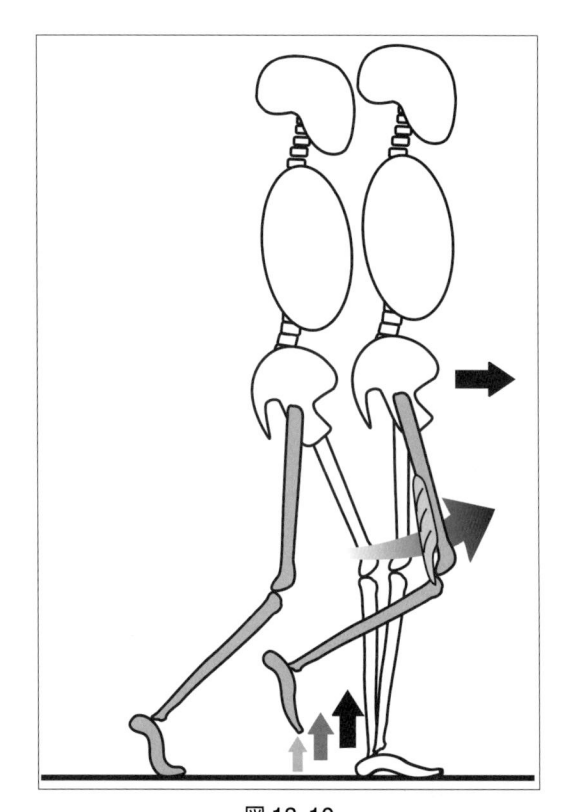

図 13-10
意図的なすばやい膝関節の屈曲は，下肢の重心を変化させ，弛緩した股関節の屈曲を助ける．

● 股関節屈曲制限に対する代償運動

　股関節の屈曲が不十分である場合，下肢の前方移動を行うためにいくつかの代償運動がみられる．大腿部を前方移動させるために，腹筋を用いて骨盤を後傾させる（図13-9）．また，分回し運動もよく観察される．分回し運動は，骨盤の引き上げと前方回旋，股関節の外転を複合した代償運動である．この代償運動では，下肢を振り出すために体幹を大きく動かす必要があるため，多くのエネルギーを消費してしまう．
　意図的な過度の膝関節屈曲は，間接的に股関節を屈曲させる（図13-10）．股関節では，下肢重量のバランス調整が行われ，下腿の後傾と足部重量によって，受動的な大腿部の前方移動が行われる．結果として，適切かつ有効な股関節の屈曲が得られる．
　股関節の屈曲制限があれば，床とのクリアランスを得るために，反対側下肢の伸び上がりや体幹側屈などの代償運動が生じる．

■ パス・レトラクト（過度の引き戻し）

　定　義：遊脚終期にみられる大腿を前方から後方へすばやく引き戻す動き
相：遊脚終期
機能的意義：パス・レトラクトは，遊脚終期において大腿四頭筋の活動が不十分な場合，膝関節の完全伸展を得るために行われる意図的な活動である．無意識に生じるパス・レトラクトは，股関節が原始的伸展共同運動パターンを示す場合に生じる．大腿が後方へ引き戻されることによって，前方移動と歩幅が制限される可能性がある．
原　因：
＊大腿四頭筋の筋力低下
＊共同運動パターン
＊足関節または膝関節における固有感覚の障害
　パス・レトラクトでは，遊脚終期で股関節を屈曲したのち，すばやく伸展方向へ引き戻す．この動きには，観察しにくい2つのバリエーションがある．遊脚中期では，股関節を過度に屈曲させるが，遊脚終期では股関節を正常の20°屈曲位に引き戻す．遊脚中期の屈曲が正常範囲を超えなければ，遊脚終期以降の伸展によって，初期接地に必要な屈曲が不足する．

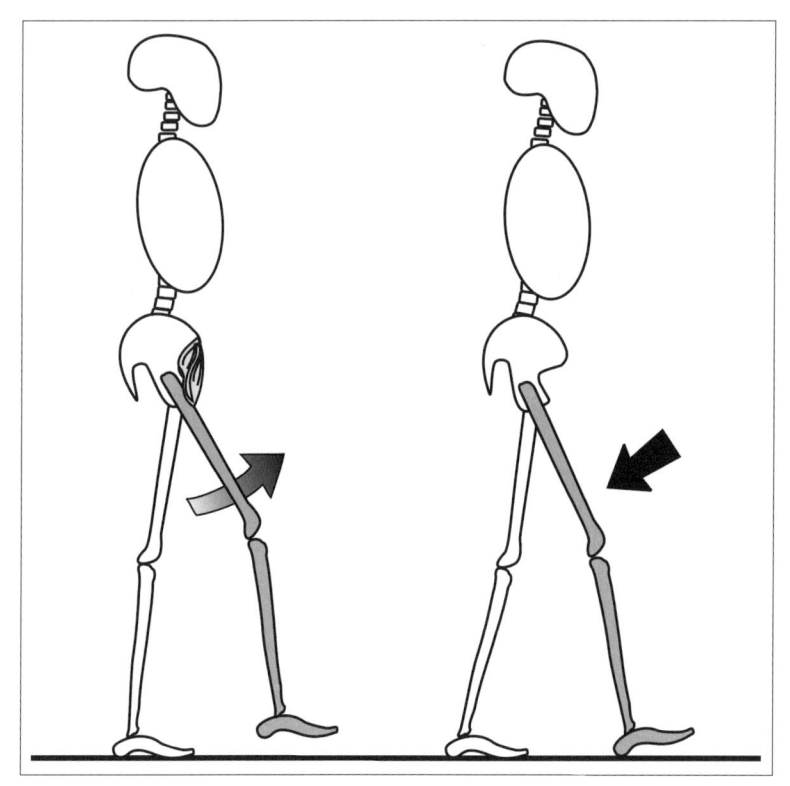

図 13-11　パス・レトラクトの方法
意図的に股関節を過度に屈曲させ，遊脚終期で引き戻すことで慣性によって弛緩した膝関節をすばやく伸展させる．

●大腿四頭筋の筋力低下

大腿四頭筋の麻痺や正常な神経制御が障害されている場合（ポリオなど），膝関節を伸展するためにパス・レトラクトによる股関節の代償運動が行われる．すばやい股関節の屈曲によって大腿部と下腿は前方へ移動し，大腿をすばやく引き戻すことで，慣性によって下腿を伸展させる（図 13-11）．この方法で，下肢は初期接地の準備を整える．この動きは，明らかな場合もあれば，観察しにくい場合もある．

●共同運動および過緊張

中枢神経疾患によって原始的共同運動パターンが出現する場合も，パス・レトラクトが生じる可能性がある．遊脚中期における屈曲パターンは，下肢の前方移動と床とのクリアランスを与える．遊脚終期では，伸展パターンを開始することで立脚相に向けての準備を行う．股関節伸筋が原始的共同運動パターンに入ると，股関節の伸展に伴って膝関節も伸展することがある．ただし，すでに屈曲した股関節の引き戻しは，股関節の屈曲と膝関節の伸展を同時に行うことができない．

ハムストリングスの過緊張も，パス・レトラクトを起こす可能性がある．遊脚中期から遊脚終期への移行期において，筋にすばやい伸張が加わると強力な筋収縮が生じ，大腿を屈曲から伸展まで引き戻す．

過度な前額面上の運動

前額面における股関節の異常は，内転または外転方向に生じる．測定装置による分析では，中間位を越えた運動が認められる．機能的に重要な異常歩行は過度の運動であり，それぞれ過度の内転および過度の外転と表す．

過度の内転

定　義：特定の相において正常よりも大きな股関節の内転
相：さまざまな相で起こる可能性がある．
機能的意義：過度の内転は，立脚相では安定性を低下させ，遊脚相では足クリアランスと下肢の前方移動を制限する．

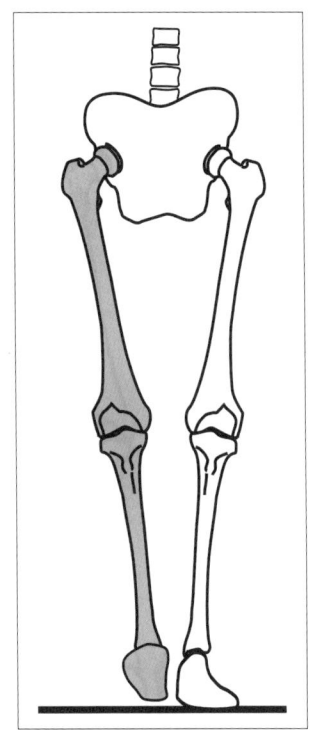

図 13-12
遊脚下肢に過度の内転が起こると，はさみ足歩行が生じる．下肢全体が内側に移動する（大腿部と足部）．

図 13-13　仮性内転
股関節の屈曲と内旋の複合運動は，大腿（膝関節）を過度に内転させるが，足部は外側に残存する．

原　因：
＊外転筋の筋力低下に伴う反対側骨盤の下降
＊弱化した股関節屈筋群に対する内転筋群の代償運動
＊内転筋の過緊張または拘縮
＊脚長差

反対側の骨盤の下降は，体重支持時に股関節内転を増加させる．この姿勢は，荷重応答期に始まり，単下肢支持期をとおして持続する．前遊脚期で体重が反対側下肢に移動すると終了する．

遊脚相における過度の股関節内転は，下肢の内側アライメントに関連する．遊脚相で股関節の屈曲および前方移動が始まると，過度の内転が開始される（図13-12）．過度の内転によって，遊脚下肢が立脚下肢と交差するものを「はさみ足歩行」とよぶ．遊脚相で過度の内転が起こると，結果的に支持基底面を狭くする．重度のはさみ足歩行では，振り出しが制限される．正中線上における反対側の足部と床との接触は，他側下肢の前方への振り出しを制限する．遊脚初期では立脚下肢に足部が引っ掛り，前方への振り出しが妨げられる．

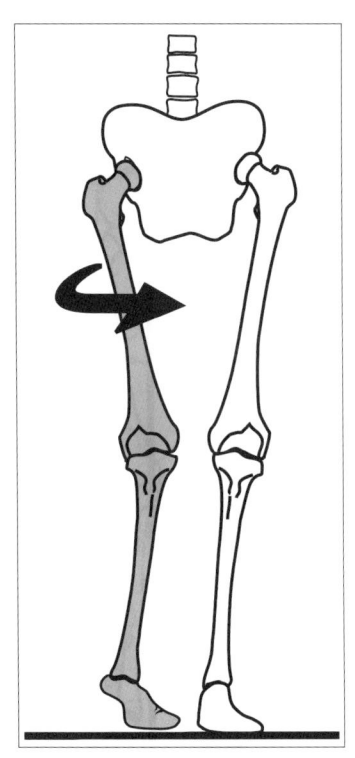

前額面上における異常歩行の要因は，筋力低下や痙縮または代償運動によるものである．静的なアライメント異常でも，歩行時に股関節の位置を変位させる．前額面上の異常の要因を分析する場合，骨盤の傾斜によって一側股関節の過度の内転と他側の過度の外転を生じるため，両側の可動性と筋機能について検討する必要がある．

● 仮性内転

過度の内転は，股関節内旋と膝関節屈曲の複合運動（仮性内転）と区別できないことがある（図13-13）．仮性内転では，膝関節が内側へ移動し反対側下肢と交差する．この2つの現象（仮性内転と過度の内転）は，足部の相対的な距離によって区別できる．仮性内転では足部同士が離れ，過度の内転では足部が近づいている．

仮性内転の原因は，中殿筋と大殿筋の複合した筋力低下である[6]．大殿筋上部は，中殿筋と共同して作用する．大殿筋は，股関節伸展のみならず外旋にも関与する．殿筋による荷重支持が不十分であると，股関節は内旋および内転する．このことは，スポーツ選手に

●意図的な外転

体幹筋を制御できる患者では，遊脚相で下肢を前方移動させるために，不十分な股関節の屈曲を外転することで代償する（図13-18）．通常，股関節の外転による代償を行うと，骨盤の回旋と挙上を伴う分回し運動となる．体幹の側屈に伴って起こる同側の股関節外転は，下肢を床から持ち上げるために生じる．

立脚相での外転は，支持基底面を広げるために生じ，バランス障害のある患者でよく観察される代償運動である．

●脚長差

観察下肢が反対側下肢よりも短い場合，立脚相では脚長差に対応して同側の骨盤が落下する．これにより，股関節は過度に外転する．脚長差が重度でない限り，これは重要な所見ではない．

観察下肢が反対側の下肢よりも長い場合，遊脚相で足クリアランスを得るために股関節の外転が生じる．また，骨盤の挙上や股関節屈曲の増加も，観察下肢の足部の引きずりを防ぐことができる．

●疼　痛

長下肢装具や大腿義足の不適合による二次的な内側鼠径部痛がある患者では，立脚相で過度な外転がみられる．この姿勢は，痛みのある部位（たとえば近位内転筋腱）への圧縮を減少させるが，長期的にみると最良の解決策とはいいがたい．

●脊柱側彎に伴う骨盤側方傾斜

脊柱側彎に起因する骨盤の側方傾斜は，下降側の股関節で過度の外転の原因となる．一方で，挙上側の股関節では過度の内転を生じる．骨盤の傾斜は，股関節の内外転制限に対する代償運動として生じることもある．

●反対側の股関節の内転拘縮

反対側下肢に内転拘縮があると，垂直なアライメントをとって体重を支持するために骨盤は下降する．観察側骨盤の落下と過度の股関節外転が生じると，下肢は相対的に延長する（図13-16参照）．大腿四頭筋と股関節伸筋による十分な制御が可能な場合は，膝関節の屈曲によって観察下肢を調節できる．

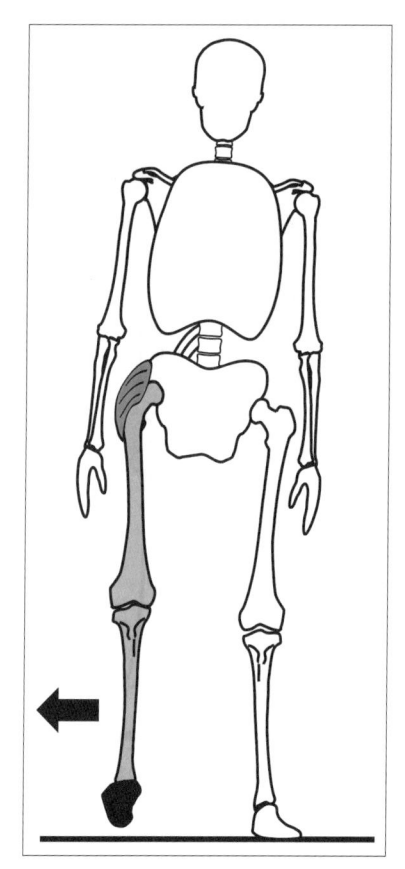

図13-18
意図的な過度の股関節外転は，不十分な膝関節の屈曲を代償し，遊脚相で床とのクリアランスを与える．

過度の水平面上の回旋

正常5°の回旋運動（計10°の移動）は，下肢アライメントが前後方向へ変化することで，水平面上では過度の回旋運動が生じる．正常歩行における水平面上の股関節の回旋運動は，観察によって分析するにはあまりにも小さく，また身体の動きによって変化しやすい．また過度の回旋は，股関節や骨盤，体幹の多くの運動によって生じる．そのため，過度の回旋に関係する部位については，下肢の代償運動と同様に評価する必要がある[7]．

過度の外旋

定　義：特定の相において正常よりも大きな外旋
相：さまざまな相で起こる可能性がある．
機能的意義：過度の外旋は，下肢をトウアウト（toe-out）位にすることで支持基底面を広げ，フォアフッ

トロッカーによる前方移動と遊脚相における足クリアランスを確保する．ただし，立脚相では股関節や膝関節の靱帯へのストレスを増大させてしまう．

原　因：
* 外旋拘縮
* 関節炎を起こした関節への圧縮力を回避するために，意図的に弛緩肢位（loose-packed position）をとる
* 大殿筋の過緊張
* 足関節の底屈拘縮に対して，立脚相で前方移動を容易にするための代償運動
* 遊脚相では必要以上に長い観察下肢の代償運動

股関節が過度に外旋すると，膝蓋骨は外側を向く．同側の骨盤，大腿骨顆部，膝蓋骨，遠位内外果の詳細な分析は，大腿骨と骨盤との間の回旋が本当に過度か，また実際に隣接した位置で起こっているか（たとえば骨盤の過度な後方回旋）を見分けるのに役立つ．過度な股関節の外旋は，外旋筋群の過緊張のみならず，他関節からの（たとえば強直性母指）意図的な代償姿勢を含む多くの因子によって生じる．

● 外旋拘縮

大腿切断では，術後適切な位置に大腿部が配置されなければ，過度の外旋を生じる．腸脛靱帯や大殿筋の緊張によっても，過度の外旋を招く可能性がある．

● 大殿筋の過緊張

通常ハムストリングスは，遊脚終期において下肢を減速するための主要な筋として作用する．遊脚終期に大殿筋の過緊張が起こると，ただちに股関節の外旋が生じる．

● 圧縮による股関節痛の意図的な減少

外旋は，股関節の圧縮力を減少させる[4]．この姿勢は，疼痛や関節液の貯留がある場合に有効である．

● 過度の足関節底屈

単下肢支持期に，足関節底屈によって下腿の前方移動が制限されると，過度の外旋とともに著明な内反尖足が生じる．外旋は前足部のレバーアームを短縮して，足部の前方移動を容易にする．これは，前方移動を制限する足関節の背屈制限を回避するためにも有用である．

● 遊脚側下肢延長に対する遊脚相の代償運動

遊脚側下肢が相対的に長い場合，股関節外旋と外転を同時に行うことで，足クリアランスを得る．この2つの複合運動は，分回し運動とよばれる．

■過度の内旋

定　義：特定の相において正常よりも大きな内旋
相：さまざまな相で起こる可能性がある．
機能的意義：トウイン（toe-in）肢位となるため，立脚相で関節外側のストレスが増大する．下肢延長は，遊脚相で足指のクリアランスを制限する．

原　因：
* 内旋筋群の拘縮または痙縮
* 大腿骨の前捻
* 立脚相で大腿四頭筋が弱化している場合，関節の安定性を改善するための意図的な代償運動

股関節が過度に内旋すると，膝蓋骨は内側を向く．過度の外旋と同様に，隣接関節を詳細に評価することで，過度の内旋の解剖学的な原因を確認する必要がある．股関節の過度な内旋は，不適切な筋活動のタイミング，拘縮，大腿四頭筋の筋力低下のための代償運動など，さまざまな原因によって生じる．

● 内側ハムストリングスの過緊張

半膜様筋および半腱様筋は，いずれも股関節の後部内側に位置し内旋に関与する．これら筋群の回旋への影響は，痙縮による過緊張や原始的共同運動パターンと関係が強い．ハムストリングスは膝関節屈筋および股関節伸筋であるため，屈筋や伸筋の原始的な歩行パターンを生じることがある．

● 内転筋の過緊張

股関節が軽度屈曲した肢位では，内転筋による股関節屈曲によって内旋が生じる．屈曲位では，股関節と膝関節を通る作用線より前方に内転筋の大腿骨付着部が移動するため，外旋よりむしろ内旋が生じる（図13-19）．

● 前部外転筋の過緊張

大腿筋膜張筋と中殿筋前部線維は内旋に作用する．これらの筋群を股関節の屈曲に用いると，過度の股関節回旋が生じる．

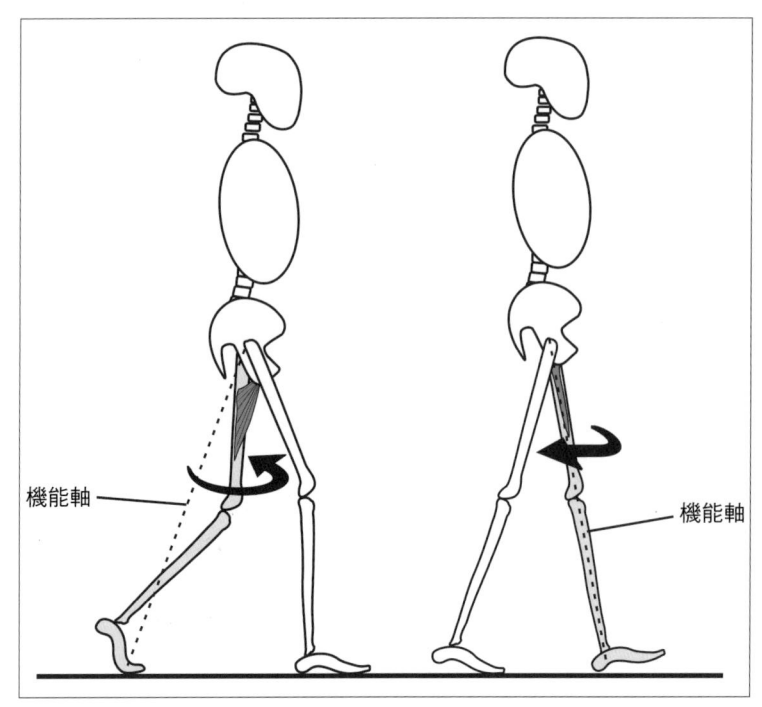

図 13-19
長内転筋は，大腿後面に付着する．付着部と下肢機能軸の位置関係によって大腿の回旋にも関与する．股関節伸展位における長内転筋は，外旋筋として用いられる．股関節屈曲位における長内転筋は，内旋筋として用いられる．

● 大腿四頭筋の筋力低下

大腿の内旋は，膝関節外側側副靱帯や腸脛靱帯を利用することで，下肢荷重時の矢状面上の安定性を高めるが，仮に抵抗できなければ膝関節が屈曲する．これは，大腿四頭筋の著明な筋力低下によって，膝関節の過伸展が利用できない場合の意図的な代償運動である．

文 献

1. Burnfield JM, Josephson KR, Powers CM, Rubenstein LZ. The influence of lower extremity joint torque on gait characteristics in elderly men. *Arch Phys Med Rehabil.* 2000 ; 81 (9) : 1153-1157.
2. Burnfield JM, Powers CM. Influence of age and gender of utilized coefficient of friction during walking at different speeds. In : Marpet MI, Sapienza MA, eds. *Metrology of Pedestrian Locomotion and Slip Resistance, ASTM STP 1424*. West Conshohocken, PA : ASTM International ; 2003 : 3-16.
3. Cabanela ME. Arthrodesis of the hip. In : Chapman MW, ed. *Operative Orthopaedics*. 2nd ed. Philadelphia, PA : J.B. Lippincott Company ; 1993 : 1937-1940.
4. Eyring EJ, Murray WR. The effect of joint position on the pressure of intra-articular effusion. *J Bone Joint Surg.* 1964 ; 46A (6) : 1235-1241.
5. Gore DR, Murray MP, Sepic SR, Gardner GM. Walking patterns of men with unilateral surgical hip fusion. *J Bone Joint Surg.* 1975 ; 57A (6) : 759-765.
6. Mascal C, Landel R, Powers C. Management of patellofemoral pain targeting hip, pelvis, and trunk muscle function : 2 case reports. *J Orthop Sports Phys Ther.* 2003 ; 33 (11) : 647-660.
7. Tylkowski CM, Simon SR, Mansour JM. Internal rotation gait in spastic cerebral palsy. In : Nelson JP, ed. *The Hip*. St. Louis, MO : The C.V. Mosby Company ; 1982 : 89-125.

第14章

体幹と骨盤に関する異常歩行

骨盤の位置の変化は平均5°程度であり，通常体幹は直立姿勢の中間位を保つ．骨盤と体幹の中間位からの逸脱が異常な動きとして表現される．

骨　盤

過度な骨盤の動きは，3つの運動面のいずれかで起こる可能性がある．不十分な骨盤の動きは，ぎこちない動きとして観察される．

矢状面での骨盤の異常

この面における異常歩行は，骨盤の傾斜として観察される．運動方向は，一般的に前方と後方または上方と下方の2組の用語で表現される．これら2つの用語の定義は，動きの頂点（恥骨結合や仙骨）の解剖学的部位に従って変わる．また，混乱を避けるために，恥骨結合部の上昇と恥骨結合部の下降といった，より明確な用語が用いられる．ただし，もっとも適切な用語として，前傾（恥骨結合部の下降）と後傾（恥骨結合部の上昇）を用いるほうが明確であろう．

骨盤の前傾（恥骨結合部の下降）

定　義：矢状面における骨盤の前傾，つまり恥骨結合部が正常な歩行姿勢（10°の骨盤前傾）より下方に位置する[2]．矢状面での骨盤傾斜を定義する際に用いられる解剖学的指標は，上前腸骨棘と上後腸骨棘である．正常歩行では，上前腸骨棘と上後腸骨棘を結ぶ線が水平線に対して10°傾斜している．
相：すべての相
機能的な異常：立脚終期中に股関節の伸展制限がみられる場合，骨盤前傾を増加させることで下肢は伸展しやすくなる．ただし，腰椎前彎の増加を伴う過度の骨盤前傾は，腰痛を引き起こす可能性がある．
原　因：
＊股関節伸筋の弱化
＊股関節の屈曲拘縮または痙縮
＊腹筋の弱化
異常姿勢を引き起こす相は，その原因によって異なる．また，30°の傾斜は珍しくない．

●股関節伸筋の弱化

荷重応答期に股関節伸筋群が骨盤を制動させる筋力がない場合，股関節に対して重心を前方に移動させるために，恥骨結合部は下降する．この前傾姿勢は立脚期全体をとおして持続する場合もあれば，立脚終期でトレイリング姿勢により，股関節伸筋群の活動要求が低下すると元の状態（10°の骨盤前傾）に戻る場合もある．かがみこみ歩行を改善するために，痙縮のあるハムストリングスに対して筋解離術や筋延長術などの手術療法を行うことで，股関節伸筋群の弱化を引き起こす可能性がある（とくに，股関節屈筋群の痙縮が見過ごされる場合に生じる）．

●股関節の屈曲拘縮または痙縮

骨盤の前傾は，股関節の屈曲制限の程度によって，立脚期のどこで生じるかが決まる．30°の屈曲拘縮があれば，下肢が垂直になる立脚中期で姿勢の異常が始まり，大腿部がトレイリング姿勢をとるときには立脚終期や前遊脚期で増大する（図14-1）．制限が少なければ，姿勢異常の開始時期が遅れる．屈曲拘縮や骨癒合により屈曲制限が40°を超えると，初期接地で恥骨結合部の下降が始まり，荷重応答期の終わりまで顕著に認められることもある[1]．痙縮は，背臥位の臨床テストによってみられる拘縮とは異なり，歩行中の動作筋電図記録が必要となる．その結果は，外科的治療

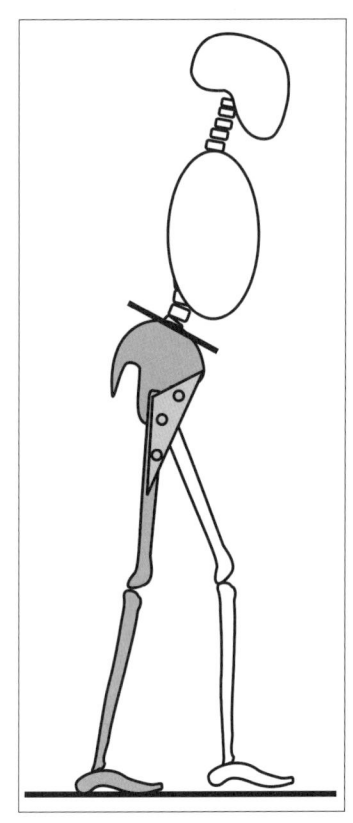

図 14-1
骨盤の前傾（恥骨結合部の落下）は，股関節の屈曲拘縮（または痙縮）によって引き起こされる．

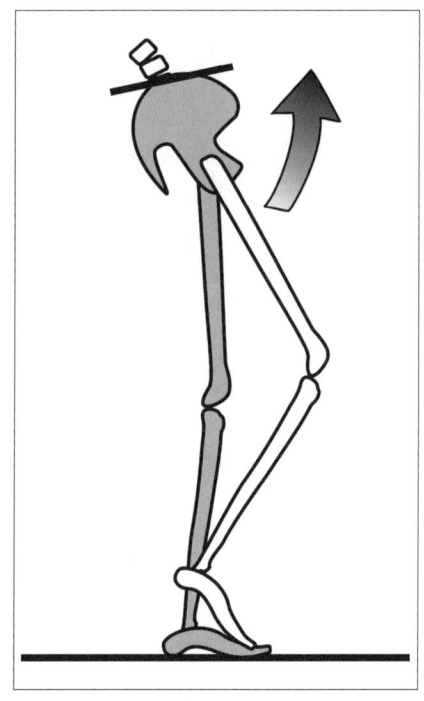

図 14-2 骨盤の後傾（恥骨結合部の上昇）
体幹は後方に傾く．もし，股関節が中間位を保持する場合は，遊脚側下肢の大腿部が前方へ移動する．立脚側下肢の股関節は，大腿長軸に対して相対的に過伸展方向へ動く．

の計画や長期的な予後に役立つ．

●腹筋の弱化

腹筋の筋力が不十分な場合，歩行周期のすべてで骨盤の前傾が増大する．しかし，もっとも影響を受けやすい時期は，筋力が必要となる立脚終期と遊脚終期である．

■骨盤の後傾（恥骨結合部の上昇）

定　義：矢状面における骨盤の傾斜であり，恥骨結合部が正常歩行の場合（10°の骨盤前傾）よりも上方に位置する．
相：すべての相
機能的な異常：骨盤の後傾は，ハムストリングスの過緊張により生じたり，股関節屈筋群の弱化の代償として生じる．
原　因：
＊股関節屈筋の弱化
＊ハムストリングスの緊張
＊腰痛または腰椎の伸展制限
＊股関節伸筋の弱化

恥骨結合部の上昇である骨盤の後傾は，まれに生じる現象であり，骨盤前傾を修正するための動きとは区別しなければならない．

●股関節屈筋の弱化

股関節屈筋群（腸腰筋，縫工筋，薄筋）の弱化がある場合，遊脚初期に大腿部の前方移動を促進するために，骨盤の後傾が代償的に生じる（図14-2）．大腿切断者で，股関節屈筋群が弱化している場合にも，義足を前方移動させるための補助として骨盤の後傾が生じる．

●ハムストリングスの過緊張

ハムストリングスの過緊張は，遊脚終期で骨盤を後傾させる．これには，膝関節の過度な屈曲を伴う．骨盤の後傾は初期接地まで持続するが，正常な膝関節屈曲ではハムストリングスの緊張は減少している．

●腰痛または可動域の減少

腰背部痛は，腰椎周囲が硬くなりやすく，正常な生理的前彎カーブが平坦になりやすい．また，腰椎の正常な伸展可動域も制限される可能性がある．

前額面での骨盤の異常

前額面における骨盤の異常な動きを表す用語には，股関節の引き上げと骨盤の落下がある．股関節の引き上げ（より正確には骨盤の挙上）は，水平軸を越えた骨盤の側方挙上を示す．骨盤の落下は，骨盤の降下を意味する．これは，反対側と同側の落下に区別される．両者の骨盤の異常に関して，他の異常に対する代償運動と区別することが重要である．

■骨盤の挙上

定　義：水平面を越えた一側の骨盤挙上
相：遊脚初期，遊脚中期，遊脚終期
機能的な異常：遊脚側下肢の足クリアランスを得るための代償．遊脚側下肢を前進するためのエネルギー消費は増加する可能性がある．
原　因：
＊遊脚初期の膝関節の屈曲制限または遊脚中期の股関節の屈曲制限
＊遊脚中期中の過度の足関節底屈

骨盤の挙上という臨床用語は，同側骨盤の過度の挙上を表す．これは，遊脚期にみられる現象である（図14-3）．この現象は，遊脚初期に始まり，遊脚中期をとおして持続し，その後遊脚終期で修正される意図的な活動である．これは，股関節または膝関節のどちらかの屈曲が不十分な場合に，足クリアランスを得るための代償運動である．また，遊脚中期の過度な足関節底屈と股関節あるいは膝関節の不十分な屈曲が複合した場合にも，骨盤の挙上がよく起こる．

立脚期の軽度（5°）の同側骨盤挙上は，骨盤中央を評価の基準とした歩行解析装置による計測では正常値であり，また下肢による荷重が開始されると落下する．もう一方の下肢が同じ機能障害がある場合には，反対側の骨盤挙上が生じる．

■反対側の骨盤の落下

定　義：反対側の腸骨稜が同側の腸骨稜よりも下がる．
相：荷重応答期，立脚中期，立脚終期

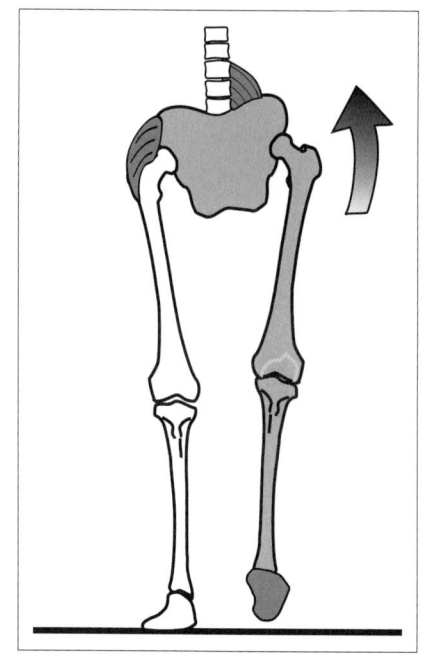

図14-3　同側の骨盤挙上
観察下肢側の骨盤が挙上する．これは，遊脚側下肢に伴う意図的な運動である．

機能的な異常：立脚側下肢の安定性の減少，反対側下肢が相対的に長くなる可能性がある．
原　因：
＊同側の股関節外転筋の弱化
＊同側の股関節内転筋拘縮または痙縮
＊反対側の股関節外転筋拘縮

反対側骨盤の落下は，立脚期で生じる．これは，荷重応答期に体重がその下肢に乗ることで生じ，立脚終期まで続く．動作解析装置を用いると，反対側骨盤の落下は同側骨盤の挙上として確認できる．これは立脚側下肢の股関節がその高さを維持する際に，正中線上の基準点が下降するために生じる．

●股関節外転筋の弱化

股関節外転筋力がグレード3＋以下のとき，立脚期で骨盤は不安定になる．遊脚期の準備として負荷が減少する反対側下肢では，同側骨盤の支持が減少する．同側の股関節外転筋群により前額面上で骨盤を安定させることが困難な場合，股関節の支持に対して重心線が内側に位置するために，反対側の骨盤落下が生じる（図14-4A）．この活動は，荷重応答期に立脚側下肢へ急速に体重移動させるために生じる．股関節外転筋力が不十分な場合，立脚期の安定性を保つために同側

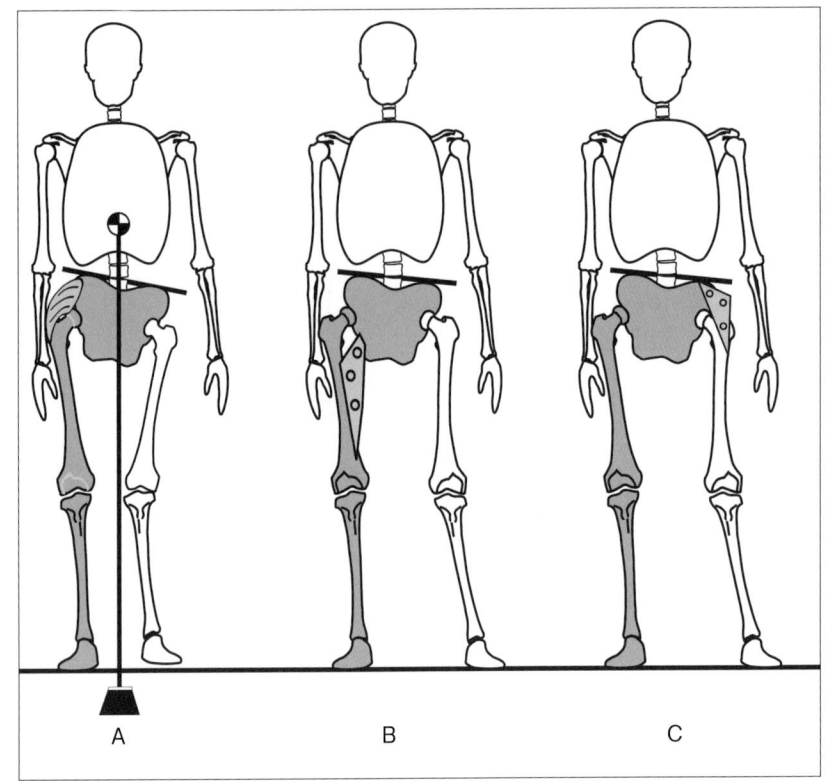

図14-4 反対側の骨盤落下が生じる原因
(A) 同側股関節外転筋の弱化.
(B) 同側股関節内転筋拘縮（または痙縮）.
(C) 反対側の外転拘縮.

への体幹傾斜が反対側の骨盤落下に伴って生じる（図14-5）．股関節外転筋群の弱化は，強靱な腸脛靱帯の作用により代償できる．

●股関節内転筋の拘縮または痙縮および反対側股関節外転筋の拘縮

立脚中期において，大腿部が垂直位をとるに従い反対側骨盤が落下する（図14-4B）．このとき，股関節の屈曲と内旋を伴うことが多い．股関節外転筋の短縮により同様の骨盤傾斜がみられる場合，反対側の股関節に過度の外転が生じる（図14-4C）．これにより，同側下肢が反対側よりも短縮してしまう．

■同側の骨盤の落下

定　義：同側の腸骨稜が反対側の腸骨稜よりも下がる．
相：すべての相
機能的な異常：遊脚期では，同側骨盤の落下によって，相対的に下肢長が増加する．立脚期では，同側骨盤の落下が生じる歩行を長期間行うことで背部痛を招く可能性がある．
原　因：

＊反対側の股関節外転筋の弱化
＊同側の下腿三頭筋の弱化
＊側　彎
＊短　脚

同側の骨盤の落下は，遊脚期でもっとも頻繁に出現する（図14-6）．これは，反対側の異常を反映している．

●反対側の股関節外転筋の弱化

前遊脚期において，反体側下肢へ急速に体重移動（荷重応答期に入る）を行うためには，反対側下肢の外転筋群に十分な筋力が必要である．前額面で骨盤を安定させる筋力が不十分なとき，同側の骨盤の落下が生じる．前遊脚期に骨盤は落下し，遊脚終期まで持続する（図14-6参照）．

●同側の下腿三頭筋の弱化

立脚終期に起こる踵挙上に対して，下腿三頭筋の筋力が不十分な場合，相対的に下肢の短縮が生じる．この下肢長差は，同側の骨盤落下により代償されるが，骨盤の過度の後方回旋を伴う（図14-7）．

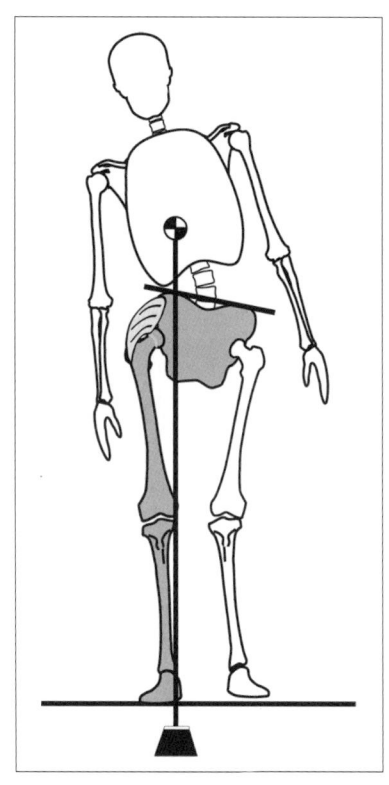

図 14-5
顕著な股関節外転筋の弱化があるとき，立脚側下肢のほうに重心を動かすために体幹傾斜の代償が生じ，立位バランスを回復させる．

図 14-6
反対側の股関節外転筋の弱化があるとき，遊脚側の下肢と同側骨盤の落下が生じる．

● 側　彎

　脊柱の側彎は，骨盤の静的なアライメントの異常を引き起こし，反対側または同側のいずれかの骨盤の落下を出現させる可能性がある．骨盤の変位は，前額面でみられるように斜めになる可能性がある（図 14-8）．

水平面での骨盤の異常

　骨盤の回旋は，過剰もしくは欠如している場合がある．歩行の異常には，前方に回旋する異常または後方に回旋する異常がみられることもある．骨盤の回旋が明らかに観察できるときは，それは常に過度な回旋と考えてよい．動作解析装置の計測では，5°以上の骨盤の回旋があれば異常と判断される．対照的に，下肢と体幹間の連結が硬いようにみえるとき，これは骨盤回旋の制限の徴候を示す．

骨盤の過度な前方回旋

定　義：水平面における正常な骨盤の前方回旋を上回る回旋

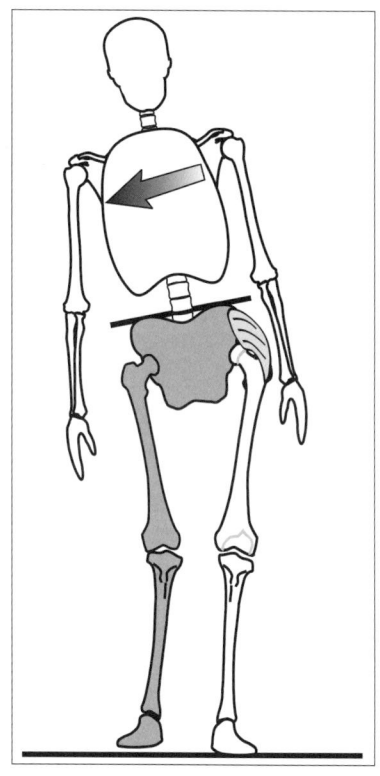

相：初期接地，荷重応答期，立脚中期，遊脚中期，遊脚終期

機能的な異常：遊脚終期の歩幅の延長

原　因：
＊遊脚終期での下肢の意識的な前方移動
＊反対側の下肢による骨盤の過度な後方回旋

　骨盤が前方に固定され，遊脚側下肢に連動して動く．股関節屈筋群の弱化がある場合には，下肢を前方に推進させる代償手段の1つとして，遊脚初期やその後の遊脚中期の急速な骨盤の前方回旋がみられる．

骨盤の過度な後方回旋

定　義：水平面で正常な骨盤の後方回旋を越える回旋

相：立脚中期，立脚終期，前遊脚期，遊脚初期，遊脚中期

機能的な異常：立脚終期での相対的な下肢短縮の代償動作

原　因：

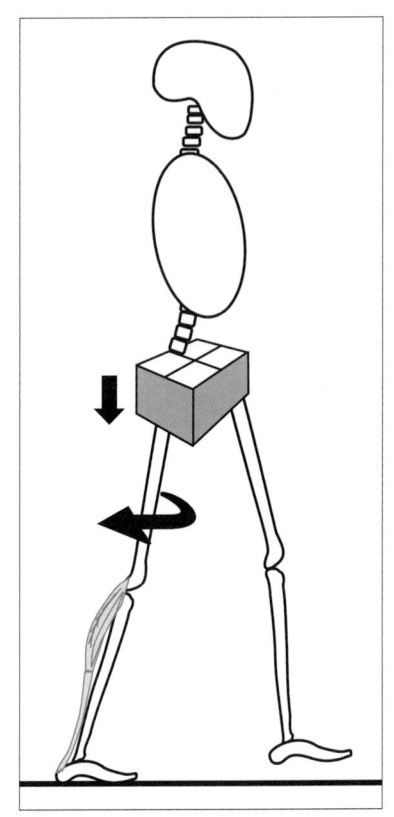

図 14-7 同側骨盤の落下と骨盤の後方回旋
同側の立脚側下肢のヒラメ筋の弱化が原因となり、踵の挙上の欠如と立脚側下肢の相対的な短縮が起こる.

* 腓腹筋の弱化による踵離地のない状態に対する代償
* 立脚終期において、股関節の屈曲拘縮による相対的な下肢の短縮の代償

固定された後方アライメントもしくは動的な後方回旋のいずれかを有する骨盤は、後方回旋が増加する.

●下腿三頭筋の弱化

骨盤の過度な後方回旋は立脚終期で生じる. また、速く歩ける人では踵接地の際にも急激に生じることがある. 過度な後方回旋の原因は、下腿三頭筋の弱化である（図 14-7 を参照）. 踵挙上が欠如すると、下肢は相対的に短縮する. 下肢の相対的な長さは、骨盤の後方および下方回旋の複合運動によって代償される.

●股関節の屈曲拘縮

同側の股関節屈筋群の短縮または股関節が屈曲位で固定された場合に生じる. 骨盤の過度な後方回旋は、立脚終期に股関節伸展に対する代償方法として用いら

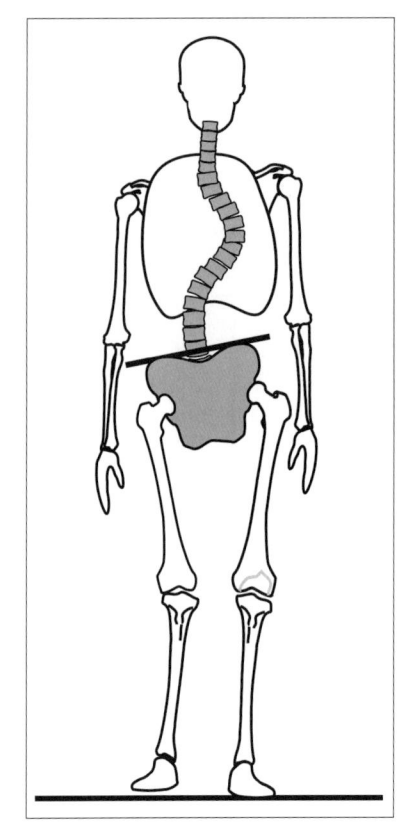

図 14-8 側彎の一部としての骨盤の落下

れる[1]. 反対側の骨盤の過度な前方回旋は、過度な同側の骨盤後方回旋と同時に生じるため、反対側の下肢の前方到達点が延長される.

■骨盤の回旋制限（前方または後方）

定　義：水平面における正常な骨盤の回旋よりも少ない回旋
相：立脚終期、遊脚終期
機能的な異常：歩幅の減少
原　因：
* 体幹と骨盤筋群における運動制御系の機能障害
* 外科的固定術
* 背部痛

不十分な骨盤の回旋運動は、脊柱の痙縮や固縮のある患者に多くみられる. 外科的固定術によるものはまれであり、腰痛でも生じる可能性がある. その場合、患者の歩行はぎこちなくみえる.

■体　幹

体幹（脊柱または腹部）筋力と姿勢との直接的な相

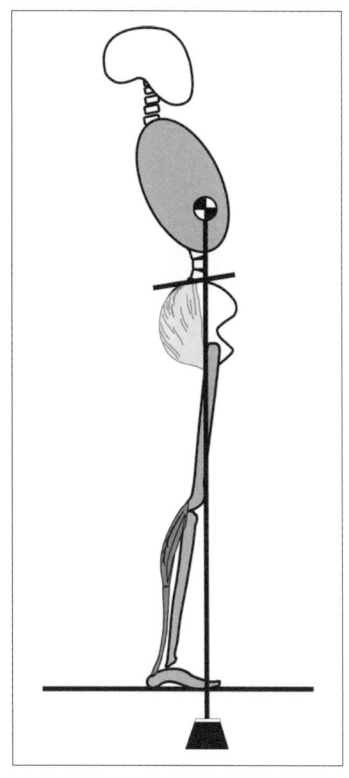

第14章　体幹と骨盤に関する異常歩行　179

図14-9
体幹の後傾は，重心を股関節の後方へ変位させることで，股関節伸展筋の弱化を代償する．ヒラメ筋は，脛骨を安定化させる．股関節の過伸展と足関節背屈は，足部の基底面内に重心を保つために必要である．

図14-10
体幹の後傾と過度の腰椎前彎は，股関節屈曲拘縮の代償として生じる．また，骨盤が前傾する．

関は報告されていない．しかしながら，体幹の筋力がグレード3を下回るような著しい弱化がないかぎり，姿勢は正常と変わらない．これは，歩行の力学研究において，姿勢の制御には多くの筋活動量は必要としないとする報告と一致している[3]．ただし，筋力が不十分な場合，姿勢の異常は持続する．これは，痙縮によるバランスの不均衡または脊柱の側彎・後彎・前彎といった骨格異常にも当てはまる．歩行中の体幹アライメントの動的な変化は，股関節，膝関節，足関節の不十分な可動性または不十分な筋力に対する代償運動としてとらえることができる．

　垂直姿勢から変位した体幹のアライメントは，体幹の傾斜として分類される．その方向は，前方・後方，同側・反対側である．また，体幹は観察下肢側への回旋，または反対側への回旋が生じる可能性がある．

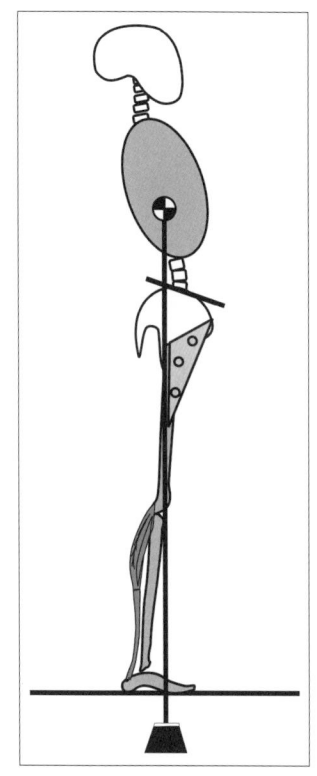

矢状面における体幹の異常

体幹の後傾（後方への傾斜）

定　義：骨盤帯に対する肩甲帯の後方変位
相：すべての相
機能的な異常：立脚期での骨盤の安定性と遊脚期の大腿部を前方移動させるための代償
原　因：
＊立脚期での股関節伸筋群の弱化に対する代償
＊遊脚期での股関節屈筋群の弱化に対する代償

　垂直軸に対する体幹の後傾は，不十分な股関節の筋力の代償として体幹の重量を利用する際にみられる．ただし，股関節伸筋群と屈筋群の弱化ではそれぞれ代償方法が異なる．

●股関節伸筋の弱化

　立脚期において，体幹の後傾は股関節軸の後方に体重ベクトルを通過させることで股関節伸筋群の弱化を

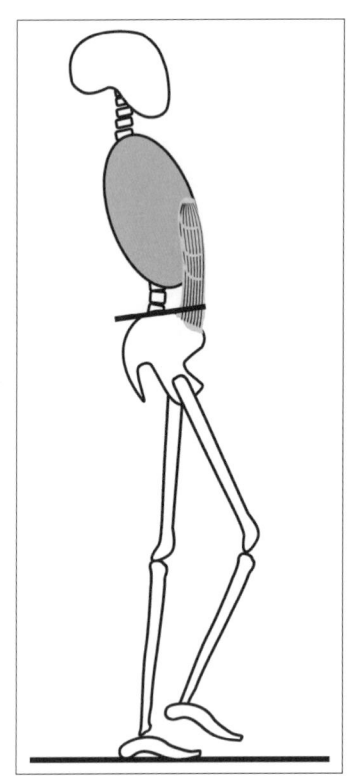

図 14-11
体幹の後傾は腹筋群の活動を高め，かつ股関節屈筋の弱化がある場合には骨盤を後傾させて大腿部の振り出しを補助する．

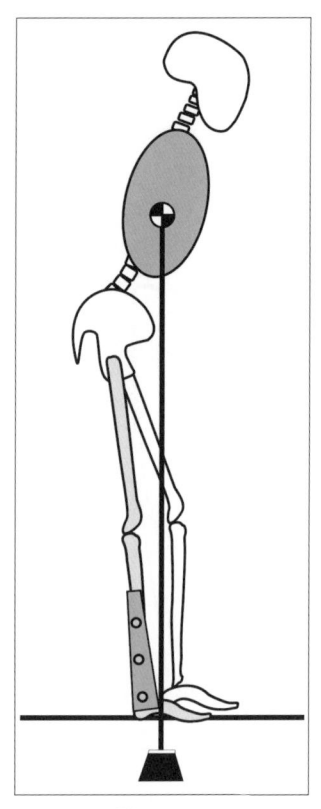

図 14-12
足部の支持面上に身体重心を落とすために，体幹の前傾により足関節底屈位拘縮を代償する．

代償する（図 14-9）．その代償は，初期接地で始まり立脚期をとおして持続し，前遊脚期で終わる．経験的には，患者は初期接地ですでに体幹の後傾がみられることが多い．両側の股関節伸筋群の弱化のある患者では，歩行周期の全範囲で体幹の後傾が持続する．

体幹の後傾に伴う腰椎前彎の程度は，股関節の屈曲拘縮の程度に影響される（図 14-10）．屈曲した股関節は，股関節に対して腰仙関節部を前方に変位させる．その結果，胸椎分節をより後傾させる必要が生じる．

●不十分な股関節屈曲

遊脚期において，股関節屈曲の可動性または屈筋力が不十分なとき，体幹の後傾によって下肢の前方への振り出しを代償する．骨盤の上方回旋（後傾）がより直接的な代償運動として働き，さらに不十分な股関節機能を代償する力が必要となる場合には，体幹の後傾がみられる（図 14-11）．体幹に内在する原因としては，腰椎の可動性の低下または腹筋群の弱化が考えられる．たとえば，体幹の後傾は腹筋全体を動的な革帯として用いる．遊脚期の体幹の後傾では，反対側股関節伸筋群の弱化を示すこともある．

■体幹の前傾（前方への傾斜）

定　義：骨盤帯に対する肩甲帯の前方変位
相：すべての相
機能的な異常：エネルギー消費の増加と股関節および体幹の伸筋活動の要求．立脚期において，体幹の前傾は前方への推進と膝関節の安定性を高める．
原　因：
＊足関節底屈（拘縮と痙縮）
＊大腿四頭筋の弱化
＊股関節伸筋の弱化
＊股関節屈筋の拘縮
＊補助具の使用（例：歩行器）

体幹の前傾姿勢により，体重ベクトルが前方に移動する（図 14-12）．基本的な作用は，体重を負荷した状態でバランスを保つこと，および膝関節の安定である．足関節，膝関節，股関節に異常が生じると，体幹

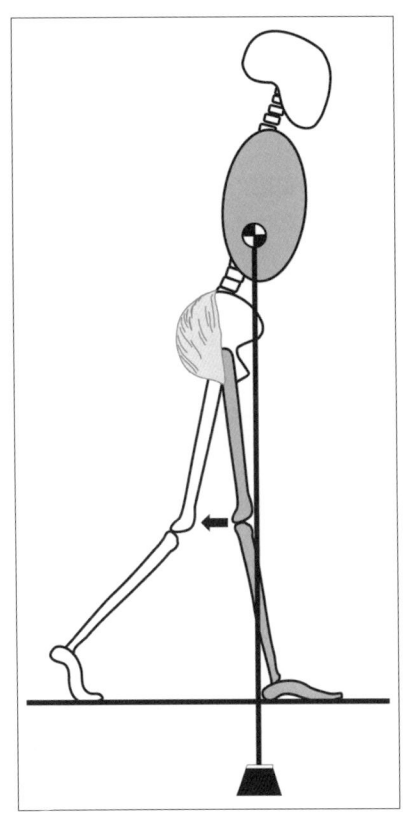

図 14-13
足関節が安定している場合，膝関節の前方にベクトルを通過させることで，体幹の前傾は大腿四頭筋の弱化を代償する．

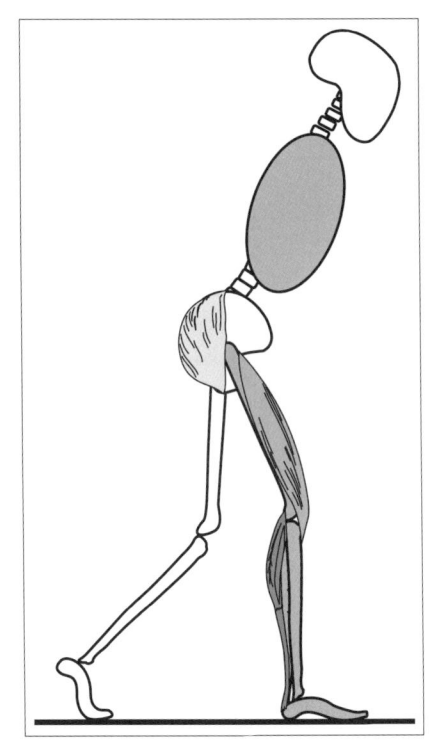

図 14-14
荷重応答期に股関節伸筋筋力の弱化があるとき，骨盤に続いて体幹の前傾が生じる．股関節屈曲の増加により，モーメントアームは増加し，股関節伸筋の筋出力は増加する．下肢を安定させるために大腿四頭筋と下腿三頭筋の筋力が不十分なとき，膝折れが生じる．

を前傾することで体重ベクトルを前方に移動して代償する．また，脊柱可動性が不足している場合や腹筋が弱化している場合に体幹の前傾が起こる．

●過度の足関節底屈

立脚中期，立脚終期または前遊脚期に過度の足関節底屈が生じると，足部の支持面上に体重ベクトルを通過させるために，体幹の前傾が生じる（図14-12を参照）．その原因として，ヒラメ筋や腓腹筋の拘縮または痙縮が考えられる．

●大腿四頭筋の弱化

大腿四頭筋が弱化すると，体幹の前傾による代償運動でアライメントの変位が誘発される．この姿勢は，膝関節に対して体重ベクトルが前方を通過することにより，他動的に膝関節を伸展させる力を与える（図14-13）．体幹の前傾は荷重応答期で始まり，また前遊脚期である反対側下肢に体重が移動する立脚期の最後まで持続する．機能障害が大腿四頭筋の弱化のみの場合は，この代償姿勢はほんのわずかである．膝関節の屈曲拘縮が伴う場合には，体幹の前傾が増大する．

●股関節伸筋の弱化

股関節の伸筋に中等度の弱化があると，荷重応答期から立脚中期にかけて体幹が前傾する．体重が下肢に落ちる際に，股関節伸筋の弱化により骨盤が前傾する．また，脊柱の可動性や筋力が腰椎の前彎に耐えられない場合は，続いて体幹が前傾する．股関節の伸筋群がこの前傾姿勢により伸張され，その姿勢を安定させるために必要な張力として利用される（図14-14）．言い換えれば，これは股関節筋群の緩みを表している．体幹を支持するために，上肢で補助具を使用する場合も体幹の前傾が生じる．立脚中期の後半に，下肢が垂直位を越えると，大腿部の他動的伸展が前傾姿勢を戻すように作用する．

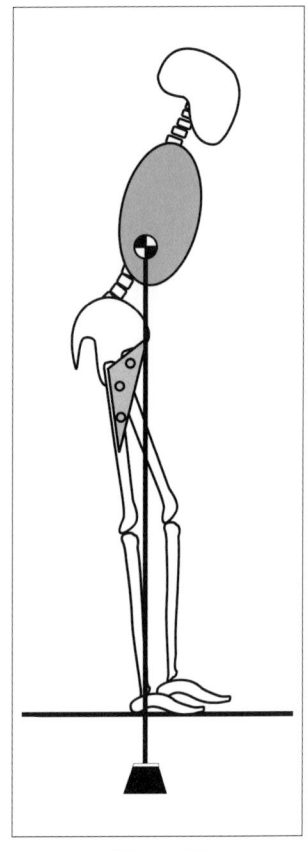

図 14-15
硬い股関節の屈曲拘縮により骨盤は前傾し，その後体幹も前傾する．足関節の底屈によって，足部上に身体重心を保持する．

筋の活動を意識的に減少させることがあり，その際にも体幹の前傾が生じる．

立脚中期や立脚終期における過度の足関節底屈は，体幹前傾を起こす第3の原因である．下腿の前方推進が制限されると，制限のある足関節を越えて体重を前方に移動させるために体幹の前傾が必要となる．前遊脚期の開始に伴い，体重を反対側下肢に移動させると，体幹の前傾が修正される．反対側下肢に同様の問題がある場合を除き，体幹は垂直姿勢に戻る．

前額面における体幹の異常

体幹は同側または反対側の方向に他動的に側屈したり，意図的に側屈する可能性がある．体幹の側屈方向に関して，右または左といった表現を使うことがあるが，この表現方法は機能的意味合いがあいまいになるため推奨できない．立脚期または遊脚期のいずれにおいても，体幹の側屈が生じることがあるが，そのほとんどの原因は立位の不安定性に関係している．

同側の側屈

定　義：観察下肢側への体幹の傾斜
相：すべての相
機能的な異常：立脚期における同側の体幹の側屈は，股関節外転筋の筋活動を減少させる．しかし，エネルギー消費は増加し，前方移動速度が低下する．また，遊脚期では同側の体幹の側屈により，歩行中のバランスが不良となる．
原　因：
＊同側の股関節外転筋の弱化（立脚期）
＊同側の股関節内転筋の拘縮（立脚期）
＊硬い腸脛靱帯（立脚期）
＊側　彎
＊ボディ・イメージの障害（遊脚期）

立脚側下肢への体幹の側屈は，意図的な活動である．逆に，遊脚期での同側への体幹の側屈は安定性には関係しない．同側への体幹側屈は，最初の第一歩から出現する．遊脚期に振り出す下肢のほうに体幹が側屈する場合は，下肢の支持のみではバランスの調節が困難であることを表している．

●股関節外転筋の弱化

立脚期に支持側下肢のほうへ体幹が側屈するのは，股関節外転筋の弱化において有益な代償である．これ

●股関節の屈曲拘縮
股関節の屈曲拘縮の代償として腰椎前彎が不十分な場合，立脚中期，立脚終期および前遊脚期に体幹の前傾が生じる（図 14-15）．これら3期のなかでも立脚終期は，大腿部の伸展がもっとも必要なため，股関節の屈曲拘縮の影響をもっとも受ける．

●補助具
歩行器や両側松葉杖といった上肢の補助具を使用した体重負荷では，体幹の前傾を起こす可能性があり，とくに補助具を低く設定すると前傾を起こす．

●各期での体幹の前傾
荷重応答期で体幹の前傾が生じる原因は2つある．1つ目は大腿四頭筋の機能的役割がこの期でもっとも高いため，大腿四頭筋筋力の弱化が原因であることが多い．2つ目は前十字靱帯を保護するために大腿四頭

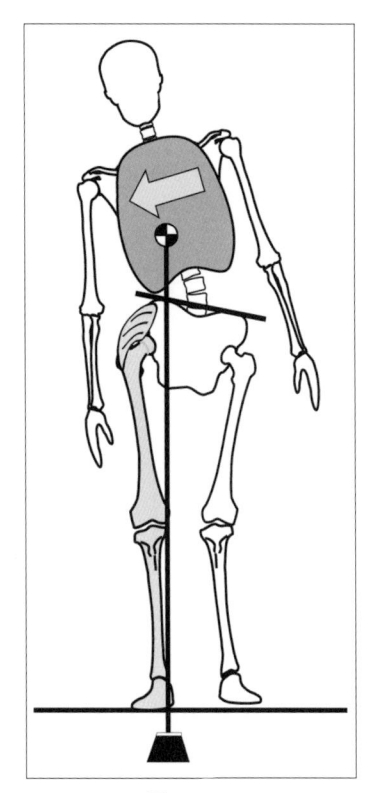

図 14-16
同側の体幹側屈により，立脚側下肢のほうへ身体重心を接近させるように動かし，かつ股関節外転筋の弱化に対して代償運動する．

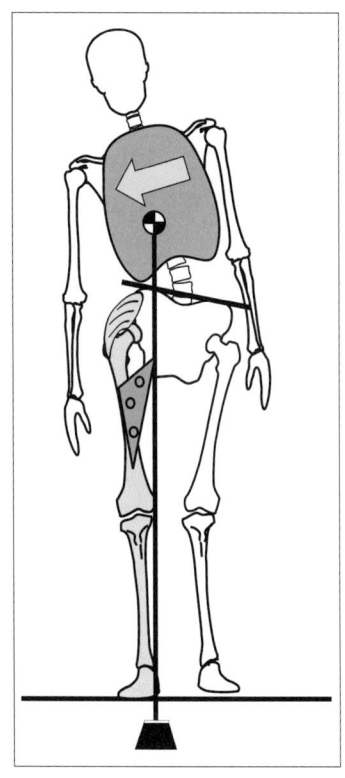

図 14-17
股関節の内転拘縮により，反対側への骨盤落下が引き起こされるとき，身体重心のアライメントを保持するために同側の体幹が側屈する．

は，体幹全体を安定させるために必要な外転モーメントを減少させる意図的な活動である（図 14-16）．体重は，股関節中心のほうへ動く．代償的な同側への体幹側屈は，立脚初期で始まり，立脚終期まで持続する．側屈の程度は，股関節筋の弱化の程度に応じて変化する．

● 拘　縮

2種類の拘縮は，同側の体幹の側屈を引き起こす．内転筋拘縮では，股関節外転筋の弱化と同様の異常が生じる．内転筋拘縮は骨盤を落下させることで，立脚側下肢から身体重心を離そうとする．この不均衡を修正するために，体幹は立脚側下肢のほうへ側屈する（図14-17）．

股関節外側部の組織の拘縮として，もっとも腸脛靱帯の拘縮が一般的である．これは，正中線から遠ざけるように立脚側下肢を動かす．体幹は，支持面に対して身体重心を正中線側に接近させるように側屈する．腸脛靱帯は，屈曲の作用もあるため，結果として体幹の姿勢は前傾および側屈の複合運動を生じる傾向にある（図 14-18）．

● 側　彎

側彎は，正中位に対して上部体幹を側方に変位させる脊柱の彎曲であり，体幹の側屈を形成する．その体幹の側屈は，同側または反対側のいずれにおいても生じる可能性がある．

● ボディ・イメージの障害

患者自身が半身の支持が不良であることを認識できない場合，遊脚期に振り出す下肢側への体幹の側屈が生じる（図 14-19）．ボディ・イメージに障害のある片麻痺患者では，身体の重心線に気づかない可能性がある．不安定な感覚もないため，立脚側下肢上に体重を移動させる努力をしない．結果的に，このアンバランスにより重度の歩行障害を生じる．

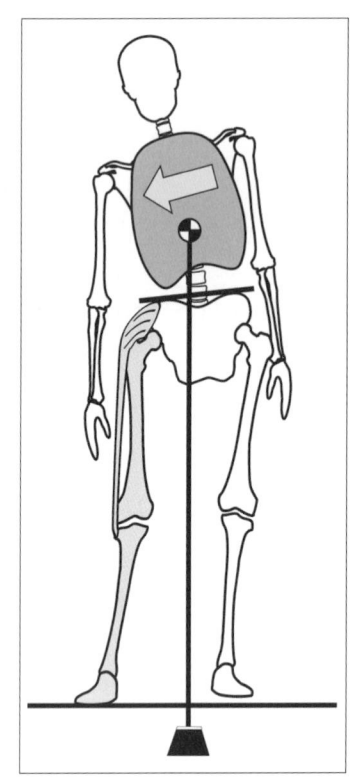

図 14-18
股関節の外転拘縮または腸脛靱帯の拘縮により，足部が外側に変位する（ワイドベース）場合，同側へ体幹が側屈することにより身体重心を支持面に接近させようとする．

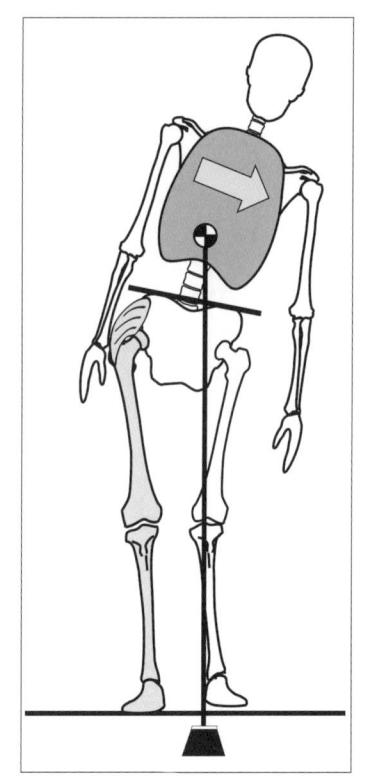

図 14-19
ボディ・イメージに障害のある患者では，遊脚側の半身が支持されていないことを認識できない．その結果，患者は立脚側への体幹側屈による代償に失敗してしまう．

■反対側への体幹の側屈

定　義：反対側下肢への体幹の運動
相：すべての相
機能的な異常：遊脚期に反対側下肢の股関節外転筋の弱化に対して，反対側への体幹側屈による代償運動が生じる可能性がある．立脚期の反対側への体幹側屈は，不安定な姿勢となる．
原　因：
* 遊脚期での股関節屈曲，膝関節屈曲または足関節背屈の制限に対する代償
* 反対側の股関節外転筋の弱化（遊脚期）
* 反対側の腸脛靱帯の拘縮（遊脚期）
* 側　彎
* ボディ・イメージの障害（立脚期）

反対側への体幹側屈は，同側または反対側のいずれかに問題がある場合に増悪する可能性がある．同側への体幹側屈が生じる明らかな原因は，反対側下肢に障害がある場合である．立脚期において，バランスを崩した場合に反対側へ体幹を側屈すると危険である．遊脚期における反対側への体幹の側屈は，意図的な代償運動である．

●遊脚期における股関節屈曲，膝関節屈曲，足関節背屈の機能障害に対する代償運動

遊脚期に股関節屈曲が不十分な場合は，床から足部を離すために反対側への体幹の側屈が生じる（図 14-20）．その原因は，関節可動域の制限か股関節屈筋の弱化のいずれかである．両者を伴う状況の場合は，側方への体幹側屈が遊脚初期に始まり，遊脚終期まで持続する可能性がある．股関節屈筋の弱化のみの場合は，遊脚期の開始まで代償運動の必要はないが，関節可動性が不十分な場合は立脚終期で異常な体幹姿勢を示す．

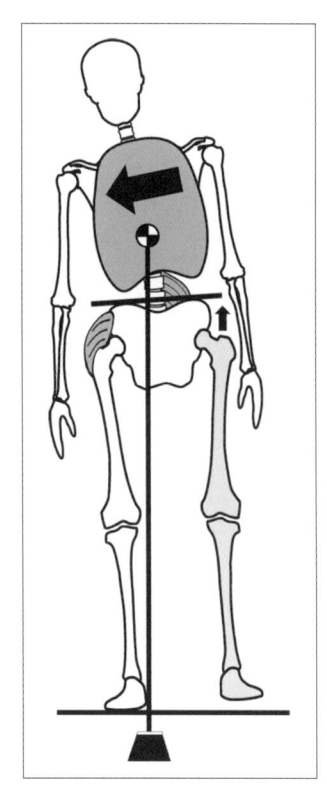

図 14-20
足部のクリアランスを得るために，意図的な骨盤挙上の代償運動として反対側へ体幹が側屈する．

水平面における体幹の異常

体幹の過度な回旋は，歩行異常とみなされるが，エネルギー消費の増大以外に機能的な異常はほとんどみられない．もっとも一般的な異常は，活動的な状況でみられる．回旋を伴う側彎は，水平面で生じる体幹の異常姿勢である．

体幹の過度な回旋

定　義：体幹の中間位より大きな回旋
相：すべての相
機能的な異常：エネルギー消費の増大
原　因：
＊骨盤と体幹の相乗効果
＊歩行補助具の使用
＊上肢の振りによる相乗効果

●骨盤による相乗効果

体幹は，反対側方向へのカウンターバランスとしての働きではなく，遊脚側下肢の動きに伴う骨盤の動きに連動する．これは，遊脚中期と遊脚終期に起こる同側体幹の過度な前方回旋を起こす原因となる．その反応が両側に起こる場合は，体幹は立脚終期（反対側の遊脚終期）まで過度に後方回旋する．

●歩行補助具による相乗効果

体幹の回旋は，歩行補助具を使用することにより過剰に出現することがある．一側に歩行補助具を使用する人では，体幹は松葉杖や杖に連動して動く．また回旋パターンは，歩行補助具の位置によって変化する．膝関節に疼痛があり，同側に杖や松葉杖をもつときは，体幹は下肢の動きに連動する．これは，初期接地で過度な前方回旋，前遊脚期では過度な後方回旋を引き起こす．股関節疾患の訓練として，歩行補助具を反対側で使用する場合，体幹の可動域は増加するが，回旋の周期は正常である．この場合，初期接地では体幹の過度な後方回旋が生じ，立脚終期では過度な前方回旋が起こる．

●上肢の振りによる相乗効果

バランスを保つために上肢の振りを大きくする場合も，体幹の回旋周期は正常である．ただし，運動パターンは反対側で杖を使用した場合と似ている．

文　献

1. Gore DR, Murray MP, Sepic SR, Gardner GM. Walking patterns of men with unilateral surgical hip fusion. *J Bone Joint Surg.* 1975 ; 57A (6) : 759-765.
2. Mundale MO, Hislop HJ, Rabideau RJ, Kottke FS. Evaluation of extension of the hip. *Arch Phys Med Rehabil.* 1956 ; 37 (2) : 75-80.
3. Waters RL, Morris JM. Electrical activity of muscles of the trunk during walking. *J Anat.* 1972 ; 111 (2) : 191-199.

第4部

臨床的な視点

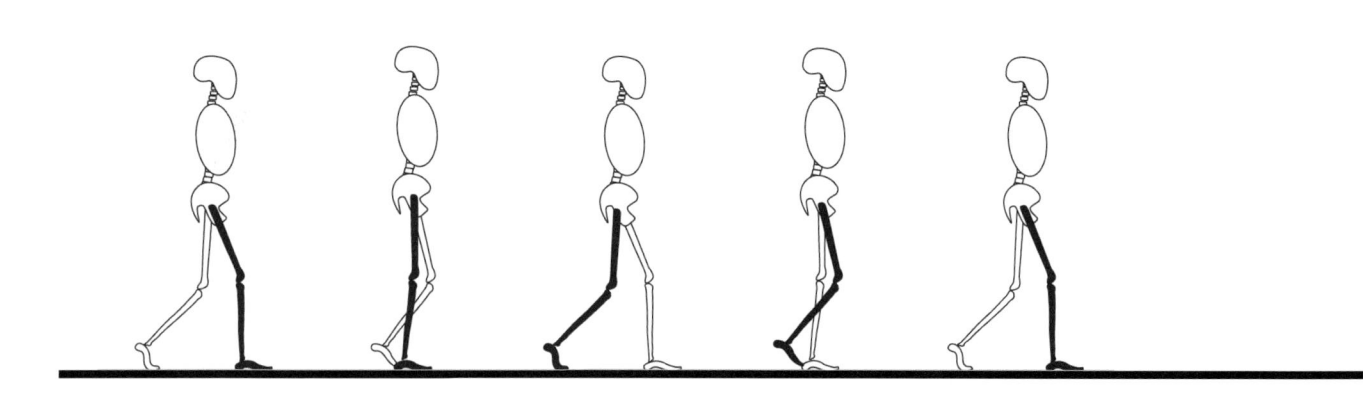

第 15 章　臨床事例 —— *188*
第 16 章　小児の歩行分析 —— *235*

第15章

臨床事例

　この第4部の目的は，異常歩行と疾患との間の臨床的な関連性を提示することである．患者の臨床像は画一的なものではなく多種多様であり，ここで紹介する症例は，その特定の診断を有するすべての患者に当てはまるものではない．しかし，これから紹介する臨床事例は，歩行分析で特定される異常な動きを解釈するためのガイドラインとして有効であり，臨床的意思決定を行うためにも重要である．

　歩行を分析するうえで基本的な臨床技術は観察であり，まずこの観察によって得られる歩行パターンを記載する．その後，より客観的な分析を行うために定量的な測定値が異常歩行を明らかにする．動作は，三次元動作解析装置によって記録し分析される．もし，異常歩行が明らかにならなければ，動作筋電図とワイヤー電極を用いて筋活動を分析する．

変　形

　下肢関節の二次的な拘縮や先天的な変形によって，立脚期では支持側下肢の足部を越える遊脚下肢の前進が制限され，遊脚期ではクリアランスが低下するため，歩行能力は大きく障害される．神経学的に障害のない患者では，感覚（固有受容感覚）と筋活動の選択的なコントロールが正常に行えるため，その他の関節の動きによって代償することが可能である．しかし，この努力性の代償によって，歩行のエネルギー消費が増加してしまう．

拘　縮

　拘縮は，関節を取り囲む関節包などの線維組織（関節包）の硬化や，筋の短縮で生じる[137]．その原因は，長期間における関節の不動や創傷の治癒過程で生じる瘢痕である．外傷は，不動と関節包の癒着の両方が生じるため，拘縮の発現を加速させる[58]．

　線維結合組織のおもな構造物は，強度に関してはコラーゲン線維であり，可動性に関してはプロテオグリカンである[149]．コラーゲン線維は，弾力性は高いがほとんど伸張しない．したがって，伸張性は安静肢位での線維の長さやアライメントの変化によって決定される．動きが減少することで，コラーゲン線維の長さは短縮し，アライメント異常が生じる．プロテオグリカンは，弾力性に優れたゲル状の組織であり，コラーゲン線維を滑らかにし，引き離す作用がある[150]．プロテオグリカンに含まれる水分と化学物質は，動きによる生理学的な影響によって変化する[2〜4,150]．Twitcellは，筋緊張に関する十分なエビデンスが生まれる前の1951年に，脳卒中発症後4日以内に麻痺側の関節拘縮が始まることを示した[138]．また，肘関節骨折の外科的な治療後，2週間以上固定をした結果，手術による瘢痕が拘縮の原因であることが報告されている[56]．ギプス固定によって治療を行った脛骨骨折では，距骨下関節の可動性は50％制限され[85]，膝関節を固定した実験研究では，4週以内にプロテオグリカンの測定可能な化学変化が生じることが明らかにされた[1]．

　拘縮の程度の違いは，2つの機能的なパターンに分類される．それは，弾力性のある拘縮と弾力性のない拘縮である．これらは2つとも，徒手的な関節可動域検査において強い抵抗を感じるが，歩行周期での反応は異なる．不活動から生じた弾性のある拘縮は，体重を負荷することで可動する．そのため，立脚終期以前と比較すると，立脚終期では障害は少ない．外傷や手術によって生じた瘢痕拘縮の特徴は，可動性がないことである．体重を負荷しても可動することはなく，変形は歩行周期全体で認められる．これらの機能的な違いは，とくに足関節で明らかである．

　拘縮による関節可動域制限で生じるおもな機能障害

第 15 章 臨床事例　　189

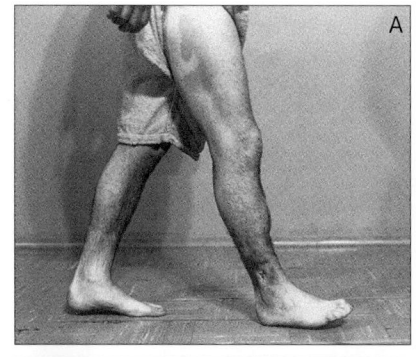

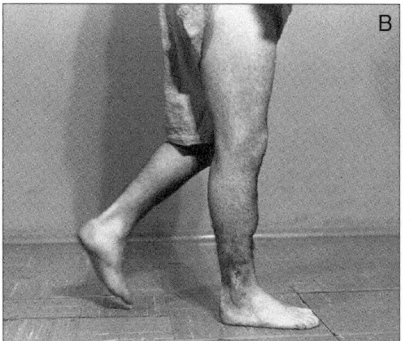

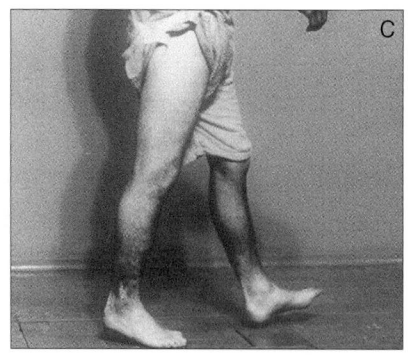

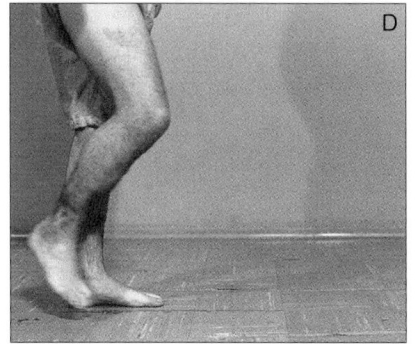

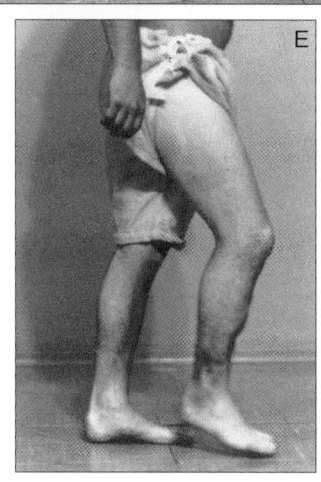

図 15-1　患者 A：足関節の底屈拘縮
（A）初期接地では，足関節底屈での踵接地がみられる．
（B）立脚中期では，過度な足関節底屈位を示す．
（C）立脚終期では，過度な踵挙上を示す．
（D）遊脚初期での下肢のアライメントは，過度な足関節底屈をわかりにくくする．
（E）遊脚中期では，過度な足関節底屈位による足指の引きずりを避けるために，股関節と膝関節を過度に屈曲する．

は，前進が妨げられることである．立脚期では，支持側下肢を越えて前進することが遅れるか，もしくは不可能となる．遊脚期では，クリアランスの低下や足の振り出しが制限されることによって，正常な前進が妨げられる．神経学的に障害のない患者（固有受容感覚が正常）では，正確な関節の位置が把握できるため，選択的に代償運動が行える．

● 足関節の底屈位拘縮

　足関節の拘縮のおもな原因は，骨折後の脛骨・足関節・後足部のギプス固定である．損傷の程度にかかわらず，ギプスは足関節と足部の周りを取り囲む形状であり，距骨下関節と足関節（距腿関節）の動きを制限する．治療のため，不動の免荷状態が 6 週以上続くことで底屈筋群と足関節と距骨下関節の関節包にある線維組織は非常に固くなる (R. Watkins, oral communication, 1978)．さらに，不活動が続くことで筋の弱化が進行する[74]．

　治療の有無にかかわらず，足関節は安静肢位である底屈位 15°の拘縮が多い[38]．下肢が後方に位置する姿勢や十分な歩幅を得るためには，中足指節関節の遠位部で身体を前進させるため，立脚終期において 10°の足関節背屈が必要である．これを考慮すると，15°の底屈位拘縮があれば，合計 25°の機能的な背屈の不足となる．

患者 A：足関節の底屈位拘縮（図 15-1）

　この男性は，外傷前は健康で精力的に建設業に携わっていた．診断名は脛骨骨幹部の複雑骨折であり，その後遅延性治癒を起こしている症例である．そのため，長期にわたりギプス固定が必要であり，長期の免荷期間を余儀なくされた．身体的な特徴は，足関節（底屈 15°）と距骨下関節（中間位）で弾性のない拘縮が生じている．歩行は正常のようにみえるが，歩行速度がわずかに低下し，走行が困難で前足部に痛みを生じている．

　初期接地では，足関節底屈位での踵接地が観察される．足関節底屈 15°で固定されているにもかかわらず，正常歩行の股関節屈曲 25°と完全な膝関節伸展によって足部が上方に傾けられることで，踵での初期接地が可能となる（図 15-1A）．しかし，前足部と床との距離が少ないために，初期接地後，早すぎる前足部の床接地が起こり，早期に足底接地での荷重が行われる．

ただし，詳細に観察しないとこの異常歩行は見逃される可能性がある．この短縮されたヒールロッカーによって，緩衝のための膝関節の屈曲はほとんど生じない．

立脚中期になると，下腿は正常より後方に傾き，アンクルロッカーの作用が欠如するため，下腿の前方移動は制限される（図 15-1B）．足関節を正常な 5°まで背屈できないため，前足部を越えた体重の前進は，長いモーメントアームに対抗して機能する必要がある．この過剰な代償運動によって，中足骨頭部に多くの圧がかかる．また，過度な圧から前足部を守るための動作として，槌指を伴う底屈が認められる．立脚終期での過度な踵挙上は，患者 A の身体能力が高く，活動的であるため，前足部に十分な体重負荷を行える能力があることを示している（図 15-1C）．正常な足関節の背屈角度がない場合，前足部で荷重するためには，体幹と股関節伸筋群による大きな推進力が必要である．過度の踵挙上は，異常動作としては観察しにくいが，中足骨頭部への荷重が延長し，前進が妨げられることは，中足骨頭部にかかる圧が増大していることを示す．

前遊脚期と遊脚初期での底屈位（尖足）は，正常歩行においても底屈位であるため拘縮の有無は判定できない（図 15-1D）．膝関節の屈曲の遅れは，股関節と膝関節屈筋群の選択的な活動によって解消されるが，遊脚中期では脛骨が垂直位となり，拘縮による足関節底屈が明らかになる（図 15-1E）．足指の引きずりは，過度に股関節と膝関節の屈曲を必要とし，底屈位の足部を通常より高く持ち上げることによって代償される．しかし，股関節の屈曲の増加は，多くの患者で容易に行うことができる課題であるため，この意図的な遊脚中期の異常動作は機能的な重要性は低い．

足関節に底屈 15°の拘縮があると，前足部へすばやく荷重が行われるため，4 つの主要な機能的な障害が出現する．まず第 1 に，ヒールロッカーが制限され，膝関節屈曲による緩衝効果が減少する．第 2 に，中足骨頭部への圧迫時間を増加させ，前足部へのストレスを高める．第 3 に，アンクルロッカーの欠如は，床反力ベクトルが前足部に達するまで下腿の前方移動が遅延し，体重がフォアフットロッカーの上で前方へ回転するように持ち上げられることを要求する．最後に，前足部へのすばやい荷重は膝関節をロッキングし，過伸展トルクを作り出す．振り出しを可能にするために，前遊脚期での両下肢支持期の間に下肢への荷重を減少

させ，非荷重になる必要がある．走行では両下肢支持期はないため，この活動的な患者は走ることができず，前足部への過剰な荷重と圧によって機能障害が生じる．

結論として，歩行異常が顕著となる遊脚中期での足関節の底屈は，機能的な重要性はほとんどない．それは，多くの患者において，股関節屈曲を増大する代償動作が容易に行えるからである．これに対し，代償が困難な歩行異常は，定量化されたバイオメカニクス分析によってのみ確認できる立脚期でのわずかな異常動作であるが，機能的な重要性は高い．

● 股関節の屈曲位拘縮（熱傷）

股関節の拘縮は，神経学的に正常であっても前進を大きく制限し，歩行能力を低下させる．また，2 次的な障害として，股関節が絶えず屈曲位であるため，膝関節にも屈曲拘縮を引き起こすことがある．また，立脚終期と遊脚終期で下肢を伸展することができないため，歩幅は著しく短縮する．また，抗重力筋の活動が増加する．

<u>患者 B：熱傷後の二次的な股関節屈曲位拘縮（図 15-2）</u>

両側下肢の熱傷後，皮膚の損傷が十分に治癒するまで関節を長期間固定していたため線維性の強直が生じた．股関節と膝関節の 30°の屈曲拘縮は，これらの関節の安静肢位を反映している（図 10-6，図 10-7 参照）[38]．また，約 5°の足関節背屈は保たれている．

立脚中期では，足部を越える身体の前進が制限される．下腿が垂直位になるまで，膝関節の屈曲制限は大腿部の前方移動を制限する．過度の膝関節屈曲に対応するために，足関節は過度に背屈する必要がある．しかし，この可動性が不足すると，骨盤と大腿は支持側下肢の後方に残ったままとなる（図 15-2A）．過度の股関節屈曲と体幹の前傾は，荷重時のバランスを保持するために，体重ベクトルを支持側下肢の上に位置させる．この膝関節が屈曲した姿勢は，大腿四頭筋の筋力をさらに必要とする．

立脚終期での股関節と膝関節の伸展制限によって，支持側下肢より前方に体重移動することが制限される．また屈曲した股関節により，下肢が体幹より後方に位置すること（股関節の伸展）が困難となり，歩幅が著しく短縮する（図 15-2B）．遊脚終期において，下肢を前方へ伸ばす膝関節の伸展は消失する．

両側に障害があるため，患者には代償能力がわずか

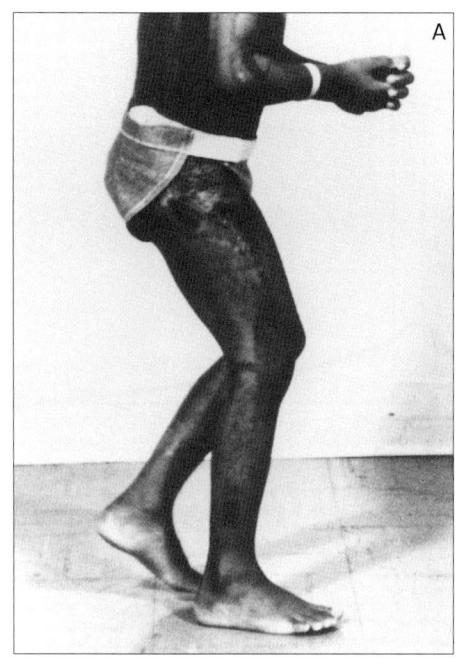

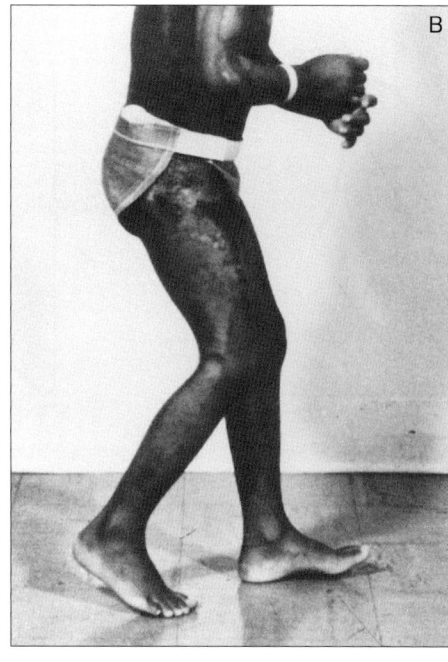

図15-2　患者B：股関節の屈曲位拘縮（熱傷）
（A）股関節と膝関節の屈曲変形では，過度に足関節背屈ができないため骨盤は支持側下肢の後方に位置する．
（B）下肢を体幹より後方に位置することができず，著しい歩幅の短縮が生じる．

しかない．短縮された重複歩距離で，目標とする歩行距離に到達するためには，歩行率を増加させる必要がある．

■ 構造的な形態異常：先天性内反足

Hippocrates（紀元前400年）により最初に示された先天性内反足は，古代から存在する形態異常である[119]．新生児は，誕生する際に足部の3つのすべての面で捻れが生じる（内転，内反，底屈：図15-3）[70,111,119]．歴史的に，内反足を修正する方法は，変形の重症度や利用できる技術によって多様である．

Hippocratesが記述した最初の治療方法は，マイルドなストレッチと保護的な包帯である[119]．その後数世紀の間，先天性内反足に関する記述は少ない．美術館において，19世紀以降のパレのブーツ（1564）や特殊なレンチが展示されており，より強力な力で矯正を行い，治療スピードを早め，治療効果を高める目的に使用されていた[119]．18世紀後期には，底屈を減少させるアキレス腱延長術のような単純な手術が紹介されている[119]．また，Mortonによって発明された麻酔によって，より強力な徒手療法と多様な手術方法が可能となった[119]．多くの足部の外観は改善したが，足部の拘縮が重大な問題となった[17]．1939年に，Kiteは治療法をマイルドな徒手療法への回帰を訴え，内反足を治療する重要な順序があることを述べた（たとえ

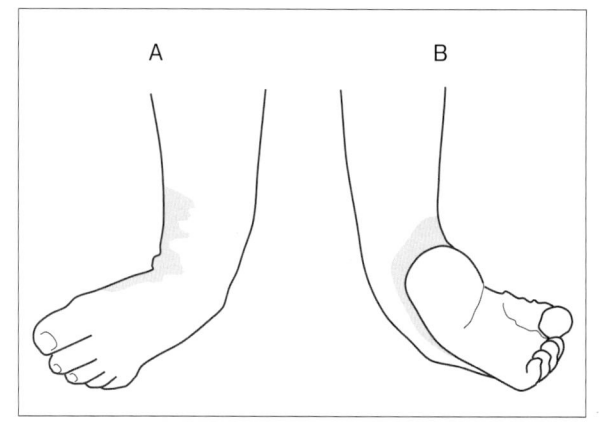

図15-3
典型的な先天性内反足の形態異常は，（A）前足部の内転と内反と，（B）足関節の底屈と中足部のハイアーチである．
(Adapted from Ponseti I, Smoley E. Congenital club foot : The results of treatment. *J Bone Joint Surg Am*. 1963 ; 45-A (2) : 261-275, 344.)

ば，前足部の内転の治療は，底屈よりも先行して行わなければならない）[70]．Ponsetiは，治療効果の高いプログラムを提唱した[111,112]．徒手療法と5〜12週（平均7.6週）に及ぶ膝伸展位でのギプス固定から始め，多くの症例（79％）で，尖足を修正するためアキレス腱延長術を行った．症例によっては，内反を修正する

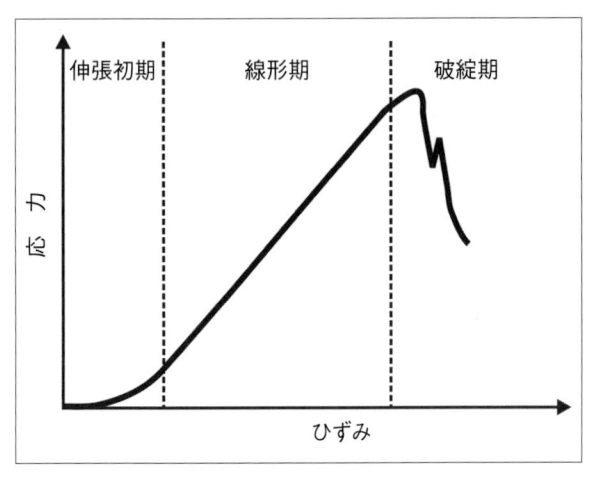

図15-4
応力-ひずみ曲線は，靱帯や腱が伸長された力に対し非線形な反応を示す．
(Adapted from Woo SL-Y, An K-N, Frank C, et al. Anatomy, Biology and Biomechanics of Tendon and Ligament. In : Buckwalter J, Einhorn T, Simon S, eds. *Orthopaedic Basic Science ; Biology and Biomechanics of the Musculoskeletal System*. 2nd ed. American Academy of Orthopaedic Surgeons ; 2000 : 581-616.)

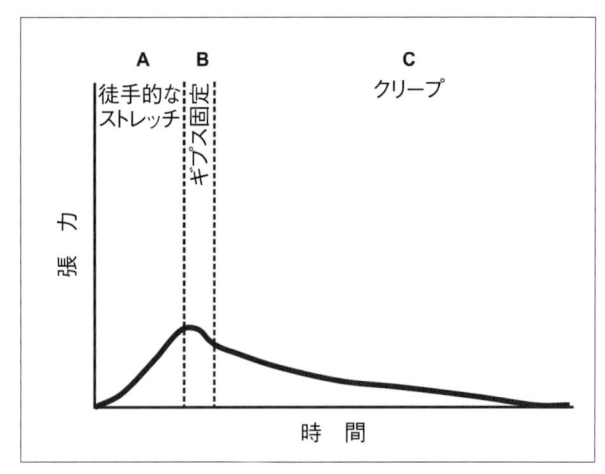

図15-5
ギプス固定している間，低い張力で持続したストレッチの反応としてクリープが生じる．
（A）関節を十分に徒手的に伸張する．
（B）関節を5°戻したときの張力の減少．
（C）コラーゲン線維は，持続的で弱いストレッチに反応してクリープする．
(Adapted from Woo SL-Y, An K-N, Frank C, et al. Anatomy, Biology and Biomechanics of Tendon and Ligament. In : Buck-walter J, Einhorn T, Simon S, eds. *Orthopaedic Basic Science ; Biology and Biomechanics of the Musculoskeletal System*. 2nd ed. American Academy of Orthopaedic Surgeons ; 2000 : 581-616.)

目的で前脛骨筋の外側移行術を加えた[113]．デニスブラウン装具[133]は，変形が元に戻ることを防ぐため，約24カ月間着用する．正常な外観，機能，痛みのない足部に改善する成功例は，90％であると報告されている[111,112]．

● **伸張する力の重要性**

マイルドな徒手療法の効果は，臨床的にも科学的にも実証されている．靱帯と腱はプロテオグリカンによって支持されている，多様で強固なコラーゲン線維によって形成されている[141,149]．靱帯と腱の粘弾性は，応力-ひずみ曲線によって図示することができる（図15-4）[149]．伸張を開始すると（いわゆる toe region；伸張初期），曲線は浅く，そしてひずみ（長さ）は応力（力）よりも早く増加する．いったん，コラーゲン分子が安定すると，ひずみ曲線は線形となる．linear region（線形期）は組織の弾性を反映している．増加した張力が線維の強度を超え始めたとき，直線は崩れて failure region（破綻期）を迎え，張力が低下する．臨床的には，応力-ひずみ曲線の toe region レベルでの筋の伸張が治療に適していることが確認されている．通常，臨床的にはストレッチは組織をしっかり伸ばすことである．また，ギプスで固定する場合は，ストレッチした状態から5°程度戻した位置で固定する．この張力下では，伸長された線維はゆっくりクリープ（粘性の分子が移動）し，組織が伸張される（図15-5）[141]．しかし，強い力でストレッチすると腫脹が生じ，剛性が高まり結果的に伸張しない．

● **先天性内反足に対する手術**

先天性内反足を有する乳児の遺体の解剖によって，腱の著しい変位と距骨頭前部の内側への変位が示された[40,57,63,111,112,128]．ただし，筋の付着部は正常であり，麻痺を伴うものはほとんどなかった[40,57,63,128]．

アキレス腱延長術による底屈位への矯正手術は，もっとも推奨されている方法である．また，内転や内反を矯正するために行われる手術方法は，後方，後内側，およびそれらを総合した延長術である．しかしながら，術後には足底の筋と腱の4層構造間に障害をきたし，術後の足部の硬さが多くの症例で問題とな

る[8,36,52,113].

●先天性内反足の歩行分析

優秀（Excellent），良好（Good），普通（Fair）のように従来から行われている段階づけの記載法から，測定装置を用いた歩行分析への近年の変化は，異なるアプローチの質的な比較を可能にした．2008年に実施したPonsetiアプローチ（マイルドな徒手療法，serial casting法，限定した外科的処置）と，フランスで行われているアプローチ（より強いストレッチとホームプログラム）を比較すると，歩行速度，重複歩距離，歩行率に有意な差は認められなかった[36]．しかし，運動学的な指標では中等度の差が生じた．フランスのアプローチでは，過度の背屈（15°以上）が12％の患者で生じたのに対し，Ponsetiアプローチでは48％の患者で生じた．さらに，この異常な運動はアキレス腱延長術後に多く認められた．一方，底屈位での歩行は，PonsetiアプローチよりフランスのアプローチでS多く生じた（各々15％，1％）．また，下垂足（遊脚期後半1/4の間で底屈9°以上）も，フランスのアプローチ後のほうがPonsetiアプローチよりも多かった（各々19％，4％）．このように，測定装置を用いた歩行分析によって，外科的処置に関連した効果判定の精度を高めることができる．

●患者C：両側先天性内反足の小児

症例Cは，1歳のときに両側先天性内反足の手術を行った4歳半の少年であり，現在，変形が著明に認められる．観察と測定装置を用いた歩行分析によって評価を行った（**表15-1，15-2，15-3**）．異常歩行は，両側の立脚期と遊脚期で生じる前足部の著明な内転とハイアーチを伴った踵骨が回外した足部（cavo-varus foot）が観察され，中足部で荷重することが困難である．

歩行中にみられる過度のトウイン（toe in）（**図15-6A**）は，過度の股関節外旋によって代償される（**図15-6B**）．振り出し時の股関節外転の増加は，足クリアランスのために必要である（**図15-6C**）．機能的な5つの要素は，最初の底屈を修正するために関連している．下腿三頭筋の筋活動の開始は，左立脚終期と右立脚中期まで遅れる．これは，左足関節の過度の底屈と両側の踵挙上の遅延が同時に起こるためである．また，結果として生じる歩幅の短縮（正常の55％）は，歩行率を高める（正常の115％）ことにつながる．そ

表15-1　患者Cの徒手筋力テスト

筋群	強さ	
	左	右
股関節屈曲	4	4
股関節伸展	4	>3
股関節外転	4	>4
膝関節屈曲	4	4
膝関節伸展	4+	4+
足関節背屈	4+	4+
足関節底屈	4−	>3
足関節回内	4	4−
足関節回外	4	>4

表15-2　患者Cの関節可動域検査

筋群	可動域	
	左	右
膝関節伸展	20°過伸展	20°過伸展
足関節背屈（膝屈曲位）	5°（内反位） 5°（中間位）	5°（内反位） 5°（中間位）
足関節背屈（膝伸展位）	0°（内反位） 0°（中間位）	0°（内反位） 0°（中間位）
足関節底屈	15°	15°
前足部回内	40°	40°
前足部回外	0°	0°
大腿骨の前捻	42°	45°
内外果軸	0°	0°
後足部−大腿の軸	5°内旋	5°内旋
大腿−足部の軸	35°内旋	30°内旋

表15-3　患者Cの歩行の特徴

変数	
速度（m/min）	59（正常の91％）
歩行率	177（正常の115％）
歩幅（m）	左＝0.34（正常の56％） 右＝0.32（正常の52％）
両下肢支持 （歩行周期の割合）	24％（正常の120％）
単下肢支持期 （歩行周期の割合）	左＝37％（正常の93％） 右＝39％（正常の98％）

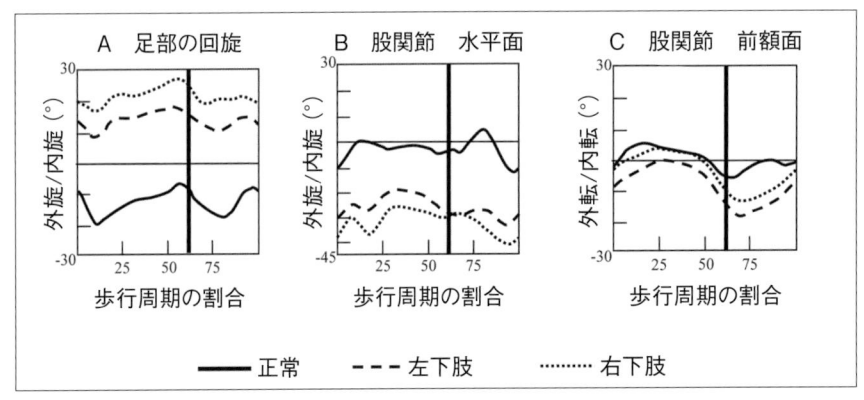

図 15-6
患者Cは，両側の先天性内反足を有する．動作解析によって以下のことが明らかにされる．
(A) 立脚期と遊脚期の過度の足部内転
(B) 歩行周期全体における股関節の過度な外旋
(C) 足クリアランスを補助する遊脚期の股関節の外転
(Data provided courtesy of Children's Hospital, Los Angeles.)

の他の特徴として，前足部の調節が困難である．これには，前足部の過度の内反，つまり明らかな変位が含まれる．早すぎる前脛骨筋の活動は，内反に作用する．第1中足骨を下制させる長腓骨筋は，早期に活動を開始し長く持続する．股関節と膝関節の筋力がMMTの3もしくは4では，歩行速度は維持されるが，下肢アライメントの代償として内反足が誘発される．

重度の底屈位変形や代償することが困難な先天性内反足に対して，外科的処置が第1の選択肢となるが，変形矯正の手術の目的は，形態異常を正常なアライメントにすることである．

■要　約

二次的な拘縮と先天的な形態異常の歩行は，十分に代償可能である．立脚期の安定性や前進もしくはクリアランスが障害されると，歩行速度が低下し，消費エネルギーは増加する．一方，ストレッチや手術のような治療を行うことにより機能回復が生じる．その治療効果を持続させるためには，運動の継続が必要である．

■筋力の弱化

筋力低下による機能的な障害は，筋の部位や範囲，患者の代償能力で異なる．代償能力は，一側下肢における筋力のバランスや両下肢間での筋力のバランスによって決まる．両側性の障害では十分な代償動作が困難なため，患者の機能が著しく低下する．また，筋の弱化によって変形も引き起こされる．

■大腿四頭筋の機能不全（ポリオ）

大腿四頭筋は，歩行時の衝撃吸収，体重負荷時の安定性，歩行中の前進に重要な役割を果たす．大腿四頭筋の機能は，筋への直接的な外傷や大腿神経の損傷，もしくは麻痺を生じるさまざまな疾病によって障害を受ける．ポリオウイルスが運動神経のみを障害するため，我々は筋の弱化の研究症例としてポリオ患者を選択した．ポリオ患者は，筋機能の障害に対して巧みに代償運動を行う．そのため，能力障害を明確に評価することは難しい．

●急性灰白髄炎（ポリオ）

20世紀の前半にはポリオが流行し，それが大腿四頭筋の機能不全のおもな原因であった．脊髄にある下肢の運動神経細胞を，ポリオウイルスが侵食することで下肢筋に麻痺が生じる[15]．障害が重度な症例は多いが，大腿四頭筋が完全に麻痺していても，代償運動によって安定した歩行が可能である．膝伸展のコントロールの代償が可能なのは，ポリオによって麻痺が生じる筋線維の運動単位を除き，その他の筋をコントロールするすべての機能が正常に活動するためである[5]．

ポリオウイルスによって障害された筋が回復し始めると，弱化した大腿四頭筋の保護と代償を行うために，膝関節を固定する装具（長下肢装具）が必要であり，

その使用によって歩行が可能となる[104]．子どもでは10歳代になるまでには，外観が正常に近づき，違和感がなくなるため装具をつけないことが多い．立脚期において，膝関節の不安定性をコントロールし姿勢を調整するために，足関節と股関節の代償運動が起こる．この代償により，膝関節軸が荷重線の後方に位置されるため，膝関節の後方の組織を伸張する力が働く．とくに成長期の子どもの靱帯は，伸張に対する感受性が高く，長期間にわたる過度な外力によって，成人期には膝関節に重度の過伸展や疼痛，障害の増悪を引き起こす（図15-7）．過度に引き伸ばされた膝関節の靱帯は，手術による修復は困難である．そのため，ポリオ後遺症患者では立位の安定性を獲得するために膝関節が10～15°過伸展することが必要であり，これを修正しようとすると立位が不安定となる[107]．

1955年のSalkワクチンの導入は，アジアの4カ国を除き世界中のポリオの発生数を激減させ，非常に効果的であった[67]．ただし，それ以前に発症したポリオによる機能障害を有する患者は多い．現在，ポリオ後遺症患者は，ポリオによって障害された筋に対する継続的なストレスにより，さらなる障害に直面している[53,55,71,104,106]．

●ポリオの後遺症

ポリオ発症後，約25年が経過し，回復したと思われたポリオ後遺症患者が，疲労感や新たな筋の弱化や痛みを訴えている[53,55,71,104,106]．当初，ポリオウイルスが再燃したと思われたが，ポリオ発症後に生じた神経再支配と麻痺筋の回復過程で生じた運動単位の機能低下が原因であることがわかった[54,84]．新たに生じた下肢の運動神経細胞は，通常の筋線維の4倍のエネルギーを消費するため，過用による機能障害を引き起こす[130]．現在では，2つの機能不全のパターンが確認されている[79,84,136]．

ポリオ後症候群は，複雑な病理的経過をたどる．ポリオによって重度の急性麻痺が生じ，その後機能は著しく回復し，高度なスポーツが可能な患者もいる．数十年を経過した後，急激な機能低下が生じる．これらの患者は，運動療法が急性麻痺の治療になると強く信じているため，過負荷が原因であると認めない．また，過用性筋力低下が科学的に立証されているにもかかわらず，受け入れられていない[130]．

ポリオ後症候群という用語は，軽度から中等度に推移する他の患者にも用いられ，ポリオによって障害さ

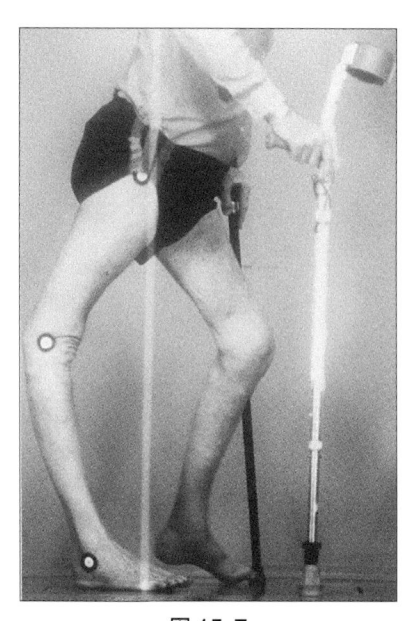

図15-7
ポリオが原因で大腿四頭筋の麻痺が生じた患者は，膝関節を過伸展することで立脚期を安定させる．

れなかったいくつかの筋の弱化が認められる．これらのポリオ後症候群の多くは，幼少期のポリオによって変形が生じている．かろうじて大腿四頭筋の筋力が回復した患者がポリオ後症候群を発症すると，膝関節を安定させるために過伸展の動作を行うようになる．

●患者D：ポリオ後症候群（図15-8）

ポリオ後症候群の歩行能力は，弱化した大腿四頭筋を代償する残存機能によって決まる[101]．足関節底屈筋の筋力がMMTのグレードで4（Good）あれば，大腿四頭筋の弱化の代償として膝関節を過伸展することが可能である．初期接地において，底屈位での踵接地（足部と床との間の角度が狭い）は，ヒールロッカーの作用を減少させる（図15-8A）．また，荷重応答期での下腿の前方移動が制限される．大腿を後方へ引くことによって，膝関節の屈曲は起こらない（図15-8B）．関節の前方に生じる痛みが，二次的な障害として生じることがある．立脚中期をとおして，膝関節の伸展は維持され（図15-8C），立脚終期では踵挙上が制限されるが，他動的なアライメントによって効果的に膝関節をロックする（図15-8D）．反対側下肢の速度から受けるモーメントは，足関節背屈が制限されているにもかかわらず，中間位を越えて前足部上に体重移動が行われる．その結果として生じる立脚終期でのフォアフットロッカーの作用によって，歩幅は維持さ

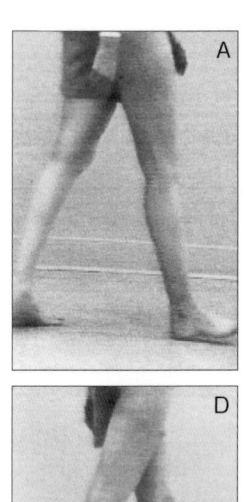

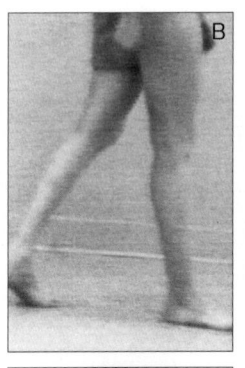

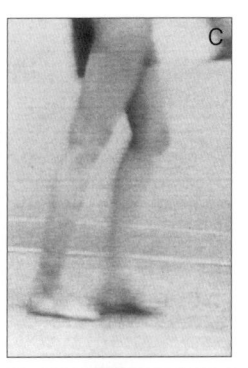

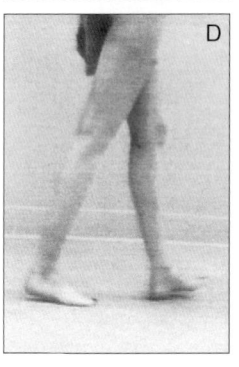

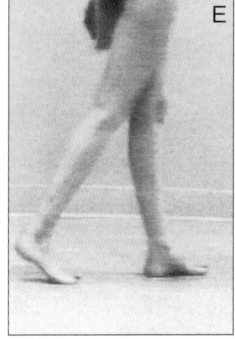

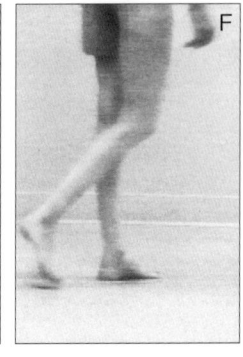

図 15-8 患者 D：ポリオ後症候群の二次的な大腿四頭筋の弱化
(A) 初期接地において足関節底屈位で踵接地する．
(B) 荷重応答期では，膝関節は軽度過伸展する．
(C) 立脚中期では，膝関節は軽度過伸展する．
(D) 立脚終期では，踵挙上は制限される．
(E) 前遊脚期では，膝関節の屈曲は消失する．
(F) 遊脚初期では，膝関節は正常に屈曲するが，股関節の屈曲は制限されている．

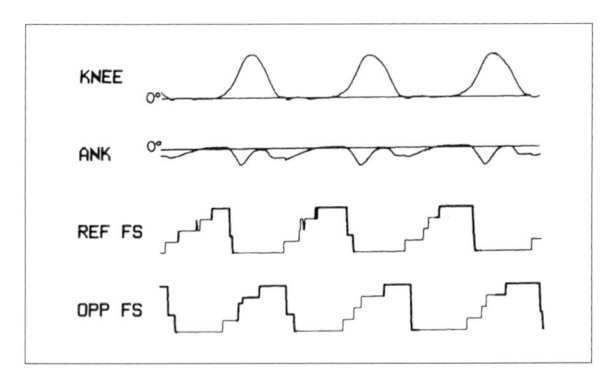

図 15-8 （G）膝関節と足関節の角度を記録した電気ゴニオメーター
KNEE：膝関節，ANK：足関節，REF FS：麻痺側のフットスイッチ，OPP FS：非麻痺側のフットスイッチ．ベースラインは遊脚期であり，上昇している部分が立脚期である．フットスイッチの段差の高さは，接地している部分を示しており，段差の長さは接地時間を表している．

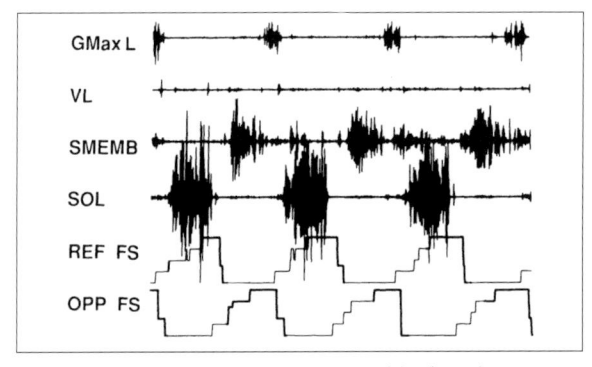

図 15-8 （H）動作筋電図（生データ）
G Max L：大殿筋下部線維，VL：外側広筋，SMEMB：半膜様筋，SOL：ヒラメ筋，REF FS：麻痺側のフットスイッチ，OPP FS：非麻痺側のフットスイッチ．

れる．しかし，前遊脚期での膝関節の屈曲は制限される（図15-8E）．遊脚初期では，膝関節はほぼ正常に屈曲するが，股関節の屈曲は減少する（図15-8F）．

足関節の代償的な動きは，歩行分析に電気ゴニオメーターを用いることで確認できる（図15-8G）．遊脚終期での底屈10°は，立脚の準備をしている．立脚中期から立脚終期における前進のための背屈は遅延

し，単下肢支持期の中間で足関節中間位となる．ただし，立脚終期での足関節の最大背屈位は5°以下である．荷重応答期でのわずかな過伸展（2〜3°）は，不十分な動的安定性を示している．

フットスイッチの記録は足部が床に接地する順序を示すが，足部での荷重のタイミングはステップごとに一定ではない．このタイミングのばらつきは，関節の

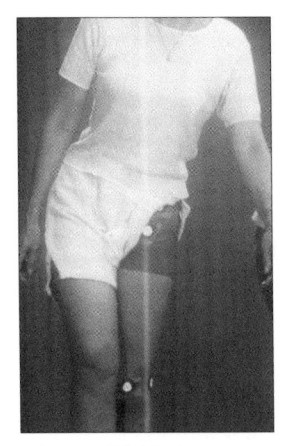

図 15-9
ポリオ患者において，体幹の側屈は股関節外転筋麻痺の代償である．体重ベクトルは股関節上を通る．

図 15-10
体幹の側屈は，リウマチで生じた中殿筋弱化の代償である．

コントロールが不安定であることを示している．

動作筋電図を用いることで，大腿四頭筋の疲労の少ない効率的な歩行が明らかになる（図 15-8H）．遊脚終期において，立脚期の準備のための大殿筋は正常より早く活動し始め，股関節の屈曲は減少する．そのため，脛骨にかかるモーメントは膝関節伸展を補助する．荷重の受け継ぎの間，持続した大殿筋の活動によって膝関節は安定する．同時に，ヒラメ筋が正常よりも早く，強く活動することで下腿の前方移動を制限し，さらに立脚終期まで活動し続けることで膝関節伸展の安定性を得る主要な要因となる．遊脚初期の膝関節屈曲は，強い半膜様筋の収縮によって生じる．半膜様筋は股関節伸展にも作用する二関節筋であるが，その筋活動のタイミングは，歩幅の短縮よりも重要な足クリアランスを得るため，膝関節屈曲のみに作用することを表す．遊脚中期で膝関節が伸展を開始するためには，半膜様筋の活動を休止することが必要である．遊脚終期では立脚期に備え，ハムストリングスの作用によって股関節は減速を始める．

■股関節外転筋の弱化

中殿筋の弱化は多くの疾患で生じる．前額面で観察される患側と同側の体幹側屈は，股関節を安定させる．幼少期に急性ポリオを経験した患者が培ってきたこの動きは，代償のための大きな自由度を有する．完全な股関節外転筋麻痺では，体重ベクトルが股関節上に移動することで姿勢の保持を行う（図 15-9）．この姿勢の二次的な影響は，重心線を膝関節の外側に移動することで生じる外反膝である．

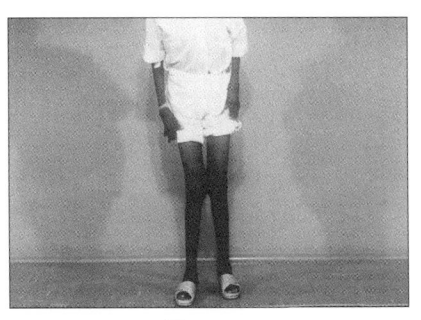

成人で発症した股関節外転筋の機能不全は，たとえば関節リウマチで起こり，わずかに体幹が側屈し，膝関節では外反のスラストが生じる（図 15-10）．

■ヒラメ筋と股関節伸展筋の弱化（脊髄形成異常）

先天性の脊髄疾患の1つである脊髄形成異常で生じる麻痺は，筋の弱化に加え，感覚障害を伴うことで重症化する．また，高い可能性で生じる拘縮が，能力障害を重症化させるもう1つの要因である．脊髄形成異常に伴う関節変形は，歩行を開始したときからの荷重時の異常姿勢によって形成される．これらの多くの要因が，患者の代償能力を著明に減少させてしまう．

麻痺の損傷レベルが高位になると，異常歩行の重症度は高まる．損傷レベルに合わせて順に，足部の筋，股関節伸展筋，膝関節伸展筋（大腿四頭筋），股関節屈筋に調節障害が出現する．

●患者E：脊髄形成不全（図 15-11）

症例は下位腰髄に病変がある．膝関節を安定させる大腿四頭筋の筋力は保たれている（L4機能残存）が，歩行能力は足関節背屈筋，股関節伸筋，外転筋の弱化によって重度に障害されている．初期接地では，生体力学的ないくつかの要因によって膝関節は屈曲し，全足底接地となる（図 15-11A）．股関節は過度に屈曲するが，これは遊脚終期で弱化したハムストリングスでは股関節の屈曲を適切に抑制することが困難なためである．反対側下肢のフォアフットロッカーの欠如は，身体の前方移動を制限する．これは，体重を支持することができる範囲内で，足部を保持することが必要なためである．この制限に対処するため，強力な大腿四頭筋に依存する．足関節背屈筋の筋力低下によって，

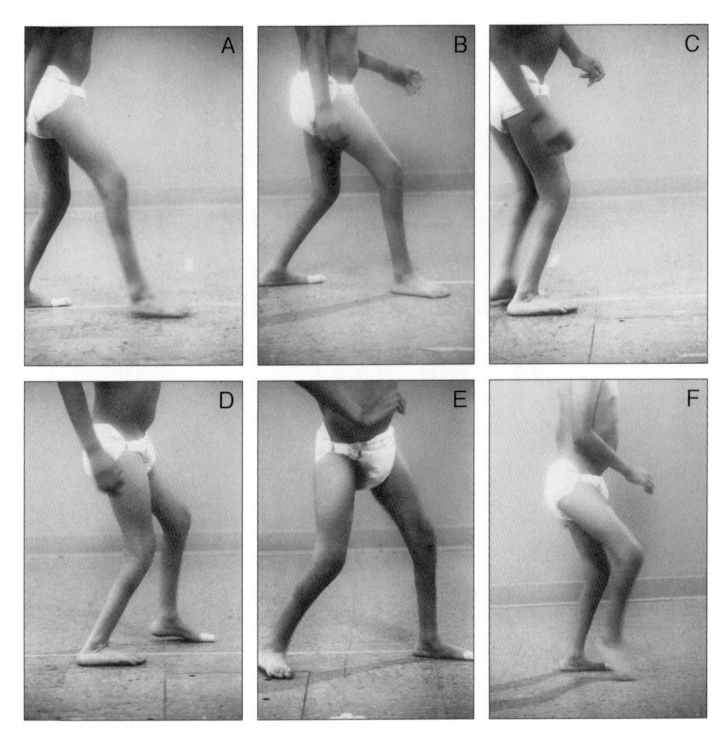

図15-11 患者E：L4の脊髄形成異常によるヒラメ筋と股関節伸展筋の弱化
　(A) 初期接地では，膝関節と股関節が過度に屈曲し，前足部で接地する．
　(B) 荷重応答期では，股関節と膝関節が過度に屈曲し，足関節は底屈位である．
　(C) 立脚中期では，足関節は過度に背屈し，継続した膝関節と股関節の屈曲が認められる．
　(D) 立脚終期では，足関節は過度に背屈し，膝関節の屈曲がさらに加えられる．
　(E) 前遊脚期では，足関節の過度な背屈は継続し，踵挙上は困難である．立脚終期からの過剰な骨盤後方回旋は，大きな歩幅を可能にする．
　(F) 遊脚中期では，底屈位の足部を挙上しクリアランスを増加させるために，過度な股関節の屈曲が認められる．

足部は軽度底屈位となる．そのため，荷重を受け継ぐ準備は不十分である．

　荷重応答期では足関節の底屈が減少するが，膝関節と股関節の屈曲は増加する（図15-11B）．麻痺した大殿筋が大腿部を安定させることが困難なため，この下肢のアライメントはわずかな異常を示している．ハムストリングスの股関節伸筋としての代償的な活動は，ただ単に膝関節の屈曲を増加させるだけである．膝関節が過度に屈曲した姿勢は，荷重時の安定性を維持するために，大腿四頭筋の強い活動を表す．

　立脚中期において，支持側下肢の上を通る身体の前方移動は，足関節の過度な背屈を引き起こし，膝関節の屈曲は維持される（図15-11C）．足関節での下腿のコントロールの欠如は，膝関節を体重ベクトルより前方へ移動させる．これには，大腿四頭筋による大きな筋力が必要となる．患者は，大腿四頭筋の負荷を軽減する体幹の前傾が困難である．それは，前傾することで足関節背屈可動域と，股関節と脊柱にかかる伸展モーメントが増加するためである．大腿四頭筋は，抗重力筋のなかで唯一活動することが可能な筋であり，膝関節を安定させる唯一の筋である．立脚終期では，支持側下肢の上で体幹の前方移動をさらに行う（図15-11D）．体幹は他動的な股関節の伸展の安定を得るため直立位のままであり，足関節の背屈と膝関節の屈曲はさらに増加する．重複歩距離は，両足間に骨盤幅を歩幅に加えるために全身を回転することで得られる（図15-11E）．前遊脚期では，振り出しにおいて床から下肢を挙上するまで踵接地したままである．遊脚中期における股関節の過度な屈曲は，下垂足と反対側の膝関節が屈曲していることで生じる低い骨盤の位置に対する代償運動である（図15-11F）．

■前脛骨筋の弱化（脊髄損傷，馬尾障害）

　脊髄は，通常第1腰椎の高さで終わり馬尾神経となる．そのため，腰椎骨折により馬尾神経が損傷される可能性がある．第1腰椎以下では，馬尾神経の腰髄と仙髄の神経根が各々の椎間孔に達するまで脊柱管内を下行する．これらの神経根の損傷は，下位運動ニューロン（弛緩性）の麻痺を生じさせる．ただし，機能障害は神経根の損傷の程度によってさまざまである．

　馬尾神経の損傷には，固有受容感覚の障害が含まれるためポリオとは異なる．また，感覚障害は運動機能障害のレベルと一致しないことがある．これは，椎体骨折の前方変位によって後枝が損傷されていないためである．

●患者F：馬尾損傷（図15-12）

　第3腰椎の神経損傷によって，膝関節屈筋群，股関

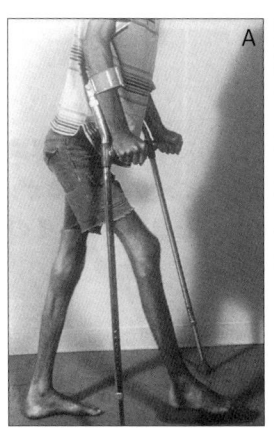

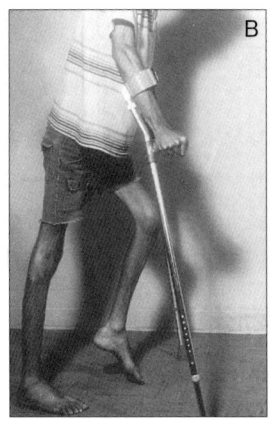

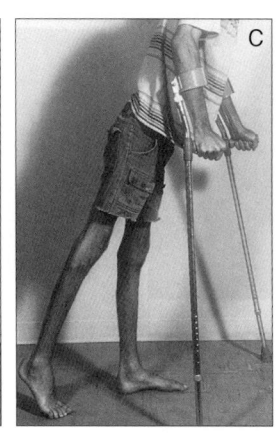

図15-12 患者F：馬尾神経損傷による前脛骨筋の弱化

（A）過度の足関節底屈と不十分な膝関節伸展での遊脚終期．

（B）立脚中期では，軽度の足関節底屈と膝関節の過伸展が認められる．反対側（左）の股関節は，下垂足を補うために過度の屈曲が認められる．

（C）前遊脚期では，重度の下垂足が認められ，さらに床クリアランスを得るための膝関節屈曲が生じない．

節の伸展筋群と外転筋群と同様に前脛骨筋とその他の足関節周囲筋群に完全麻痺が生じる．大腿四頭筋はグレード3＋の強さである．感覚は膝関節では正常であるが，足部では障害される．

足関節の過度な底屈によって，立脚期のための遊脚終期の歩容は不完全である（図15-12A）．初期接地は前足部で行われる．立脚中期および立脚終期における足関節背屈による下腿の前進が可能なことは，遊脚終期での尖足は拘縮というよりむしろ前脛骨筋の麻痺が原因であることを明らかにしている（図15-12B）．しかし，足関節の底屈位拘縮は，軽度の膝関節過伸展を伴うことにより，荷重時の下肢に安定性を高めることに役立つ．大腿部が前方へ移動し，膝関節を過伸展するとき，拘縮の他動的な張力によって5°の足関節の背屈を伴い下腿を制動する．これは重心線（体幹の中心から中足部）の位置によって弱化した大腿四頭筋を補助するための伸展トルクを提供する．松葉杖を使用することで，麻痺した股関節伸筋群と外転筋群を代償する．可動性と安定性の機能的なバランスは，体重ベクトルの前方移動によって，足関節が5°背屈位まで伸張された足関節の底屈拘縮によって得られる．

振り出しの準備期である前遊脚期では，体重の大部分を松葉杖に移動させる（図15-12C）．肩の挙上は，松葉杖に多くの体重がかかっていることを示す．前遊脚期での膝関節の他動的な屈曲はみられない．遊脚初期では，前脛骨筋の麻痺による受動的な尖足と膝関節の不十分な屈曲により遅延する．振り出しのための下肢の前方移動は，股関節屈筋の随意的な活動によって生じる．遊脚中期での床クリアランスは，受動的な下垂足を補うために過度の股関節屈曲を必要とする（図15-12B，左足参照）．歩行は，背屈を補助する装具により大きく改善する可能性がある．

腱の機能障害による後脛骨筋の弱化

かつて原因不明の突発性疾患として考えられていた後脛骨筋腱の機能障害は，現在は解剖学的にストレスが生じやすい腱であることや，歩行による過用が原因であることが明らかにされている．後脛骨筋は脛骨の起始部から下行し，内果の周りを巻き込み，中足部の停止部に達する．内果下方では，腱は扁平状の形状となり[89,90]，血管は乏しい[41]．また，歩行時の踵接地によって急激に生じる後足部の回内は，後脛骨筋の遠心性の活動によってコントロールされる．繰り返される激しい荷重によって，腱が内果に圧迫され，一部分に集中的にストレスが加えられることは容易に推測できる．病理学的な研究により，内果下方とこの部位より遠位の腱の退行変性が明らかになっている[89,90]．これらの機能的な特徴により，コラーゲン線維の破壊が広がり，腱の剛性を弱め，明らかな腱損傷が生じる．

●患者G：後脛骨筋腱機能不全症（図15-13）

足部を後方より観察するときに認められる踵部の外側傾斜は，過度の回内（垂直線より8°以上）を表すもっとも顕著な徴候である（図15-13A）．弱化した（MMT：グレード2）後脛骨筋腱は，荷重された足部を支持することができない．体重が前足部の上を前進するとき，内側アーチは平坦化し，踵部は回内する（図15-13B）．

この状態の病因は，腱の退行変性であると証明されている[89,90]．そのため，リハビリテーションの早期では，腱のさらなる伸張と変形を予防するために平坦化したアーチをメカニカルに支持することに焦点を当て

腿三頭筋，大殿筋）にかかる負荷が増大し，歩行の耐久性は低下する．内反膝は，進行性に骨が損傷することで生じる永続的な変形である．この骨の損傷は，もっとも圧迫された部位でもっとも大きくなる（内側顆）．前額面でのベクトル解析では，過度の内反トルクを示している（図15-14B）．内反変形を修正し，滑らかな関節表面を獲得するためには，両膝関節に対して骨切術や人工膝関節置換術が必要である．

■ 関節リウマチ

全身性の自己免疫疾患は，可動関節の関節包を覆っている滑膜を攻撃し[120]，障害の悪循環を形成する．リウマチ反応は，まず滑膜の肥厚と過度な滑液の貯留が出現する．続いて，腫脹した組織が関節腔に侵入し，動きを制限する[120]．その結果，痛みが生じる．患者は，これらの動きを減少させることで関節を保護する．また，痛みによって筋活動は抑制される[30]．結果として生じる筋力低下によって，患者は歩行で生じる衝撃から関節を保護することができなくなる[35]．そのため，歩くたびに，リウマチの悪循環が繰り返される．この二次的な影響によって靭帯は緩み，筋力は低下し，骨の破壊と関節の変形が生じる[27,129]．

関節リウマチ患者において，足部の障害は能力障害を引き起こす主要な要因となる．リウマチ患者1,000症例を調査した研究では，3/4の症例で足部の障害が原因で歩行障害をきたしていた．また足部の障害は，膝関節や股関節よりも4倍も高い確率で歩行を障害する関節であることが示されている[51]．足部の障害の臨床像は，外反母趾と近位指節間関節で槌指を認め，中足指節間関節の底側方向への亜脱臼が観察される[35]．また，中足部の脂肪体は，正常な保護的な底側部から離れている．これらの二次的な変形の原因は，足関節背屈によって前足部の保護を補助する長指伸筋の過剰な活動のためである．

リウマチによる中足指節間関節の変形は，能力障害と疼痛のおもな原因となる．中足指節間関節は，細くて強い靭帯によって固定されている．そのため，早期に腫脹やアライメント異常は生じない．中足骨頭の関節軟骨は，それぞれの中足骨の底側面と遠位の表面の両方を取り囲んでいる．この長い輪郭は，底側面と指節間の2つの関節を有する．歩行中，底屈方向への圧迫力は，全足底接地で始まり，その後，体重ベクトルが前足部を越えて前方へ移動するときにその強さは増大する[23]．立脚終期に，体重ベクトルは中足指節間関

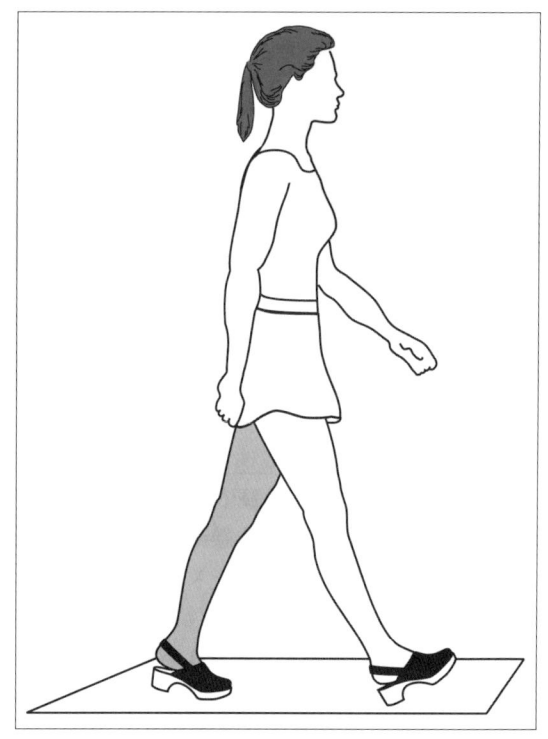

図15-15　関節リウマチ
ロッカーシューズは，前足部の伸展をすることなく，フォアフットロッカーとトウロッカーでの前進を可能にする．これによって，前足部の疼痛を軽減させ，歩行中，体重は足部を越えて前進することが可能になる．

節に集中し，圧迫力は踵挙上に伴い著しく増加する．疼痛と中足指節間関節での歩行中の強い圧迫は，リウマチ患者における前足部の症状に影響を及ぼす[139]．ただし，この部位の痛みを最小限にするために患者が用いる代償は，問題を不明瞭にする傾向がある．臨床家にとっては，障害の初期徴候が目立たないため見逃すことがよくある．

リウマチ患者の前足部障害の初期においては，関節の圧迫による疼痛は，ロッカーシューズを用い，中足指節間関節を固定することで緩和できる（図15-15）．これは，立脚終期と前遊脚期で，中足指節間関節が背屈方向へ変位しないためである[38]．中足指節間関節の痛みが減少することで，体重ベクトルは靴底のロッカーの外形の上で前方へ移動することができる．さらに，歩くたびに底屈筋群の筋活動を可能にするため底屈筋力は維持される．リウマチが悪化すると，体重ベクトルの足関節軸を越える前方移動を制限することで，前足部の痛みを軽減できる．この代償により正

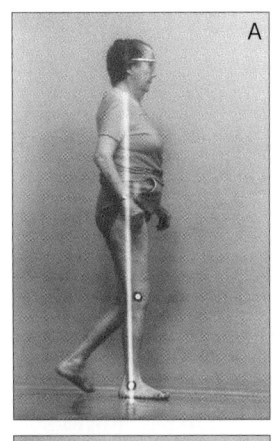

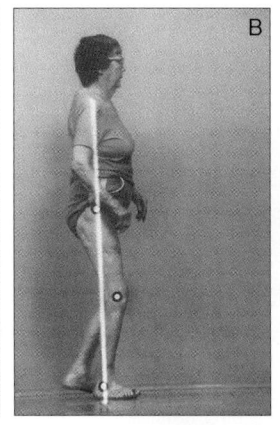

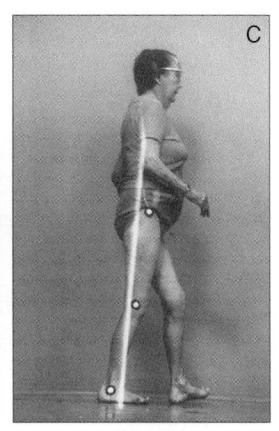

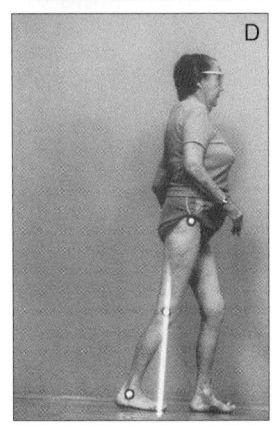

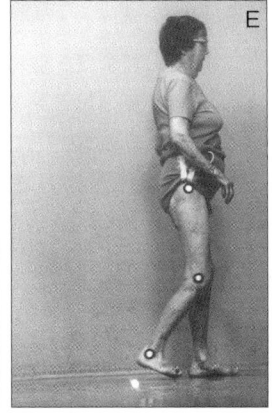

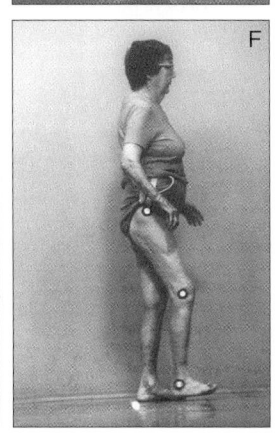

図15-16　関節リウマチによるヒラメ筋の弱化（垂直線＝体重ベクトル）

（A）荷重応答期では，屈曲した膝関節と足関節軸の後方にベクトルが通る．

（B）早すぎる立脚中期では，膝関節の屈曲が増加し，ベクトルの前方に膝関節が移動する．

（C）立脚終期では，ベクトルの基底は中足部に前方移動し，ベクトルは背屈した足関節の前方，膝関節のわずか後方に移動する．

（D）前遊脚期では，足関節が背屈し，膝関節の屈曲が不十分となり踵挙上は制限される．ベクトルの高さが低いのは，部分荷重であることを示している．

（E）遊脚初期では，膝関節の屈曲は制限され，足関節は過度に背屈する．

（F）遊脚中期では，股関節と膝関節の屈曲が制限されている状態で床クリアランスを得るため，足関節は過度に背屈する．

常な機能的活動が制限されるため，腓腹筋とヒラメ筋はさらに萎縮する．

● **患者1：関節リウマチ（図15-16）**

関節リウマチの歩行能力を制限する重大な要因の1つは，下腿三頭筋の弱化である．この患者は，軽度の膝関節屈曲拘縮（10°）を呈している．膝関節の屈曲拘縮が生じている下肢への荷重は，大腿四頭筋の筋力がグレード3＋の強さでかろうじて行える．膝関節の屈曲は，体重ベクトルを膝関節軸の後方に移動させる（図15-16A）．患者は，2つの機構をとおして，内在的な伸展の要求に応ずることができる．膝関節の屈曲拘縮が15°以下であれば，大腿四頭筋は良好なモーメントアームをもつため，屈曲5°のときと同程度の筋活動となる[100]．また，膝関節の屈曲を加速するヒールロッカーがなく，歩幅を短くすることにより膝関節の動的な屈曲はほとんど生じない．垂直位の下肢アライメントによって，本来は下腿三頭筋が抗する背屈モーメントは生じず，弱化した下腿三頭筋であっても下腿を安定させることができる．

立脚中期において，支持側下肢を越える体幹の前方移動は，足関節背屈と膝関節屈曲を増加させる（図15-16B）．この原因は，下腿の前傾を制動する足関節底屈筋群の弱化（グレード2）である．中足指節間関節炎によって前足部で全荷重を保持することができなくなり，ヒラメ筋と腓腹筋の活動は抑制される．持続的な大腿四頭筋の活動によって，膝関節の安定性を確保している．立脚終期では，中足部への体重ベクトルの前方移動は，足関節の背屈はほとんど増加せず，膝関節の屈曲を減少させる（図15-16C）．この新たに獲得した下腿の安定性は，足関節が背屈可動域の最終域に達したときの腓腹筋の他動的な緊張によって得られる．大腿部が下腿部に対し前方へ移動することによって，膝関節の相対的な伸展が生じる．この動きは体重ベクトルを膝関節に近づけ，大腿四頭筋の活動を軽減させる．この患者は，下腿三頭筋の筋力低下のため，中足骨骨頭で荷重を行うフォアフットロッカーを機能させることができない．前足部へのベクトルの移動は，弱化した下腿三頭筋では制動することが困難なため，背屈のレバーアームを延長することにつながる．また，足底接地は疼痛のある中足骨骨頭への荷重を軽減するために持続する．前遊脚期では，床反力ベクト

ルを下腿の前方へ移動するためのトウロッカーの機能がないため，膝関節の屈曲が不足する（図15-16D）．その代わりに，大部分の体重が反対側の下肢に移動するまで踵の挙上は遅れる．これらの原因によって，著しい歩幅の短縮を引き起こす．

遊脚初期では，股関節屈曲より膝関節屈曲を大きくする意図的な動作によって下腿を引き上げる（図15-16E）．また，足関節の過度の背屈によって，床クリアランスを得る．遊脚中期での下肢の前方移動も，股関節屈筋群によって大腿部を前方に引き上げている間，足関節背屈の早すぎる活動によって補助される（図15-16F）．

■要約

筋力の減少は，退行変性による関節症より関節リウマチで大きい．これは，炎症の過程がより激しいためである．そして，筋活動の抑制は関節を安定させる筋活動によって生じる圧迫力を減少させ，痛みを和らげる．この不活動による二次的な影響は，可動域制限，著しい廃用性の筋力低下，姿勢の変形を引き起こす．

制御機能の障害

正常歩行の特徴である正確性，協調性，速度，万能性は，選択的な筋の制御機能により可能となる．最適な筋のパフォーマンスを担うニューロンは，大脳の皮質運動野に細胞体をもつ．それらの運動ニーズの気づきは，神経系を通した感覚からの連続した情報によって維持される（末梢神経，小脳，大脳基底核，その他の脳の深層部分）[10]．目的とする動きの指令（信号）は，機能的にデザインされた大脳の皮質運動野で発生し，その後，脳につながる長い軸索に伝えられ，脊髄前角まで脊髄を下行する[5]．上位運動ニューロンの軸索は，直接シナプスによって指令された信号を，目的とする機能を調整する筋の運動単位を活動させる下位運動ニューロンに伝える．したがって，一連の選択的な筋の活動には，ひとつの上位運動ニューロンと複数の下位運動ニューロンが含まれる[45]．長い上位運動ニューロンは，迅速かつ正確に筋を活動させるため，運動をコントロールする実質的な伝導路である．この伝導路の解剖学的な名称は，外側皮質脊髄路（錐体路）である[5,10,45]．実験研究において，大脳にある上位運動ニューロンの細胞と脊髄にある下位運動ニューロンは1対1の関係であることが証明されている．

選択的な運動制御の主要な機能は，より原始的な運動システム（錐体外路）によって補われる．これらは，大脳皮質の深層にある中脳，大脳基底核，脳幹にある細胞体である[39]．これらの軸索は，その部位や隣接する部位にある内側皮質脊髄系路を下行し，脊髄もしくは脳幹の内側にある介在ニューロンで終わる．それは共同運動パターンで筋を活動させる[5]．これらの主要な機能は，姿勢の制御と多くの反射である．四肢の運動ニューロンは，股関節，膝関節，足関節の筋を結合し，屈筋と伸筋の共同運動にする．また，皮質の入力は随意的な共同運動を誘発する．しかし，単関節を選択的に動かすことはできない．

選択的な運動制御は，脳や頸部，胸部の脊髄の運動にかかわる部分が損傷される多くのメカニズムによって障害される．臨床事例としては，脳卒中（脳血管障害［CVA］），頭部外傷，三肢麻痺，対麻痺，多発性硬化症，脳性麻痺，水頭症，感染，腫瘍などがある．

■脳卒中

片麻痺（片側の上下肢の麻痺）はCVAの典型的な後遺症である[18]．脳卒中は，脳のある領域に供給する動脈内の血流が血栓や破裂（出血）により，脳が突然障害されたときに起こる．脳卒中でもっともよく起こるのは，内頸動脈か中大脳動脈（76％），大脳半球の運動領域に供給する他の動脈枝における梗塞である．椎骨動脈における同じような病変は，脳幹梗塞を起こす（15％）．出血は脳卒中の原因としてはまれである（9％）[18]．脳は広範囲に血管が広がっているため，損傷の明確な場所や範囲は定まらず，脳卒中後すぐに機能障害を明らかにすることは難しい．

Twitchellは1951年に最初の脳卒中の包括的なガイドラインを提示した[138]．それによると，CVAの即座の反応として急性の機能の損失（neurological shock）が起こり，次の日までに腱反射の亢進と他の運動神経の興奮が現れ始める．1～38日以内に，底屈筋の緊張が亢進し，底屈筋のクローヌスが出現する．その間，内転筋と股関節と膝関節の伸筋に初期の痙縮が進行する．股関節屈曲が最初の下肢の随意運動であり，それに付随して股関節・膝関節・足関節を含む屈曲共同運動が起こる．伸筋共同運動も同じように進行する．痙縮が亢進するにつれて，上下肢は片麻痺患者に特徴的な姿勢となる．一連の反射，痙縮，原始的共同運動，随意運動は2，3日で出現することもあれば数週間かかることもある．20％の患者は回復の遅いコースをた

どり，完全に回復しないまま回復過程が停止してしまう．患者が機能回復をするまでベッド臥床を続けるという習慣は，患者の回復が遅延する原因となる．

もっとも主要な運動制御の障害は，筋の弱化である[93]．現代の医療では，長期間ベッドに臥床するのではなく早期離床の考え方に変化した．患者は脳卒中から6～10日以内にリハビリテーションプログラムを始める[91]．腱反射が亢進しているが[39]，一般的に痙縮は軽度であり，拘縮は少ない．ヒトの脳機能をより明確にする診断技術が，急速に発展し普及した．筋の神経学的調節機構の詳細な知識の多くは，動物実験に基づいて得られた．それらは有益ではあるが，誤解を招く可能性もある．なぜならヒトには多くの動物が生まれた直後に独立して歩くために必要な原始的神経回路がないからである．

TravisとWoolseyは，1955年にサルの錐体路を左右に分けて検討することで，ヒトの運動調節が錐体路に依存することを確かめた[134,135]．彼らの最初の研究では，運動の欠落を示した．それはTwitchellが報告した脳卒中後の固縮と類似していた．しかしながら類似した実験では，動きが減少した原因は，神経学的調節機構の変化よりむしろ拘縮であると示した．錐体路の切断を繰り返し，毎日10回の関節可動域練習を行うことで，随意的な可動性は維持された．よって，サルの主要な機能の欠落は，彼らの足で体を支えるために必要な棒を握ったり，食べ物の入ったドアを示指で選択的に突くというような正確な末梢のコントロールが障害されたことになる．その他の点では，サルの原始的な調節としては，すべての基本的な機能は保たれていた．

ヒトは脳卒中によって重度の障害が残る．歩き始めは，肢節の原始的な屈曲と伸展パターンが著明となる．しかしながら，ヒトの運動制御に関する最近の研究により，可塑性が確認された[19,37,44,95,96]．障害された脳は，特定の機能にかかわる神経領域を拡大するため，隣接している正常なニューロンや新しく形成されたニューロンによって急性損傷の影響を軽減しうると証明されている[97]．しかしながら，急性の脳卒中と回復の不一致による初期の機能障害のばらつきがリハビリテーション計画の立案を困難にする．

● 脳卒中後の機能分類

脳の動脈が供給する範囲が広いこと，また閉塞や損傷により動脈が傷つきやすいことから，脳卒中やそれに続く機能障害は多様化する．Mulroyが行ったクラスター分析による急性脳卒中後の障害の重症度分類は，歩行分析を行う際にも有用である[91]．急性の脳卒中により障害された患者（平均年齢57.4歳，初発の脳卒中からリハビリテーション施設への転院期間：9.4日）の歩行の特徴と関節の運動力学は，多様な歩行パターンを分類するために使用される．患者のパフォーマンスを区別するために，3つのパラメータ（速度，遊脚中期の足関節背屈，立脚中期の膝関節屈曲）を選択した．歩行速度では3つの群：速い（正常の44％の歩行速度），中等度（正常の21％の歩行速度），遅い（正常の10％の歩行速度）に割りつけた．遊脚中期における足関節の背屈は，遅い群では尖足（8～11°底屈）を示したが，速い群と中等度群ではわずかな背屈（1～3°）が出現した．立脚中期の膝関節の屈曲は，遅い群をさらに伸展群と屈曲群に分けると，遅い－伸展群（11％）は，強い大殿筋が大腿四頭筋の代償を行い，結果的に膝関節は過伸展（6°）した．逆に，遅い－屈曲群（10％）は，過度に膝関節を屈曲（23°）した状態で体重を支えられるほど，強力な大腿四頭筋の筋力を有していた．膝関節が屈曲してしまう患者は，遅い－屈曲群より屈曲角度は小さいが，速い群（7°）にも中等度群（14°）にも存在する．ただし，この膝関節の屈曲は，下腿の前傾を制動する下腿三頭筋と膝関節を支持する大腿四頭筋の組み合わされた力によって減少する．結果的に，速い群（44％），中等度群（21％），遅い－伸展群（11％），遅い－屈曲群（10％）の4つに分類された．

● クラスター分析によって機能分類された患者の典型例

Mulroyの機能分類の機能的な意義を明らかにするために，それぞれ4つの群から1人の対象者を選び，より詳細な分析を行う．著者からの許可を得て[91]，分類の意味を十分に解釈するために，研究データ（重複歩の特徴，運動学，筋電図，MMT）を用いた．関節の動きは歩行のビデオから評価した．加えて筋電図のデータを測定し，標準化した．

<u>Class I 患者J：歩行速度が速い群</u>（図15-17）

患者Jは58歳男性で，通常歩行は正常の55％の速度である．機能分類のパラメータである遊脚中期の足関節と立脚中期の膝関節の2つの要素は正常である．立脚中期において，膝関節は完全伸展位（図15-17A）となり，遊脚中期では背屈は0°となる（図

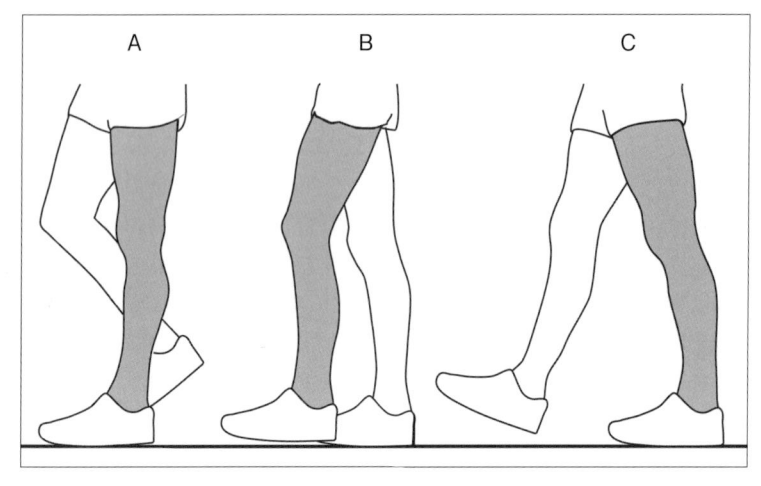

図15-17　患者J：歩行速度が速い群（脳卒中）

機能分類のパラメータである(A) 立脚中期の膝関節，(B) 遊脚中期の足関節は正常である．

(C) 立脚終期での踵挙上の欠落は底屈筋の弱化を示し，そのため重複歩距離と速度が低下する．

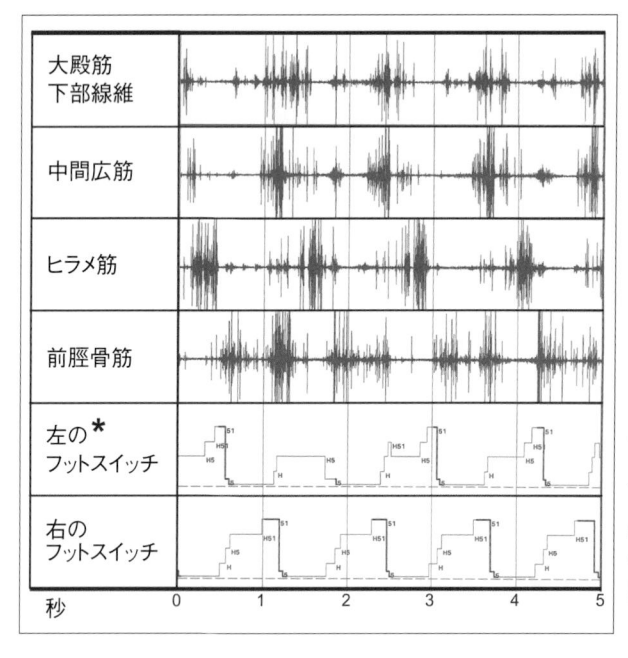

図15-17

(D) 筋電図評価では，立脚期の前半ではヒラメ筋の活動は低い．立脚期の後半ではヒラメ筋は良好に活動するにもかかわらず，フットスイッチの記録では反対側下肢が床に接地するまで踵離地が生じていないことを示し，底屈筋の弱化が確認される．大殿筋と中間広筋の活動はわずかに延長する（＊＝麻痺側下肢）．

15-17B）．しかし，この患者は，立脚終期に踵離地が生じないため，歩行速度は著しく遅い（図15-17C）．この矛盾は他の歩行周期で観察されるさらなるデータと機能によって説明できる．

大殿筋と大腿四頭筋（中間広筋）のMMTは「強」であり，ヒラメ筋は「中」であった．検査者が使用した"強，中，弱"の段階づけは屈曲または伸展共同運動の要素を含む筋の反応を意味する．MMTの筋電図評価では，大殿筋と中間広筋の高い活動とヒラメ筋の低い活動を示した．また，前脛骨筋（屈曲共同運動の一部）も「強」であった．すばやい伸張を行っても痙縮の出現はわずかであったが，長内転筋だけは痙縮が数秒間持続した．

歩行中の筋電図評価では，全体的には正常な干渉波形のパターンであったが，大殿筋と中間広筋，ヒラメ筋が同時に収縮しているため，伸展共同運動パターンが生じていると推測される（図15-17D）．明確な歩行周期は，散在する筋放電と短時間の発火，延長された活動によってはっきりしない．歩行中の筋活動の平均強度は，大殿筋（22% MMT），中間広筋（18% MMT）で中等度であったが，弱いヒラメ筋は過剰に活動（39% MMT）した．隣接した歩行周期における筋電図の違いは，中間広筋とヒラメ筋が分離していることを示した．中間広筋とヒラメ筋では，高い活動と低い活動の間隔が交互に生じていた．これは荷重応答期では，中間広筋は強く活動し，ヒラメ筋は活動しな

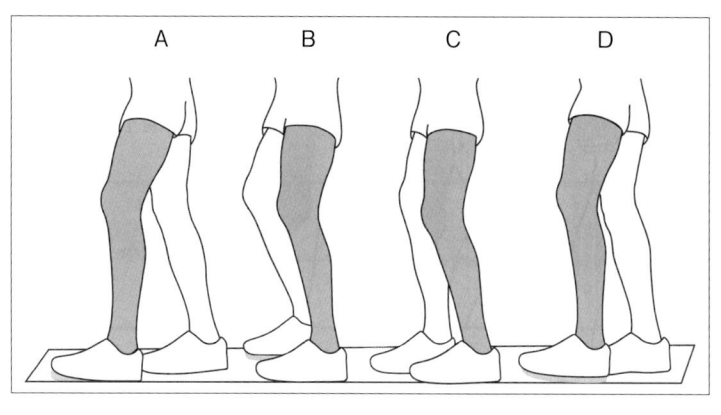

図15-18 患者K：歩行速度が中等度の群（脳卒中）

（A）初期接地では，前足部が床に接近した踵接地と膝関節の屈曲がみられる．
（B）立脚中期では，過度の足関節背屈，膝関節屈曲，股関節屈曲が生じる．
（C）前遊脚期では，トウロッカーを利用した前進は欠落している．立脚終期で良好な股関節の伸展位に達しないため，足関節底屈，膝関節屈曲と踵離地は不十分である．
（D）遊脚中期では，足関節は床クリアランスを得るため中間位となる．

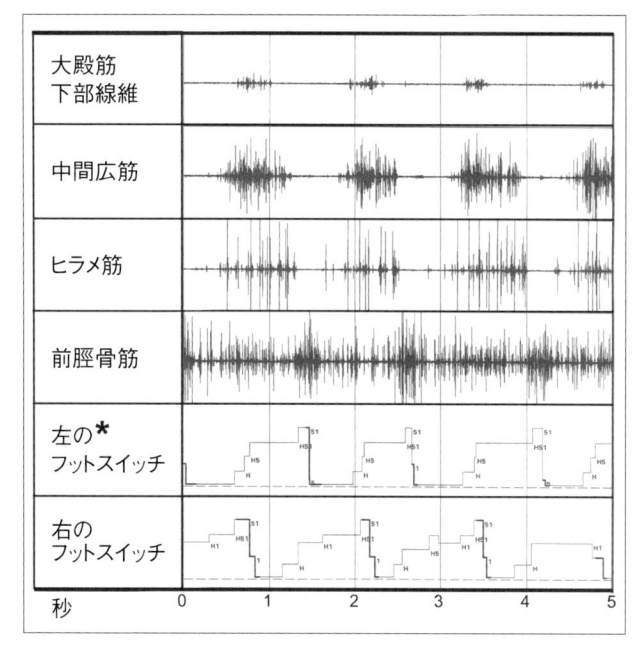

図15-18
（E）筋電図の結果は，ヒラメ筋はまだらに活動し，下腿の前進をコントロールするためには筋力が不十分であることを示す．延長した中間広筋の活動は，単下肢支持期での屈曲した膝関節を支持する．持続している前脛骨筋の活動は，遊脚中期での床クリアランスを得るために足関節を中間位にする．立脚期では，前脛骨筋の活動により，後方に位置した頭部・両上肢・体幹を前方へ移動させようとする（＊＝麻痺側下肢）．

い．反対に，立脚終期ではヒラメ筋が活動し，中間広筋は活動していなかった．このときヒラメ筋は過度に活動していたにもかかわらず，下腿のコントロールは不十分であり，重複歩距離（正常の63％）と歩行率（正常の87％）の低下を示した．

立脚中期の膝関節と足関節の機能は適切であったにもかかわらず，立脚終期での踵挙上の欠落によって，底屈筋の弱化が確認される（図15-17C参照）．また，膝関節の過伸展は，健側下肢の前方への振り出しによって生じるモーメントに対する立脚下肢（麻痺側）の筋力の弱化が推測される．そのため，弱い底屈筋群（ヒラメ筋の段階づけは中）は足関節を固定することが困難となり，身体重量を前方へ移動するためのフォアフットロッカーを用いることができなくなる．この推進力の低下によって歩幅は大きく減少する．

<u>Class Ⅱ　患者K：歩行速度が中等度の群</u>（図15-18）

この44歳男性の歩行速度は正常の32％程度である．初期接地では，前足部が床に接近している踵接地と過度の膝関節屈曲が生じる（図15-18A）．過度の膝関節屈曲は，立脚中期をとおして持続し，機能分類のパラメータのひとつが障害される（図15-18B）．前遊脚期において，両側の足が近い位置にあるため，歩幅は著明に短縮する（図15-18C）．前遊脚期では，足関節背屈は過度であり，踵離地は起こらず，膝関節の屈曲も非常に少ない．遊脚中期までに足関節は底背屈中間位に達する（図15-18D）．これは機能分類のパラメータである2つ目を有していることを示す．

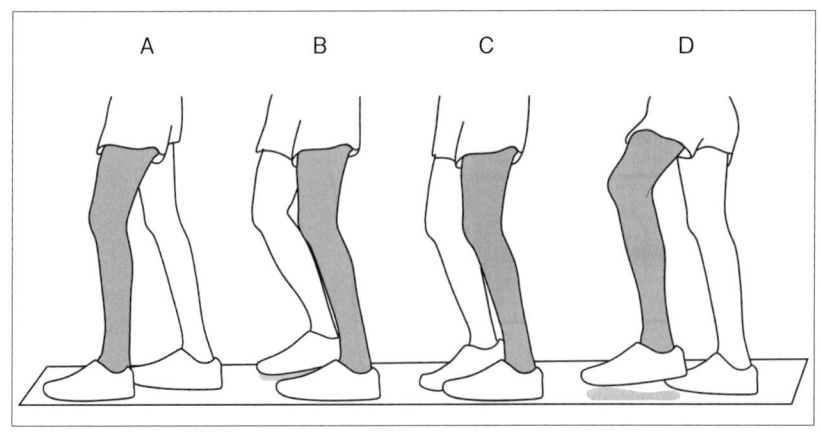

図 15-20 歩行速度が遅い－屈曲群（脳卒中）

(A) 初期接地では，膝関節屈曲位で足底接地する．

(B) 立脚中期では，足関節は過度に背屈し，膝関節と股関節は屈曲する．不安定なために介助が必要である．

(C) 前遊脚期でも，同じ姿勢が持続する．

(D) 遊脚中期では，足関節はわずかに底屈する．

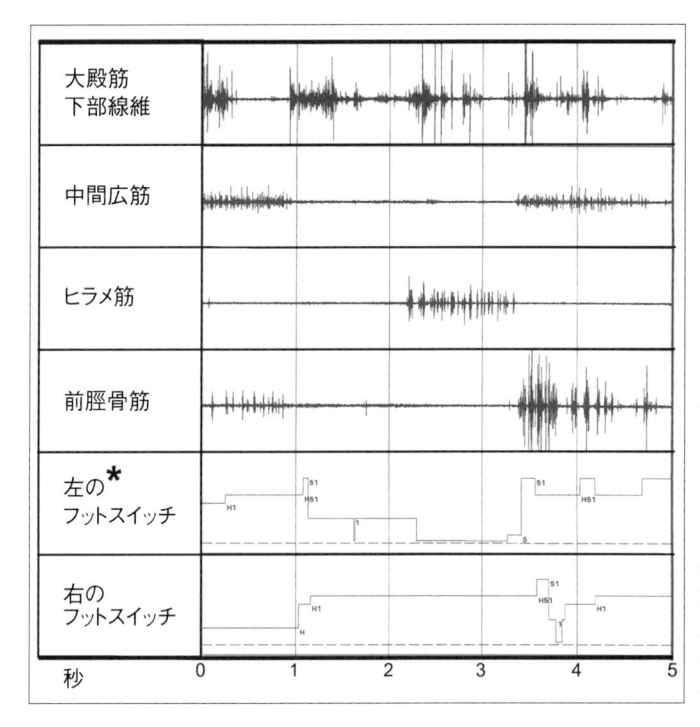

図 15-20

(E) 筋電図は，ヒラメ筋，中間広筋，大殿筋が同時に活動し，伸展共同運動を示す．荷重応答期で，ヒラメ筋が強く活動するのは不安定な下腿への代償である．屈曲した膝関節を安定させるために，中間広筋の活動は延長する．連続的で，一定しない大殿筋の活動は，体幹の不安定性を示す．遊脚中期で，弱化した前脛骨筋の中等度の活動は，足部の固定には不十分である．

は，歩行中もMMTにおいても筋活動を示さなかった．

以上より，殿筋群が唯一随意的にコントロールできる筋であった．これらの制限によって，重複歩距離の短縮（正常の45％）と歩行率の低下（正常の37％）が生じている．

Class Ⅳ　患者 M：歩行速度が遅い－屈曲群（図15-20）

この63歳の患者の歩行速度は，正常のわずか9％しかなかった．初期接地（図15-20A）では，膝関節は屈曲位（10°）で始まり，荷重応答期ではすばやく屈曲は増加し，下腿の前方移動の制動が困難である．立脚中期までに，膝関節の屈曲は20°（図15-20B）になる．足関節の過度の背屈によって身体を大きく前進させるため，患者は大腿部がほぼ垂直位の状態で膝関節を足の母指の垂直線上まで屈曲する．そのため，ヒラメ筋は非常に大きな筋活動が必要になる．前遊脚期では，歩幅は非常に小さい（図15-20C）．そのため歩行周期をとおして，足部のコントロールが不十分であることがわかる．遊脚中期では，足関節は8°底屈する（図15-20D）．このように，すべての歩行相で足部のコントロールが不十分である．この結果，短い重複歩距離（正常の27％）と遅い歩行速度（正常の34％）が生じる．すべての筋でMMTは「低」であった．ヒラメ筋のみにわずかなクローヌスが出現してい

た．

　MMTの筋電図評価は，弱い筋力テストの判定を支持する結果であった．3つの伸筋すべての活動は，弱く（3～8 digitized units：du），非常にまばらである．歩行では，筋活動はおもに増加するが，その質は大きく異なっている（50～200 du）．この筋活動の改善は，臨床場面や実験場面で行われている直立姿勢の良好な影響を反映している[105]．活動の大きさの違いは，選択的なコントロールが著しく低下している徴候として解釈できる．MMTのEMGを習慣的に通常使用する最小値（50 mV）まで上げたとき，歩行中の標準化された筋電図評価によって，臨床的な論理的なパターンが示された（図15-20E）．3つの伸筋は足部が床に接地すると活動を始める．荷重の受け継ぎ時の強いヒラメ筋の活動は，下腿の前傾をコントロールすることが必要であることを示している．立脚終期では，低い活動が持続する．単下肢支持期をとおして持続する中間広筋の活動は，屈曲した膝関節をコントロールするために必要である．また，歩行中は十分な介助を必要とする．弱い大殿筋の筋電図は連続した小さな活動電位が突発的に幾度となく生じ，コントロールできていないことを示している．歩行を介助することで，患者の股関節伸展筋の弱い活動でも，支持している足部を越えて頭部・両上肢・体幹を保持することができる．遊脚期をとおして前脛骨筋の活動は持続するが，遊脚中期において足部を完全に固定することはできない（図15-20D参照）．基本的に，この患者の歩行は相反するコントロールである原始的な伸展・屈曲共同運動が交互に起こっていることを示している．

●脳卒中による障害の階層

　従来の脳卒中患者は，足関節が過度に底屈位で固定されやすいため，前足部で歩行することが多い．この原因は伸展筋の痙縮，底屈位拘縮，背屈筋の弱化，もしくはこれらが複合的に生じているためである．現在では，脳卒中の回復の過程で椅子に座ったり，ベッドに横になっている間，足部の管理が不十分なことが原因で尖足（足関節の底屈位）が生じると認識されている．今日，脳卒中から回復した患者の歩行の障害は，足関節の過度の背屈が原因であることが多い．これは，底屈筋群が適切な筋力とコントロールを取り戻すまで持続する．立脚期での膝関節の屈曲も多くの患者で生じる．

　片麻痺患者の歩行は4階層に分類でき，麻痺側立脚期の前進における基本的な階層という点で，特徴的な歩行パターンを示す．すべての患者で立脚終期の踵挙上は起こらず，前遊脚期で弾力性のある反動を得られない．そのため，重複歩距離は短縮する．

　単下肢支持の開始時に，下肢の前進をコントロールする必要性が生じる．反対側の足指を床から持ち上げるため，体重ベクトルは足関節軸の前方に移動し始める．立脚中期での著明な歩行の障害は不十分な膝関節のコントロールであり，その機能障害は底屈筋の活動が不十分なことである．徒手筋力検査と筋電図の両方でヒラメ筋の活動が減少していることが確認される．この最小限の損失は歩行速度が速い群において立脚終期で踵が挙上しないことである．歩行中の筋電図評価では，減少したヒラメ筋の活動が示され，これは下腿の前方移動の減少と振り出しのための前遊脚期での蹴り出しの減少と一致する．結果的に，歩幅が短くなり歩行速度が遅くなる．

　脳卒中の機能分類の次のレベル（歩行速度が中等度）は，膝関節を支持する大腿四頭筋が不十分なことである．実際に，下腿三頭筋の弱化による足関節の制御が不十分なため，大腿四頭筋は下腿の前傾を制御しようとする．これは，大腿骨を前方に牽引する大腿四頭筋の作用を抑制してしまい，立脚中期では膝関節は過度に屈曲したままである．

　膝関節をコントロールする代償的な方法は，「遅い－伸展群」の症例で示される．筋電図評価では，ヒラメ筋と大腿四頭筋が活動していないにもかかわらず，歩行が可能である．徒手筋力検査と歩行の両方の筋電図評価で，大殿筋の良好な活動がみられる．適切な股関節伸展筋力によって，大殿筋が大腿骨を後方へ引き膝関節を制御することが可能になる．足関節のわずかな底屈拘縮は，足関節に必要な安定性を供給する．

　脳卒中の機能分類の4つ目のレベルは，「遅い－屈曲群」である．膝関節をコントロールする大腿四頭筋と股関節伸展筋群が著しく障害されると，歩くためには介助が必要となる．股関節伸展筋が弱化すると，膝関節を安定させる大腿部を後方へ引く動作を困難にする．3つの関節ですべての筋群の筋力が低下すると，患者は歩行できるかどうかの境界線上にいることになる．

　遊脚中期の足関節の背屈は，前脛骨筋によって行われる単純な動きである．この筋は選択的な制御，もしくは原始的な共同運動パターンの一部によって活動する．しかし，長指伸筋や第3腓骨筋が活動しないと，

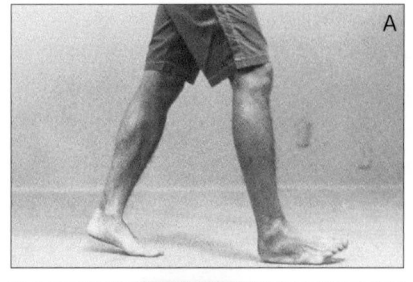

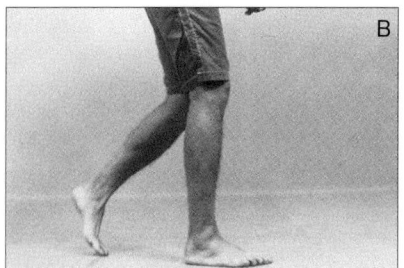

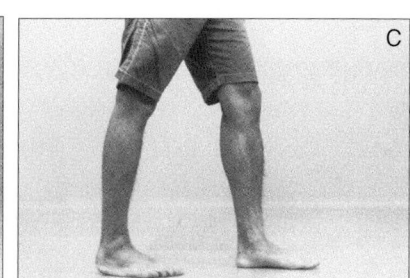

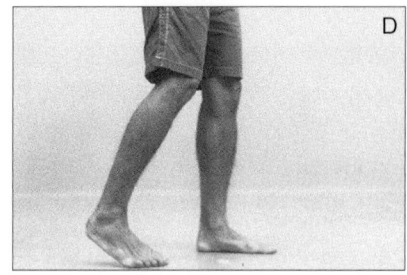

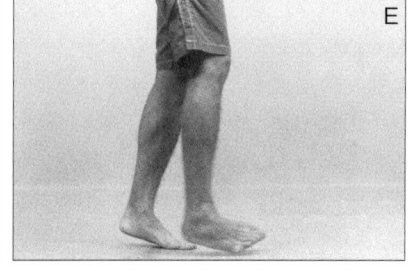

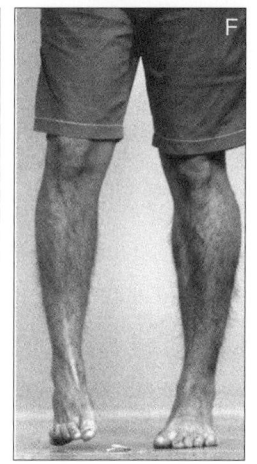

図 15-21　患者 N：片麻痺による内反足

（A）初期接地は，踵部と第5中足骨で行われる．過度の膝関節の屈曲を示す．前脛骨筋腱が隆起している．

（B）荷重応答期では，足底接地となる（踵部，第5中足骨，第1中足骨）．下腿は垂直で，膝関節と股関節は屈曲している．

（C）前遊脚期では，足底接地のままである（踵部，第5中足骨，第1中足骨）．足関節は軽度背屈し，膝関節はわずかに過伸展する．

（D）遊脚初期では，屈曲パターンとしての足部の内反が生じる．

（E）遊脚中期では，重度の足部の内反が生じ，前脛骨筋腱が隆起し，足部の外側が落ち込む．膝関節の屈曲は不十分である．

（F）前額面において，足部が外側に落ち込んでいる．前脛骨筋腱は隆起し，長指伸筋と第三腓骨筋は観察されない．槌指は指伸筋腱の短縮によって生じる．

足部は内反する．Twichell は，脳卒中急性発症後に生じる最初の随意的な機能である屈筋の共同運動を発見した．しかし，遊脚期での足関節の不十分な背屈は，一般的に認められる所見である[138]．これは，本研究において約半分の症例で観察された．

患者 N：遊脚期での動的な内反（図 15-21）

片麻痺患者の足部は，遊脚期，立脚期または歩行周期の全体をとおして程度の差はあるものの内反を示すことが多い[109]．痙縮と原始的共同運動パターンは，筋の機能障害の主要な2つの要因である．膝関節への影響は，ハムストリングスの活動性と尖足の重症度によって多様である．

患者 N によって示される足部の制御機能の障害は，動脈瘤破裂後の片麻痺から生じている．遊脚期での足部の内反が，この患者のおもな歩行異常である．長指伸筋の活動性が低下している場合，屈曲パターンの一部としての過度の前脛骨筋の活動が，この内反の明確な原因である．

膝関節が過度に屈曲し，股関節の屈曲が正常である場合，初期接地は足部の外側（踵部と第5中足骨）で行われる（図 15-21A）．このとき，前脛骨筋腱がはっきり観察できる．このすぐに生じた不安定性は，荷重受け継ぎのための足部が安定した位置とならないことを示す．

荷重応答期では，体重支持の安定性を高めるために，下腿を垂直にし，すばやく全足底接地（踵部，第5，1中足骨）する（図 15-21B）．このとき，伸筋共同パターンが出現し，前脛骨期の活動は急激に弱まる．

全足底接地の持続は，足関節底屈筋の過度の活動によって起こる．前遊脚期における全足底接地は，内外側方向へのバランスが適切であることを意味する（図 15-21C）．しかし，中足骨骨頭を越えて体重を十分に前方移動するための足関節の背屈が不十分であることを表す．立脚終期でのフォアフットロッカーと前遊脚期でのトウロッカーの欠如によって，前遊脚期での膝関節の屈曲は生じない．

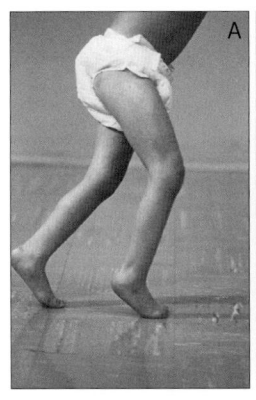

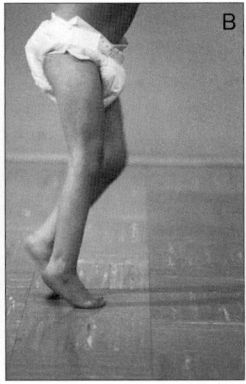

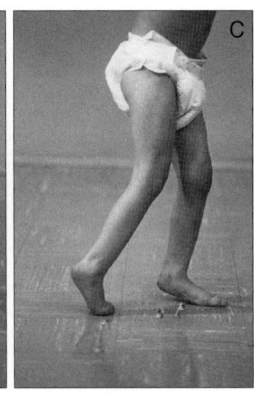

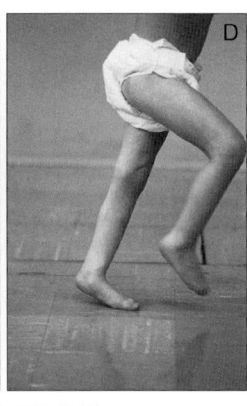

図15-22 患者O：典型的な両側性の脳性麻痺によるかがみこみ歩行
（A）荷重応答期では，両側の過度の足関節底屈，膝関節屈曲，股関節屈曲と，骨盤前傾を認める．
（B）立脚中期では，過度の膝関節屈曲は減少するが，過度の足関節底屈と骨盤の前傾は維持する．
（C）前遊脚期では，過度の足関節底屈は持続し，膝関節の屈曲は不十分である．
（D）遊脚中期では，床クリアランスを得るために股関節と膝関節の屈曲は増加する．足関節は屈筋パターンをとっていない．

遊脚初期の開始時，床クリアランスを確保するための下肢屈曲が足部の内反を誘発する（図15-21D）．足関節前面の筋群に対する詳細な検査として，観察によって筋を評価することができる．はっきりみえる前脛骨筋腱は強い筋活動を示し，一方，目立たない指伸筋腱は，外側の機能が弱いことを表す．これは，中足指節間関節での足指の不十分な伸展によっても確認される．これらの所見より，前脛骨筋がきわめて強い足関節背屈筋であることがわかる．また，膝関節屈曲が制限されることによって，足指の引きずりが生じる．

遊脚中期では，強い前脛骨筋の活動によって著しい内反を引き起こすが，足部はわずかな尖足であるようにみえる．実際には，足部の背屈は2つのパターンがある（図15-21E）．足部の内側面（第1，2列）は中間位であるが，足部の外側はわずかに底屈する．したがって，前脛骨筋は足関節背屈への機能をもつが，その腱のアライメントによって，最初に足部を内反させる．足部全体を持ち上げる強い前脛骨筋の限られた能力は，前額面から観察することでより明らかになる（図15-21F）．第5指の落ち込みが，引きずりの原因である．膝関節を自由に屈曲することができないこの患者は，引きずりを避けるために，反対側下肢による伸び上がりによって下肢全体を引き上げる代償運動を行う（図15-21E参照）．

痙直型脳性麻痺

小児の2つの特徴的な歩行パターンは，痙直型の両麻痺と四肢麻痺または対麻痺で認められ，それはかがみこみ歩行と反張膝である．

●患者O：かがみこみ歩行（図15-22）

この患者は，両側の股関節と膝関節が過度に屈曲し，過度の足関節底屈と骨盤の前傾を伴うかがみこみ歩行の典型的なパターンを示している（図15-22A）．立脚中期では，これらの関節角度は減少するが，立脚中期での垂直なアライメントへの修正はできず，その他の異常の修正も困難である（図15-22B）．前遊脚期において，体重がトウロッカーを越えて前方移動するとき，距骨下関節は回内する（図15-22C）．遊脚期では，尖足に対するクリアランスを補助するために，股関節と膝関節は大きく屈曲する（図15-22D）．これは，足関節のコントロールが屈筋共同パターンでないことを示している．

股関節と膝関節の過度の屈筋活動による原始的運動パターンは，基本的な運動制御機能の異常である．とくに，ハムストリングスの過緊張と拘縮は，一般的な所見である[132]．足関節の位置は，下腿三頭筋活動の重症度によって変化する．しかし，それぞれの患者は典型的なかがみこみ歩行のパターンから多くのバリエーションが認められる．そのため，注意深く検査す

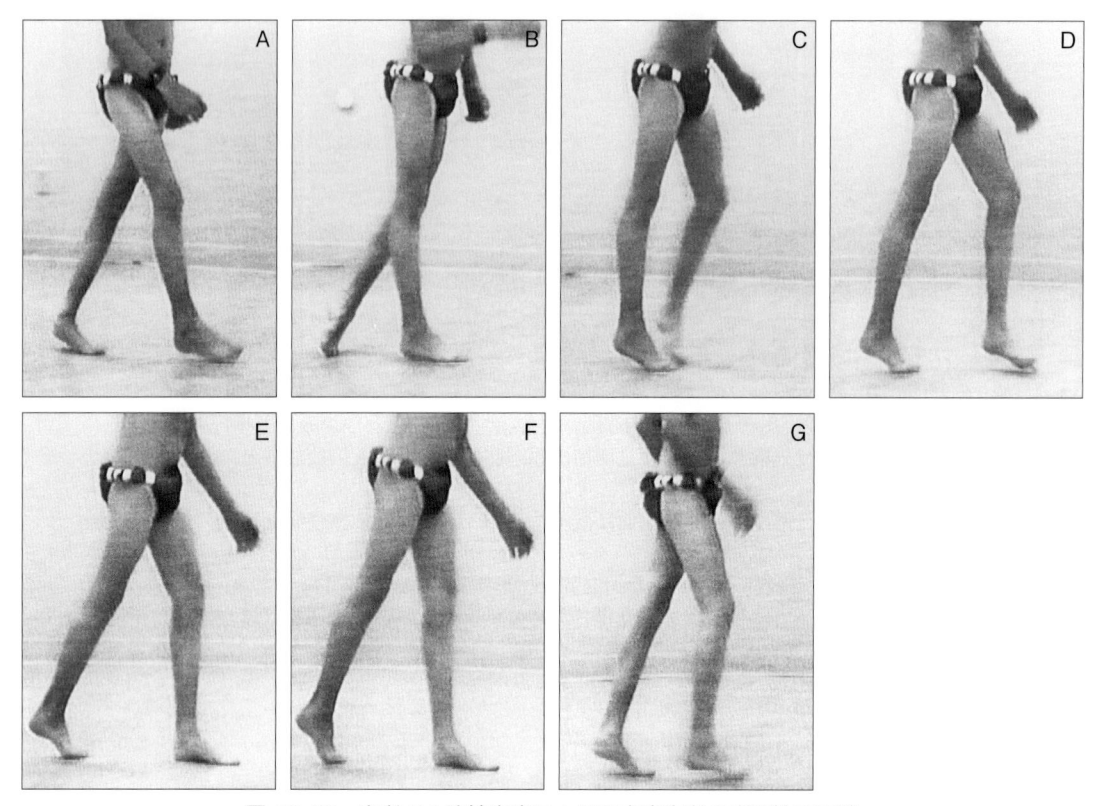

図15-23　患者P：脳性麻痺による両麻痺患者の痙縮性反張膝

（A）初期接地は，足関節の底屈と膝関節の屈曲によって前足部で行われる．

（B）荷重応答期では，膝関節は伸展し，足関節は底屈位のままである．

（C）立脚中期では，過度の足関節の底屈と早すぎる踵挙上を伴う膝関節の過伸展が認められる．

（D）立脚終期では，完全な膝関節の伸展，過度の足関節の底屈，過度の踵挙上が生じる．股関節は伸展位となる．反対側の足関節も過度に底屈する．

（E）前遊脚期では，膝関節の屈曲は生じない．足関節は軽度底屈位であるが，踵挙上は持続する．荷重は，他側の下肢に移動している．

（F）遊脚初期では，全体的に膝関節の屈曲はなく，大腿の前方移動が不足する．足関節は，過度に底屈する．骨盤を引き上げているにもかかわらず，足指の引きずりが起こる．

（G）遊脚中期では，股関節と膝関節の屈曲は同程度であり，過剰ではない．足関節の底屈によって起こる足指の引きずりは，反対側下肢の伸び上がりによって避けられる．

る必要があり，各種測定機器を用いた歩行分析によって機能的診断が行われる[32,33]．

患者P：痙縮性反張膝（図15-23）

痙縮性反張膝は，膝関節においてかがみこみ歩行と逆の状態を示す．膝関節は立脚期で過伸展し，足関節は過度の底屈位となる．足関節底屈位に対しバランスを保持するために患者は前傾し，股関節の屈曲が持続する．

この脳性麻痺の少年は，遊脚終期での不完全な膝関節の伸展によって，立脚期での不安定な下肢の姿勢につながる．初期接地は，不十分な膝関節の伸展と過度の足関節の底屈により，踵ではなく前足部で行われる（図15-23A）．荷重応答期における膝関節の動きは，屈曲より伸展方向である．これは，足関節が底屈位のまま前足部に遅れて踵を接地するように足を下ろすためである（図15-23B）．立脚中期では，過度の足関節底屈によって引き起こされる早期の踵挙上とともに，膝関節の過伸展は持続する（図15-23C）．この姿勢は，体重が足部の上を前方移動する立脚終期まで持続する（図15-23D）．患者はトレイリング姿勢となり，股関節は過伸展位をとる．著明な尖足と膝関節の屈曲が不十分な対側下肢の床クリアランスを得るために，代償動作として足関節が過度に底屈する（伸び

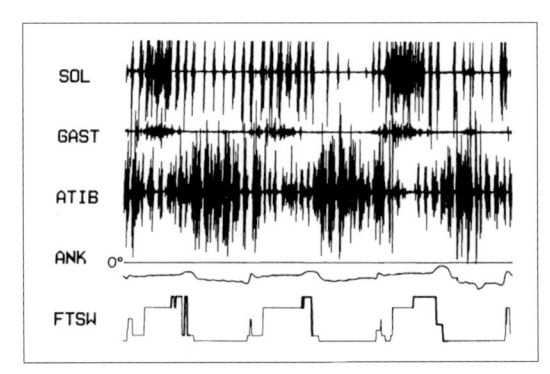

図 15-23 （H）動作筋電図と足関節の動き
SOL：ヒラメ筋，GAST：腓腹筋，ATIB：前脛骨筋，ANK：足関節角度，FTSW：同側下肢のフットスイッチ．

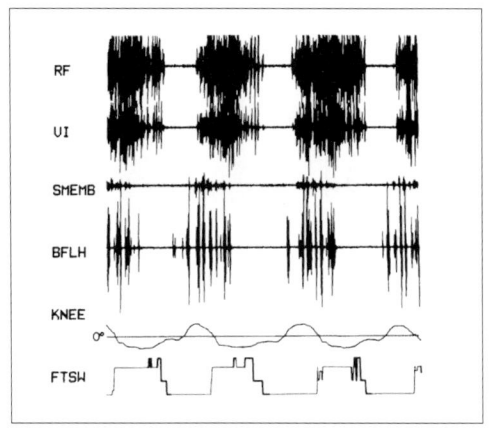

図 15-23 （I）動作筋電図と膝関節の動き
RF：大腿直筋，UI：中間広筋，SMEMB：半膜様筋，BFLH：大腿二頭筋長頭，KNEE：膝関節角度，FTSW：同側下肢のフットスイッチ．

上がり歩行）．前遊脚期では体重を反対側へ移動するとき膝関節の屈曲は起こらないが，膝関節の過伸展は減少する（図15-23E）．遊脚初期でも膝関節の屈曲は生じない（図15-23F）．足指の引きずりは，足関節底屈の増加と大腿部の前方移動の遅れによって生じる．反対側への体幹の側屈は，遊脚初期での膝関節の不十分な屈曲を代償し，足部を床から離すために必要である．遊脚中期では，股関節と膝関節の屈曲によって下腿を垂直位にすることができる．反対側下肢の伸び上がりは，この過度の底屈位の足部を持ち上げるために必要である（図15-23G）．

足関節の電気角度計による評価では，約20°の持続的な底屈を示す（図15-23H）．下肢に荷重した瞬間，足関節の角度は最小値まで減少する（5°）．2つ目の減少は，立脚終了時に同じ角度まで減少が生じ，持続する．

電気角度計によって，膝関節における2つの運動が確認できる（図15-23I）．初期接地では，膝関節が中間位（0°）まで伸展し，荷重応答期が始まるとすぐに過伸展へと移行する．この姿勢は，立脚中期終了時に最大（20°）となる．その後，前遊脚期までに膝関節はすばやく中間位に戻る．遊脚初期では屈曲は生じない．遊脚中期の開始に足部が床から離れるとすぐに，膝関節は遅れて屈曲30°のピークを迎える．遊脚終期では，膝関節は再び中間位まで伸展する．

筋電図評価では，立脚期と同様に遊脚期でも持続的なクローヌスを呈する重篤なヒラメ筋の痙縮を表す（図15-23H参照）．この痙縮は，立脚初期で早期に筋活動が開始する原始的共同運動パターン（高密度の連続的な筋電図波形）を示す．著しく減少している腓腹筋の筋電図波形は（原始的パターンであるがクローヌスではない），過伸展する膝関節に対し，腓腹筋による膝関節の制動が制限されていることを意味する．歩行周期全体にわたる持続的で強い前脛骨筋の筋電図波形は，強い背屈活動を示す．前脛骨筋は，遊脚期でおもに活動するにもかかわらず，ヒラメ筋と比較するとサイズが小さい（20％）ため，足関節を背屈することができない．

膝関節周囲筋の筋電図評価は，遊脚終期の開始から立脚終期まで膝関節伸展筋群（中間広筋と大腿直筋）の早く持続的な強い筋活動を示す（図15-23I参照）．遊脚終期では中間広筋が積極的に活動することは正常であるが，荷重応答期を過ぎても活動が持続することは異常であり，膝関節の過伸展が生じるほどの活動は著しい異常といえる．さらに，大腿直筋は同調せず（期に応じて活動しない），立脚期全体をとおして過剰に活動する．大腿二頭筋長頭の痙縮と半膜様筋の不十分な活動は，遊脚中期と立脚中期との間で下肢の振り出し時の膝関節屈曲を補助する．同時に，ハムストリングスの股関節伸展筋としての活動は，大腿の前方移動に対し拮抗的に作用し，さらに遊脚期における膝関節屈曲の重要な要素となる．立脚期において，ハムストリングスは予想に反して，大腿四頭筋の強い活動によって生じる膝関節の過伸展に抵抗しない．また，大腿二頭筋短頭も遊脚期から立脚期をとおして膝関節を保護するために活動を変化させない．

股関節屈筋群のコントロールは，3つの筋の作用によって行われる．遊脚前期では，腸骨筋の活動が開始

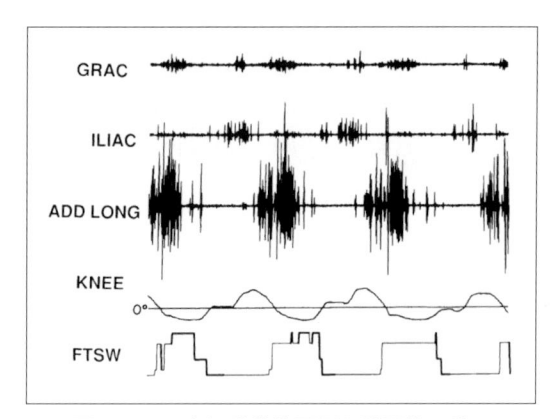

図 15-23 （J）動作筋電図と膝関節の動き
GRAC：薄筋，ILIAC：腸骨筋，ADD LONG：長内転筋，KNEE：膝関節角度，FTSW：同側下肢のフットスイッチ．

する（図 15-23J）．薄筋は低いレベルの活動ではあるが，屈筋の有効な共同筋である．強く，過剰な長内転筋の活動によって，股関節の屈曲は遊脚終期と立脚中期の間で持続する．

結論として，膝関節過伸展は，ヒラメ筋と大腿四頭筋の高い痙縮が原因である．下肢が固定されていなければ，股関節屈曲のコントロールは適切に行える．長内転筋は，遊脚期の重要な股関節屈筋として作用するが，はさみ足歩行の原因になるかもしれない．遊脚期での膝関節屈曲の制限は，2つの筋電図所見と関連がある．遊脚初期における早すぎるハムストリングスの活動は，股関節伸筋として作用し，股関節屈曲モーメントを抑制する．また，腸骨筋，薄筋，長内転筋による股関節屈筋群の活動では，ハムストリングスに拮抗するには不十分である．遊脚中期での強い大腿直筋の活動は，その伸展筋の作用によって膝関節の屈曲を制限する．大腿二頭筋短頭は，大腿直筋と比較すると弱く，小さいため，拮抗筋としての機能は不十分である．不適切で，タイミングが悪く，協調的に活動しないランダムな筋活動の組み合わせが，神経系の調節障害を有する痙縮患者の筋活動が予測できない要因となる[31]．

■脊髄損傷：曲がらない膝関節での歩行

脊髄損傷には，機能的に3つの特徴がある．病変のレベルより上の機能は正常である．これは，患者に最大の代償能力を提供する．また，下位運動ニューロンの病変は，神経が障害を受けるレベルで生じる．そのため，下位運動ニューロンの病変で生じる弛緩性麻痺は，病変のある分節で生じる．損傷部位より遠位のレベルで生じる運動障害は，上位運動ニューロンの障害である．機能障害は，痙縮，選択的なコントロールの障害，原始的共同運動パターンが複合して出現する．脊髄損傷は両側性の傾向が強いが，重症度と神経路の障害の両方で左右の機能障害が大きく異なる可能性がある．

●患者Q：脊髄損傷（図 15-24）

この脊髄損傷患者は，地域生活が可能な歩行レベル（速度 37 m/min，正常の 42％）に復帰した．しかしながら彼の歩行は，立脚期と遊脚期の両方で不十分な膝関節の屈曲により，著しく制限されている．

初期接地は正常である（図 15-24A）．踵接地が認められ，前足部は足関節中間位で，膝関節の伸展，股関節の屈曲によって十分に挙上している．荷重応答期において，膝関節は屈曲できない（図 15-24B）．この膝関節伸展位は，立脚期をとおして持続する．立脚終期において，踵接地は延長する（図 15-24C）．下肢の前進は，足関節の背屈を増加させることによって得られる．荷重していない下肢の踵挙上は遅れて行われるが，前遊脚期での膝関節の屈曲は著しく制限される（図 15-24D）．遊脚初期での膝関節の屈曲は非常に制限され，大腿部の前方移動は少ない（図 15-24E）．足指の引きずりは，体幹のわずかな側屈と足関節の過度の背屈によって回避される．また，遊脚中期での床クリアランスは十分な足関節の背屈によって確保される（図 15-24F）．股関節の屈曲は，膝関節の屈曲より非常に大きい．したがって，膝関節は過度に伸展している．遊脚終期では膝関節は伸展しているが，選択的な足関節の背屈によって下肢のコントロールは良好である（図 15-24G）．

動作分析によって，主要な機能障害が膝関節と足関節の両方にあることがわかる（図 15-24H）．荷重応答期では，正常な足関節の底屈が不足している．初期接地は足関節中間位から始まり，立脚終期の後半に最大背屈角度の15°に達するまで，足関節は立脚期をとおして背屈角度を増していく．過度な背屈（10°）が，遊脚初期から遊脚中期まで維持される．その後，遊脚終期では足関節が中間位に戻る．

膝関節の動きは，足関節とは独立して行われる．初期接地での膝関節伸展位（5°屈曲位）は，前遊脚期までの立脚期をとおして持続する．膝関節の屈曲は両下肢支持期で始まり，遊脚初期の開始までに20°に達する．遊脚初期では，それ以上の屈曲は起こらない（最大5°）．遊脚中期が始まり，膝関節は最終位置である

第 15 章　臨床事例　　217

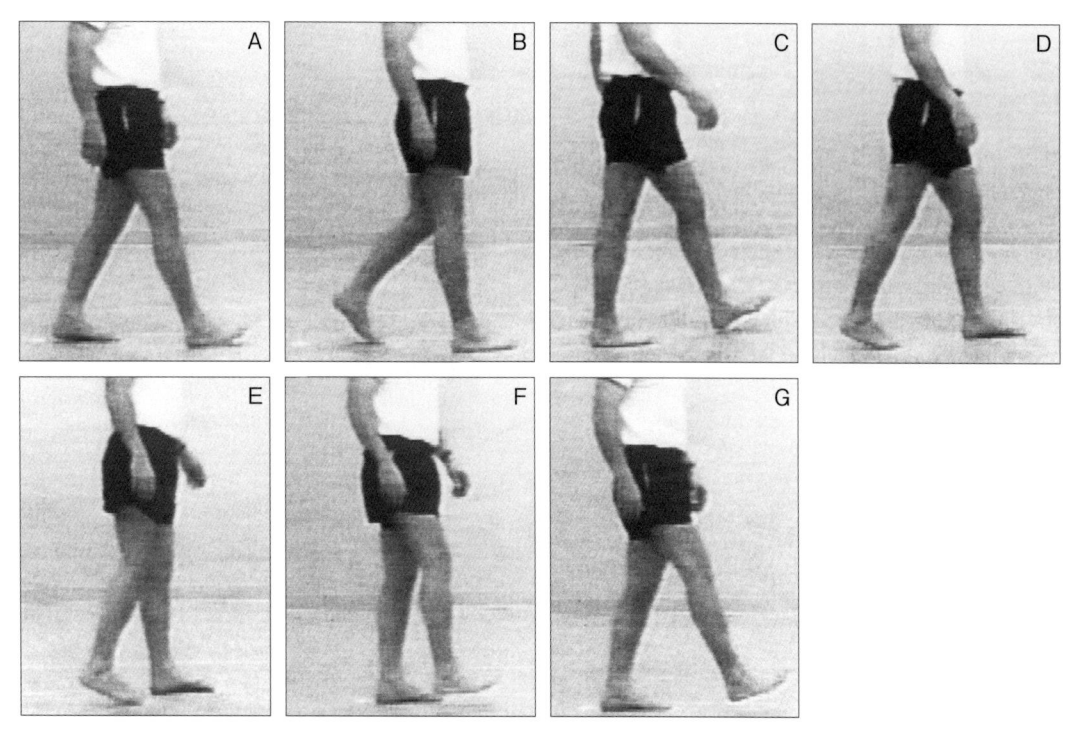

図 15-24　患者 Q：脊髄損傷を要因とした曲がらない膝関節

（A）初期接地では，正常な下肢のアライメントで踵接地する．
（B）荷重応答期では，膝関節の屈曲は起こらない．その他の点で，下肢の位置は正常である．
（C）立脚終期では，踵接地が持続している．足関節は背屈し，膝関節は伸展している．歩幅は，重心が足部を越えて前方へ移動しないため短縮する．
（D）前遊脚期では，膝関節の屈曲は制限され，足関節は過度に背屈する．良好な踵挙上が生じ，股関節は過度な伸展位となる．
（E）遊脚初期では，膝関節の屈曲は非常に制限され，そして足関節は過度に背屈する．反対側への体幹の側屈によって床クリアランスが得られる．
（F）遊脚中期では，膝関節の屈曲は不十分である（股関節屈曲より小さい）．
（G）遊脚終期では，下肢の姿勢は正常である．反対側の下肢で，フォアフットロッカーによって身体を前方移動しないため，足部は正常よりも高い．

5°屈曲位まで伸展する．

立脚期では骨盤は前傾を強めていくが，大腿部は歩行周期をとおして正常なパターンをとる．初期接地での股関節屈曲は 20°に制限されている．初期接地以降，股関節は次第に伸展し，正常よりも早い足指離地の直前に，わずかな過伸展位（5°）になる．

フットスイッチでは，踵のみで支持する時間が短く，その後すばやく足底接地に至ることが確認される．反対側下肢に荷重が移るまで踵接地は維持される．足指離地は正常よりも早く，歩行周期の 54％に出現する（正常では歩行周期の 62％）．これは単下肢支持時間が短い（歩行周期の 27％）ことと関係している（正常では歩行周期の 40％）．一方，反対側の単下肢支持時間は延長する（歩行周期の 49％）．これらの相違は，立脚期での前進の制限と遊脚期での下肢の前方移動が困難なことを示している．

膝関節周囲筋の動作筋電図評価では，すべての広筋群で持続的な活動を示す．とくに，長内側広筋と中間広筋で著明である（**図 15-24I**）．それらの活動は立脚期でより高まるが，遊脚期でも著しく活動する．ただし，大腿直筋の活動は立脚期，遊脚期ともに認められない．大腿二頭筋短頭の短い活動は，初期接地の開始に生じるが，広筋群の拮抗筋としては小さすぎる（**図15-24J**）．遊脚終期で膝関節伸展を制動したり，荷重応答期でヒールロッカーを補助するハムストリングスの活動は不十分である．

このように，立脚期では広筋群の持続した活動によって，完全伸展位に固定された下肢は足関節上で前

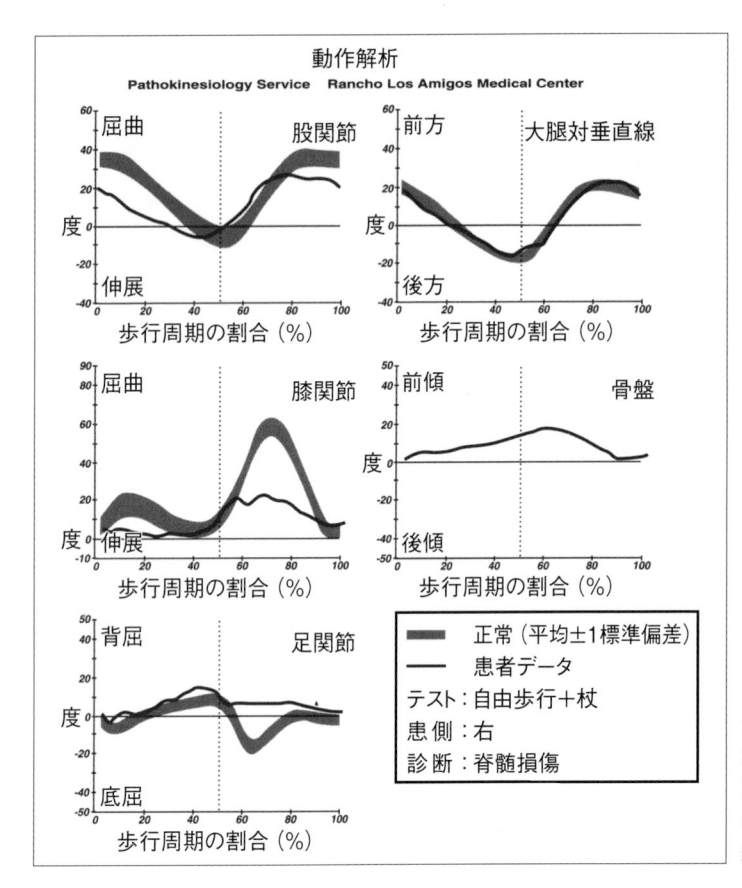

図 15-24 （H）動作解析
縦軸が動きの角度を示す（屈曲が正）．横軸は歩行周期の割合を示す．縦の点線は，立脚期と遊脚期を分ける（足指離地）．太い線の部分は正常機能の領域を示す．細い線は患者データである．

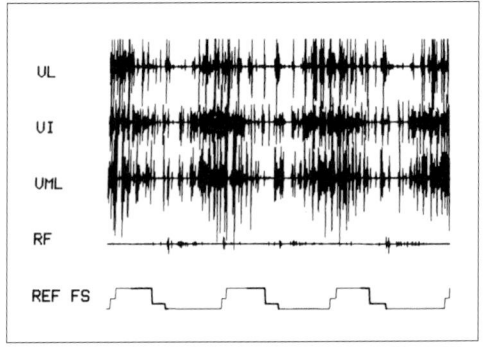

図 15-24 （I）大腿四頭筋の動作筋電図
VL：外側広筋，VI：中間広筋，VML：長内側広筋，RF：大腿直筋，REF FS：フットスイッチ．

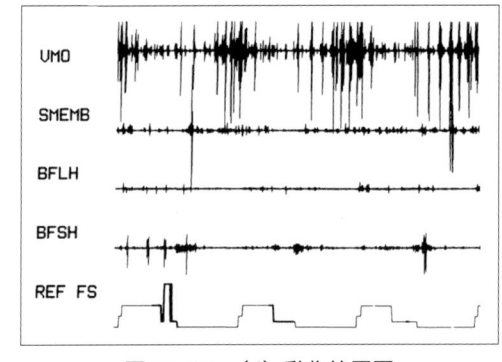

図 15-24 （J）動作筋電図
VMO：斜内側広筋，SMEMB：半膜様筋，BFLH：大腿二頭筋長頭，BFSH：大腿二頭筋短頭，REF FS：フットスイッチ．

方へ移動する．過度の背屈はフォアフットロッカーの代償動作であり，下腿三頭筋の弱化を示している．体幹の直立した姿勢は，股関節の可動性低下（正常な可動域40°に対し25°）を代償する骨盤前傾によって維持されている．

■要　約

効率的な歩行は，感覚と運動の間の絶妙で切れ目のない情報交換によって達成される．疾病または外傷によって生じる神経系の障害では，この制御機構が障害される．集中的なリハビリテーションは，機能障害を最小限にすることだけでなく，神経系の可塑性を促す

ことを目的に行われる．また，リハビリテーションは神経障害を有する患者に対して，歩行能力が改善する可能性を提供する．

切　断

疾病や外傷による下肢の切断は，人類の歴史の一部分といえる[147]．しかし，失った下肢を代償する義肢の発展には長い時間を要した．戦争によって多くの人が切断者となり，重度の外傷での生存率は低かった．そのため，ソケットやプラットフォームの延長である単なる義足を越える進化は遅れた．

第二次世界大戦中，生存率が改善した結果，兵士の失われた下肢を代償する義足に対するニーズが高まった．しかし，皮製や木製では快適性や機能性は不十分であった．そのため，1945年に国立科学アカデミーは，義足デザインの科学的根拠と切断患者に対する有効な治療法を明らかにするため，多数の集中的調査と開発計画を認可した[147]．

その取り組みのひとつが，カルフォルニア大学バレー校で行われた義足調査プロジェクトであった．このグループは，臨床医，エンジニア，解剖学者で構成され，歩行，義足のデザインと切断肢の管理を世界で初めて包括的に研究した．この共同研究の成果は，現在における義足の研究開発の分野を導くこととなった．

本章では，歩行機能における下腿切断と大腿切断の影響について焦点を当てる．また，義足の足関節と膝関節のデザインの適応と限界について症例検討を行う．

■下腿切断

下腿切断患者は，大腿切断患者に比べて膝関節が残存しているため，より機能的な潜在性と効率性を有する[145]．糖尿病や末梢血管疾患では珍しくない両下肢の切断では，膝関節が残存していることが機能的に重要となる[142]．1970～1982年の間に，義足患者に対し集中的にリハビリテーションを行った結果，両側の下腿切断患者の約50％（10/21）が，地域社会，あるいは限られた地域社会で歩行が自立した．しかし，両側の大腿切断患者17人すべてにおいて，地域社会で歩行することは困難であった．1人の両側の大腿切断患者では，家のなかの限定された距離のみ歩くことが可能となったが，8人は車いす，残りの患者は寝たきり生活となった．近年の義足部品の進歩は，両側の大腿切断患者でも機能的な改善をもたらしている[86,103]．しかし，これまでの研究結果から膝関節が残存することの重要性は強調しなければならない．

現在の義足の処方は，3つの分析に基づいて行われる．1つ目は身体と生活様式のニーズの臨床的な評価である．2つ目は患者の機能的なニーズに適した義足の選択である[72]．3つ目は選択した義足と義足を装着した下肢アライメントの歩行に基づく評価である[151]．

また，義足のデザインは歩行の基本的な3つの役割に応えなければならない[99]．とくに，荷重の受け継ぎ時のヒールロッカーにおいて，衝撃を吸収するさまざまな部品が作成され，完全な足関節ではなくても前進することが可能である．単下肢支持期は，体重がアンクルロッカーとフォアフットロッカーの上を移動するため，矢状面上と前額面上の安定性が必要である．下肢の振り出しは，トウロッカーからの弾力性のある反動による推進力と抑制を受けていないモーメントによって生じる．

義足のデザイナーは，これらの要求に対して適切な柔軟性，弾力性と伸張性を有する新しい部品を常に探求している．姿勢を変化させ，外形を変形させることで生じるエネルギーを蓄積し，解放する順応性のある金属とプラスチックによって義足の外形は補強されている[46,140]．今日，類似した外形の義足が数多く存在する．しかし，それぞれのデザインは特有の機能的な特徴をもち，その特徴は切断患者にとって利点にも欠点にもなる[28]．義足を処方する臨床家は，市場にある多くの義足の特徴を認識しなければならない．臨床家は義足歩行を分析する場合，義足で生じる制限が原因となる筋の弱化[114]と拘縮[92]を区別する能力が必要である[99]．

●下腿義足の部品

1945年当初，使用できる唯一の足継手は，足部と下腿の間にある単軸関節であった．この継手の欠点は，よく故障することと重いことであった．1955年まで，この問題を解決できず，エンジニアは義足のデザイン改革に取り組んだ[49]．その後，関節性の足継手から，SACH足部（solid ankle cushioned heel）を1つの構造に統合した装置が開発された[28,48]．この装置は，正常な下肢機能を再現することを目的とした次世代の義足デザインの基本的なモデルとなった．そして，エネルギーを蓄積して放出することができる新しい部品の

表 15-4　下肢の義足デザインの分類

下腿切断	大腿切断	
	遊脚制御	立脚制御
関節型 　単軸足 　多軸足	摩　擦	摩　擦
受動型 　SACH 足 　SAFE 足	油　圧	多　軸
エネルギー蓄積型 　ダイナミックキール 　ダイナミックパイロン	空　圧	空　圧
コンピュータ制御型	コンピュータ 制御	コンピュータ 制御

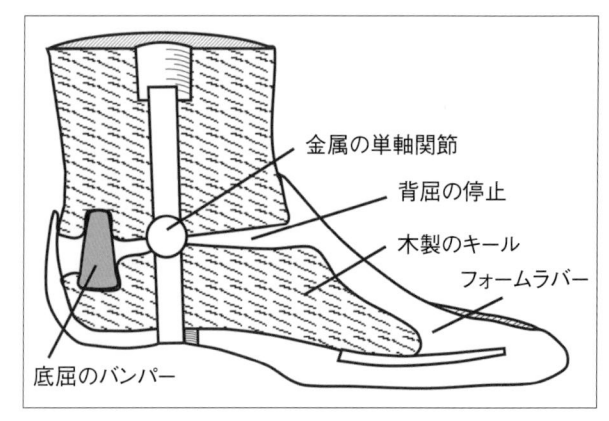

図 15-25　関節型の義足足部

出現は，より動きやすく統合されたデザインとして，エネルギー蓄積型足部という包括的な用語に分類された[108]．新しい製品は新たな欠点もあるが，機能的な利点が多い．これまでの試みは，人間の筋と腱の選択的な活動を，木製の外形，弾力性のある素材，プラスチック，ポリマーによって代償することであった．しかし，近年，マイクロプロセッサーが足関節をコントロールする部品として取り入れられている[9]．

義足の発展に対して本格的ではなかった時代には，臨床家は名前によって各々のデザインを確認することができたが，現在使用する部品の多くは，この章（**表 15-4**）で使用されている予備的な分類が必要となる[87]．現在の下腿義足のデザインは，関節型，受動型，エネルギー蓄積型，コンピュータ制御型の 4 つに分類される．

関節型

足部と下腿の 2 つの部分は，可動性のある関節（足関節）によって結合されている．関節の動きは，バンパーによって制限され（**図 15-25**），単軸足と多軸足の 2 つの義足のデザインがある．

1. 単軸足：底背屈のみ可能
2. 多軸足：近年，底背屈の軸に内外反の小さな弧の動きが加わったデザインに発展した．

不整地に適応する能力は，農業者や登山家に有用であるが，統合された足部デザインのものと比較すると，重くて耐久性は低い．

受動型

足部と足関節はひとつの構成体に統合されている（**図 15-26**）．これには，弾力性の異なる 2 つのモデルがある．

1. SACH 足：SACH 足は実質的に固い[49]．木製のキールが足関節の代わりである．大きなクッションのある踵を圧迫することで，初期接地での衝撃を和らげる．曲がっているキールと背面の外形と前足部の密度の濃いプラスチック性のフォームラバーが一体になることで，前足部での踏み返しが可能となる．この比較的固い義足の欠点は，速く歩くことが困難なことである．

2. SAFE 足：1978 年に，安定性に必要とされた固さに対して，より弾力性のある部品を使用する効果的な方法が示された．それは，通常使用していた木製のキールから，弾力性のあるラバーで構成されたキールに変更したことである．前足部は，木製のブロックの間に散りばめられた弾力性のあるフォームでできている．この義足は，矢状面上での大きな前進とある程度の内側と外側の可動性によって，立脚期の安定性を向上させた．

エネルギー蓄積型

弾力性のあるエネルギーが蓄積・放出される部品が開発されると，義足のデザインに従事するすべての人がこのエネルギー蓄積型足部の研究に没頭した．最初のデザインは足部に限定されていた．その後，弾力性が改善され，安定性も維持された．ソケットからつま先（パイロンとキール）まで動的な部品で一体となった新しいデザインは，同定可能な力を発生させる[46]．エネルギー蓄積型という用語は，より大きな力を発生させる義足に限定されると思われたが，研究者により意見が分かれ，エネルギー蓄積型はさらに 2 つに区分されている．

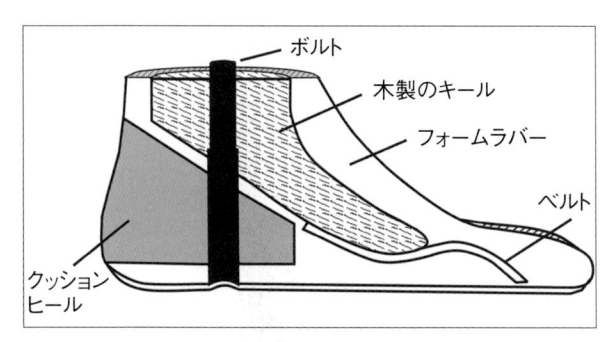

図15-26 受動型の義足の足部

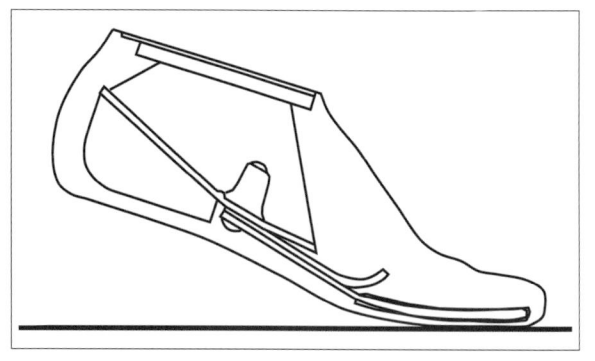

図15-27 キール型エネルギー蓄積足部

1. キール型エネルギー蓄積足部：義足の足部に，エネルギーを放出するキールが取りつけられている（図15-27）．これは，固いキールに換わりリーフスプリングが採用された[21,87]．当初，走るための義足を作ることが目標とされた[21]．切断者は，加えられた弾力性によって速いスピードでより効率的に歩行することが可能となった[94]．さらに，このデザインは耐久性が高くコストも低い．その後も，多様な足部のデザインをもつ弾力性のあるキールの概念に発展した[59]．

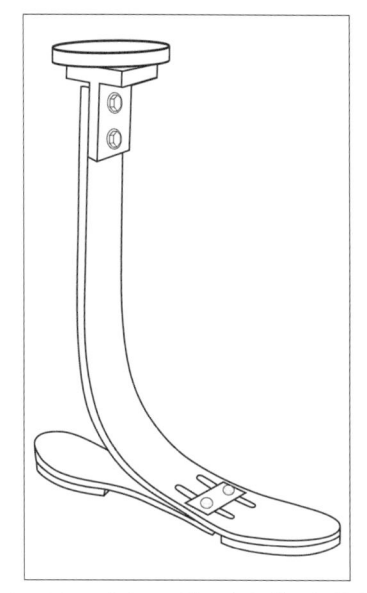

2. パイロン型エネルギー蓄積足部：この義足はプッシュオフのエネルギーが発生するようにデザインされている．ダイナミックな部分は，ソケットからつま先まで弾力性のある固いパイロンとキールに取り替えることによって作成された（図15-28）．前進した身体がシャフトを曲げることで張力が大きく増大し，その後，その張力が足指離地時に急激に放出される．前遊脚期で生じる反応としては，正常の50％以上のパワーが発揮する[46]．パイロン型エネルギー蓄積足部（Flex foot, Össur Americas, Aloso Viejo, CA）と，これらのパイロン型エネルギー蓄積足部をもたない足部の健側下肢への荷重量を比較した（体重の110％対128〜135％）[115]．立脚終期において，Flex footは他のデザインより足関節の背屈が増大する（23°に対し12〜20°）[102]．これは，Flex footが初期接地の前に身体重心を前方へ効率的にコントロールすることを示している．健側下肢への荷重量を最小限にすることは重要である．なぜなら，長期間の義足使用者の健側下肢には，高い確率で変形性関節症と膝関節の痛みが生じるためである[43]．

図15-28 パイロン型エネルギー蓄積足部

コンピュータ制御型

近年，義足の足関節を直接的にコントロールするためマイクロプロセッサーが取り入れられている[9]．その試作品には，キール型エネルギー蓄積足部が含まれている．この電子機構は，義足の足関節で発生する力と強度，あるいはタイミングをコントロールできる．

●足継手と足部の機能的特徴の比較

下腿義足のデザインは4つに分類できるが，歩行中における足の動きのパターンを定量化した先行研究によって，正常な足関節の機能に類似したさまざまな義足歩行の基準値（測定値）が設定された[102]．

義足の機能レベルは，3つのイベント［①ヒールロッカー，②単下肢支持（アンクルロッカーとフォアフットロッカー），③トウロッカー］における足関節の強

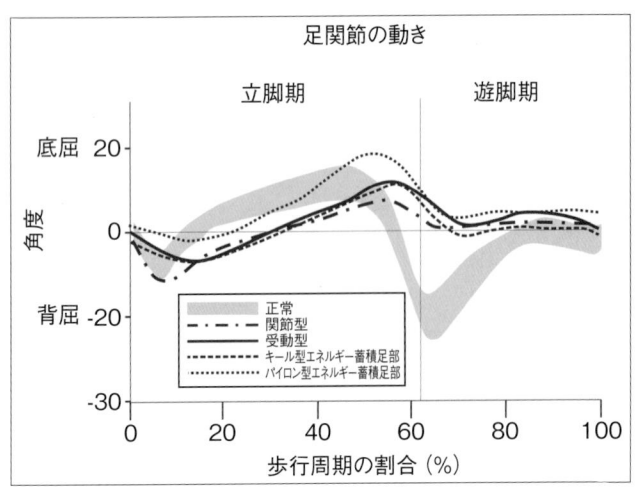

図15-29 歩行中の下腿義足の関節型，受動型，キール型エネルギー蓄積足部（Seattle Lightfoot），パイロン型エネルギー蓄積足部（Flex foot）と切断していない症例における足関節の動きの比較
(Adapted from Perry J, Boyd LA, Rao SS, Mulroy SJ. Prosthetic weight acceptance mechanics in transtibial amputees wearing the Single Axis, Seattle Lite and Flex Foot. *IEEE Transactions on Rehabilitation Engineering.* 1997 ; 5 (4) : 283-289.)

度と耐久性によって確認される．それぞれの義足の効果は，正常の動きと義足の動きを比較することで明確になる．

歩行周期の最初の7％の間で生じる下肢への体重移動は，通常足関節の底屈8°の小さな弧の動きによってスムーズとなる（図15-29）[102]．その後，歩行周期の12％で足底接地に達すると，足関節の動きは反対の運動方向である背屈に変化する．その結果，体重の50〜125％の範囲の衝撃が生じる[127]．

関節型の下腿義足では，初期接地の衝撃の反応として，重力により底屈12°となる（図15-29参照）[102]．この足関節の底屈は，正常の動きともっとも類似しているが，後方にあるゴム製バンパーがゆっくり反応するため底屈方向への動きが延長され，踵でのテコの作用が弱まる．受動型，キール型エネルギー蓄積足部，そしてパイロン型エネルギー蓄積足部の荷重の受け継ぎ時の底屈は，正常の半分以下である．また，足関節の背屈方向への動きの転換は，わずかに遅延する．その結果，この3つの義足のデザインは，荷重の受け継ぎ時での足関節背屈が減少する．

足底接地のパターンの多様性を検討することによって，荷重の受け継ぎ時の安定性について，それぞれの義足の特徴を明らかにすることが可能である（表15-5）．関節型の義足は，反対側の足指離地の直前に足底接地して安定性を得る．しかし，エネルギー蓄積型義足の安定性は，このレベルに達してない．その代わり，反対側の下肢が床から離れた後の重要な期間に，義足下肢はまだ踵でバランスを保持している（表15-5参照）．

単下肢支持期（図15-29参照）では，パイロン型エ

表15-5 荷重の受け継ぎ時の足−床の接地パターン

	足底接地 （％GC）	対側の足指離地 （％GC）
単軸足	17	17
キール型エネルギー 蓄積足部（Seattle Lightfoot）	21	16
パイロン型エネルギー 蓄積足部（Flex foot）	19	16
正常（切断していない足部）	12	12

(Adapted with permission from Perry J, Boyd LA, Rao SS, Mulroy SJ. Prosthetic weight acceptance mechanics in transtibial amputees wearing the Single Axis, Seattle Lite and Flex Foot. *IEEE Transactions on Rehabilitation Engineering.* 1997 ; 5 (4) : 283-289.)

ネルギー蓄積足部は立脚終期に約15°背屈する．これは健常者では過剰な動きである（正常は12°まで）．単軸足，キール型エネルギー蓄積足部を使用すると，フォアフットロッカーでの背屈は減少する（5°まで）．トウロッカーでは，すべての義足で底屈せず，健常者のみ正常なすばやい底屈が生じる（図15-29参照）．

下腿と足部が一体化している義足部品の弾力性によって，エネルギーを蓄積する能力が決定する．立脚終期に前足部への体重移動を張力として蓄積し，前遊脚期に体重が先行肢に急激に移動するとき，蓄積されたエネルギーを放出する．3つの代表的な義足足部の比較では前遊脚期での足関節の力の発生はさまざまである（図15-30）[46]．SACH足では正常の10％の力しか発揮できないが，キール型エネルギー蓄積足部（Seattle, Model & Instrument Works, Inc, Seatle, WA）は正常の25％，さらにパイロン型エネルギー

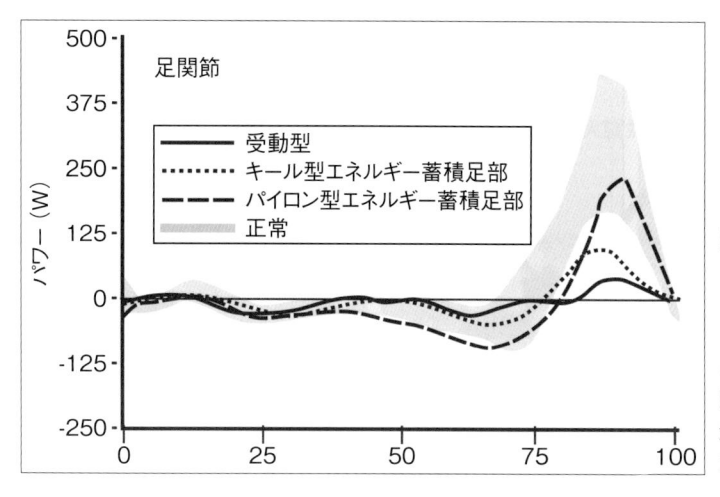

図15-30 歩行中の下腿義足の受動型，キール型エネルギー蓄積足部（Seattle Lightfoot），パイロン型エネルギー蓄積足部（Flex foot）と切断していない症例における足関節のパワーの比較
(Adapted from Gitter A, Czerniecki JM, DeGroot DM. Biomechanical analysis of the influence of prosthetic feet on below-knee amputee walking. *Am J Phys Med*. 1991 ; 70 : 142-148.)

蓄積足部（Flex foot）では61％の力の発揮が可能であった．前遊脚期における足関節の力の重要性は，臨床で長年議論されている．超音波技術を用いた最近の研究により，立脚終期に下肢の前進を補助するエネルギーを放出する足関節底屈筋の役割が明らかになった[16,42,60,64,80]．SACH足と比較し，正常には及ばないが大きな力を発揮するキール型エネルギー蓄積足部とパイロン型エネルギー蓄積足部の能力は，失われた足関節の機能を代償する効果があることが示された[46]．

● 患者R：下腿切断（図15-31）

この熟練した歩行者は，キール型エネルギー蓄積足部の義足を使用している（クアンタム義足，Hosmer Dorrance Corp，Campbell，CA）．彼は切断後，正常な股関節と膝関節の機能に到達した．

初期接地は，正常な姿勢での踵接地が行われる（図15-31A）．荷重応答期では，正常な膝関節の屈曲と足関節の底屈が行われ，股関節の屈曲は維持されている（図15-31B）．この荷重パターンは，義足足部のクッションが底屈に反応し圧縮され，荷重時の衝撃を軽減させていることを示している．立脚中期では，膝関節と股関節はわずかに屈曲し，足関節は軽度底屈位となる（図15-31C）．体幹は支持側下肢を越えて移動するが，もう一方の下肢はわずかに後方に位置する．立脚終期では，低い踵挙上，過度の足関節背屈，膝関節の完全伸展，そして股関節は過度な伸展位となる（図15-31D）．そのため，膝関節が伸展し，義足の下腿部のコントロールが良好となる．同時に，最適な前進と歩幅を得るために，義足の足関節は背屈する．前遊脚期の終わりまで，大腿が垂直位に到達するのに十分なほど前進はしないが，膝関節は正常に屈曲する（図15-31E）．これは，制限された義足のトウロッカーの機能を補助するための膝関節屈筋群の活動を意味している．遊脚初期では，膝関節は適切に屈曲するが大腿は十分に前進しない（図15-31F）．下腿は，遊脚中期に垂直位になる．しかし，大腿の屈曲は正常より大きいため，足クリアランスは過度に増大する（図15-31G）．

動作分析では，各々の関節で比較的正常なパターンを示す（図15-31H）．初期接地では足関節は中間位から始まり，荷重応答期で約10°底屈する．この位置から足関節背屈が急激に始まり，立脚中期になると背屈する速度はゆっくりとなる．立脚終期では背屈は20°に達する．遊脚期では全体をとおして，足関節は中間位（0°）である．膝関節は，初期接地での完全伸展位から歩行周期の18％で20°まで屈曲する．その後，徐々に伸展し，歩行周期の40％で4°の過伸展となる．立脚終期では，急激に屈曲し，前遊脚期または遊脚初期まで屈曲は持続する．膝関節の屈曲のピークを迎えるタイミングは正常（歩行周期の72％）であるが，その角度（73°）は過剰である．膝関節の伸展は，初期接地の直前（歩行周期の95％）に2°過伸展する．荷重応答期で大腿部の伸展の開始は遅延するが，その後，立脚終期では正常の角度である20°まで伸展する．その後，大腿部の屈曲は遊脚初期では正常であるが，遊脚中期で過剰（30°）となる．

主要な筋の筋電図分析の結果，波形の強さは増加し，いくつかの筋では活動が延長している．股関節では，半膜様筋の活動が高まるにつれて，大殿筋は早期に活動を高める（図15-31I）．大腿二頭筋長頭の活動は持

は足部は十分に固定され，同時に膝折れを避けるために，立脚期での持続した大殿筋の活動が膝関節を十分に伸展させる．

立脚期の安定性に必要とされる膝関節の伸展ができない切断患者では，十分な筋力，固有受容感覚の鋭敏さ，転倒を回避するための運動制御を有する者はほとんどいない．そのため，膝関節をコントロールするさまざまな膝継手が作製された．摩擦膝は，義足の膝関節屈曲と伸展の速度が健側下肢の速度や多様な歩行リズムに協調できるように作製された．その後，多軸膝，油圧膝，空圧膝によって，より洗練された膝関節のコントロールが可能となり[13,87]．立脚期の安定性がより容易に獲得された．また，油圧による振り出しをコントロールするマイクロプロセッサーの登場によって，義足はさらに進歩した．立脚期と遊脚期の両方をコントロールするマイクロプロセッサー内蔵の膝継手は，歩行の安定性を大きく改善させた[14,69]．

■大腿切断の膝継手

大腿義足の遊脚期の制動と単下肢支持期の不安定性に対して，膝継手は100種類以上も開発されている．しかし，それらは遊脚期と立脚期それぞれで4つのカテゴリーに分類できる．それは，摩擦膝，油圧膝，空圧膝，コンピュータ制御膝である（表15-4参照）[87]．

遊脚制御

最初に振り出しの速度を制御する方法として，摩擦膝が使用された．膝関節の屈曲を調節する油圧膝，空圧膝，コンピュータ制御膝の機構は，切断患者の多様な歩行リズムに対応するために開発された．

*摩擦膝：歩行リズムのコントロールは，摩擦の共通した目標である．摩擦膝は，非常に単純な機構である[87]．膝関節には，動きの勢いを弱めるためのゴム製のバンパーが取りつけられており，それにより義足の膝関節の速度は健側と一致する．摩擦膝は，歩行リズムが変化しないため，良好な筋のコントロールが可能な子どもや切断患者に適している．股関節屈筋の弱化，バランス不良，もしくは歩行リズムの変化が認められる患者には望ましくない．摩擦膝には，歩行リズムの変化を調整するさまざまな摩擦パッドがある．また，摩擦膝は軽く，メンテナンスをほとんど必要としない．

*油圧膝：油圧機構による遊脚期での膝関節のコントロールは，摩擦膝よりも優れている．それは，よりスムーズな歩行を可能にし，多様な歩行リズムが可能なためである．油圧ピストンはオイルを使用し[87]，摩擦や空圧の機構と比べるとスムーズに活動することが可能である．ただし，極端に寒いときには油圧膝のオイルが膨張し，機能が低下する可能性がある．

*空圧膝：空気が空圧ピストンに満たされている．油圧ピストンよりも軽量であるが，撥ね返りは小さい．空圧膝は，油圧膝と比較すると気温の変化の影響を受けにくい．

*コンピュータ制御膝：遊脚期の膝関節をコントロールするためにマイクロプロセッサーが使われている．1993年に，膝関節をコントロールするコンピュータを組み入れたものとして，「インテリジェント膝継手」が登場した[11]．下腿部をマイクロプロセッサーでコントロールすることで，歩行速度が変化したとき，振り出しでの膝関節の最終伸展がより正常な速度となった．それにより，一側の切断患者では歩行中のエネルギー消費が3〜15％減少した[20,29,131]．

立脚制御

大腿義足による立脚期の安定性を保つことは，とくに不整地を歩行する場合の課題であった．大腿義足の課題は，膝関節の立脚期の安定性から遊脚期の可動性へのすばやい切り替えである．初期のシステムでは，安定性を高めるために摩擦と動的な義足アライメントを使用していたが，近年のデザインは安定性と可動性を自動的に調整するセンサーが使用されている．

*摩擦膝：摩擦膝は，屈曲と伸展が可能な単軸膝である．このもっともシンプルなデザインは，立脚期の安定性を得るために，単に床反力ベクトルが義足の膝関節の前方を通るのみである[122]．もし股関節伸展筋群が弱化していると，膝関節が過伸展するため関節中心が後方へ移動する．これにより安定性は増加するが，膝関節が屈曲するためには下肢が免荷される必要があるため，膝関節の屈曲は困難になる．摩擦膝は子どもや女性に推奨されているが，立脚期や坂道，もしくは不整地で膝関節が完全に伸展しないと，膝折れを生じる可能性がある[122]．「安全膝」は，この問題に対して有効である．安全膝は体重が義足下肢にかかると，膝関節を固定するバネ式ブレーキが作動する機構となっている．膝関節は屈曲15〜20°で固定されるが，過度に屈曲した場合，この装置は全体重を支持することはできない．前遊脚期で下肢が非荷重になると固定が外れる．この安全装置は調節可能であるが，耐久性が不十分であると報告

されている[122].

* 多軸膝：立脚期をコントロールする第二の膝継手のデザインは，4節リンク膝である[87]．この義足は，人体の膝関節の瞬間回旋中心の変化を再現するようにデザインされている．そのため，4節リンク膝は膝関節の安定性を改善させ，長断端や短断端に適用される．テコの長さが変化することで，弱化した股関節伸展筋群の力を増大するように修正できる．

* 油圧膝：油圧による膝継手は，シリンダーとピストンがある装置内に液体が流れることによりコントロールされる．シリコンオイルは粘性があるため，水よりも温度変化の影響を受けにくい[122]．活動的な人に人気のある油圧膝は，Maunch Swing-N-Stance (SNS)(Össur Americas)であり，これは遊脚期と立脚期ともに膝関節をコントロールできる．油圧膝によって加えられた安定性が特徴であるが，依然として歩行中の転倒の報告がある．この原因のひとつは，Maunch SNSの安定性をコントロールする機構が，荷重の受け継ぎ時に作用しないことが報告されている[14]．これにより，荷重の受け継ぎ時での義足の膝折れを制動できない可能性がある[14]．

* コンピュータ制御膝：1993年に登場したEndoliteインテリジェント義足（Endolite, Centerville, OH）は，遊脚制御のみであった[11]．この義足は立脚制御機能がなかったため，その利点は制限されていた[11]．そこで1999年，Otto-Bock社（Minneapolis, MN）がC-Legを発表した．現在，立脚期と遊脚期の両方において，マイクロプロセッサーが義足の膝関節をコントロールできるようになっている[26,83,88]．義足の下腿部にある膝継手の角度センサーと力のトランスデューサーは，データを1秒間に50回記録し，膝関節の油圧装置をリアルタイムに調整できる[26,83,88]．C-Legを使用すると，筋疲労が少なくより速く歩行できる[148]．C-Legとマイクロプロセッサーを使用していない膝継手を比較した研究では，C-Legのほうが階段の降段のパターン[103]，坂道を下る速度[68]，自由歩行の速度[98,103,123]，バランス[69]，そして転倒と躓きの危険性[11,14,68,98]が有意に改善された．

● 患者S：両側の膝関節離断と前腕切断（図15-32～34）

両側の膝関節離断の若い男性の症例研究では，歩行での油圧膝とコンピュータ制御膝の違いを示している[103]．両側の膝関節離断と両側の前腕切断は，髄膜炎菌による電撃性紫斑によるものである．義足の装着は，断端部の皮膚の回復が不十分なことで遅れたが，いったん装着が可能になり安定すると，すぐにキール型エネルギー蓄積足部，坐骨収納型ソケット，大腿骨顆上部懸垂型の短い義足（スタビ）を装着することが可能となった．理学療法を実施して2カ月後に，平地をフリーハンドで30m/minの速度（正常歩行速度の34％）で60m歩くことが可能となった．また，不整地歩行，坂道歩行や段差の昇降も可能となった．そして1年後，スタビから油圧膝（Mauch SNS），可動性のある足継手，そしてdynamic Seattle-Lite feetの義足とし，十分な長さの膝継手を有する義足に取り替えた．歩行練習の後，彼は平地で180mの自立歩行が可能となった．5年後，彼は両側C-Leg3C98システムに変更し，マイクロプロセッサーにより立脚期と遊脚期の油圧膝をコントロールできるようになった．足関節の回内外も，Luxon Max feet (Otto Bock Health Care, Minneapolis, MN) により可能となった．彼は切断前と同じ身長となり，義肢装具士と理学療法士によるトレーニングプログラムによって，2カ月後には275m以上の屋外歩行が自立（図15-32）し，段差の昇降（図15-33），坂道歩行（図15-34）も可能となった．ただし，階段昇降には両側の手すりを必要とした．

病理運動学研究所は，彼の義足にC-Legを採用した後，歩行機能について詳細に記録した．まず，歩行速度に著明な変化が認められ，C-Legを使用するとMauch SNS油圧膝の約2倍の速度（71.5m/min対38m/min）となり，重複歩距離の増大と歩行距離の延長（1,430m対722m）が認められた．C-Leg歩行では，骨盤は過度に前傾した（15°以下），股関節は荷重の受け継ぎ時に伸展方向への動きが早期に出現したか，もしくは正常に近かった．立脚期をとおして膝関節は5～10°の屈曲に止まり，振り出し時に45°屈曲した．足関節では前遊脚期の底屈が欠如し，モーメントと力は著しく減少した．酸素費用の割合は，どの義足も正常より高くなったが，20分間の酸素費用はC-Legがもっとも低かった（正常の120％）．スタビを使用すると，多くの日常生活動作が自立できたが，エネルギーコストが中等度増加（正常の225％）し，身長が著しく低くなった．Mauch SNSでは，エネルギーコストがもっとも増加（正常の304％）し，これは義足をコントロールするためにより大きな筋活動が必要であることを意味した．

228　第4部　臨床的な視点

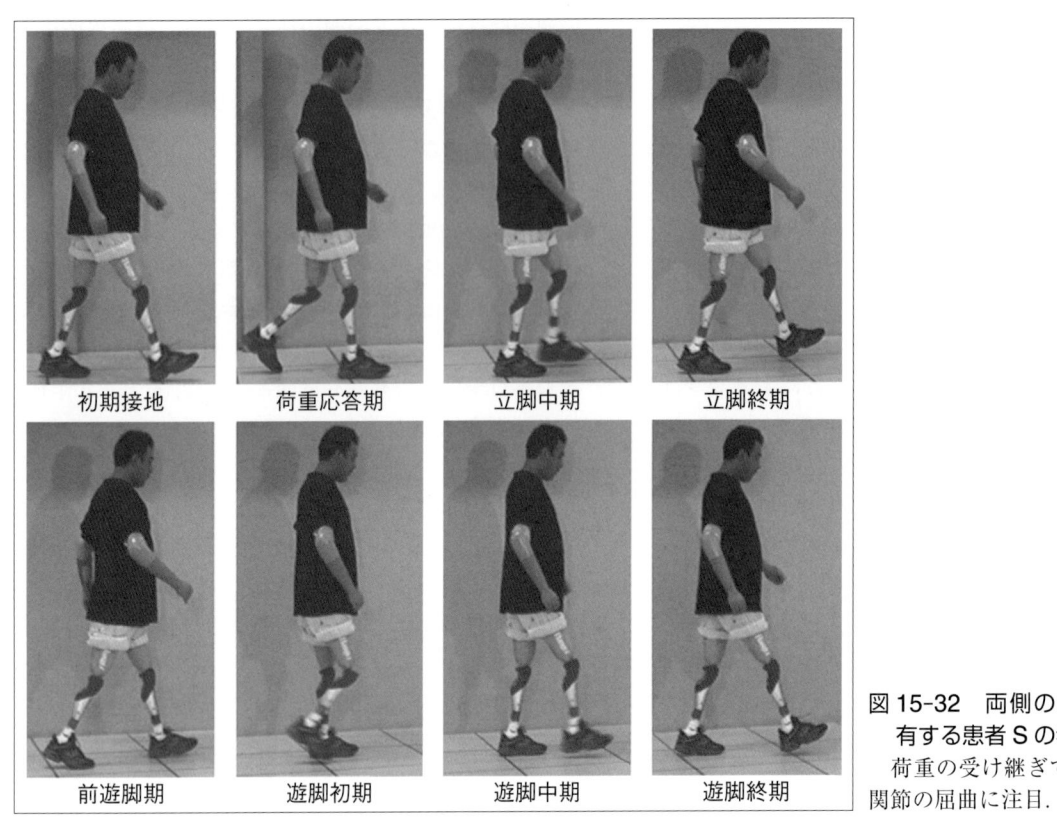

初期接地	荷重応答期	立脚中期	立脚終期
前遊脚期	遊脚初期	遊脚中期	遊脚終期

図15-32　両側のC-Legと義手を有する患者Sの歩行
荷重の受け継ぎでの制限された膝関節の屈曲に注目.

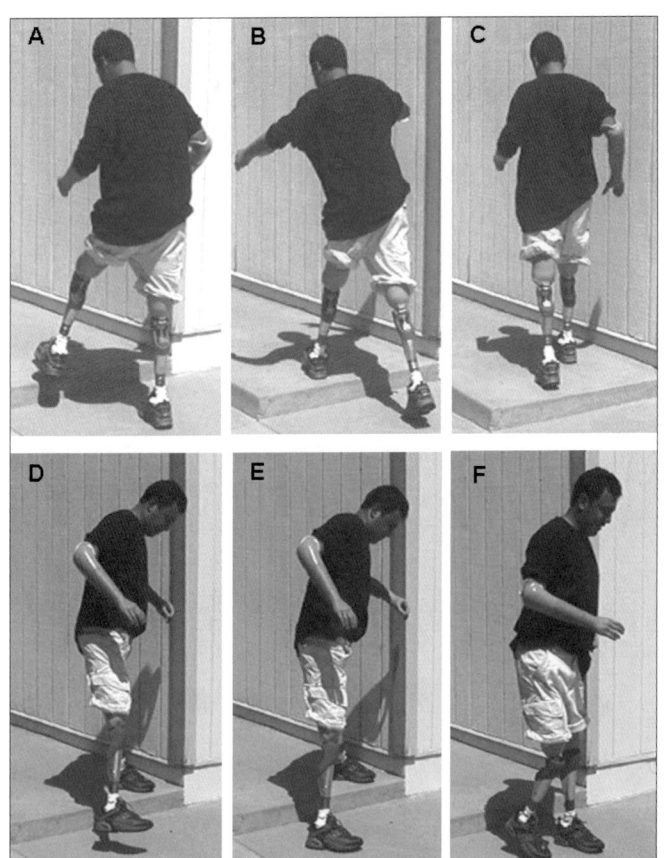

図15-33
両側のC-Legと義手を有している患者Sは，段差の昇段（A～C）と降段（D～F）を行っている．大きな歩幅をとり（A），そして前進を補助するために右下肢は後方に位置する（B）．段差の降段は，より難易度が高い動作である．

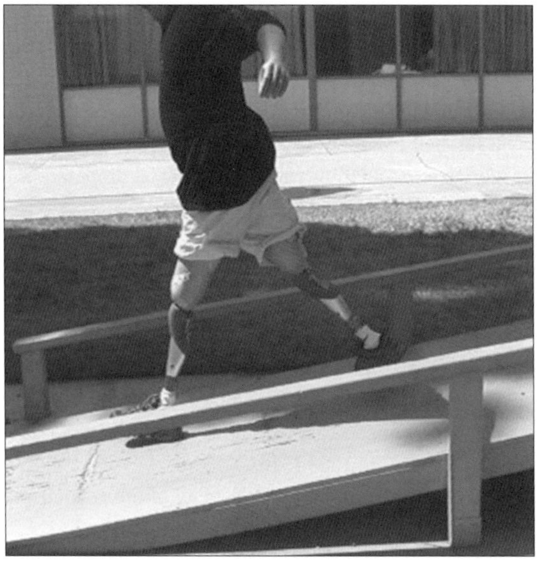

図 15-34
両側の C-Leg と義手を有している患者 S は，坂道を下っている．坂を下るとき自信をもって歩幅を増大させ，屈曲した膝関節の上に荷重しているのがわかる．

■ 要 約

切断者の歩行は，義足によって完全ではないが改善する．切断による筋力低下，感覚障害（足圧や固有受容感覚），関節可動性の低下，筋の選択的なコントロールの欠如は，義足による安定性，推進力，効率性を得るために解決すべき要因である[34]．近年，マイクロプロセッサーでコントロールされた関節（継手）などの義足部品の進歩は，切断者の機能回復や自立度の改善に大きく貢献している．

■ 結 論

臨床での観察による歩行分析は，歩行異常とその原因を確認するために重要である．測定機器を用いた歩行分析は，より複雑な機能障害に対して，手術の適応の有無を判断する貴重な情報の1つとなる．

文 献

1. Akeson W, LaViolette DF. The connective tissue response to immobility : total mucopolysaccharide changes in dog tendon. *Journal of Surgery Research*. 1964 ; 4 (11) : 523-528.
2. Akeson WH, Amiel D, Abel MF, Garfin SR, Woo SLY. Effects of immobilization on joints. *Clin Orthop Relat Res*. 1987 ; 219 : 28-37.
3. Akeson WH, Amiel D, Woo SLY, Coutts RD, Daniel D. The connective tissue response to immobility : biochemical changes in periarticular connective tissue of the immobilized rabbit knee. *Clin Orthop Relat Res*. 1973 ; 93 : 356-362.
4. Akeson WH, Woo SLY, Amiel D, al e. Biomedical and biochemical changes in the periarticular connective tissue during contracture development in the immobilized rabbit knee. *Connect Tissue Res*. 1974 ; 2 : 315-323.
5. Amaral D. The functional organization of perception and movement. In : Kandel E, Schwartz J, Jessel T, eds. *Principles of Neural Science*. 4th ed. St. Louis, MO : McGraw-Hill ; 2000 : 338-348.
6. Andriacchi TP, Lang PL, Alexander EJ, Hurwitz DE. Methods for evaluating the progression of osteoarthritis. *J Rehabil Res Dev Clin Suppl*. 2000 ; 37 (2) : 163-170.
7. Andriacchi TP, Stanwyck TS, Galante JO. Knee biomechanics and total knee replacement. *J Arthroplasty*. 1986 ; 1 (3) : 211-219.
8. Aronson J, Puskarich C. Deformity and disability from treated clubfoot. *J Pediatr Orthop B*. 1990 ; 10 (1) : 109-119.
9. Au S, Herr H, Weber J, Martinez-Villalpando E. Powered ankle-foot prosthesis for the improvement of amputee ambulation. Proceedings of the 29th Annual International Conference of the IEEE EMBS. August 23-26, 2007 ; 3020-3026.
10. Berne RM, Levy MN. *Physiology, Third Edition*. St. Louis, MO : Mosby Year Book ; 1993.
11. Berry D, Olson M, Larntz K. Perceived stability, function, and satisfaction among transfemoral amputees using microprocessor and nonmicroprocessor controlled prosthetic knees : a multicenter study. *J Prosthet Orthot*. 2009 ; 21 (1) : 32-42.
12. Blake RL, Anderson K, Ferguson H. Posterior tibial tendinitis : a literature review with case reports. *J Am Podiatr Med Assoc*. 1994 ; 84 (3) : 141-149.
13. Blumentritt S, Scherer H, Michael J, Schmalz T. Transfemoral amputees walking on a rotary hydraulic prosthetic knee mechanism : a preliminary report. *J Prosthet Orthot*. 1998 ; 10 (3) : 61-72.
14. Blumentritt S, Schmalz T, Jarasch R. The safety of C-Leg : biomechanical tests. *J Prosthet Orthot*. 2009 ; 21 (1) : 2-15.
15. Bodian D. Motorneuron disease and recovery in experimental poliomyelitis. In : Halstead L, Wiechers D, eds. *Late Effects of Poliomyelitis*. Miami, FL : Symposia Foundation ; 1985 : 45-56.
16. Bojsen-Moller J, Hansen P, Aagaard P, Svantesson U, Kjaer M, Magnusson SP. Differential displacement of the human soleus and medial gastrocnemius aponeuroses during isometric plantar flexor contractions in vivo. *J Appl Physiol*. 2004 ; 97 (5) : 1908-1914.

17. Bost F, Schottstaedt E, Larsen L. Plantar dissection : an operation to release the soft tissues in recurrent or recalcitrant talipes equinovarus. *J Bone Joint Surg Am.* 1960 ; 42-A (1) : 151-176.
18. Brandstater ME, Basmajian JV, eds. *Stroke Rehabilitation.* Baltimore, MD : Williams & Wilkins ; 1987.
19. Brown C, Li P, Boyd J, Delaney K, Murphy T. Extensive turnover of dendritic spines and vascular remodeling in cortical tissues recovering from stroke. *J Neurosci.* 2007 ; 27 (15) : 4101-4109.
20. Buckley JG, Spence WD, Solomonidis SE. Energy cost of walking : comparison of "Intelligent Prosthesis" with conventional mechanism. *Arch Phys Med Rehabil.* 1997 ; 78 : 330-333.
21. Burgess EM, Hittenberger DA, Forsgren SM, Lindh DV. The Seattle prosthetic foot : a design for active sports : preliminary studies. *Orthotics and Prosthetics.* 1983 ; 37 (1) : 25-31.
22. Burke MJ, Roman V, Wright V. Bone and joint changes in lower limb amputees. *Ann Rheum Dis.* 1978 ; 37 : 252-254.
23. Burnfield JM, Few CD, Mohamed OS, Perry J. The influence of walking speed and footwear on plantar pressures in older adults. *Clin Biomech (Bristol, Avon)* . 2004 ; 19 (1) : 78-84.
24. Chao W, Wapner KL, Lee TH, Adams J, Hecht PJ. Nonoperative management of posterior tibial tendon dysfunction. *Foot Ankle Int.* 1996 ; 17 (12) : 736-741.
25. Charnley J. The long-term results of low-friction arthroplasty of the hip performed as a primary intervention. *J Bone Joint Surg.* 1972 ; 54B (1) : 61-76.
26. Cochrane H, Orsi K, Reilly P. Lower limb amputation, Part 3 : Prosthetics : a 10 year literature review. *Prosthet Orthot Int.* 2001 ; 25 : 21-28.
27. Combe B. Progression in early rheumatoid arthritis. Best Practice & Research. *Clin Rheumatol.* 2009 ; 23 (1) : 59-69.
28. Czerniecki J, Gitter A. Prosthetic feet : a scientific and clinical review of current components. *Physical Medicine and Rehabilitation : State of the Art Reviews.* 1994 ; 8 (1) : 109-128.
29. Datta D. A comparative evaluation of oxygen consumption and gait pattern in amputees using Intelligent Prostheses and conventionally damped knee swing-phase control. *Clin Rehabil.* 2005 ; 19 : 398-403.
30. deAndrade MS, Grant C, Dixon A. Joint distension and reflex muscle inhibition in the knee. *J Bone Joint Surg.* 1965 ; 47A : 313-322.
31. Del Greco L, Walop W. Questionnaire development : 1. Formulation. *CMAJ.* 1987 ; 136 : 583-585.
32. DeLuca P, Davis R, Ounpuu S, Rose S, Sirkin R. Alterations in surgical decision making in patients with cerebral palsy based on three-dimensional gait analysis. *J Pediatr Orthop.* 1997 ; 17 (5) : 608-614.
33. DeLuca PA. Gait analysis in the treatment of the ambulatory child with cerebral palsy. *Clin Orthop Relat Res.* 1991 ; 264 : 65-75.
34. Devlin M, Sinclair L, Colman D, Parsons J, Nizio H, Campbell J. Patient preference and gait efficiency in a geriatric population with transfemoral amputation using a free-swinging versus a locked prosthetic knee joint. *Arch Phys Med Rehabil.* 2002 ; 83 : 246-249.
35. Dimonte P, Light H. Pathomechanics, gait deviations, and treatment for the rheumatoid foot : a clinical report. *Phys Ther.* 1982 ; 62 (8) : 1148-1156.
36. El-Hawary R, Karol L, Jeans K, Richards B. Gait analysis of children treated for clubfoot with physical therapy or the Ponseti cast technique. *J Bone Joint Surg Am.* 2008 ; 90-A (7) : 1508-1516.
37. Eyre J. Development and plasticity of the corticospinal system in man. *Neural Plast.* 2003 ; 10 (1-2) : 93-106.
38. Eyring EJ, Murray WR. The effect of joint position on the pressure of intra-articular effusion. *J Bone Joint Surg.* 1964 ; 46A (6) : 1235-1241.
39. Eyzaguirre C, Fidone SJ. *Physiology of the Nervous System, 2nd Edition.* Chicago, IL : Year Book Medical Pub., Inc ; 1975.
40. Flinchum D. Pathological anatomy in talipes equinovarus. *J Bone Joint Surg Am.* 1953 ; 35-A (1) : 111-114.
41. Frey C, Shereff M, Greenidge N. Vascularity of the posterior tibial tendon. *J Bone Joint Surg.* 1990 ; 72A (6) : 884-888.
42. Fukunaga T, Kubo K, Kawakami Y, Fukashiro S, Kanehisa H, Maganaris C. In vivo behavior of human muscle tendon during walking. *Proc R Soc Lond B Biol Sci.* 2001 ; 268 : 229-233.
43. Gailey R, Allen K, Castles J, Kucharik J, Roeder M. Review of secondary physical conditions associated with lower-limb amputation and long-term prosthesis use. *J Rehabil Res Dev Clin Suppl.* 2008 ; 45 (1) : 15-30.
44. Gauthier L, Taub E, Perkins C, Ortmann M, Mark V, Uswatte G. Remodeling the brain : plastic structural brain changes produced by different motor therapies after stroke. *Stroke.* 2008 ; 39 : 1520-1525.
45. Ghez C, Krakauer J. The organization of movement. In : Kandel E, Schwartz J, Jessel T, eds. *Principles of Neural Science. Fourth Edition.* St. Louis, MO : McGraw-Hill ; 2000 : 653-673.
46. Gitter A, Czerniecki JM, DeGroot DM. Biomechanical analysis of the influence of prosthetic feet on below-knee amputee walking. *Am J Phys Med.* 1991 ; 70 : 142-148.
47. Goh J, Bose K, Khoo B. Gait analysis study on patients with varus osteoarthrosis of the knee. *Clin Orthop Relat Res.* 1993 ; 294 : 223-231.
48. Goh JCH, Solomonidis SE, Spence WD, Paul JP. Biomechanical evaluation of SACH and uniaxial feet. *Prosthetics and Orthotics and International.* 1984 ; 8 : 147-154.

49. Gordon E, Mueller CF. Clinical experiences with the SACH foot. *Orthopedic and Prosthetic Appliance Journal.* 1959 ; 13(1) : 71-74.
50. Gottschalk F, Stills M. The biomechanics of trans-femoral amputation. *Prosthet Orthot Int.* 1994 ; 18 : 12-17.
51. Grondal L, Tengstrand B, Nordmark B, Wretenberg P, Stark A. The foot : still the most important reason for walking incapacity in rheumatoid arthritis : distribution of symptomatic joints in 1,000 RA patients. *Acta Orthop.* 2008 ; 79(2) : 257-261.
52. Haasbeek J, Wright J. A comparison of the long-term results of posterior and comprehensive release in the treatment of clubfoot. *J Pediatr Orthop B.* 1997 ; 17(1) : 29-35.
53. Halstead L, Rossi C. Post-polio syndrome : clinical experience with 132 consecutive outpatients. In : Halstead L, Wiechers D, eds. *Research and Clinical Aspects of the Late Effects of Poliomyelitis.* Vol 23 (4). White Plains, NY : March of Dimes Birth Defects Foundation ; 1987.
54. Halstead L, Wiechers D. Research and clinical aspects of the late effects of poliomyelitis. Vol 23. White Plains, NY : March of Dimes Birth Defects Foundation ; 1987.
55. Halstead L, Wiechers D, Rossi C. Late effects of poliomyelitis : a national survey. In : Halstead L, Wiechers D, eds. *Late Effects of Poliomyelitis.* Miami, FL : Symposia Foundation ; 1985 : 11-32.
56. Helfet D, Schmeling GJ. Bicondylar intraarticular fractures of the distal humerus in adults. *Clin Orthop Relat Res.* 1993 ; 292 : 26-36.
57. Heywood A. The mechanics of the hind foot in club foot as demonstrated radiographically. *J Bone Joint Surg Am.* 1964 ; 46-B(1) : 102-107.
58. Hildebrand K, Zhang M, Germscheid N, Wang C, Hart D. Cellular, matrix, and growth factor components of the joint capsule are modified early in the process of posttraumatic contracture formation in a rabbit model. *Acta Orthop.* 2008 ; 72(1) : 116-125.
59. Hittenberger DA. The Seattle foot. *Orthotics and Prosthetics.* 1986 ; 40(3) : 17-23.
60. Hof AL. In vivo measurement of the series elasticity release curve of human triceps surae muscle. *J Biomech.* 1998 ; 31(9) : 793-800.
61. Hungerford D, Cockin J. The fate of the retained lower limb joints in World War II amputees [abstract]. *J Bone Joint Surg.* 1975 ; 57 : 111.
62. Hurwitz D, Ryals A, Block J, Sharma L, Schnitzer T, Andriacchi T. Knee pain and joint loading in subjects with osteoarthritis of the knee. *J Orthop Res.* 2000 ; 18(4) : 572-579.
63. Irani R, Sherman M. The pathological anatomy of club foot. *J Bone Joint Surg Am.* 1963 ; 45-A(1) : 45-52.
64. Ishikawa M, Komi PV, Grey MJ, Lepola V, Bruggemann G-P. Muscle-tendon interaction and elastic energy usage in human walking. *J Appl Physiol.* 2005 ; 99(2) : 603-608.
65. Jaegers SMHJ, Arendzen J, de Jongh H. An electromyographic study of the hip muscles of transfemoral amputees in walking. *Clin Orthop Relat Res.* 1996 ; 328 : 119-128.
66. Johnson F, Leitl S, Waugh W. The distribution of load across the knee, a comparison of static and dynamic measurements. *J Bone Joint Surg.* 1980 ; 62B(3) : 346-349.
67. Jubelt B, Cashman N. Neurological manifestations of the post-polio syndrome. *Crit Rev Biomed Eng.* 1987 ; 3 : 199-220.
68. Kahle J, Highsmith M, Hubbard S. Comparison of non-microprocessor knee mechanisms versus C-Leg on Prosthesis Evaluation Questionnaire, stumbles, falls, walking tests, stair descent and knee preference. *J Rehabil Res Dev Clin Suppl.* 2008 ; 45(1) : 1-14.
69. Kaufman K, Levine J, Brey R, et al. Gait and balance of transfemoral amputees using passive mechanical and microprocessor-controlled prosthetic knees. *Gait Posture.* 2007 ; 26 : 489-493.
70. Kite J. The classic : principles involved in the treatment of congenital clubfoot. *Clin Orthop Relat Res.* 1972 ; 84(May) : 4-8.
71. Klingman J, Chui H, Corgiat M, Perry J. Functional recovery : a major risk factor for the development of post-poliomyelitis muscular atrophy. *Arch Neurol.* 1988 ; 45 : 645-647.
72. Klute G, Kallfelz C, Czerniecki J. Mechanical properties of prosthetic limbs : adapting to the patient. *J Rehabil Res Dev Clin Suppl.* 2001 ; 38(3) : 299-307.
73. Kohls-Gatzoulis J, Angel JC, Singh D, Haddad F, Livingstone J, Berry G. Tibialis posterior dysfunction : a common and treatable cause of adult acquired flatfoot. *BMJ.* 2004 ; 329 : 1328-1333.
74. Kortbein P, Symons T, Ferrando A, et al. Functional impact of 10 days of bed rest in healthy older adults. *Journal of Gerontology : MEDICAL SCIENCES.* 2008 ; 63A(10) : 1076-1081.
75. Kulig K, Burnfield JM, Reischl S, Requejo SM, Blanco CE, Thordarson DB. Effect of foot orthoses on tibialis posterior activation in persons with pes planus. *Med Sci Sports Exerc.* 2005 ; 37(1) : 24-29.
76. Kulig K, Burnfield JM, Requejo SM, Sperry M, Terk M. Selective activation of tibialis posterior : evaluation by magnetic resonance imaging. *Med Sci Sports Exerc.* 2004 ; 36 : 862-867.
77. Kulig K, Pomrantz AB, Burnfield JM, et al. Non-operative management of posterior tibialis tendon dysfunction : design of a randomized clinical trial [NCT 00279630]. *BMC Musculoskelet Disord.* 2006 ; 7(1) : 49.
78. Kulig K, Reischl S, Pomrantz A, et al. Nonsurgical management of posterior tibial tendon dysfunction with orthoses and resistive exercise : A randomized controlled

140. Van Jaarsveld H, Grootenboer H, De Vries J, Koopman H. Stiffness and hysteresis of some prosthetic feet. *Prosthet Orthot Int.* 1990 ; 14 : 117-124.
141. Viidik A. Structure and function of normal and healing tendons and ligaments. In : Mow V, Ratcliffe A, Woo SL-Y, eds. *Biomechanics of Diarthrodial Joints Volume I.* Vol 1. New York, NY : Springer-Verlag ; 1990 : 3-38.
142. Volpicelli S, Chambers R, Wagner F. Ambulation levels of bilateral lower-extremity amputees. *J Bone Joint Surg Am.* 1983 ; 65-A(5) : 599-605.
143. Wang K, McCarter R, Wright J, Beverly J, Ramirez-Mitchell R. Visoelasticity of the sarcomere matrix of skeletal muscles : the titin-myosin composite filament is a dual-stage molecular spring. *Biophys J.* 1993 ; 64(4): 1161-1177.
144. Wapner KL, Chao W. Nonoperative treatment of posterior tibial tendon dysfunction. *Clin Orthop.* 1999(365) : 39-45.
145. Waters RL, Perry J, Antonelli D, Hislop H. Energy cost of walking of amputees : the influence of level of amputation. *J Bone Joint Surg.* 1976 ; 58A : 42-46.
146. Whittle MW. Generation and attenuation of transient impulsive forces beneath the foot : a review. *Gait Posture.* 1999 ; 10 : 264-275.
147. Wilson A. History of amputation surgery and prosthetics. In : Bowker H, Michael J, eds. *Atlas of Limb Prosthetics : Surgical, Prosthetic and Rehabilitation Principles.* American Academy of Orthopaedic Surgeons ; 2002.
148. Wilson M. Computerized prosthetics. *PT Magazine.* 2001 ; December : 35-38.
149. Woo SL-Y, An K-N, Frank C, et al. Anatomy, Biology and Biomechanics of Tendon and Ligament. In : Buckwalter J, Einhorn T, Simon S, eds. *Orthopaedic Basic Science ; Biology and Biomechanics of the Musculoskeletal System.* 2nd ed. American Academy of Orthopaedic Surgeons ; 2000 : 581-616.
150. Woo SLY, Mattthews JV, Akeson WH, Amiel D, Convery FR. Connective tissue response to immobility : correlative study of biomechanical and biochemical measurements of normal and immobilized rabbit knees. *Arthritis Rheum.* 1975 ; 18(3) : 257-264.
151. Zahedi MS, Spence WD, Solomonidis SE, Paul JP. Alignment of lower-limb prostheses. *J Rehabil Res Dev.* 1986 ; 23 : 2-19.

第16章

小児の歩行分析

　歩行は，骨のアライメント，関節可動域，神経筋活動および物理学的法則との相互作用により生じる複合運動である．小児における先天性の変形，発達能力障害，切断や外傷などの後天的問題および退行性変化は，相互作用する各要因間のバランスを崩壊させ，歩行効率を低下させる．理学療法または整形外科的手術を実施する前に，子どもの歩行パターンを系統的に評価することは，歩行を改善するための介入方法を選択するためにもっとも重要である．観察による歩行分析は，歩行障害をきたす原因を確認する重要な手段であり，その他の臨床評価と組み合わせることでより確実になる．歩行の異常に関与する要因があいまいな場合は，臨床意思決定およびそれに続く評価結果を導き出すために動作解析装置を使用する．この装置を用いることにより，客観的な手術前後の運動学，動力学および筋電図学的なデータを得ることができる．これらのアプローチは，歩行異常の問題特性を明らかにし，効果的な治療手段の選択を可能にする．また，歩行を改善するために行われた治療結果を客観的に判定するためにはきわめて重要である．

　歩行分析は，患者の歩行パターンの観察から三次元動作解析，筋電図およびエネルギー消費の計測といったコンピュータ解析まで存在する[10,64,67,68,72,73]．本章では，それらのアプローチの実践的な使用例を基本に提示する．

正常歩行の発達

　Sutherlandら[62,65,66]は，歩き始めから10歳までの子どもを対象に横断研究を実施した．彼らは，子どもが歩き始めるとき，肩関節の外転と肘関節の屈曲を伴う「ハイガード」肢位になることを報告している（図16-1）．その歩行では，上肢を交互に振る動きはなく，歩行周期全体をとおして股関節が外旋することが多い．膝関節は相対的に伸展し，足関節は足指接地がみられ，立脚期の足関節底屈は増加する．一般的には，ワイドベース歩行と下肢の外旋と伸展が顕著となる分回し歩行を呈する．

　子どもがさらに成長すると，歩行パターンは成人のパターンにより近づく[62,65,66]．2歳までに上肢を交互に振るようになり，成人の足部接地のように踵による初期接地が出現する．遊脚期の足関節背屈の出現により，下肢のクリアランスがみられる．さらに，立脚側下肢がより安定し，単下肢支持時間が増加する．

　3歳までに，成人の運動パターンのほとんどが現れる（図16-2）．ただし，成熟するのは成人の歩行パターンが現れる7歳ごろである（図16-3）[62,65,66]．歩行の成熟過程には，5つの鍵となる典型的な変化のパターンがある．それらを以下にあげる．

1. 年齢と成熟に伴い，単下肢での立脚持続時間が増加する．
2. 年齢と下肢長に伴い，歩行速度は増加する．
3. 年齢と下肢長に伴い，歩行率は低下する．
4. 年齢と下肢長に伴い，歩幅は増加する．
5. 年齢と成熟に伴い，骨盤幅に対する内側足関節間距離の比率が減少する．

　Toddら[71]は，324名の子どもを対象に2,416の観察データを抽出し，速度，歩行率，重複歩距離および身長を基にした正常歩行のグラフを作成している．そのグラフは，歩行の変化が単純に成長（身長の変化）によるものなのか，何らかの干渉作用によって歩行の各特性が改善したのかを判断するのに役立つ（速度と重複歩距離：図16-4）．

236　第4部　臨床的な視点

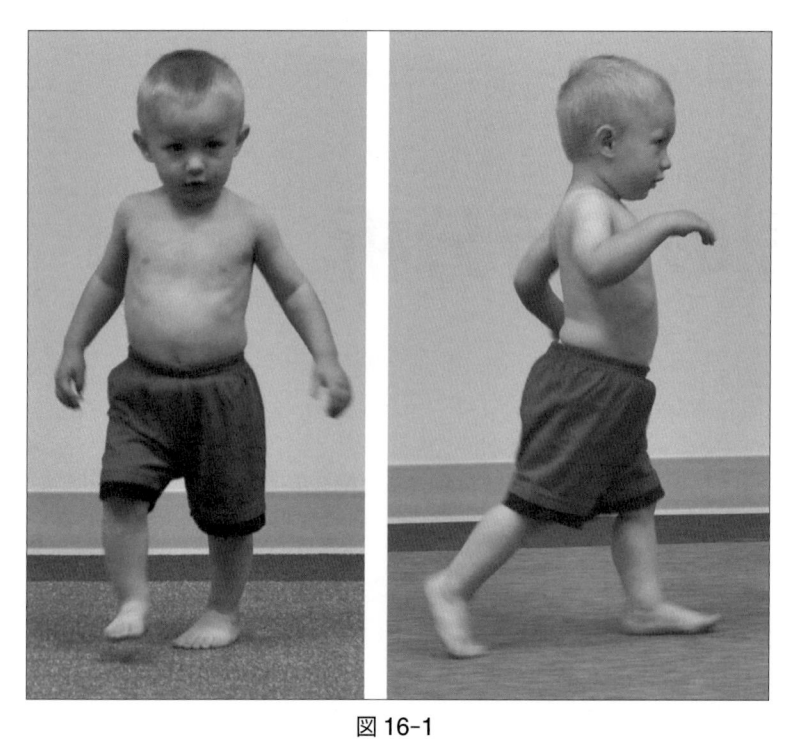

図 16-1
上肢の「ハイガード」を伴う 14 カ月児のよちよち歩き．下肢が荷重応答期までの間，足関節背屈が増加することに注目．

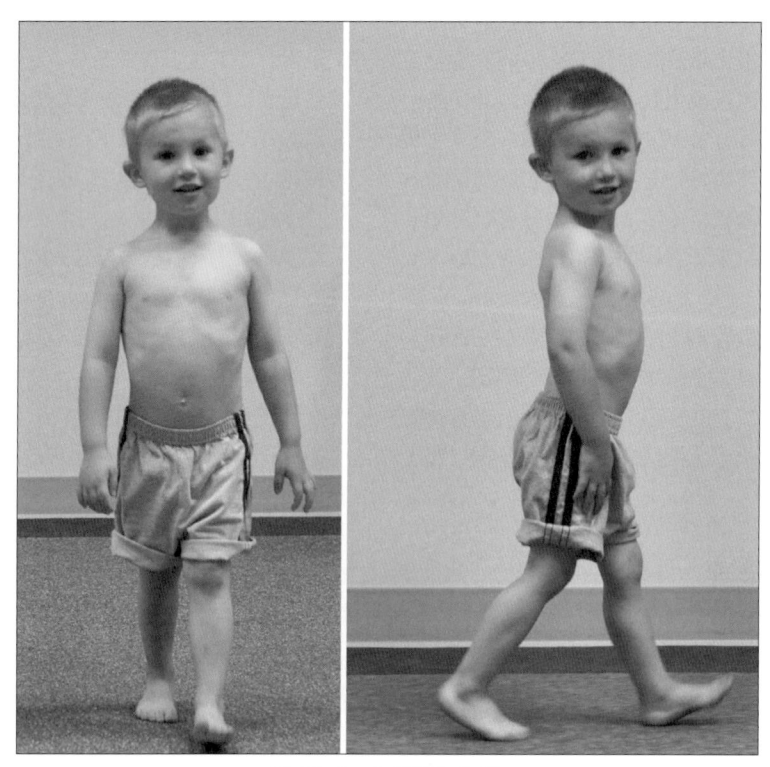

図 16-2　3 歳児の歩行
上肢は体側まで下がり，支持基底面が狭くなっている．

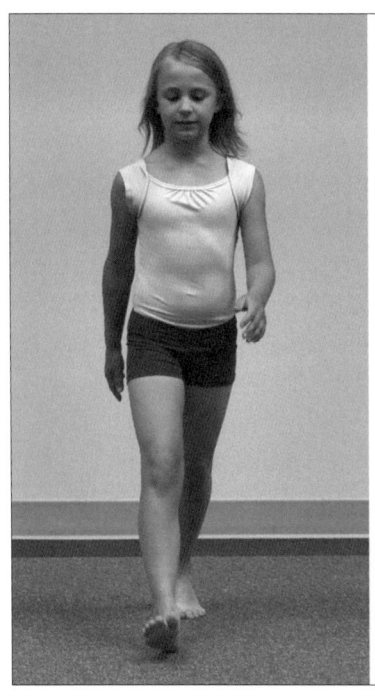

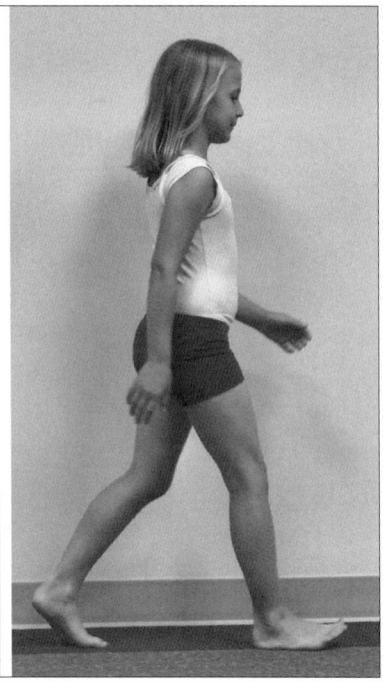

図 16-3　成人様の歩行パターンをとる 7 歳児

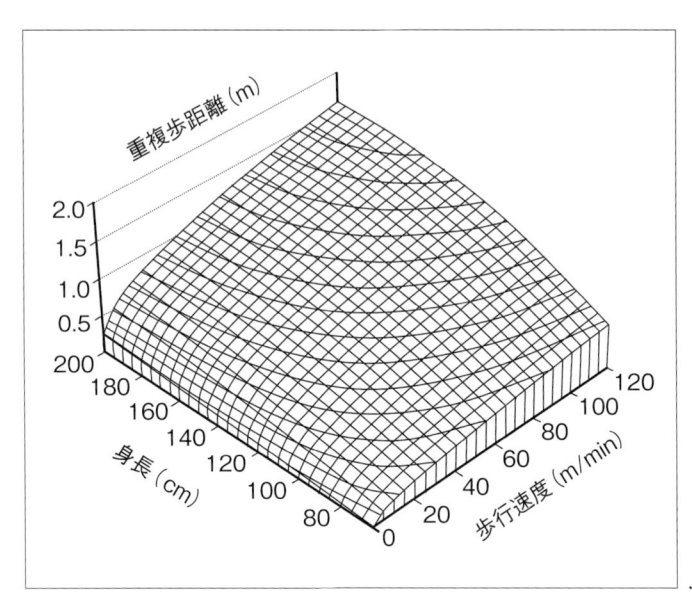

図 16-4　身長と歩行速度の特性から，女児の重複歩距離を予測する図
(Reprinted with permission from Todd F, Lamoreux L, et al. Variations in the gait of normal children : a graph applicable to the documentation of abnormalities. J Bone Joint Surg. 1989 ; 71 (2) : 196-204.)

歩行実験室における小児の歩行分析

　アメリカの臨床歩行研究室において，もっとも一般的に行われているのは，脳性麻痺や脊髄髄膜瘤の子どもの評価である．これらの子どもたちは，神経学的損傷が混在する非常に複雑な歩行障害が認められる．また，彼らを臨床場面で詳細に評価するのは非常に困難を極めるが，歩行分析は標準的な治療を計画する際にとても有効である[20]．DeLucaら[15]は，熟練した医師から手術をすすめられた 91 名の患者に対して，歩行分析を基にその治療成績を比較した．彼らは，歩行分析の結果から患者の 52％が手術によって改善したと報告した．これらの変化から，手術にかかる費用を減らし，また不適切な手術の実施によって生じる弊害も防ぐことができた．97 名の子どもたちを対象とした

同様の研究では，歩行研究室で記録したデータを再吟味すると，治療計画の多くの変更（89％）が必要であると報告した[31,32]．総合すると，手術の施行の決定の際に，歩行の生体力学的解析データによる数値を考慮する必要性が指摘された．

動作分析研究の発展により，新たな手術技術[39]と補装具の進歩がもたらされた．処方されるべき補装具のタイプと補装具の必要性に関して，臨床的疑問を生じることが多い．脳性麻痺や脊髄髄膜瘤など，医学的状態が変化する子どもたちの管理をとおして，異なる補装具（例として，固定装具対可動式AFO，筋緊張抑制装具，leaf spring AFO）による効果判定を行った研究がいくつかある[7,11,45,54,70]．これらの研究の知見から，適切な補装具の管理を行えば，歩行パターンの改善が期待できる．ただし，歩行異常の原因によっては，補装具を用いても改善しないことがある．

脳性麻痺

脳性麻痺は，胎児または新生児の脳の発達中に生じた非進行性の障害に起因し，活動制限を引き起こす運動および姿勢の発達における永久的な障害として定義される．脳性麻痺の運動障害は，感覚，知覚，認知，コミュニケーションおよび行動などの障害，てんかんや二次的な筋骨格系の障害を合併することが多い[55]．脳性麻痺は，大脳皮質のみならず脳の機能全般による機能障害によって複合的な能力障害を呈し，歩行異常は筋骨格系に影響を与える．

脳性麻痺児が遭遇する問題

脳性麻痺児は，脳障害によって生じる多くの二次的な問題をもつ．運動制御の問題は，脳性麻痺児に共通して存在し，重度の痙縮や筋力弱化がなくとも随意運動の困難さがみられる．たとえば，軽度の片麻痺を有する子どもは，相対的に強い前脛骨筋の筋力があるにもかかわらず下垂足が出現する．遊脚期には，筋を随意的に活動させる能力が不十分であり，子どもの足部は過度に底屈し，足部と床とのクリアランスが制限される．

バランス障害は，脳性麻痺児にもっとも多くみられる問題である．この異常がどのような病因によって生じているかは，実際のところ明確ではない．しかし，おそらく脊髄までの下行性ニューロンとの連結も含めて，小脳と他の多くの高次中枢間の連絡が二次的に乏しくなるためと考えられる．失調症では歩数が多くなり，歩隔が変化しワイドベースでの歩行が特徴となる．

脳性麻痺児の痙縮管理が進歩するに従い，著明な筋の弱化が根底に潜んでいることが明らかとなった．以前の臨床における理論的概念では，痙縮のある子どもは立位保持や数歩の歩行に「痙縮筋利用」がみられ，実際は強い筋力があると考えられていた．Daminanoらによって実施された研究では，脳性麻痺児の多くは著しい筋の弱化があり，理学療法による筋力強化の継続的な訓練により，粗大運動機能を改善させることが実証された[13,14,18]．

おそらく，歩行に関する重大な問題は，脳性麻痺児では運動障害が起因している．急速な伸張に対する筋の過緊張と定義される痙縮は，打腱器を用いて腱を軽く叩打する（伸張）ことで評価される．大腿四頭筋の陽性反応は，膝蓋腱叩打に続いて膝関節の伸展が生じる．歩行中も，さまざまな腱が急速に伸張される．たとえば，大腿四頭筋は荷重応答期と前遊脚期の両下肢で急速に伸張される．ハムストリングスは遊脚中期以降，次の初期接地の準備として膝関節が伸展すると伸張される．

痙縮を概念化するための単純な方法は，ほとんどすべての歩行運動が反射的に行われていると実感することである．脳のおもな役割は，反射弓における抑制（調節）効果の働きである．脳損傷後，抑制調節は減少し，興奮性の反射活動が筋レベルで支配的（優位）なメカニズムになる[26]．選択的後根切除術[3]，ボツリヌストキシン注射[23]および薬の経口投与[49]といった痙縮に対する多くの治療が発展してきた．これらの治療と積極的な理学療法と併用することで，重度の痙縮がある子どもたちの歩行が有意に改善することが報告されている．

さらに，重度の子どもたちにみられるジストニアは深刻な問題である[40]．これは，大脳基底核に起因するとされ，重度に体幹が回旋した異常姿勢を伴う．ジストニアの症状は，車いすや歩行器からベッドへ移乗した後によく出現する．彼らは，重度の異常姿勢と上下肢の伸展状態（新生児反射の出現）を示すことがある．腹腔内バクロフェン療法が，ジストニアに有効とする報告はあるが，効果的な治療法が確立できていないのが現状である[2,40]．しかし，現在まで子どもの歩行機能における腹腔内バクロフェン療法の効果に関しては，完全には明らかになっていない[2]．

他の異常運動の問題として，アテトーゼがある．こ

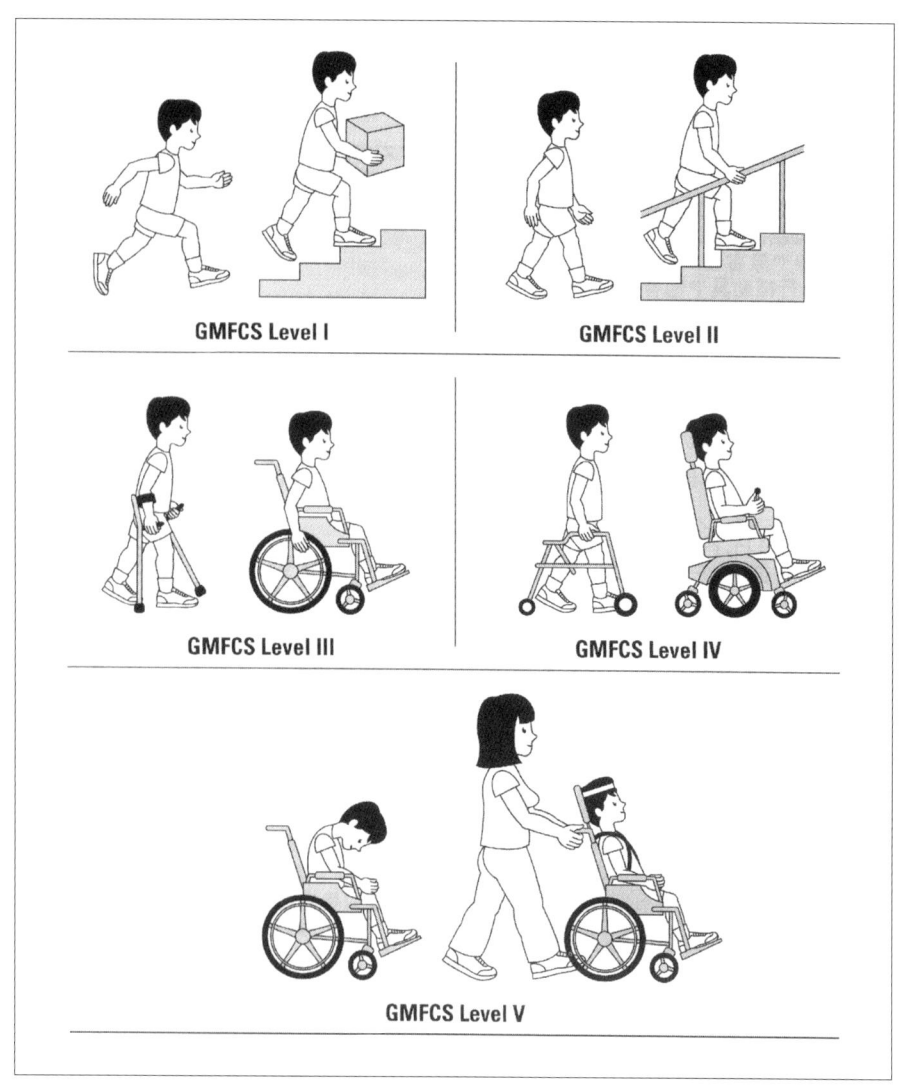

図16-5　脳性麻痺のある子どもたちの移動能力を評価する粗大運動機能分類システム（GMFCS）
レベルⅠはもっとも高い機能レベル（最上段に提示）を表し，レベルⅤはもっとも低い機能レベル（最下段に提示）を表す（Dr. Kerr Graham の許可を得て掲載）.

れは，とくに体幹と同様に手指や上肢のねじれ運動がみられる[12,78]．これは，核黄疸や高ビリルビン血症のある子どもたちにみられる．核黄疸や高ビリルビン血症は，これらの異常運動に関与する大脳基底核領域に影響を与える．失調症がこれに混在すると，多くの不随意運動を伴った不安定な歩行になる．

■脳性麻痺と歩行の分類

脳性麻痺のもっとも一般的な分類は，麻痺が存在する身体部位による古典的な分類である．それは，麻痺が四肢に及ぶ四肢麻痺，麻痺が上肢よりも下肢に強い両麻痺，麻痺が身体の片側に起こる片麻痺，また他の分類として三肢麻痺，単麻痺および両片麻痺（両側の下肢よりも上肢に麻痺が強い）がある[12]．しかし，この分類には多くの問題があり，検者間および検者内の信頼性も低い．Hoffer らは，患者の歩行を屋外移動，屋内移動および治療的移動に分類した[30]．しかし，この分類方法には，患者をどのグループに分類するかについての信頼性に問題が残った．

粗大運動機能分類尺度（GMFCS）は，自力歩行から介助による車いす移動まで，子どもたちの移動能力を分類する手段であり，検者間および検者内での信頼性が高い（図16-5）[46]．GMFCSは，臨床家や研究者が用語を共通できるように，脳性麻痺の子どもたちの

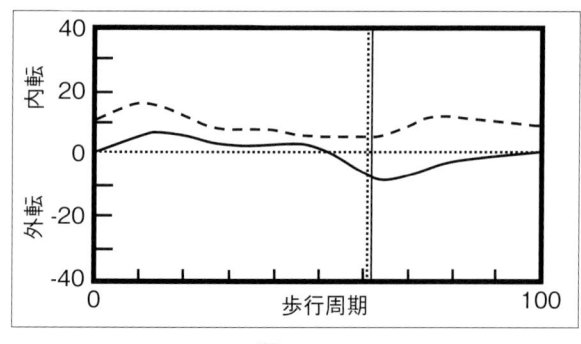

図 16-8
股関節が過度に内転した障害側下肢（点線）は，正常（実線）と比較して立脚期の安定性と遊脚期の下肢の前方移動を低下させる．

図 16-9
股関節が過度に屈曲した障害側下肢（点線）は，股関節の屈筋（腸腰筋や縫工筋など）の過緊張または拘縮によって生じる．この子どもは，立脚終期で正常な下肢（実線）の軌跡角度に達していない．初期接地における理想的な股関節の屈曲角度は，遊脚期からの延長により生じる．この子どもは，遊脚期ですでに正常よりも股関節が10°増大していることがわかる．

図学的分析および臨床評価が必要と結論づけている[17]．
　脳性麻痺児の異常歩行は，股関節，膝関節および足関節の運動に影響を及ぼし[8,9,15〜17,36,50〜53,75]，異常自体も多関節に及ぶことがある．

股関節

　一般的に，脳性麻痺児の歩行に大きな影響を与える3つの股関節の異常がある．これらの異常は，単独で起こることもあれば，同時に起こることもある．

● 過度の内転

　移動が困難もしくはわずかにできる子どもでは，股関節の外転筋と伸筋の弱化，それに内転筋と屈筋の痙縮が複合して生じる筋のアンバランスによって，股関節の亜脱臼もしくは脱臼を招く可能性がある．股関節の過度な内転によって，二次的に内転筋の痙縮または拘縮が生じる．内転する下肢が反対側下肢を越えて交叉すると，歩行は困難となる（図16-8）．

● 過度の屈曲

　腸腰筋，縫工筋，大腿直筋などの痙縮や拘縮によって，股関節が過度に屈曲すると，著しい異常歩行を招く可能性がある．股関節の過度な屈曲（骨盤に対する大腿部の角度；図16-9）により，立脚終期で下肢の肢位に制限が生じ，その結果歩幅が短くなる．加えて，骨盤の前傾が増加して過度の腰椎前彎が生じる．この屈曲姿勢に対して，補助具の使用や伸筋の活動を増加させるなどの安定化が必要となる．

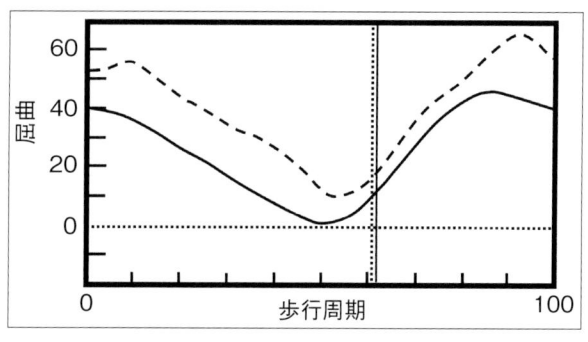

● 大腿骨の前捻

　股関節における重大な問題として，大腿骨の前捻の増加により生じる大腿部の回旋異常がある（図16-10）．それは「レバーアーム症候群」とよばれ，胎児の大腿骨前捻により生じる[22,42]．大部分の子どもは，子宮内のポジショニング（肢位）により，著しい大腿骨の前捻を伴って産まれる．しかし，上手に移動できない子どもの場合，軽度の股関節屈曲拘縮がある可能性があり[44]，大腿骨の生理的減捻の機会を逸してしまうことが多い[5]．この減捻は，大腿骨頭とBigelowの前方靱帯との相互作用によって生じると考えられる．脳性麻痺児のなかには，大腿骨前捻の増加と脛骨の捻れの増加が複合して生じ，中足骨の過度の内反がみられることがある．これは，著しい「足指の内反」を引き起こす．歩行中の過度な回旋は，内転筋の過緊張が原因で起こる，反対側下肢を越えて下肢が交叉する状態と，誤って判断されやすい．また，膝関節の外反も伴いやすい．大腿骨の前捻が長期間にわたり矯正されない場合，下腿は過度に外旋した肢位を呈する．結果的に，足部や足関節の外反肢位はもちろん，大腿骨の過度の前捻と下腿の外旋を伴う重篤なアライメント異常が生じる（図16-11）．これは，脳性麻痺児の膝蓋骨の不安定性を招く可能性もある．レバーアーム症候群は，すでに存在する筋の弱化や痙縮の生体力学的異常と張力の異常によって生じる．その結果，歩行能力がさらに低下する．

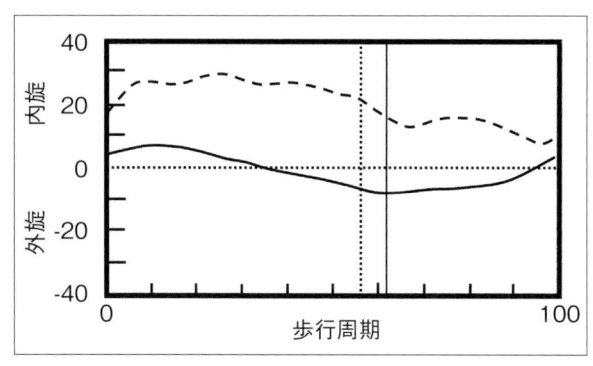

図 16-10
障害側下肢（点線）では,「レバーアーム症候群」を引き起こす大腿骨の前捻によって,歩行周期をとおして大腿部の過度の回旋が生じる.

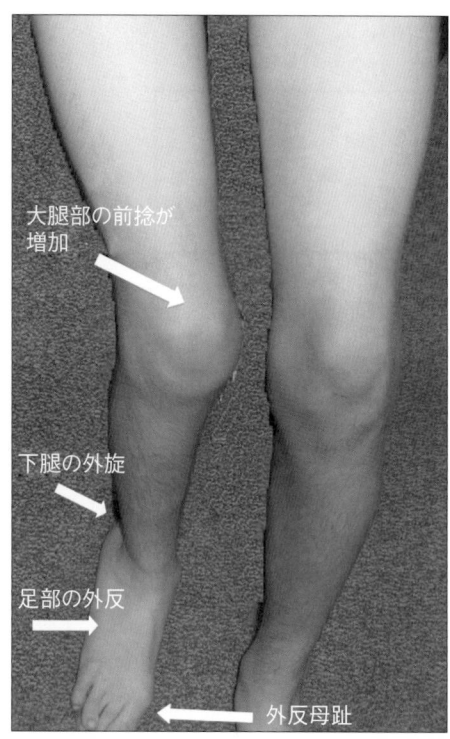

図 16-11　レバーアーム症候群
大腿部の過度の前捻が持続すると,下腿が過度に外旋し,足部と足関節が外反する.

■膝関節

SutherlandとDavisは,脳性麻痺児の膝関節に影響を与える4つの問題を指摘している[63].脳性麻痺では,多くの関節のなかから1つの関節のみに焦点を当てて考えるのは適切とはいえない.しかし,障害が生じる部位が限局した場合は,脳性麻痺児の複雑な異常歩行を理解するうえで有効である.

●跳ね上がり歩行

跳ね上がり歩行（Jump Gait）は立脚期において,股関節と膝関節が過度に屈曲し,尖足を伴う場合に生じる.これは,痙直型両麻痺の子どもに多くみられる歩行パターンである.また,曲がらない膝関節での歩行と同様にレバーアームの問題がしばしば伴う（図16-12）.

●かがみこみ歩行

かがみこみ歩行の特徴的な姿勢は,立脚期における股関節と膝関節の過度な屈曲,足関節背屈の増加,踵歩行である.これは,股関節や膝関節の拘縮に対する手術療法ではなく,アキレス腱の延長術が原因で生じることがある.とくに脳性麻痺児では,外反足や肥満がある場合の成長過程で生じる可能性がある.彼らは,同様に曲がらない膝関節での歩行が観察される（図16-13）.

●曲がらない膝関節での歩行

曲がらない膝関節での歩行は,歩行周期全体をとおして膝関節の可動性が減少した状態と定義される.ただし,曲がらない膝関節での歩行で生じるほとんどの問題は遊脚期に生じる.遊脚期では,膝関節の最大屈曲角度の減少と遅延が生じ,床とのクリアランスの制限のみならず,その後に続く足部接地が適度に行われない（図16-14）.曲がらない膝関節での歩行のおもな原因は,大腿四頭筋の過度な活動により膝関節の屈曲が制限されるためである（図16-15）[33].まれに,前遊脚期にハムストリングスの過緊張によって大腿部の振り出しが妨げられ,正常な40°の膝関節の屈曲が制限される場合もある[33].この異常歩行がみられる患者では,遊脚期に床のクリアランスを確保するための代償運動がよく観察される.これらの代償運動には,同側下肢全体の外転と外旋または反対側下肢の伸び上がりなどがある.

●反張膝

脳性麻痺児の異常歩行の4つ目の問題として,発生率は少ないが反張膝（膝関節の過伸展）がある（図16-16）.立脚期に底屈筋の痙縮[4]または拘縮[8,48]がみられると,下腿と同様に大腿部や体幹も前方移動が妨げられ,反張膝を招く[61].このように,反張膝は立脚

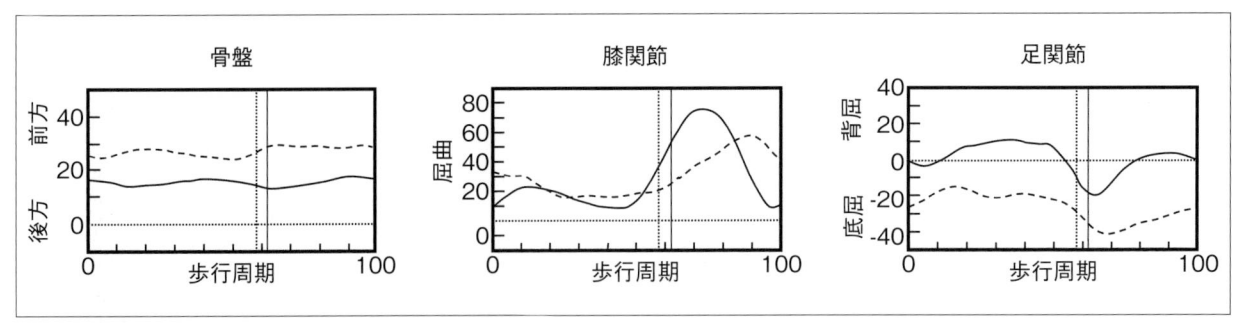

図 16-12 正常歩行（実線）と比較した障害下肢の跳ね上がり歩行（点線）
骨盤の前傾が増加している．この過度の前傾は，股関節の過度な屈曲を調整するための姿勢である．膝関節の屈曲と足関節の底屈も増加している．

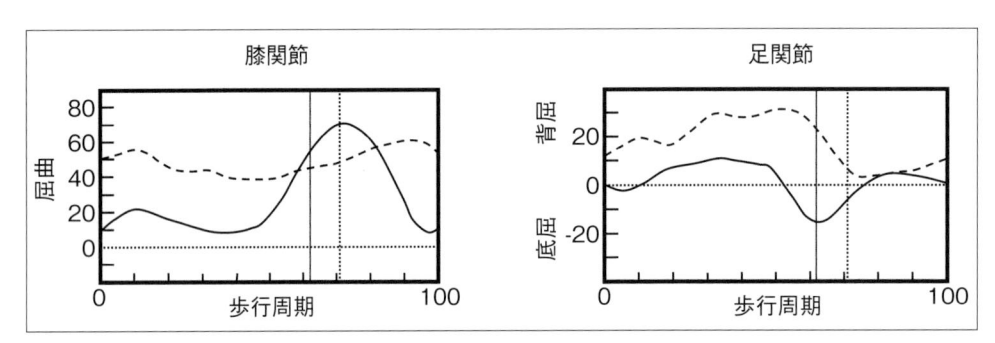

図 16-13 かがみこみ歩行
相対的に可動性のない膝関節は，立脚期の過度な屈曲と遊脚期の不十分な屈曲として観察される．これは，曲がらない下肢の歩行パターンを示唆している．足関節も立脚期をとおして過度に底屈している（※訳注：原文では底屈となっているが背屈の誤りだと思われる）．

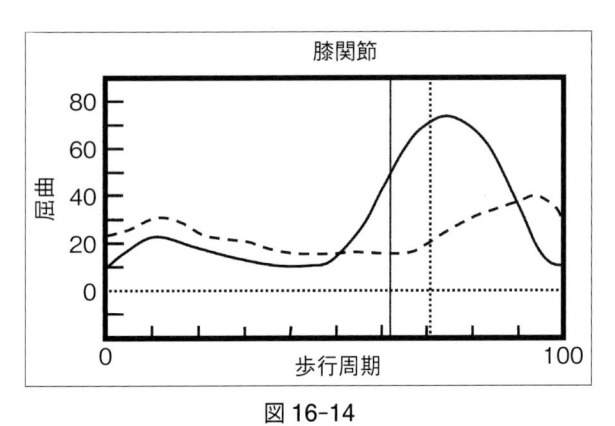

図 16-14
立脚期における膝関節の過度な屈曲は，遊脚期での膝関節の不十分な屈曲と遅延につながる．

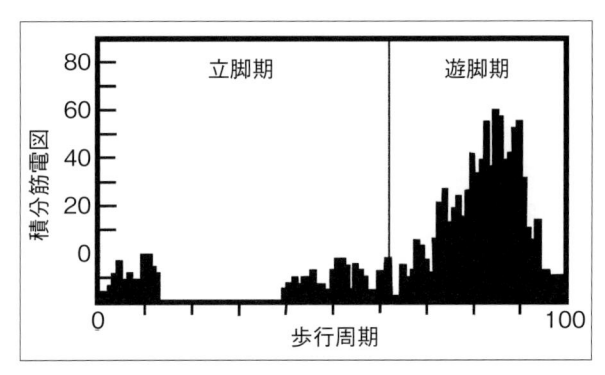

図 16-15 曲がらない膝関節での歩行を呈する患者の大腿直筋のワイヤー筋電図（EMG）
遊脚期に大腿直筋の高振幅（過度な活動）と活動の延長に注目すること．

期に生じる．反張膝の原因としては少ないが，膝関節のハムストリングス腱の延長術を行った子どもに生じることがある[60]．この場合の膝関節の過伸展は，ハムストリングスの静的および動的な力の制動が不十分であることが原因である．Sharpsら[60]は，ハムストリングスの近位部解離を受けた脳性麻痺者の経過を追跡し，治療が必要なほどの反張膝が生じたのは，わずか6.25％であったと報告している．また，その過伸展は軽度（5〜10°）であり，フォローアップまでの平均期間は9年5カ月であったとしている．

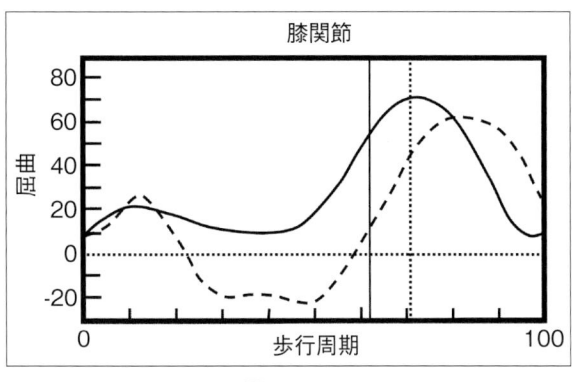

第16章 小児の歩行分析   245

図 16-16
荷重応答期において，初期の膝関節屈曲がみられるにもかかわらず，単下肢支持期（SLS）では反張膝（過伸展）が認められる（障害側下肢＝点線，正常データ＝実線）．

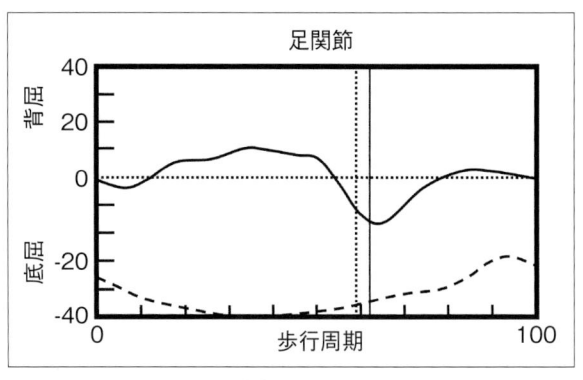

図 16-17
立脚期に過度な足関節の底屈（尖足）が生じると，前方移動が制限される．遊脚期に過度な足関節の底屈が生じると，正常なクリアランスが制限される（障害側下肢＝点線，正常データ＝実線）．

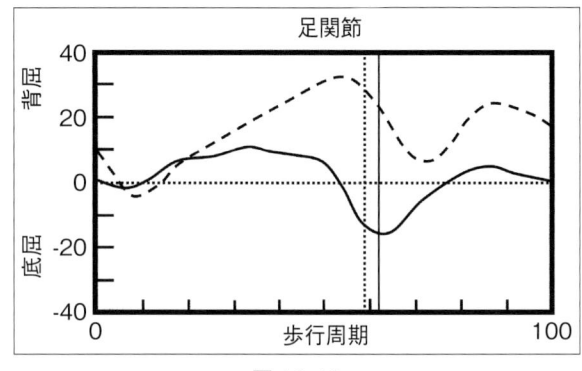

図 16-18
足関節の過度な背屈により，単下肢支持期（SLS）で踵足が生じる（障害側下肢＝点線，正常データ＝実線）．

■足部および足関節

脳性麻痺児の足部と足関節の問題は，おもに4つある．それは，尖足，踵足，内反，外反である．これらは単独または複合して起きる．

●尖 足

足関節の過度な底屈や尖足は，腓腹筋とヒラメ筋の痙縮または拘縮[48]のいずれかで生じる．これは，足関節の過度な底屈により前足部または足指での歩行を引き起こす[35,48,77]．また，この異常歩行は脳性麻痺児にもっとも多くみられる（**図 16-17**）[77]．

●踵 足

踵足は，足関節が過度に背屈した状態であり，とくに立脚期に生じる（**図 16-18**）．踵足はかがみこみ歩行に伴って生じることが多く，腓腹とヒラメ筋腱（アキレス腱）の延長術による二次的障害として生じる．これは，単一の筋のみを手術した場合に生じ，医師に問題がある．またこのことは，すべての異常な筋に対して手術する必要性があることを示している．たとえば，尖足によって生じる跳ね上がり歩行を行う子どもに対して，ハムストリングスの拘縮に加えて股関節の屈曲拘縮に対しても手術する必要がある．

下腿三頭筋のみの延長術によって踵歩行が生じる頻度は，手術時の性別や年齢により変わる．Bortonら[6]は，134名の脳性麻痺児を対象に調査した結果，年齢を調整すると男児よりも女児に下腿三頭筋延長術後の踵歩行の発生率が高い（27％対49％，$p=0.002$）ことを明らかにした．加えて，8歳までに手術を受けた子どもでは，8歳以上で手術を受けた子どもよりも踵足を生じる割合が高いとしている（46％対17％，$p=0.046$）．

●内 反

足部と足関節の内反変形は，痙直型片麻痺の子どもたちにみられることが多い．後脛骨筋または前脛骨筋の過緊張が認められ，ときに両筋ともに過緊張が存在する[37]．遊脚初期の内返しは，前脛骨筋の緊張によって生じることが多く，立脚期での内返しによる不安定な状態は後脛骨筋と下腿三頭筋の緊張により生じることが多い．筋電図による分析は，どの筋が変形や歩行周期のどの時期に関与するのかを判断し，推奨される治療法の確定に有効である[37]．たとえば，立脚期での

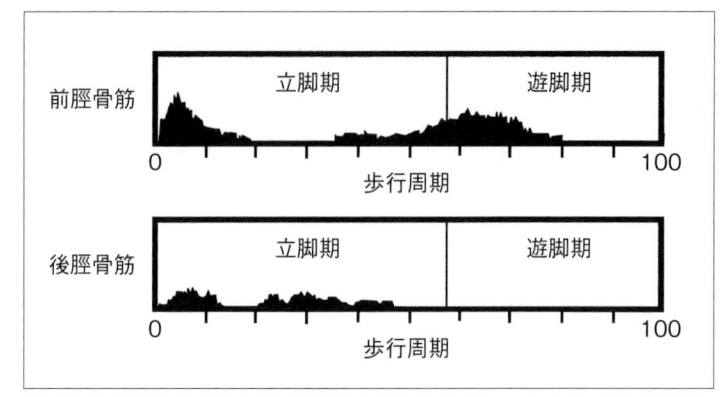

図16-19
前脛骨筋と後脛骨筋のワイヤー筋電図（EMG）では，歩行中の足関節内反に伴い，立脚期後半から前脛骨筋の早すぎる活動が認められる．この患者は，前脛骨筋の腱移行術の対象となりうる．

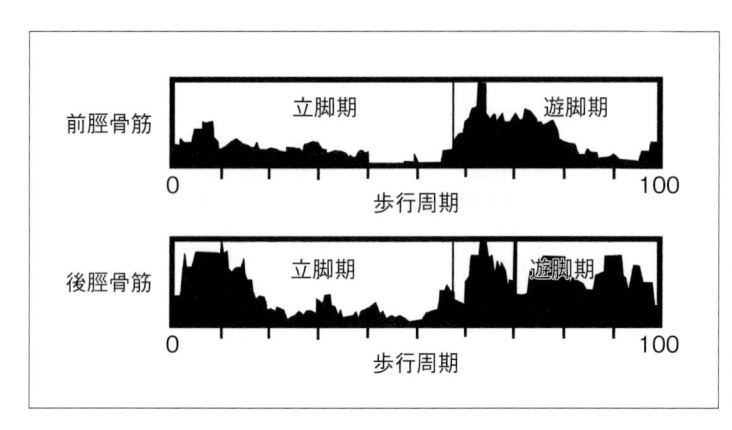

図16-20
前脛骨筋と後脛骨筋のワイヤー筋電図（EMG）の記録では，足関節内反に伴い後脛骨筋（TP）の持続的な筋活動がみられる．この患者は，後脛骨筋の腱移行術の対象となりうる．

前脛骨筋の過緊張と遊脚期での後脛骨筋の緊張減少が筋電図により確認され，遊脚期で内反が生じることで相対的に尖足が改善される場合は，前脛骨筋の腱移行術が推奨される（図16-19）．一方，立脚期と遊脚期に足部の内反と尖足が常に出現する場合には，後脛骨筋の移行術が推奨される（図16-20）．筋電図による判断基準は，後脛骨筋の活動の延長が立脚期と遊脚期にみられるかどうかである．後脛骨筋がすばやく伸張されると，伸張反射の亢進がみられる患者にも延長した活動が観察される．

荷重分布システムの計測機器を使用することにより，脳性麻痺児の立脚期における圧分布パターンや足圧中心の変化から，内反変形が歩行に及ぼす影響を確認できる[47]．手術実施前には，足部外側境界下での圧積分インパルスの増加がみられるかを確認する必要がある[47]．また，手術後に圧分布パターンの変化を分析することにより，手術の効果判定に役立てることができる．

●外　反

片麻痺でもっとも一般的な変形である内反尖足とは対照的に，痙直型両麻痺にみられるもっとも一般的な足部の変形は外反である．これには，尖足や後足部外反および重度の場合には中足部の陥没を伴うことがある．外反変形の子どもたちは，立脚期の不安定性，足部内側面の感覚障害（とくに距舟関節部や外反母趾）および靴の問題が生じる．その後，加齢に伴い移動時の疼痛が出現する．前述したように，この変形は下腿の過度な外旋を伴う大腿部の過度な前捻がある子どもたちにみられることが多い．筋電図では，腓骨筋と下腿三頭筋の過緊張が認められる．また，圧分布図の計測により，外反の程度や手術後の改善度を確認することが可能となる[1,47]．

臨床例：脳性麻痺が歩行に及ぼす影響

筋の弱化，筋の過緊張や痙縮，関節拘縮が複合的に生じることにより，子どもたちに著しい歩行障害が引き起こされる．以下に述べる症例では，異常歩行の定義，おもな原因および適切な治療手段について，客観的歩行分析の役割を中心に解説する．

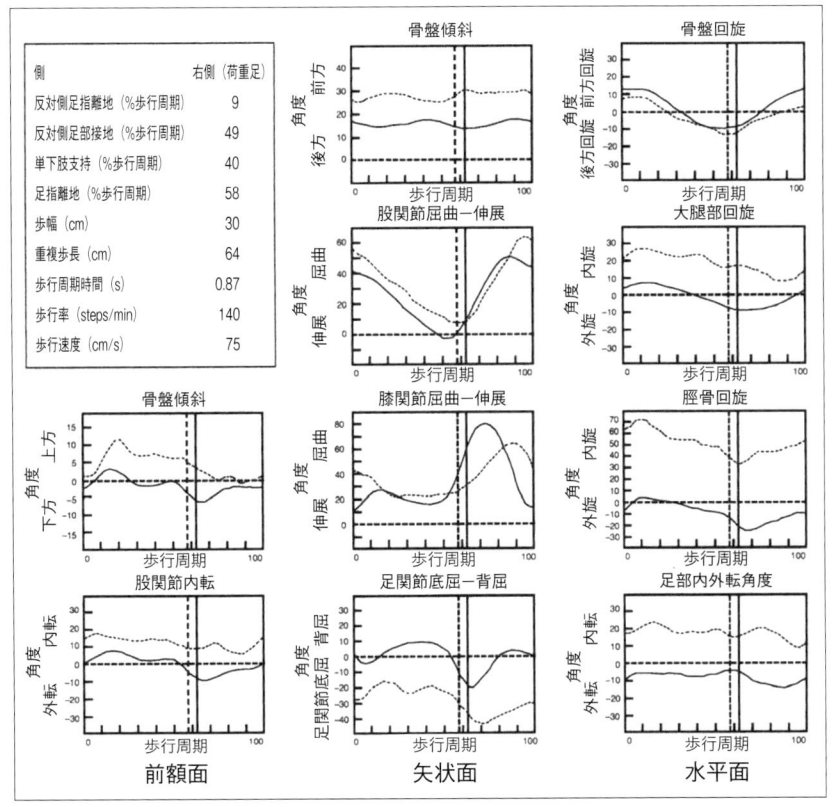

図 16-21 健常な4歳男児（実線）と脳性麻痺の4歳男児（点線）の手術前における歩行時の運動学的変化

各グラフの垂線は，足尖離地を示す．
左段（前額面）：立脚側の骨盤の過度な傾斜と股関節の過度な内転がみられる．
中段（矢状面）：骨盤の前傾と股関節の屈曲が立脚期をとおして増加している．膝関節の屈曲は，初期接地でもっとも大きく，荷重応答期後に50%減少し，減少した遊脚期での最大屈曲角度が遅れて出現する．足関節は，歩行周期をとおして過度に底屈している．
右段（水平面）：股関節，膝関節および足部は過度に内旋している．
(© 2002 American Academy of Orthopaedic Surgeons. Reprinted from the *Journal of the American Academy of Orthopaedic Surgeons*, Volume 10 (3), pp. 222-231 with permission.)

■脳性麻痺

この症例は4歳5カ月の男児で，両側の爪先歩行と下肢の内旋がみられる[10]．彼は，AFOを両側に装着しているが，1日に20回以上転倒する．彼は，三輪車に乗ることや階段を昇ることが可能であり，また約0.5マイル（804.672 m）を歩行する持久力がある．経験豊富な整形外科医は，両側のアキレス腱延長術を行うことが望ましいと判断した．

身体機能評価では，軽度の股関節の屈曲拘縮と過度の内旋（70°）を両側に認めた．膝窩角は150°であり，足関節に15°の底屈位拘縮が認められた．腱反射は亢進し，大腿直筋の痙縮の有無を判断するEly-Duncanテストは陽性であった．

異常歩行を明確かつ定量的に評価し，そのおもな原因を確定するために，三次元動作解析と表面筋電図による歩行分析を実施した．矢状面における運動学的データから，骨盤の過度の前傾，ごく軽度の股関節屈曲の増加，遊脚期での膝関節最大屈曲角の減少と遅延，歩行周期全体をとおした足関節の顕著な底屈の増加を認めた（図16-21）．

前額面での異常は，立脚期における骨盤の過度な傾斜と歩行周期全体をとおした股関節の過度な内転を認めた（図16-21参照）．水平面での異常は，股関節の過度な内旋およびその後に生じる下腿の過度な内旋，足部の過度な内反（内転）がみられた（図16-21参照）．

筋電図のデータからは，歩行周期全体をとおして大腿直筋の活動がみられたが，さらに重要な点は遊脚期にその活動が増加したことである．また，歩行周期全体にわたり外側広筋の活動がみられ，股関節内転筋群の活動は歩行周期をとおしてきわめて少なかった．下腿三頭筋の活動は立脚期のほぼ全般で認められ，前脛骨筋の活動は歩行周期全体で確認された（図16-22）．

彼の身体機能評価，ビデオによる観察，および歩行の客観的データから，次のような治療法が推奨される．両側における大腿骨内反の減捻骨切術，骨盤上口位での大腰筋の延長術，長内転筋解離術，遠位内側ハムストリングス延長術，大腿直筋の半腱様筋への筋移行術および腓腹筋解離術（Strayer recession）である．

手術から1年経過後，彼は転ぶことがなくなり，サッカーをしたり，ローラーブレードの練習ができている．歩行の運動学的な経過としては，正常に近い状態にすべて回復した（図16-23）[10]．

しかし，高位損傷レベル（高位腰椎と胸椎）になると，若年期もしくは体重が軽い場合には歩行を比較的継続できるが，体重と筋力弱化の相互作用によって歩行効率が悪くなり，車いすに移行する場合が多い．

結論

動作解析は，最新のX線画像技術と肩を並べるほど，筋骨格系に有用な診断方法であり，研究の方法としても使用される．大部分の小児期の歩行異常は，系統的な視覚による観察と臨床的な検査により評価できるが，いくつかの異常については最新の動作解析装置を用いた評価が必要である．神経学的制御，筋の反応，骨関節運動により構成される小児期の歩行は，非常に有能な臨床家であっても，単純な動作観察のみで複雑な歩行異常のすべてを分析することは難しい．分析過程で生じるあらゆる思考では，繊細かつ微妙な異常に気づくことは困難である．歩行分析は，子どもの治療の前後で客観的なデータを記録でき，治療の効果判定にきわめて重要な方法である．

文献

1. Abu-Faraj Z, Harris G, Smith P. Surgical rehabilitation of the planovalgus foot in cerebral palsy. *IEEE Trans Neural Syst Rehabil Eng*. 2001 ; 9 (2) : 202-214.
2. Albright A. Intrathecal baclofen in cerebral palsy movement disorders. *J Child Neurol*. 1996 ; 11 (Supplement 1) : S29-S35.
3. Armstrong R. The first meta-analysis of randomized controlled surgical trials in cerebral palsy (2002). *Dev Med Child Neurol*. 2008 ; 50 (4) : 244.
4. Bang M, Chung S, Kim S, Kim S. Change of dynamic gastrocnemius and soleus muscle length after block of spastic calf muscle in cerebral palsy. *Am J Phys Med Rehabil*. 2002 ; 81 (10) : 760-764.
5. Bobroff E, Chambers H, Sartoris D, Wyatt M, Sutherland D. Femoral anteversion and neck-shaft angle in children with cerebral palsy. *Clin Orthop*. 1999 ; 364 (July) : 194-204.
6. Borton D, Walker K, Pirpiris M, Nattrass G, Graham H. Isolated calf lengthening in cerebral palsy : outcome analysis of risk factors. *J Bone Joint Surg Br*. 2001 ; 83 (3) : 364-370.
7. Carlson WE, Vaughn CL, Damiano DL, Abel MF. Orthotic management of gait in spastic diplegia. *Am J Phys Med Rehabil*. 1997 ; 76 : 219-225.
8. Chambers H. Treatment of functional limitations at the knee in ambulatory children with cerebral palsy. *Eur J Neurol*. 2001 ; 8 (Supplement 5) : 59-74.
9. Chambers H, Lauer A, Kaufman K, Cardelia J, Sutherland D. Prediction of outcome after rectus femoris surgery in cerebral palsy : the role of cocontraction of the rectus femoris and vastus lateralis. *J Pediatr Orthop*. 1998 ; 18 (6) : 703-711.
10. Chambers H, Sutherland D. A practical guide to gait analysis. *J Am Acad Orthop Surg*. 2002 ; 10 (3) : 222-231.
11. Crenshaw S, Herzog R, Castagno P, et al. The efficacy of tone-reducing features in orthotics on the gait of children with spastic diplegic cerebral palsy. *J Pediatr Orthop*. 2000 ; 20 (2) : 210-216.
12. Dabney K, Lipton G, Miller F. Cerebral palsy. *Curr Opin Pediatr*. 1997 ; 9 (1) : 81-88.
13. Damiano D. Loaded sit-to-stand resistance exercise improves motor function in children with cerebral palsy. *Aust J Physiother*. 2007 ; 53 (3) : 201.
14. Damiano DL. Activity, activity, activity : rethinking our physical therapy approach to cerebral palsy. *Phys Ther*. 2006 ; 86 (11) : 1534-1540.
15. DeLuca P, Davis R, Ounpuu S, Rose S, Sirkin R. Alterations in surgical decision making in patients with cerebral palsy based on three-dimensional gait analysis. *J Pediatr Orthop*. 1997 ; 17 (5) : 608-614.
16. DeLuca PA. Gait analysis in the treatment of the ambulatory child with cerebral palsy. *Clin Orthop*. 1991 ; 264 : 65-75.
17. Desloovere K, Molenaers G, Feys H, Huenaerts C, Callewaert B, Van de Walle P. Do dynamic and static clinical measurements correlate with gait analysis parameters in children with cerebral palsy? *Gait Posture*. 2006 ; 24 (3) : 302-313.
18. Dodd K, Taylor N, Damiano D. A systematic review of the effectiveness of strength-training programs for people with cerebral palsy. *Arch Phys Med Rehabil*. 2002 ; 83 (8) : 1157-1164.
19. Duffy C, Hill A, Cosgrove A, Corry I, Mollan R, Graham H. Three-dimensional gait analysis in spina bifida. *J Pediatr Orthop*. 1996 ; 16 (6) : 786-791.
20. Fabry G, Liu X, Molenaers G. Gait pattern in patients with spastic diplegic cerebral palsy who underwent staged operations. *J Pediatr Orthop B*. 1999 ; 8 (1) : 33-38.
21. Gabrieli A, Vankoski S, Dias L, Milani C, Lourenco A, Filho J, Novak R. Gait analysis in low lumbar myelomeningocele patients with unilateral hip dislocation or subluxation. *J Pediatr Orthop*. 2003 ; 23 (3) : 330-334.
22. Gage J, Schwartz M. Dynamic deformities and lever-arm considerations. In : Paley D, ed. *Principles of Deformity Correction*. Berlin : Springer ; 2002 : 761-775.
23. Galli M, Cimolin V, Valente E, Crivellini M, Ialongo T, Albertini G. Computerized gait analysis of botulinum toxin treatment in children with cerebral palsy. *Disabil Rehabil*. 2007 ; 29 (8) : 659-664.
24. Galli M, Crivellini M, Fazzi E, Motta F. Energy consump-

tion and gait analysis in children with myelomeningocele. *Funct Neurol.* 2000 ; 15 (3) : 171-175.
25. Gerritsma-Bleeker C, Heeg M, Vos-Niël H. Ambulation with the reciprocating-gait orthosis. Experience in 15 children with myelomeningocele or paraplegia. *Acta Orthop Scand.* 1997 ; 68 (5) : 470-473.
26. Ghez C, Krakauer J. The organization of movement. In : Kandel E, Schwartz J, Jessel T, eds. *Principles of Neural Science.* 4th ed. St. Louis, MO : McGraw-Hill ; 2000 : 653-673.
27. Graham H, Harvey A, Rodda J, Nattrass G, Pirpiris M. The Functional Mobility Scale (FMS) . *J Pediatr Orthop.* 2004 ; 24 (5) : 514-520.
28. Gutierrez E, Bartonek A, Haglund-Akerlind Y, Saraste H. Characteristic gait kinematics in persons with lumbosacral myelomeningocele. *Gait Posture.* 2003 ; 18 (3) : 170-177.
29. Gutierrez E, Bartonek A, Haglund-Akerlind Y, Saraste H. Kinetics of compensatory gait in persons with myelomeningocele. *Gait Posture.* 2005 ; 21 (1) : 12-23.
30. Hoffer M, Barakat G, Koffman M. 10-year follow-up of split anterior tibial tendon transfer in cerebral palsy patients with spastic equinovarus deformity. *J Pediatr Orthop.* 1985 ; 5 (4) : 432-434.
31. Kay R, Dennis S, Rethlefsen S, Reynolds R, Skaggs D, Tolo V. The effect of preoperative gait analysis on orthopaedic decision making. *Clin Orthop.* 2000 ; 372 (March) : 217-222.
32. Kay R, Dennis S, Rethlefsen S, Skaggs D, Tolo V. Impact of postoperative gait analysis on orthopaedic care. *Clin Orthop.* 2000 ; 374 (May) : 259-264.
33. Kerrigan DC, Gronley J, Perry J. Stiff-legged gait in spastic paresis : a study of quadriceps and hamstrings muscle activity. *Am J Phys Med Rehabil.* 1991 ; 70 (6) : 294-300.
34. Kollias S, Goldstein R, Cogen P, Filly R. Prenatally detected myelomeningoceles : sonographic accuracy in estimation of the spinal level. *Radiology.* 1992 ; 185 : 109-112.
35. Massaad F, van den Hecke A, Renders A, Detrembleur C. Influence of equinus treatments on the vertical displacement of the body's centre of mass in children with cerebral palsy. *Dev Med Child Neurol.* 2006 ; 48 (10) : 813-818.
36. McMulkin M, Gulliford J, Williamson R, Ferguson R. Correlation of static to dynamic measures of lower extremity range of motion in cerebral palsy and control populations. *J Pediatr Orthop.* 2000 ; 20 (3) : 366-369.
37. Michlitsch M, Rethlefsen S, Kay R. The contributions of anterior and posterior tibialis dysfunction to varus foot deformity in patients with cerebral palsy. *J Bone Joint Surg Am.* 2006 ; 88 (8) : 1764-1768.
38. Moore C, Nejad B, Novak R, Dias L. Energy cost of walking in low lumbar myelomeningocele. *J Pediatr Orthop.* 2001 ; 21 (3) : 388-391.
39. Morton R. New surgical interventions for cerebral palsy and the place of gait analysis. *Dev Med Child Neurol.* 1999 ; 41 (6) : 424-428.
40. Motta F, Stignani C, Antonello C. Effect of intrathecal baclofen on dystonia in children with cerebral palsy and the use of functional scales. *J Pediatr Orthop.* 2008 ; 28 (2) : 213-217.
41. Northrup H, Volcik K. Spina bifida and other neural tube defects. *Current Problems in Pediatrics.* 2000 ; 30 (10) : 313-332.
42. Novacheck T, Gage J. Orthopedic management of spasticity in cerebral palsy. *Childs Nerv Syst.* 2007 ; 23 (9) : 1015-1031.
43. Novacheck T, Stout J, Tervo R. Reliability and validity of the Gillette Functional Assessment Questionnaire as an outcome measure in children with walking disabilities. *J Pediatr Orthop.* 2000 ; 20 (1) : 75-81.
44. O'Sullivan R, Walsh M, Hewart P, Jenkinson A, Ross L, O'Brien T. Factors associated with internal hip rotation gait in patients with cerebral palsy. *J Pediatr Orthop.* 2006 ; 26 (4) : 537-541.
45. Ounpuu S, Bell K, Davis R, DeLuca P. An evaluation of the posterior leaf spring orthosis using joint kinematics and kinetics. *J Pediatr Orthop.* 1996 ; 16 (3) : 378-384.
46. Palisano R, Rosenbaum P, Walter S, Russell D, Wood E, Galuppi B. Development and reliability of a system to classify gross motor function in children with cerebral palsy. *Dev Med Child Neurol.* 1997 ; 39 (4) : 214-223.
47. Park E, Kim H, Park C, Rha D, Park C. Dynamic foot pressure measurements for assessing foot deformity in persons with spastic cerebral palsy. *Arch Phys Med Rehabil.* 2006 ; 87 (5) : 703-709.
48. Parks C, Parks E, Kim H, Rha D. Soft tissue surgery for equinus deformity in spastic hemiplegic cerebral palsy : effects on kinematic and kinetic parameters. *Yonsei Med J.* 2006 ; 47 (5) : 657-666.
49. Patel D, Soyode O. Pharmacologic interventions for reducing spasticity in cerebral palsy. *Indian Journal of Pediatrics.* 2005 ; 72 (10) : 869-872.
50. Perry J. Distal rectus femoris transfer. *Dev Med Child Neurol.* 1987 ; 29 (2) : 153-158.
51. Perry J, Hoffer MM. Pre-operative and post-operative dynamic electromyography as an aid in planning tendon transfers in children with cerebral palsy. *J Bone Joint Surg.* 1977 ; 59A (4) : 531-537.
52. Perry J, Hoffer MM, Antonelli D, Plut J, Lewis G, Greenberg R. Electromyography before and after surgery for hip deformity in children with cerebral palsy : a comparison of clinical and electromyographic findings. *J Bone Joint Surg.* 1976 ; 58A (2) : 201-208.
53. Perry J, Hoffer MM, Giovan P, Antonelli D, Greenberg R. Gait analysis of the triceps surae in cerebral palsy : a preoperative and postoperative clinical and electromyo-

graphic study. *J Bone Joint Surg.* 1974 ; 56 (3) : 511-520.
54. Rethlefsen S, Kay R, Dennis S, Forstein M, Tolo V. The effects of fixed and articulated ankle-foot orthoses on gait patterns in subjects with cerebral palsy. *J Pediatr Orthop.* 1999 ; 19 (4) : 470-474.
55. Rosenbaum P, Paneth N, Leviton A, et al. A report : the definition and classification of cerebral palsy April 2006. *Dev Med Child Neurol (Supplement)* . 2007 ; 109 (Feb) : 8-14.
56. Schoenmakers M, Gulmans V, Gooskens R, Helders P. Spina bifida at the sacral level : more than minor gait disturbances. *Clin Rehabil.* 2004 ; 18 (2) : 178-185.
57. Schutte L, Narayanan U, Stout J, Selber P, Gage J, Schwartz M. An index for quantifying deviations from normal gait. *Gait Posture.* 2000 ; 11 (1) : 25-31.
58. Schwartz M, Novacheck T, Trost J. A tool for quantifying hip flexor function during gait. *Gait Posture.* 2000 ; 12 (2) : 122-127.
59. Shaer C, Chescheir N, Schulkin J. Myelomeningocele : a review of the epidemiology, genetics, risk factors for conception, prenatal diagnosis, and prognosis for affected individuals. *Obstet Gynecol Surg.* 2007 ; 62 (7) : 471-479.
60. Sharps CH, Clancy M, Steele HH. A long term retrospective study of proximal release for hamstring contracture in cerebral palsy. *J Pediatr Orthop.* 1984 ; 4 (4) : 443-447.
61. Simon SR, Deutsch SD, Nuzzo RM, et al. Genu recurvatum in spastic cerebral palsy : report on findings by gait analysis. *J Bone Joint Surg.* 1978 ; 60A (7) : 882-894.
62. Sutherland D. The development of mature gait. *Gait Posture.* 1997 ; 6 : 163-170.
63. Sutherland D, Davids J. Common gait abnormalities of the knee in cerebral palsy. *Clin Orthop.* 1993 ; 288 (March) : 139-147.
64. Sutherland DH. Gait analysis in cerebral palsy. *Dev Med Child Neurol.* 1978 ; 20 (6) : 807-813.
65. Sutherland DH, Olshen RA, Biden EN, Wyatt MP. *The development of mature walking.* London : MacKeith Press ; 1988.
66. Sutherland DH, Olshen RA, Cooper L, Woo S. The development of mature gait. *J Bone Joint Surg.* 1980 ; 62-A : 336-353.
67. Sutherland DH, Santi M, Abel MF. Treatment of stiff knee gait in cerebral palsy : a comparison by gait analysis of distal rectus femoris transfer versus proximal rectus release. *J Pediatr Orthop.* 1990 ; 10 : 433-441.
68. Sutherland DH, Schottsteadt ER, Larsen LJ, Ashley RK, Callander JN, James P. Clinical and electromyographic study of seven spastic children with internal rotation gait. *J Bone Joint Surg.* 1969 ; 51-A (6) : 1070-1082.
69. Thomas S, Buckon C, Melchionni J, Magnusson M, Aiona M. Longitudinal assessment of oxygen cost and velocity in children with myelomeningocele : comparison of the hip-knee-ankle-foot orthosis and the reciprocating gait orthosis. *J Pediatr Orthop.* 2001 ; 21 (6) : 798-803.
70. Thomson JD, Ounpuu S, Davis RB, DeLuca PA. The effects of ankle-foot orthoses on the ankle and knee in persons with myelomeningocele : An evaluation using three-dimensional gait analysis. *J Pediatr Orthop.* 1999 ; 19 (1) : 27-33.
71. Todd F, Lamoreux L, Skinner S, Johanson M, St. Helen R, Moran S, Ashley R. Variations in the gait of normal children. a graph applicable to the documentation of abnormalities. *J Bone Joint Surg.* 1989 ; 71 (2) : 196-204.
72. Waters RL, Hislop HJ, Thomas L, Campbell J. Energy cost of walking in normal children and teenagers. *Dev Med Child Neurol.* 1983 ; 25 : 184.
73. Waters RL, Mulroy SJ. The energy expenditure of normal and pathological gait. *Gait Posture.* 1999 ; 9 : 207-231.
74. Williams LO, Anderson AD, Campbell J, Thomas L, Feiwell E, Walker JM. Energy cost of walking and of wheelchair propulsion by children with myelodysplasia : comparison with normal children. *Dev Med Child Neurol.* 1983 ; 25 : 617-624.
75. Wills CA, Hoffer MM, Perry J. A comparison of foot-switch and EMG analysis of varus deformities of the feet of children with cerebral palsy. *Dev Med Child Neurol.* 1988 ; 30 (2) : 227-231.
76. Wren T, Do K, Hara R, Dorey F, Kay R, Otsuka N. Gillette Gait Index as a gait analysis summary measure : comparison with qualitative visual assessments of overall gait. *J Pediatr Orthop.* 2007 ; 27 (7) : 765-768.
77. Wren T, Do K, Kay R. Gastrocnemius and soleus lengths in cerebral palsy equinus gait : differences between children with and without static contracture and effects of gastrocnemius recession. *Journal of Biomechanics.* 2004 ; 37 (9) : 1321-1327.
78. Yokochi K. Clinical profiles of children with cerebral palsy having lesions of the thalamus, putamen and/or peri-Rolandic area. *Brain and Development.* 2004 ; 26 (4) : 227-232.

第5部
高度な移動機能

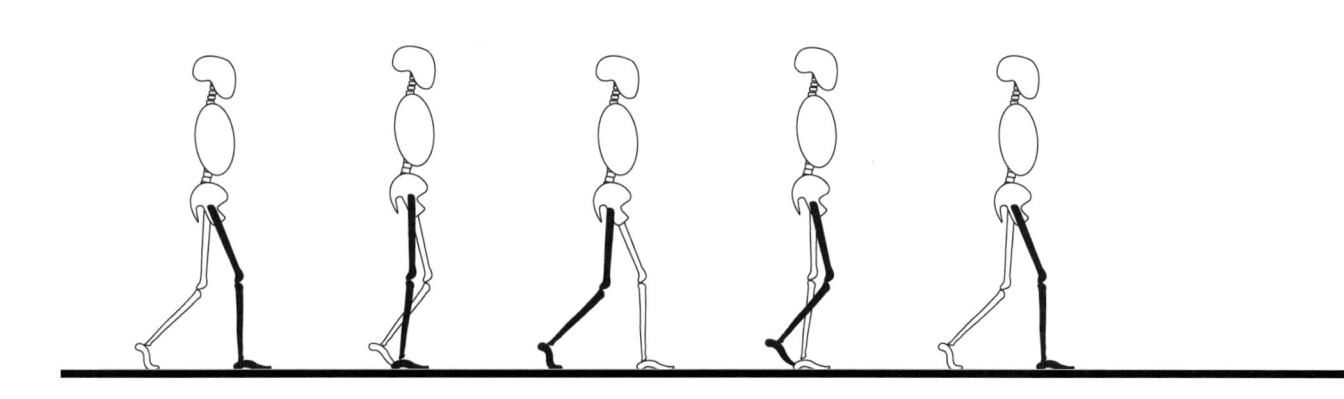

第17章　階段昇降 —— *254*

第18章　走　行 —— *266*

第17章

階段昇降

　階段は，丘や斜面を歩いて昇ったり降りたりしやすいように，隣り合う水平な段と段が垂直に連続してつながってできている．関節運動の範囲，筋活動の強さ，段を昇降する際に生じる力は，階段の寸法と昇降する人の身体的特性によって決まる．構造について論じているのか，人について論じているのかを明確にするために，構造に関する場合はステア（stair），人に関する場合はステップ（step）という用語を用いることにする．

階段の寸法

　階段の寸法は，段の垂直の高さ（蹴上げ）と奥行きの長さ（踏み面）で決まる．階段を昇るとき，立脚下肢は身体を支えて運ぶ．一方遊脚下肢は，1）蹴上げ，2）現在立脚下肢が置かれている踏み板，3）次の段の蹴上げという3つの構造を通過して足部は接床を始め，次の昇段が始まる．1672年，Francois Blondel は階段の寸法に関する最初の基準を発表した．彼の公式は，蹴上げの2倍と踏み面の合計は61cm（24インチ）でなければならないというものである[5,9]．Blondel の公式の寸法は，現在の建築基準の指針として存続している．たとえばカリフォルニア州ダウニーの連続した階段に関する構造規約では，蹴上げは「17.8cm（7インチ）以内」，踏み面は「27.9cm（11インチ）以上」，となっている．これらの寸法を Blondel の公式に当てはめると，蹴上げ（17.8cm）の2倍と踏み面（27.9cm）の合計は63.5cm（25インチ）となる．このように現在の基準は，Blondel の公式を2.5cm（1インチ）だけ上回っている．本章の参照文献では，蹴上げは12.7〜22.9cm（5〜9インチ），踏み面は20.3〜41.9cm（8〜16.5インチ）とばらつきがある．階段の寸法に大きなばらつきがあるのは，1つには階段の寸法が，必要となる運動やモーメント，筋に及ぼす影響を確定しようとしている研究が多いからである（表17-1）[9,15,17]．

　踏み面27.9cm（11インチ）という最小限の値は，いくつかの建築基準にできるだけ準拠しているが最適ではない．この値は人の裸足の平均の長さ（27.2cm，10.7インチ）よりわずかに大きいが[18]，足指を保護するのに必要な靴の長さは納められない．明白な解決策は奥行きを長くすることである．奥行きを長くすると被験者は速く移動できるという研究結果は，奥行きを長くすることを支持している[9]．奥行きを長くすることの欠点は，所定の一連の階段に必要なスペースが増加してしまうことである．

　一連の階段を歩いて昇るときは，同じ階段を下りるときとはかなり異なった関節のパターンと筋の作用が必要となる．階段昇降に必要な機能は，平均的傾斜（〜30°）の「標準的な」（言い換えれば最適な）階段における下肢のパフォーマンスで定まる．

階段昇段

　平地歩行から階段の昇りに移ると，必要となる筋力と関節の可動性が増大する．立脚下肢は，荷重された状態で安定性を保ちながら体重を持ち上げなければならない．一方遊脚下肢は，下の段から立脚下肢の上の段に進むためにすばやく屈曲する[15]．

　階段歩行の研究は通常，階段に面している床（0段）に被験者が立つところから始まる．最初の2歩のサイクルは不完全で誤りを導く可能性があるので，それぞれの下肢の床からの第1歩はここでの考察の対象ではない．床から1段目（0-1段）へのステップは短縮された遊脚期にすぎない．一方，反対側下肢の2段目への動き（0-2段）は長くなるので，より安定した基盤から始まる[1]．完全なステップの機構が初めて起

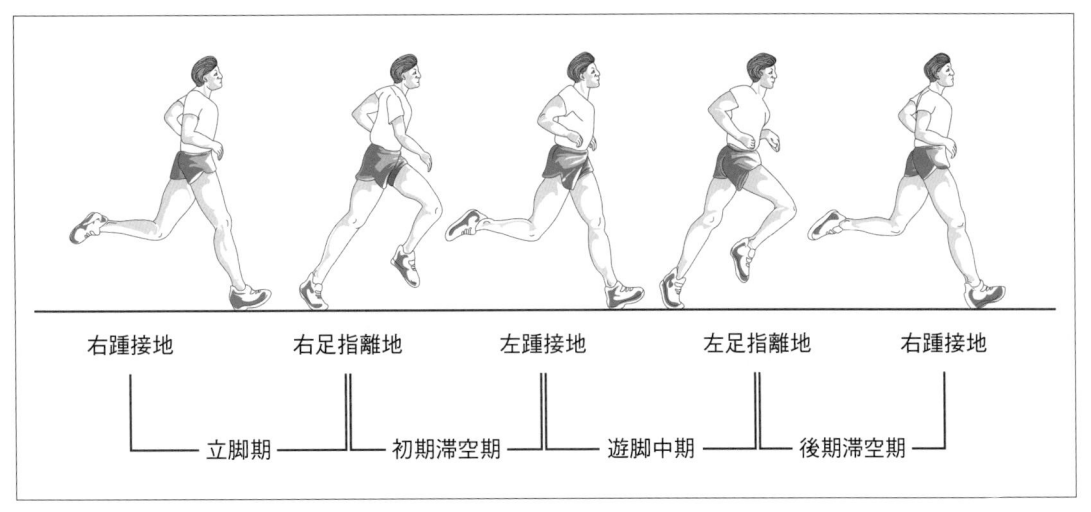

図 18-1 走行周期の相
(Reprinted with permission from Reber L, Perry J, Pink M. Muscular control of the ankle in running. *American Journal of Sports Medicine*. 1993 ; 21 (6) : 805-810.)

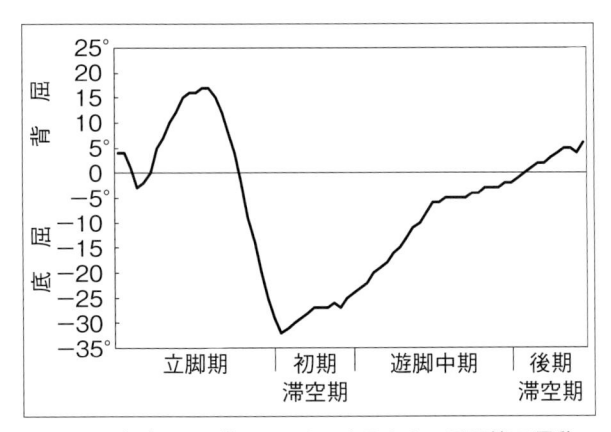

図 18-2(A) 6.8分/マイルで走るときの足関節の運動
(Reprinted with permission from Pink M, Perry J, Houglum P, Devine D. Lower extremity range of motion in the recreational sport. *American Journal of Sports Medicine*. 1994 ; 22 (4) : 541-549.)

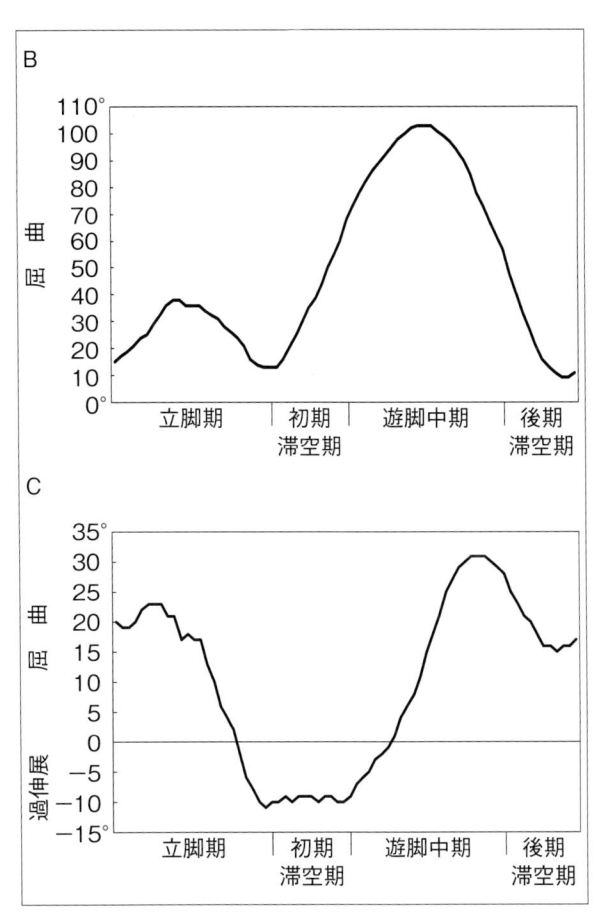

図 18-2(B) 6.8分/マイルで走るときの膝関節の運動
(C) 6.8分/マイルで走るときの股関節の運動
(Reprinted with permission from Pink M, Perry J, Houglum P, Devine D. Lower extremity range of motion in the recreational sport. *American Journal of Sports Medicine*. 1994 ; 22 (4) : 541-549.)

る（図18-2B, 18-2C）．立脚期の最初の15％において，足関節は最初の背屈位から底屈方向へすばやく8°動いてヒールロッカーに反応する．そして，前足部が接地して，足関節は急激に背屈へ反転する．膝関節は最初の15°屈曲位から屈曲を増す[20]．股関節は屈曲位を保ち，わずかな角度変化がある（15〜25°）[20]．

立脚中期までに三大関節の角度は最大となり，足関節背屈20°，膝関節と股関節の屈曲はそれぞれ40°と25°である．このとき，重心は垂直方向でもっとも低く，体重は足部の真上にある．プラトーの大きさと期間は変化するが，プラトーに続いて三大関節はほぼ同時に屈曲を止める．足関節は30°底屈する．膝関節の屈曲

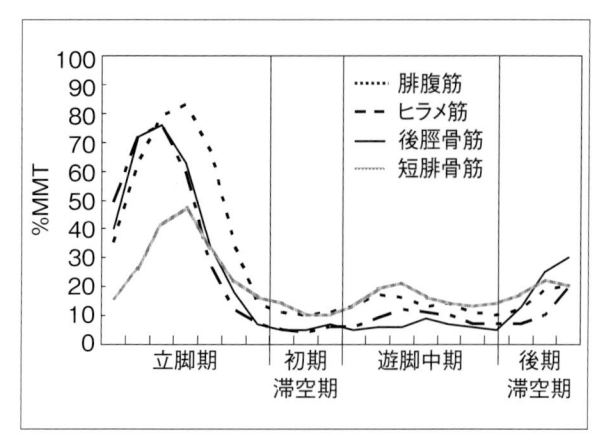

図18-3　6.5分/マイルで走るときの腓腹筋，ヒラメ筋，後脛骨筋，短腓骨筋の筋活動
(Reprinted with permission from Reber L, Perry J, Pink M. Muscular control of the ankle in running. *American Journal of Sports Medicine*. 1993 ; 21 (6) : 805-810.)

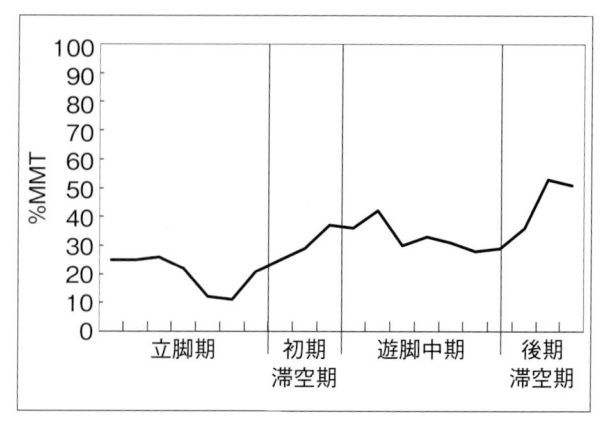

図18-4　6.5分/マイルで走るときの前脛骨筋の筋活動
(Reprinted with permission from Reber L, Perry J, Pink M. Muscular control of the ankle in running. *American Journal of Sports Medicine*. 1993 ; 21 (6) : 805-810.)

は15°へ減少し，股関節は伸展10°になる．

筋による制御

足部に体重がかかるにつれて，下腿後面の筋は協調して機能する（**図18-3**）[21]．腓腹筋とヒラメ筋の筋活動は，歩行時に脛骨の前進を制御するときと同程度の振幅に達する．筋のタイミングとしては，ヒラメ筋が腓腹筋より若干先にピークに達する．腓腹筋の活動がヒラメ筋より少し長いのは，腓腹筋の起始が膝より上部にあることと，立脚期の後半に膝関節の屈筋として膝関節の過伸展を防ぐ機能を反映している．大腿二頭筋短頭の活動により膝関節の屈筋力は増大する．

このとき，後脛骨筋と短腓骨筋の活動は歩行時の振幅より150～400％大きくなる[18,21]．後脛骨筋が先にピークに達し，短腓骨筋が後に続く．後脛骨筋は距骨下関節の動きを安定させることで，立脚期の初期に正常な回内の力を制御する．

重心は前方へ移動し続けているので，重心はまだ距骨下関節の軸の内側にある．このように，外側に位置する短腓骨筋が活動を増し距骨下関節の動きを制御する．後脛骨筋と短腓骨筋の主要な機能は距骨下関節の制御であるが，果の付近での腱の急な回転によって生じる圧縮力が，脛骨の前進を制御しているヒラメ筋と前脛骨筋を補助している．

要約すると，身体は前下方へ進むのにつれて下腿後面の筋は脛骨の前進を制御する．さらに，後脛骨筋は足部の縦アーチを支持し，短腓骨筋は足関節の外側面を支持しているが，それらはすべて距骨下関節の動きを制御しようとしている．

下腿後面の筋はすべて立脚期の中頃までにEMGのピークに達し，その後急速に減退することに注目すべきである．このEMGは，筋収縮が立脚期最後の「踏切」の力を作り出しているのではないという事実を単純に補強する．しかし最近の超音波の研究では，筋の腱と腱膜（つまり一連の弾性要素）がエネルギーの反跳バーストを生み出し，踏切を増強するということが確認されている[6]．身体の質量中心の前方落下によって生じるモーメントに対して足関節を安定させるために，腓腹筋とヒラメ筋が強い遠心性収縮をする立脚期の前半に，反跳エネルギーは産生される．筋が等尺性収縮をして足関節を力強く安定させるとき，腱と腱膜は伸張される．立脚期の後半では，反対側の遊脚下肢の急速な前上方への運動によって，立脚下肢への負荷は減少する．そして蓄積された反跳エネルギーは，足部を急速に底屈させるのに十分である．それゆえ，腱膜と腱の反跳性緊張は，立脚期最後の踏切に対して非収縮性の力（EMGでは検出されない）を提供する[6]．

走行の立脚期では，前脛骨筋は歩行時ほど強く活動しない．しかし，常に活動している（**図18-4**）[21]．2つの要因によって前脛骨筋は活発に活動しなくてすむ．足関節はすでに背屈している．また，体重は急速に足部を越えて移動し，ヒールロッカーの効果を減じる．

走行時の広筋群の活動パターンは歩行時のそれと

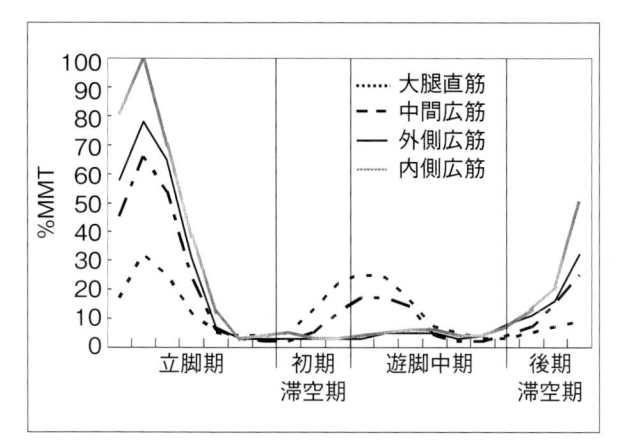

図18-5 6.5分/マイルで走るときの大腿直筋, 中間広筋, 外側広筋, 内側広筋の筋活動
(Reprinted with permission from Montgomery WH, Pink M, Perry J. Electromyographic analysis of hip and knee musculature during running. *American Journal of Sports Medicine*. 1994 ; 22 (2) : 272-278.)

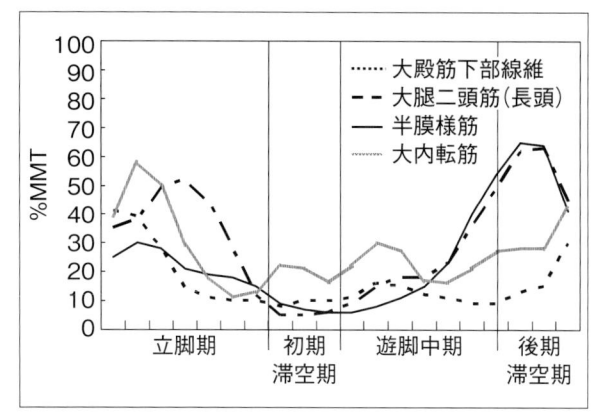

図18-6 6.5分/マイルで走るときの股関節伸筋の筋活動
(Reprinted with permission from Montgomery WH, Pink M, Perry J. Electromyographic analysis of hip and knee musculature during running. *American Journal of Sports Medicine*. 1994 ; 22 (2) : 272-278.)

まったく同じである(図18-5)[13,18]. これらの筋は荷重応答期にピークに達する. このとき伸筋モーメントが働き, 大腿四頭筋は衝突時の衝撃を吸収するだけでなく, 遠心性収縮によって膝関節の屈曲の程度を制御する. 広筋群の振幅のピークは歩行時を大きく上回り, およそ3倍になる. 歩行時の荷重の受け継ぎでは膝関節は18°屈曲するが, 走行時は38°屈曲する. 広筋群のなかで, 内側広筋と外側広筋は中間広筋よりも多く活動する. 膝蓋骨を膝蓋溝に安定させるには, 中間広筋によるまっすぐな牽引よりも内側広筋と外側広筋による斜めの牽引のほうが重要である.

歩行時の荷重の受け継ぎでは活動しない大腿直筋でさえ, 走行時では約30% MMTのピークを示す(図18-5参照). これは, 走行は歩行に比べて力の総計が増加していることを示している(歩行の2~3.6倍)[22,28]. 大腿四頭筋が収縮しなければ, 体重を受け継ぐときに膝関節は間違いなく膝折れを起こすだろう.

荷重の受け継ぎの後, 大腿四頭筋の筋活動は減少し始める[13]. 膝関節が最大屈曲角度に達する前に活動は弱まる[8]. 身体の前進ベクトルが膝関節の伸筋として作用し, 大腿四頭筋の活動をそれほど必要としないからである.

股関節伸筋はすべて, 足部に体重がかかるときに活動する. 大内転筋が初期接地時にピークに達するように(58% MMT;図18-6), 大殿筋下部線維も初期接地時にピークに達する(41% MMT;図18-6参照).

大内転筋は大きさが大きいことと二重神経支配(※訳注:閉鎖神経と坐骨神経)を受けていることから, 股関節および骨盤を安定させる内転筋として作用するとともに, 股関節の伸筋としても作用する. 大腿二頭筋長頭は初期接地時に活動を始めて(35% MMT;図18-6参照)立脚期の中期まで活動し続け(52% MMT), 大腿二頭筋短頭とともに膝関節の伸展の程度を制御する(図18-7). 半膜様筋は荷重の受け継ぎ時に大腿二頭筋ほど活動せず(25~30% MMT;図18-6参照), その後減少し続ける[13]. このとき, 反対側の遊脚下肢は前進しており, 非荷重側の骨盤は他動的に前方に回旋している. したがって, 立脚下肢の半膜様筋が回旋を補助する活動の必要性は低下する. また, 遊脚運動は膝関節に対して内転方向への負荷を増加させる. このため, 必要性が増す側方方向の安定性を大腿二頭筋が与える.

大腿筋膜張筋もまた, 荷重の受け継ぎの間歩行時に比べて30~100%作用を増す(図18-8)[13]. 大腿筋膜張筋は, 大内転筋とともに股関節と骨盤の内外側方向の安定性を与える. その安定性は体重支持に不可欠なので, 立脚期の間筋が活動しなくなることはない.

腸骨筋は立脚期での活動は相対的に少ない(図18-9)[13]. 腸骨筋は遊脚期に股関節を屈曲させるのに備えて, 立脚期の最後にその活動を増し始める.

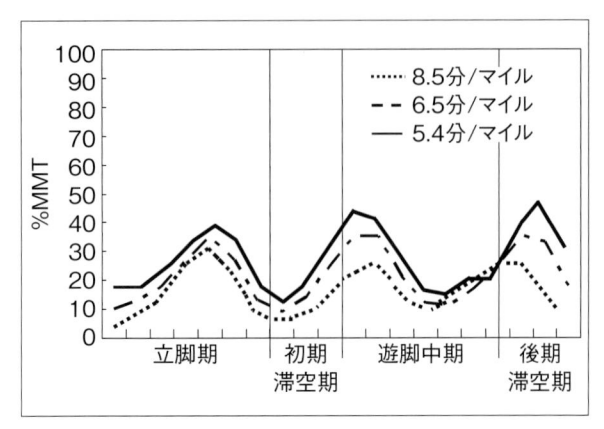

図18-7　3種類の速度で走るときの，大腿二頭筋短頭の筋活動
(Reprinted with permission from Montgomery WH, Pink M, Perry J. Electromyographic analysis of hip and knee musculature during running. *American Journal of Sports Medicine.* 1994；22 (2)：272-278.)

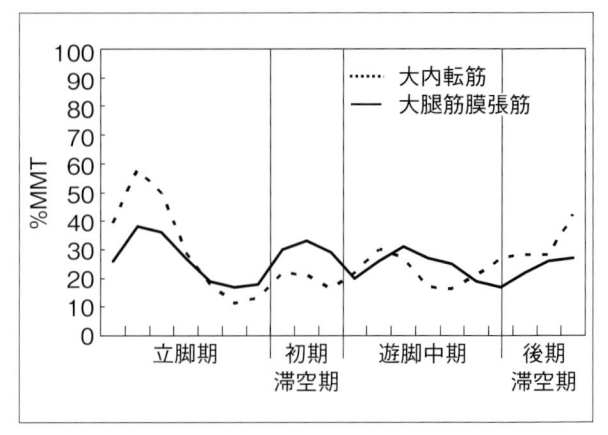

図18-8　6.5分/マイルで走るときの大内転筋，大腿筋膜張筋の筋活動
(Reprinted with permission from Montgomery WH, Pink M, Perry J. Electromyographic analysis of hip and knee musculature during running. *American Journal of Sports Medicine.* 1994；22 (2)：272-278.)

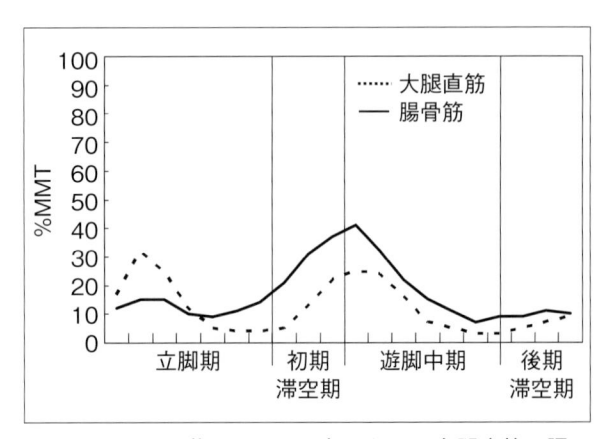

図18-9　6.5分/マイルで走るときの大腿直筋，腸骨筋の筋活動
(Reprinted with permission from Montgomery WH, Pink M, Perry J. Electromyographic analysis of hip and knee musculature during running. *American Journal of Sports Medicine.* 1994；22 (2)：272-278.)

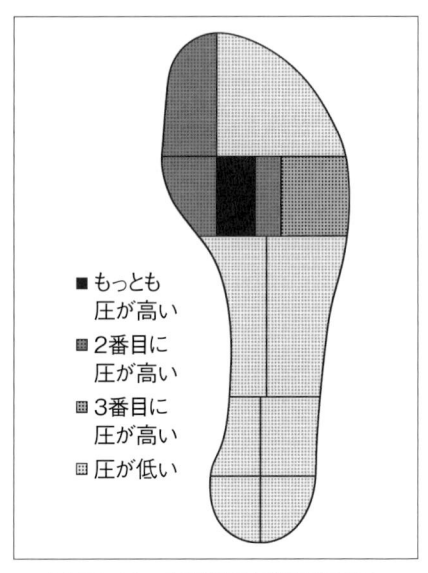

図18-10　走行時の足底の圧分布
(Reprinted from *Running Injuries*, Guten GN, 20-29, © 1997, with permission from Elsevier.)

■圧

すでに述べたが，多くのランナーは踵から接地する．しかし，その時が圧の最高点ではない．足部では第二中足骨頭に最大の負荷がかかり，続いて第一，第三中足骨頭，母指に負荷がかかる（**図18-10**）[19]．それらの領域は瞬間的なピークの負荷がかかるだけでなく，それ以外の領域に比べて比較的長時間負荷がかかる．踵に圧がかかるのは短時間である．踵は一般的に接地する足部の最初の部位かもしれないが，他に比べると走行時にかかる圧は小さい．

ランニングシューズの後外側の本底は一般的に摩耗することを示すが，そのことは圧分布の研究結果と矛盾するようにみえる．後外側の本底の摩耗パターンは，足部が接地するときの前後方向の剪断力（圧に対抗する）の結果である．

走行時の垂直分力のピークは立脚期の中期に生じる[3,4,14]．そのとき，踵はふつう地面から離れている．

このことは，最大の圧は踵よりは前足部で生じるという事実を支持する．

　力が分布する表面積は，中足骨頭よりも踵骨のほうが広い．踵骨の下にある脂肪体は比較的厚い．白人の踵の厚さは約 17.8 mm で，アフリカ系米国人のそれは約 20.1 mm である[25]．これら脂肪体は力のピークの大きさを 20～28% 減少させる[16]．中足骨頭部の脂肪体はいまだ測定されていないが，量的には踵よりも少ない．中足骨頭は表面積が小さく，生物学的緩衝材も少なく，靴のデザインにおいても一般的に中足骨頭にあまり関心が向けられていない．

　このように立脚期では，体重を受け継ぎ衝撃を吸収するために，筋の多くは立脚期の前半にもっとも活動する．重心が膝関節の前に移動した後にピークを示す唯一の筋（16 測定筋中）が腸骨筋（次に来る遊脚期で下肢を地面から浮かせ前進させる準備をしている）と一緒に働く大腿二頭筋短頭（立脚中期直後に膝関節を制御している）である[13,21]．垂直分力のピークは立脚期の中程で，圧のピークは第三中足骨頭にある[19]．

遊脚期

運動

　初期滞空期が始まると，足関節はただちに立脚期に達した底屈 30° という足関節のピークの肢位を次第に背屈方向へ逆転させ始める．足関節は，滞空後期の終わりまでに背屈 5° にまでなる（図 18-2 参照）[20]．これは前脛骨筋が徐々に活動を増し，下腿後面の筋が相対的に活動しないのに一致する．例外は膝関節の屈曲を補助する腓腹筋の小さな一次的な上昇である（図 18-3 参照）[21]．

　膝関節は遊脚期では屈曲と伸展の弧のなかを移動する．膝関節は初期滞空期開始時の屈曲 13° の肢位から，遊脚中期までに屈曲 103° のピークに達し，その後一定速度で伸展に逆転し，最終的には屈曲 10° になる（図 18-2B 参照）[20]．

　股関節は立脚期の終わりではいまだ伸展 10° で，初期滞空期の間この肢位を維持する．その後遊脚中期が始まると，股関節は急速に屈曲へ逆転し，遊脚中期の最後 1/3 までに屈曲 30° に達する（図 18-2C 参照）[20]．

筋による制御

　立脚期から遊脚期に変わるとき，足関節と膝関節の屈筋は下肢を挙上させ確実に足部を浮上させる．足関節では，前脛骨筋が迅速に足関節を底屈位から持ち上げ，遊脚期の間約 25% MMT 以上で常に活動する（図 18-4 参照）．実際，前脛骨筋は走行周期全体の 85% 以上，20% MMT を超えて収縮している[21]．

　初期滞空期での膝関節の屈曲は大腿二頭筋短頭が活動を増すことで加速し，前進している下肢の抵抗を減らす（図 18-7 参照）．中間広筋と大腿直筋は大腿二頭筋と同調して活動を増し，膝関節屈曲の程度を調節する（図 18-5 参照）．これら 3 つの筋は反対側下肢が接地するとき（初期滞空期の終わり）活動のピークを示し，股関節が屈曲し始める[13]．このとき，膝関節の屈曲はまだ増加しているが，部分的には股関節屈曲に伴って生じる受動的な機能になる[20]．これらの筋は，股関節の屈曲が最大になるまで（つまり遊脚中期）対応してその活動を減少させる．

　腸骨筋は大腿直筋と一緒に活発に大腿を屈曲させ（図 18-9 参照），その後反対側足部が接地すると活動を弱め始める[13]．股関節屈曲のピークは遊脚中期の後半で，すべての股関節屈筋は活動しなくなる．

　股関節屈曲に伴う受動的な膝関節屈曲の損失を代償するため，大腿二頭筋短頭は遊脚中期の終わりに向けて再び活動を高め始め，後期滞空期の間，広筋群を調整する．膝関節が初期接地に備えて伸展するにつれて大腿二頭筋短頭は再び活動を弱めるが，広筋群は次第に活動を高め始める[13]．走行周期の半分の間，大腿二頭筋短頭の活動は前脛骨筋と同じ強さではなく，20% MMT 以上あるいはそれ以上の強さで活動している，ということは注目すべきことである．

　初期滞空期において，半膜様筋と大腿二頭筋長頭は大殿筋下部線維と同様に他に比べてあまり活動しない（10% MMT 以下）（図 18-6 参照）[13]．初期滞空期の間，股関節を伸展位に保つのに必要な伸展活動は最小でよい．反対側下肢の接地後，大腿筋膜張筋，大腿二頭筋長頭，大内転筋が少し活動を増すのは，前額面での制御が必要であることを示唆している．遊脚中期の最後，半膜様筋と大腿二頭筋長頭は立脚期に備えて股関節の屈曲を調節するために活動を増す．いったん股関節の屈曲角度が減少すると，この 2 つの筋の活動も減少する．大殿筋下部線維，大内転筋，大腿筋膜張筋は，初期接地に向けて股関節を安定させるために，後期滞空期に活動を増す．

　大腿筋膜張筋は走行の各相で，ピークが中等度の EMG 活動を示す．大腿筋膜張筋は走行周期の 75% で

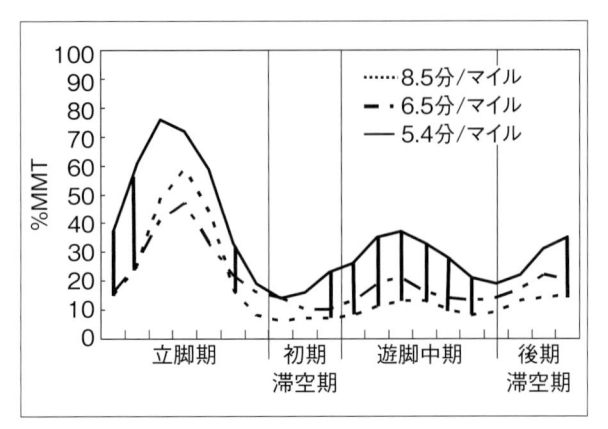

図 18-11　3種類の速度で走るときの短腓骨筋の筋活動
垂直線は統計学的に有意差がある時期を示している．
(Reprinted with permission from Reber L, Perry J, Pink M. Muscular control of the ankle in running. *American Journal of Sports Medicine*. 1993；21 (6)：805-810.)

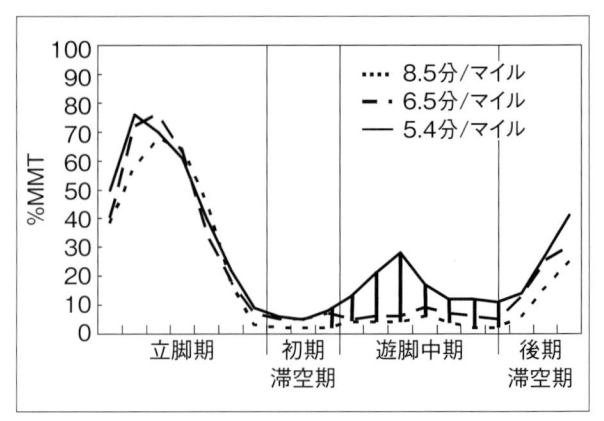

図 18-12　3種類の速度で走るときの後脛骨筋の筋活動
垂直線は統計学的に有意差がある時期を示している．
(Reprinted with permission from Reber L, Perry J, Pink M. Muscular control of the ankle in running. *American Journal of Sports Medicine*. 1993；21 (6)：805-810.)

20% MMTを超えて活動する（図18-8参照）[13]．この活動の程度だと，もし十分に伸張されていなければ，どれくらい大腿筋膜張筋が緊張状態になるかを確認するのは容易である．

遊脚期では，このように非常に制御された前方への運動が観察される．走行時の前方への推進力は，初期滞空期の股関節屈曲，遊脚中期，そして後期滞空期での膝関節の伸展によって生じる．下肢が進むとき，下肢を加速させたり減速させたりするために屈筋と伸筋は協調した遠心性および求心性収縮をする．

速度の影響

走行速度は足部への力の分布の仕方に影響すると考えられている．Hosikawaら[17]は，走行速度が上がるにつれて立脚期が減少することを明らかにした．これはさらにPinkら[20]によって分析され，速いランナー（8.7マイル/時）は滞空期の時間が1/3増加し，それに対応して単下肢支持期の時間が短縮することを明らかにした．

速い速度では立脚期の時間が短縮するという事実は，普通のランナー（遅いランナー）は特徴として後足部から接地し，エリートのランナー（12マイル/時，速いランナー）はたいてい靴のより前部で初期接地をするという広く認められている推論につながっている[17,19]．この考えとは逆に，ランナーは初期接地で1つのパターンを選択し，たとえ練習速度（7.8マイル/時）からレース速度（9.6マイル/時）の間で速度が変化してもそのパターンを保つ，ということを我々は今や明らかにしている[19]．

とはいえ，走行速度が異なれば足部内での圧分布には微妙な違いが生じる．速い速度のとき，女性ランナーは中足部の内側にはあまり圧をかけず，より外側の4指に圧をかけている．このことは，速い速度だと足部は回内位になりにくい，または回外位になる場合が多いということを示している．男性ランナー群がこれと同じパターンを示さない理由は，おそらく男性は足部が硬いため速い速度でもそれほど回内にならないからであろう．女性ランナーの場合，立脚期の時間が短縮（速い速度）するにつれて，回内になる時間がそれほどないのかもしれない．

9.1分/マイルのランナーと6.8分/マイルのランナーを比較したとき，足関節の動きに違いはない[20]．短腓骨筋と後脛骨筋の2筋が距骨下関節を制御するが，走行速度に影響されるようである．2筋とも活動のピークは立脚期の時であるが，短腓骨筋だけが速度の影響を受ける．ジョギングの速度（8.5分/マイル）から速い速度（5.4分/マイル）に速度を上げたとき，短腓骨筋（図18-11）は走行周期全体をとおしてその活動をおよそ2倍にする[21]．遊脚中期では，距骨下関節を安定して制御するために速度が上がると，短腓骨筋，後脛骨筋ともに強度を増す（図18-12）[21]．

速い速度で走ると，遊脚期では股関節と膝関節の角度はかなり大きくなる[20]．初期滞空期の始め，股関節は統計的には大きな伸展位で誇大な運動を始める．続いて膝関節は股関節の運動に反応するように屈曲を増す．遊脚中期の終わりと後期滞空期の始め，速い速度の場合は下肢が前方へ伸びるにつれて，股関節はかなり大きな屈曲を示す．このように，速い速度で遊脚期に股関節と膝関節の角度が増加するのは，膝関節が股関節の運動に反応する，股関節で始まり股関節で終わる一連の周期を反映している．

速い速度とそれに対応して股関節および膝関節の角度が増大すると，股関節と膝関節の筋はそれぞれ活動を強めていくという一般的な傾向がある．しかし，活動増加のパターンはよく似ている[13]．この例として，大腿二頭筋と中間広筋の図をみてほしい（図18-7，図18-13）．速度が速くなると，主動作筋群-拮抗筋群の収縮-弛緩がすばやく正確に起こらなければならない．もし筋が収縮と弛緩の正確なタイミングを欠くと，損傷が起こりうる．

臨床との関連

ランナーが直面する主要な臨床上の問題は，筋の過用の影響，接地時の圧，筋の遠心性収縮のメカニズムである．それぞれ固有の病理パターンと特定の機能上の病因がある．

Tauntonらの疫学調査により[26]，ランナーの下腿の損傷は直接または間接的に筋の機能障害や疲労と関連することが明らかになった．後脛骨筋はしばしば腱炎を起こすので懸念の対象となる筋の1つである．足部の過回内もまた，ランナーに比較的よくみられる問題である．これは1つには，踵の後外側部での初期接地時に，大きな衝撃力によって距骨下関節の外がえしが強調されることが原因かもしれない．過回内を防ぐために，何百万ドルものお金が靴のデザインと装具に費やされている．患者が過回内を呈するとき，走行時の荷重の受け継ぎ期には歩行時に比べて後脛骨筋に4倍の力がかかることを，臨床家としては考慮したい．治療プログラムの1つとして，後脛骨筋の筋力増強に重点が置かれるはずである[9,10]．

身体は踵にかかる圧に対応するようにうまくできているようで，歩行時，十分に圧に対応する．しかし走行時には，踵は危険にさらされているようにはみえない．第1～3中足骨頭と母指のほうがたぶんより危険

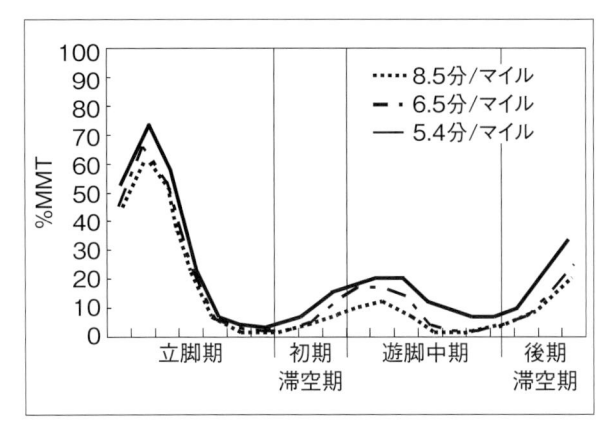

図 18-13　3種類の速度で走るときの中間広筋の筋活動

(Reprinted with permission from Montgomery WH, Pink M, Perry J. Electromyographic analysis of hip and knee musculature during running. *American Journal of Sports Medicine.* 1994 ; 22 (2) : 272-278.)

である．内側の中足骨頭のストレス骨折はランナーにみられる損傷の1つである．臨床家としては患者のために靴のデザインを探求し，この部分にクッションを確保したい．

Monod[12]の研究によれば，最大収縮より20%以上大きなレベルで筋が持続収縮すると，疲労過負荷になりやすい．疲労破壊と過負荷は細胞に損傷を与える可能性があり，浮腫やコンパートメント圧の上昇につながる．したがって，長距離走では前脛骨筋は下腿の後面筋よりも疲労に関連する問題を抱えがちである．走行周期全体の85%以上，前脛骨筋は20% MMT以上で活動している[21]．先の研究者らは，脛骨のストレス骨折の原因として筋疲労を関係づけた[11,26]．これらの問題は，ランニングプログラムをし始めた後や走行距離を延ばしたときによくみられる．もしトレーニングによって前脛骨筋のパワーと耐久性が上がれば，走行中疲労レベルを超えることなく，筋は必要な高レベルの活動を持続できる．過用にとくに弱い筋は，大腿二頭筋短頭，大腿筋膜張筋，そして大内転筋である．これらの筋には，筋力と柔軟性にとくに注目したプログラムを実施するとよい．

遠心性収縮は，しばしば肉離れや遅延性の筋痛に関係する[1,2,15,23,24,26,27]．遠心性収縮をする筋は，大腿直筋，大腿二頭筋短頭および長頭および半膜様筋である．超音波検査法を用いた最近の研究は，筋が等尺性収縮をしているとき，遠心性収縮をしている腱と腱膜に緊張が生じることを示唆している[6]．走行に関与する筋に

焦点を当てた今後の研究によって，この概念が明らかになるだろう．大腿二頭筋短頭は過用と遠心性収縮の両方の損傷カテゴリーに関する危険に陥る，というユニークな視点が必要である．

走行速度が増すにつれ，筋が遠心性活動を増すだけでなく，腱と腱膜も急速で激しい伸長（伸張）に耐えなければならない．したがって，趣味で走るランナーでは筋が遠心性の負荷の増加に順応できるように，漸増的な練習メニューに従うことが大切である．趣味のランナーの筋力トレーニングは，股関節と膝関節の筋腱性屈筋および伸筋の筋力強化に集中すべきである．また，あらゆる速度での大腿二頭筋短頭，大腿筋膜張筋，大内転筋，前脛骨筋の持続性活動と，さらに速い速度での短腓骨筋の持続性活動には，とくに柔軟性および耐久性に注目したトレーニングが必要である．

結論

本章では異なる速度で走行するときの，下肢の関節角度，EMG，力，圧のデータを示している．このデータを背景として，趣味のランナーの損傷を理解，評価，治療，そして予防しやすい位置に臨床家がいることが望ましい．

文献

1. Abraham WM. Factors in delayed muscle soreness. *Medicine and Science in Sports*. 1977 ; 9 : 11-20.
2. Armstrong RB, Ogilvie RW, Schwane JA. Eccentric exercise induced injury to rat skeletal muscle. *J Appl Physiol*. 1983 ; 54 : 80-93.
3. Cavanagh PR, LaFortune MA. Ground reaction forces in distance running. *J Biomech*. 1980 ; 13 : 397-406.
4. Clarke TE, Frederick DC, Cooper LB. Effects of shoe cushioning upon ground reaction forces in running. *Int J Sports Med*. 1983 ; 1 : 247-251.
5. Frederick EC, Clarke TE, Hamill CL. The effect of running shoe design on shock attenuation. In : Frederick EC, ed. *Sport Shoes and Playing Surfaces*. Champaign, IL : Human Kinetics Publishers ; 1984 : 190-198.
6. Fukunaga T, Kawakmi Y, Fukashiro H, Kanchisa H. In vivo behavior of human muscle tendon during walking. *Proceedings Biological Sciences*. 2001 ; 268 (464) : 229-233.
7. Hoshikawa T, Matsui H, Miyashita M. Analysis of running pattern in relation to speed. *Biomechanics III*. 1973 ; 8 : 342-348.
8. Kerr BA, Beauchamp I, Fisher V, et al. Foostrike patterns in distance running. In : Nigg BM, Kerr BA, eds. *Biomechanical Aspects of Sport Shoes and Playing Surfaces*. Calgary, Alberta, Canada : University Press ; 1983 : 153-142.
9. Kulig K, Burnfield JM, Reischl S, Requejo SM, Blanco CE, Thordarson DB. Effect of foot orthoses on tibialis posterior activation in persons with pes planus. *Med Sci Sports Exerc*. 2005 ; 37 (1) : 24-29.
10. Kulig K, Burnfield JM, Requejo SM, Sperry M, Terk M. Selective activation of tibialis posterior : evaluation by magnetic resonance imaging. *Med Sci Sports Exerc*. 2004 ; 36 : 862-867.
11. Landry M, Zebas CJ. Biomechanical principals in common running injuries. *J Am Podiatr Assoc*. 1985 ; 75 : 48-52.
12. Monod H. Contractility of muscle during prolonged static and repetitive dynamic activity. *Ergonomics*. 1985 ; 28 : 81-89.
13. Montgomery WH, Pink M, Perry J. Electromyographic analysis of hip and knee musculature during running. *Am J Sports Med*. 1994 ; 22 (2) : 272-278.
14. Munro CE, Miller DI, Fuglevand AJ. Ground reaction forces in running : a re-examination. *J Biomech*. 1987 ; 20 : 147-155.
15. Nicholas JA, Hershman EB. *The Lower Extremity and Spine in Sports Medicine*. Vol I. St. Louis, MO : CV Mosby Co ; 1986 : 43-57.
16. Paul IL, Munro MB. Musculo-skeletal shock absorption : relative contribution of bone and soft tissues at various frequencies. *J Biomech*. 1978 ; 11 : 237-239.
17. Payne AH. Foot to ground contact forces of elite runners. In : Matsui H, Kobayashi K, eds. *Biomechanics III-B*. Champaign, IL : Human Kinetics Publishers ; 1983 : 746-753.
18. Perry J. *Gait Analysis : Normal and Pathological Function*. Thorofare, NJ : SLACK Incorporated ; 1992.
19. Pink MM, Jobe FW. The foot/shoe interface. In : Guten GN, ed. *Running Injuries*. Philadelphia, PA : WB Saunders ; 1997 : 20-29.
20. Pink M, Perry J, Houglum P, Devine D. Lower extremity range of motion in the recreational sport runner. *Am J Sports Med*. 1994 ; 22 (4) : 541-549.
21. Reber L, Perry J, Pink M. Muscular control of the ankle in running. *Am J Sports Med*. 1993 ; 21 (6) : 805-810.
22. Rodgers MM. Dynamic foot biomechanics. *J Orthop Sports Phys Ther*. 1985 ; 21 : 306-316.
23. Schwane JA, Johnson SR, Vandenakker CB, et al. Delayed-onset muscular soreness and plasma CPK and LDH activities after downhill running. *Med Sci Sports Exerc*. 1983 ; 15 : 51-56.
24. Stauber WT. Extracellular matrix disruption and pain after eccentric muscle action. *J Appl Physiol*. 1990 ; 69 : 868-874.
25. Steinback HI, Russell W. Measurement of the heeling-pad as an aid to diagnosis of acromegaly. *Radiology*. 1964 ; 82 : 418-423.

26. Taunton JE, McKenzie DC, Clement DB. The role of biomechanics in the epidemiology of injury. *Sports Med*. 1988 ; 6 : 107-120.
27. Tidus PM, Ianuzzo CD. Effects of intensity and duration of muscular exercise on delayed soreness and serum enzymes activities. *Med Sci Sports Exerc*. 1983 ; 15 : 461-465.
28. Voloshin AS. Shock absorption during running and walking. *J Am Podiatr Assoc*. 1988 ; 78 : 295-299.
29. Williams KR, Cavanagh PR, Ziff JL. Biomechanical studies of elite female distance runners. *Int J Sports Med*. 1987 ; 8 : 107-118.

第6部

定量的な歩行分析

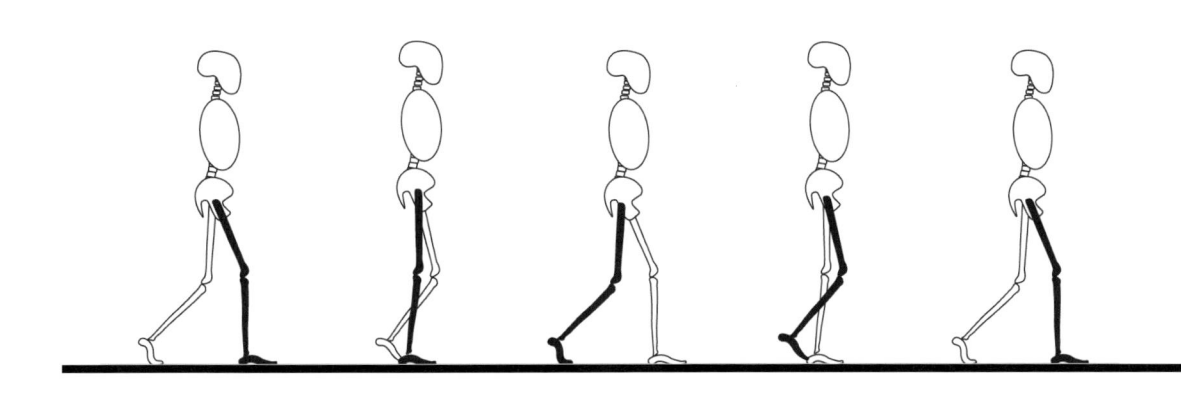

第 19 章　歩行分析システム ―― *278*

第 20 章　動作分析 ―― *281*

第 21 章　筋の制御と動作筋電図検査法 ―― *292*

第 22 章　歩行の運動学〜床反力，力，ベクトル，モーメント，パワー，圧〜 ―― *314*

第 23 章　重複歩分析 ―― *323*

第 24 章　エネルギー消費 ―― *331*

第19章

歩行分析システム

　患者の歩行を客観的に分析したり，自分自身の歩行研究室を設立しようと考えるとすぐに，歩行がいかに複雑であるかわかるであろう．まずは歩行分析に用いる方法を決定しなくてはならない．

　基本的には5つの測定システムがある．そのなかの3つは歩行という動作を構成するある特定の事象に着目するものである．動作分析は個々の関節運動の大きさとタイミングを明らかにする．動作筋電図は筋機能の期間と強度を明確にする．床反力計は荷重時に起こっている機能的な必要条件を示す．各システムは歩行中のある相の診断技術として役立つ．これら3つの方法を同時に用いた記録データは，根本的な原因と同様に歩行に影響を与える異常像をより包括的に表すために，しばしば合成される．

　残り2つの歩行分析の方法は，人の歩行メカニズムの作用を概括するものである．1つは患者の全体的な歩行能力を判定するために歩行（stride）の特徴を評価する．一方，歩行効率はエネルギー消費の測定によって表される．

　5つの基本的な測定システムのなかからいくつかの方法を選択する．これらは費用，便利さ，得られるデータの完全性において異なる．どれか1つの方法が最適ということはないので，それぞれの臨床や研究の場面において，得たい情報や人的要因，資金の状況によって方法を選択すればよい．選択は自由であるが，分析対象の病態のタイプにより選択の余地がない場合もある．観察による歩行分析は，異常歩行，根本的な原因，あるいは機能的帰結を明らかにするために必要なデータ(システム)に関する意思決定を導き出すのに役立つ．

観察による歩行分析

　下肢の治療にかかわる専門家は皆，何らかの歩行分析の方法を用いている．もっとも簡便な方法は，人の歩行パターンの大まかな異常を観察する全身的なスクリーニングである．しかしより系統的な方法で分析を進めると，さらに適切な判断ができそうである．この方法だと，明白な事象に目を向ける半面，わずかな異常ではあるが非常に重要な意味があるかもしれない事象を見落としてしまう，という一般的な傾向を回避できる．この要望に応えて，ほとんどの歩行分析講習会の主催者は，受講生への手引きとしてシラバスを作成する．

　完璧を期するため，系統的な歩行分析には3つの手段がある．まずは情報の組織化，次に確立した観察の流れ（データ収集），最後にデータ解釈のフォーマットである．

　観察による歩行分析に必要な事象とそれらの分類は本書の章立てで示している．正常機能は，解剖学的領域や歩行周期の相ごとに整理している．臨床で経験するさまざまな異常歩行の一覧が，同じ解剖学的部位や相ごとの構成に続く．臨床家を導く分析様式を身につけると，観察の過程は楽になる．異常歩行を確認するだけでなく，起こりうる各異常歩行の相を分析様式で示すことで観察者の焦点を合わせる．さらなる利点は，より重要な異常歩行とちょっとした事象を区別することである（図19-1）[1]．近位（体幹）から遠位（足指）へと縦方向に記録する様式は歩行分析の順番と逆であるが，結果は患者の問題点の概要として解剖学的に正しい．

　観察による歩行分析の過程（データ収集）は2つの段階に分けてもっともよく行われる．まずは動きの流れを読み取るために，全体を概観する．それから，各関節で生じている多くの事象を分類するために，分析は解剖学的な配列に従って行う．多くのアプローチによる臨床経験により，分析は足部から始まり上方へと

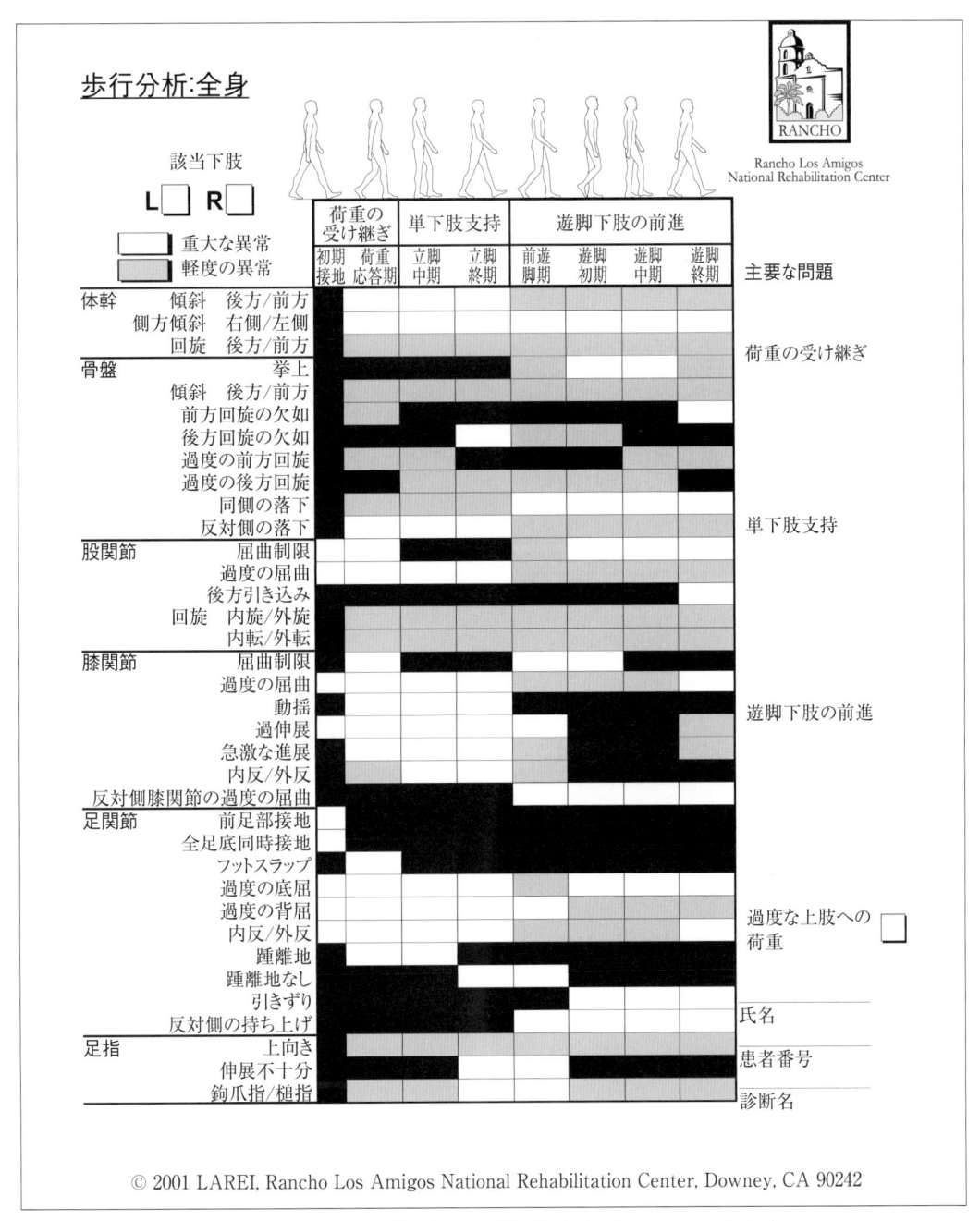

図 19-1　全身の観察による歩行分析用紙（Ranchoシステム）
縦の列は異常歩行，横の列は歩行周期の相．関連する枠にチェックして歩行機能障害を表で示す．
白は重大な異常歩行，灰色は軽度の異常歩行，黒は異常なし．

進む．接床，足関節／足部，膝関節，股関節，骨盤，体幹の順序で評価する．まず正常機能を熟知する．各レベルで，歩行の各相の運動の方向と大きさを注意深く観察し，観察者の記憶に焼きつける．正常機能を組織的に認識する．異常は正常機能からの逸脱としてこのモデルから識別される．各部位で患者の動きを正常と比べ逸脱を記述する．患者の歩行の概観と関係なく，歩行の各相に関するそれぞれの解剖学的部位を順に分析し，次の体節に移動する前に正常からの逸脱を判定する様式に従う．基本的には，観察者は各解剖学的部位の範囲内で歩行分析用紙を横にみていく．

　結果は2つのレベルで解釈される．歩行の各相で起こる異常歩行を要約すると，全体的な下肢機能が確認できる．このように，前進あるいは安定性を損なう運

動は代償運動と区別される．各相の結果は基本的な課題と関連づけられ，効果的な荷重の受け継ぎや下肢の前進を阻害するものが確認される．これらの機能を阻害する原因は，筋力低下，拘縮，痙性，感覚障害，疼痛などの身体的所見から推測される．基礎原因に関して結論に達することができないとき，機器を用いた歩行分析が推奨される．

文 献

1. Pathokinesiology Service and Physical Therapy Department. *Observational Gait Analysis*. 4th ed. Downey, CA : Los Amigos Research and Education Institute, Inc, Rancho Los Amigos National Rehabilitation Center ; 2001.

第20章

動作分析

歩行は運動のパターン（※訳注：決まった動きの連続）であるため，各関節で起こっていることを正確にとらえることで患者の問題点を抽出することができる．今までの一般的なアプローチは，慎重に患者の歩行観察をすることで，適切な結論を得ることであった．系統的な観察方法を用いることで観察者間の合意がより多く得られるが，それでも細部においては意見の相違がみられる．両下肢の関節で起こっている非同期的な一連の動きは，それらすべてを統一できる人がほとんどいない，まとまりのないデータとなる．このことで早計な結果を出してしまう可能性がある．客観性のある評価法というのは，信頼性が高い評価機器を使用した定量化された評価結果を得ることである．あいまいな主観的評価は避けられる．速い動きや微妙な動きをとらえ，患者の運動パターンを記録することができる．また，この客観的データはEMGや重複歩，床反力などの付加的な情報を解釈するときの基準として役立つ．また，関節モーメントや力学的情報を算出するためのデータにもなる．

しかしながら，動作分析は評価機器を用いるよりも観察によるほうが容易である．歩行では，主要な関節運動は矢状面上で起こっているが，前額面と水平面上でも細かい動きがある．障害がある人の歩行では，矢状面からのずれはしばしばより大きく生じ，それを評価することは臨床的に非常に重要である．これには，2つの問題がある．まず第1に，必要な測定をするための技術的な問題，第2に，矢状面以外の動きを誤って評価してしまうことである．たとえば，1つの側面からのみ観察すると奥行が縮められるため，下肢が大きく回旋していると実際の屈曲角度を過小評価してしまう（**図20-1**）．下肢が観察者に平行である場合（つまり矢状面にある），膝関節は60°屈曲してみえる．しかし，下肢が内旋していると屈曲角度は減少して観

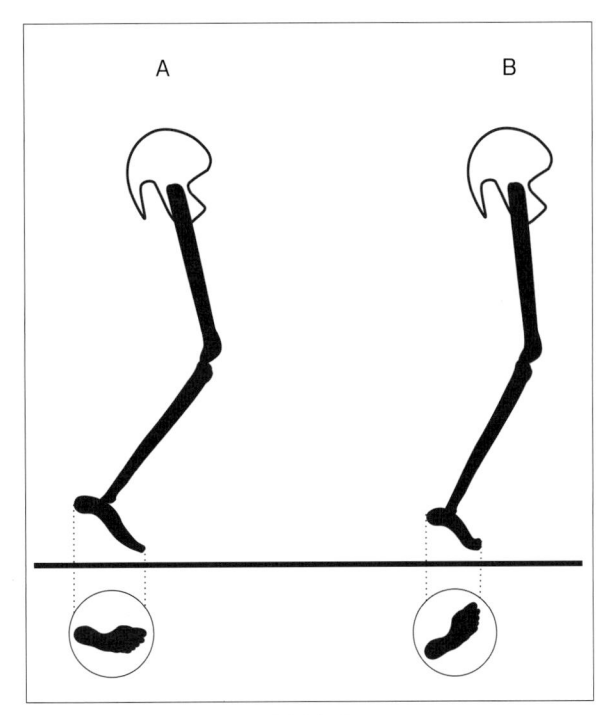

図20-1
下肢の面がカメラに対して回旋しているとき，1台のカメラでの運動分析は関節角度を正確に同定することができない．(A)下肢がカメラに対して垂直なとき，遊脚初期の膝関節は60°屈曲位にみえるが，(B)下肢が内旋しているときはわずか40°しか屈曲していないようにみえることに注意すべきである．

察される．小児の歩行を側方から1台のカメラで撮影記録していた場合に，もしこの現象が起これば，評価者は遊脚期に正常な膝関節の屈曲がなかったと判断するであろう．

このエラーを回避するために，計測肢に直接運動測定装置（たとえば電気角度計）を装着する方法と，複数のカメラと高度なソフトウェアを組み合わせた三次元動作解析装置という2通りの方法が開発された[18]．

どの歩行分析の方法を用いるかは，煩雑さ，技術能力，コストによって大きく変わる[8]．他にも電磁気の技術[10,13,24]，手動デジタル化技術[31]，ストロボ写真撮影[26~28]などの技術が歩行分析に用いられているが，臨床の研究では今のところまれなのでこの章では説明をしない．

電気角度計

歩行中の膝関節運動を測定するために設計された最初の角度計は2本のバーを1本は大腿部に，もう1本は下腿につけ，その間に蝶番があり，電気的に計測するものであった[11,17]．原理としてはよかったのだが，膝関節の屈曲角度が増加すると電気角度計のアライメントが悪化しずれが生じた．なぜなら，膝関節の回転軸は屈曲角度によって移動し曲線の軌道を描くのに対し，電気角度計は単軸で回転するからである．膝関節部の大腿骨表面の下前方部は広い（安定しているが変動する支持のためのロッカー）が，後方にいくに従って急激にカーブするような形状（急速な屈曲のためにローラー）をしている．この急激な曲線は回転半径がより短くなり膝関節の回転中心をずらしている．

現在利用可能な電気角度計は，いろいろな設計のものがあるが，一般的に，装置を取りつけた2つの表面間の角度の変化により出力電圧が変わる圧電素子が用いられる（図20-2）[8]．下肢表面での運動を，実際の関節角度変化を反映しているととらえている．痩せた患者ではこの計測法が適している．しかしながら，軟部組織量が非常に多い場合などは正確に関節角度をとらえられない可能性がある．電気角度計の長所は，高度なマルチ・カメラシステムと比べて廉価で，種々の日常生活動作を解析するためには比較的適用しやすく（※訳注：場所の制約を受けないために），また使用しやすいということである[30]．

カメラによる動作分析システム

複数の下肢関節または全身を同時に観察する場合に，カメラによる計測は非接触的手段で動作を記録し，後ほど解析することができる．使用するカメラの数は，記録する動作の正確さとデータ収集後の解析処理の容易さに関与する．空間で適切に体幹と四肢を追跡するためには，最低2台のカメラが必要である．カメラで矢状面の動きを追っているときに，関節の動きが矢状

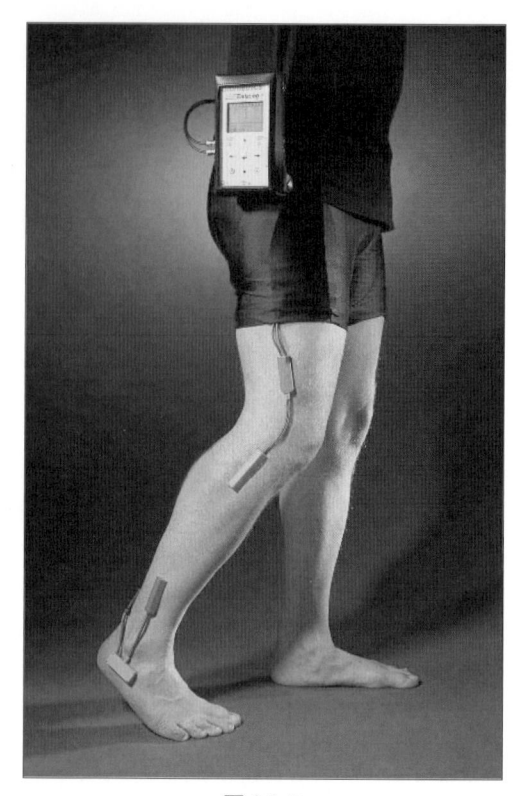

図20-2
膝関節の外側面に取りつけるひずみ計電気角度計は，さまざまな活動での角度情報を提供してくれる（Biometrics社の好意により写真提供）．

面からずれた場合，動作は過小評価される．歩行中の正確な運動パターン計測のためには，すばやい動きの変化のピークを逃さないように毎秒60コマ（Hz）以上のデータサンプリングが望まれる．バリスティック運動（ボールを投げるなど）や競技活動の動作分析をする場合は，運動パターンを正確にとらえるために毎秒100～1,000コマ（Hz）のデータサンプリングがしばしば必要となる．カメラで歩行運動パターンを記載する2つの方法を説明する．シングルカメラによる質的評価と，マルチカメラによる自動化された三次元の定量的分析である．

1台のカメラによるデータ記録

患者の歩行を永続的に記録するのに，もっとも便利で廉価な方法は1台のカメラで記録することである．記録が4方向（前後左右）でなされた場合，データが主観的であっても臨床的に役立つ情報を得ることができる．満足な臨床データを得るための記録データの再生には，停止，スロー再生，逆戻しなどの機能が必要

である．可視ビデオにEMGとフットスイッチをつけ加えると，低予算で歩行分析システムをつくることもできる．これは，より総合的なシステムが手に入るまでの代替方法となりうる．

たとえ自動運動分析を使うことになっている場合であっても，その前に患者の歩行を1台のビデオカメラで記録する．視覚データの記録は多くの状況を明らかにし，疑問が生じたときの再確認に用いられる．また，患者はまれに歩き方を変えたり，検査に対し予想外の反応を示す場合がある．

自動三次元システム

三次元モーション・キャプチャシステムは，歩行している者の各関節の動作を定量的にとらえ，変換処理するための高度なハードウェアおよびソフトウェアを使用する．デジタル・データは通常の視覚的カメラディスプレイを示すというよりも，むしろ直接コンピュータに伝達される．カメラは四肢と体幹の特定の場所に貼付されたマーカーを瞬時に二次元座標として記録することにより可動部位を追跡する．マーカー位置はできるだけ解剖学的に正確で貼付可能な位置に決める．2台以上のカメラで記録された座標データは，コンピュータで集積され，新しい三次元座標として再び定められる（図20-3）．位置情報はコンピュータに記録することも可能であり，さらに，関心がある関節の運動図を作成するために分析することもできる．

三次元モーション・キャプチャシステムの価格は，カメラの数とタイプ，解剖学的位置と運動の時間的変化を自動的に追跡するために用いられるアルゴリズムの複雑さ，後処理ソフトウェア能力などにより，かなり変動する[8]．カメラの最適な台数は，資金と研究デザインニーズによる．片側の記録のためには5台のカメラを用いることがふつうである．歩行分析する際に両側からの同時記録が必要な場合，マーカーが容易にみえるなら，典型的な歩行速度での動きをとらえるには6～8台のカメラが必要である．広い場所で動きを追う場合（たとえば，複数の歩行周期が必要な場合やグラウンドを歩く場合）や，マーカーが隠れてしまう可能性がある場合（たとえば，両側に歩行補助具などを使用している場合）は10～12台のカメラでの撮影が有効である．

理想的なカメラ位置は，欲しいデータや検査室のスペースにより変化する．床面を確保するために，カメラは天井または壁にしっかり固定するか，三脚を使用

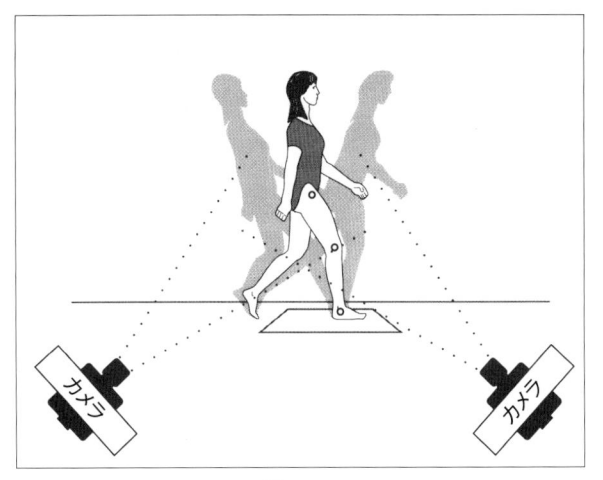

図20-3
2台のカメラによる動作分析により，下肢の三次元（3D）情報が得られる．回旋による関節角度の変化は起きない．

する．異なるカメラの配置を必要とするさまざまな研究（たとえば，成人や小児の歩行分析または手の動作解析など）を行う場合，三脚が有効である．しかしながら，三脚を用いた場合は実験中にぶつけられやすく，その都度，再調整が必要となる．

解像度またはデータサンプリング能力を増加させると高価になる．先に述べたように，正常歩行の動作分析には通常60Hzで十分である．より速い動作やバリスティック運動を適切に解析するには，さらに高速のデータ収集が必要である．

自動三次元システムは，一般的に受動的方法（ビデオをベースにする）か，能動的方法（オプトエレクトリック）を使用する．現在，両方を使用するシステムもある．2つのシステムの簡単な概要を以下に述べる．

受動的システム（ビデオをベースにする）

このシステムは，動作を追うために反射に優れた材料で被覆された，軽量なマーカーを使用する（図20-4）．各カメラレンズは，光を発する赤外線発光ダイオード（LEDS）で囲まれている．赤外線は，マーカーに反射してレンズに戻ってくる．カメラのフィルタは，視野内の他の明るい領域とマーカーに反射して発生した明るい点を見分けるために有効である．カメラは，計測肢上でマーカーを瞬時に二次元座標化し，記録することによって，動いている体節を追跡する．マーカーの位置は，「明るい領域」の中心を同定するシステムにより，自動的に測定される．マーカーの辺縁検出ア

膝関節，足関節の側方からのX線写真と比較したものがある．大転子の前上方端だけが股関節の中心（大腿骨頭）の反対側にある．しかし，大転子はかなり外側にあるので（図20-4参照）この位置は決定されなかった．代わりの方法として，解剖学的指標として骨盤上に指標を置いた．もっとも包括的な研究は，必要に応じ，死体標本を用いて骨盤のX線撮影をし，計測を行った．性別と年代別に差があるか測定が行われた．骨盤指標と股関節回転中心の相対的な距離を算出した3人の研究者（Bell, Andriacchi, Tylkowski）によるデータの比較研究[5]がもっとも有益だった．これには，2本の基準線が用いられた．1つは2つのASISの間の距離で，もう1つは1つのASISと同側の恥骨結節の距離である．被験者を4グループに分け，股関節の相対的な位置（基準線までの下・後・内方の距離）を基準線長のパーセンテージとして表した．これらの基準は，個々の患者の股関節を位置づけるようにできているコンピュータプログラムに組み込まれた．3つの調査のチーム（Andriacchi, Bell/Brand, Tylkowski）の技術を組み合わせると，X線で同定された場所からの平均誤差をちょうど1cmにすることができた．

　膝関節の解剖学的位置指標は直接決定することができる．膝関節の回転軸は，遠位大腿の内外側顆の間にある．大腿の長軸は大腿前面の3番目のマーカーで同定される．しばしば外側上顆を特定できない場合があるので，腓骨頭を代替として用いる場合がある．X線撮影による研究により，大腿骨外側上顆がちょうど，腓骨頭後縁から上方1.5cmにあることが示された．

　足関節は，側方のわかりやすい指標（外果）があるが，足関節の回転軸とは少しずれている．距腿関節の回転軸は，内外果の先端から遠位に約5mm，外果の前方に約8mmのところにある（図20-7）[14]．ここは皮膚の動きがかなりある領域なので，マーカーは内外果の尖端に配置する．ここで設定した軸は実際の関節回転軸より若干近位であるが，ほぼ平行である．脛骨長軸は，脛骨粗面の真下の骨幹に第3のマーカーを配置することで同定される．

■ 前額面上の指標

　一般的に肢節の内外転の運動は前面の指標で示される．骨盤アライメントは，2つのASISによって示される．膝蓋骨の中央は前方の膝関節の中心を決める．同様に，脛骨遠位の中央は足関節のマーカーとして使用される．これらの同じ場所は，三次元システムで使

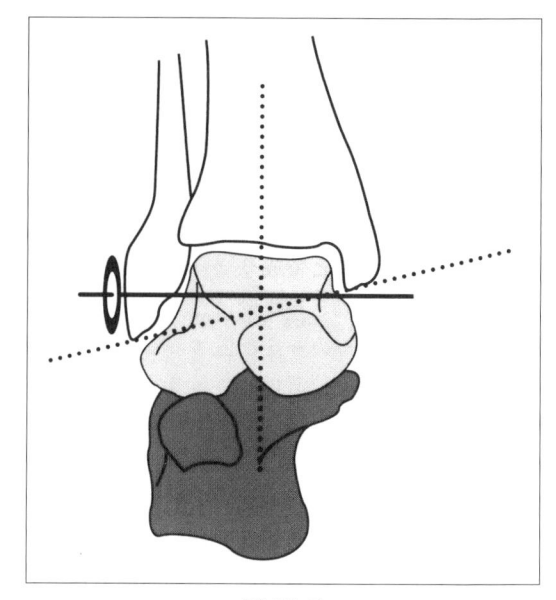

図20-7
足関節軸はちょうど内果および外果先端を通る．

用される内外側のマーカーを合成して算出される．

　ST関節（※訳注：距骨下関節）の動きは慣習的に5°以上の動きを示すが，ふつう足部内の動きは無視される．しかしながら，前足部と踵の動きの違いは，臨床的に重要である．踵の動きは，足関節軸の中間点に対応する，後面の低い位置にマーカーを配置することにより示される．前足部の動きは，内側および外側の中足骨頭に配置したマーカーと前足部背面に配置した第3のマーカーによって示される．上下の動き以外に足部内の運動は，正常成人ではほとんどない．これは，第1中足骨底（内側）または第4および第5中足骨底（外側軸）により示される．中足部の横足根関節の運動は，ST関節の外反を伴う．しかし，先天的奇形がある幼児の足は，他の動きが過剰になるだけでなく中足部の骨列異常をきたす可能性がある．

■ 水平面上の指標

　解剖学的指標をそのまま使う試みは，異常歩行のときでも，水平面上での回旋運動は利用可能なカメラ・システムを用いてとらえるには小さすぎて，うまくいかなかった．この問題を克服するために，観察下肢の中央に配置したマーカーが用いられる．マーカーは，ときどき，回旋角度の追跡を強調するために，マーカー支持棒上に取りつけられる．マーカーは，観察下肢の前方か側方に配置される（図20-8）．

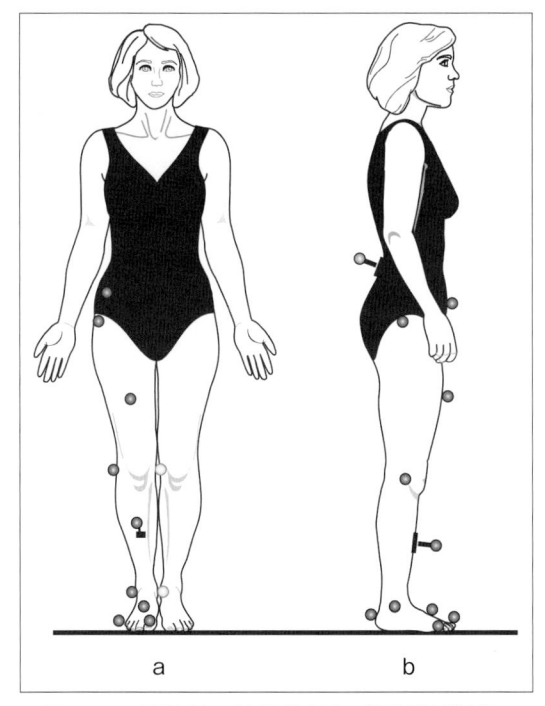

図 20-8 股関節，膝関節および足関節機能の動作分析のための三次元表面マーカー・システム

濃い灰色の球は，歩行分析用のマーカー位置を示す．薄い灰色の球は，下肢の体節の面と回旋の軸をよく示すための歩行前の静止マーカーである．仙骨，大腿前面の中央部と脛骨前面の中央部のマーカー支持棒は，生じる動作の可動域を強調して，回旋の測定を容易にする．

■マーカーの位置情報データの正確さに影響している要因

表面マーカーによる動作分析の正確さを減じるいくつかの要因がある．肥満では，骨盤の骨指標（とくにASIS）がみつけにくい．指標を正しく触診できないという人為的なミスも不適切なマーカー配置となる．関節中心から離れた皮膚の独立した動きが起こることもある[6,21]．研究室ごとに原点を決める方法が異なっている．

●人体計測学身体計測法

解剖学的および人体計測学的な個人差によって，表面マーカーの位置と実際の骨性指標や内部の関節中心との推定関係が変化することがある．被験者が肥満であった場合，脂肪組織によってマーカーが最適アライメントからずれてしまうことがある．これは，関節中心の位置を算出する場合の阻害因子になり，腹部が突出していて直接ASISの上にマーカーを配置できない被験者の股関節で，とくにこの現象が起こる．

●独立した皮膚の動き

腱の弓弦のような動きや，弾力性のある皮膚を引っ張る収縮中の筋の隆起により，内部の解剖学的構造に応じてマーカーが動いてしまう．膝関節と大腿部のマーカーの放射線学的研究により，膝関節の屈曲角度が増加するにつれてずれが大きくなることが明らかになった[29]．これによると，大腿中間部のマーカーの後方移動は，膝関節15°屈曲位のときは0.9 cmであったが，90°屈曲位では2.8 cmへと増加した．膝関節部に置かれたマーカーも同様の移動パターンを示し，膝関節15°屈曲位で0.6 cm，90°屈曲位で4 cm外側上顆の後方へ移動した．対照的に腓骨頭部の締まった皮膚は膝関節90°屈曲で1.7 cmと移動がわずかであった．この皮膚のずれにより，皮膚に配置されたマーカーによる計測では，膝関節角度に応じて角度が減少した．減少角度は膝関節90°屈曲位のときに8°であった．これは前述の電気角度計の報告と非常に類似する．

腱の弓弦運動に加えて，マーカーを取りつけている皮膚が，観察下肢が運動する際の加速度によって移動する可能性がある．この皮膚動揺もまた運動信号にノイズを生じ，とくにマーカーを支柱で支えている場合は支柱が動揺を増大させるためノイズを生じる．遠位大腿と比較して近位大腿のほうが皮膚に柔軟性があるため，マーカーの固定がより不安定である[16]．被験者が肥満であった場合，皮膚と軟部組織の動きによる運動アーチファクトが，歩行分析データのエラーの主原因である[32]．

表皮に置かれたマーカーのさまざまな動きと位置に関する問題点を回避するために，体節中央にマーカーのクラスター（一群）を用いる方法が導入された．これは，3～5個のマーカーで各体節の面を決定し，それを基準面として運動を観測することが目的である（図20-9）[4,22,23]．各クラスターマーカーは，軽量で薄くやや硬めのプラスチック板上に配置し，観測しようとする肢節にしっかり固定する．クラスターマーカーを追うことで，ノイズを減少し，運動学的データの正確さが向上する．

●ゼロポジション（中間位）

現在まで，各関節の中間位（ゼロポジション）を同

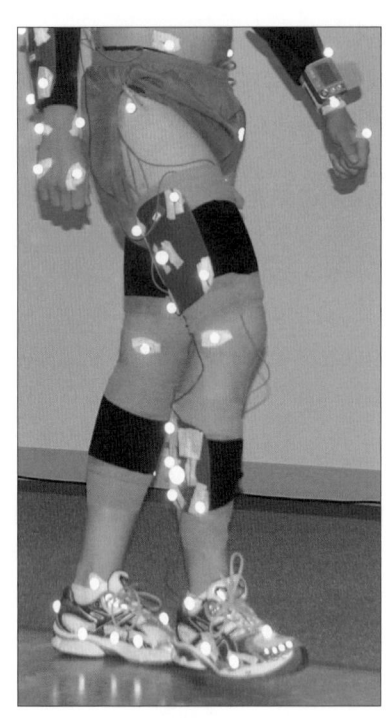

図 20-9
大腿と下腿上のクラスターマーカーは各体節の動作を明らかにして，皮膚運動による運動学的データへの影響を軽減するのを補助する．

図 20-10
(a) 下肢の正常な垂直アライメント（ゼロポジション）は，膝関節の外側上顆を通り，股関節中心から外果への直線である．
(b) 関節位置が中間線から逸脱すると異常となる．この下肢の"ゼロ"の位置は，足関節が 8°底屈位，8°膝関節が過伸展位となる．

定する標準的技法は定まっていない．被験者の静止立位をゼロポジションとすることがもっとも簡単であるが，これはかなりのずれを生じる原因となる．通常，微妙なずれが生じる．しばしば，立位時は足関節が 90°であると仮定されるが，安定した立位では重心線を支持足部の中央にもってくるために，足関節は 5° DF（背屈）している．中間位では，膝関節は屈曲位か過伸展位である．たとえば，Murray らの男性に関するデータによれば，歩行中に膝関節は完全伸展位になることはなかった[26]．これは，静止立位で 4°過伸展している膝関節をゼロとしていたことに関係している (MP Murray, 手紙, 1964)．

実際の立位姿勢を計測することで，このずれを回避できる．そのために，解剖学的正常立位（中間位アライメント）を基準姿勢とする（図 20-10a）．被験者の観察下肢が正常なアライメントをとれないとき，ずれは体位のエラーとみなされて，異常な「ゼロ」ポジションとして示される（図 20-10b）．同じ被験者を用いた，3 つの異なる研究所のスタッフが他の研究所に出向いての共同研究による歩行分析の比較研究によって，運動マーカーの位置の重要性が証明された．

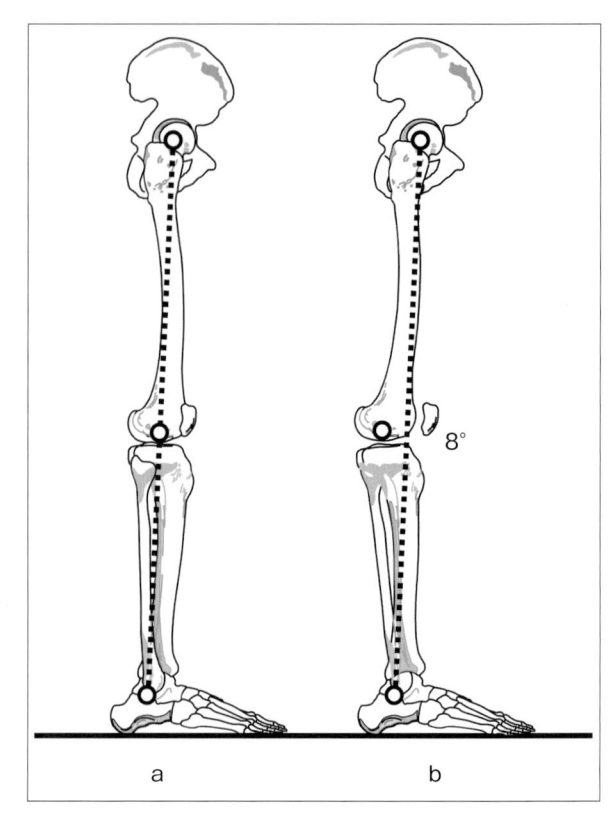

分析の結果，数値的な誤差はかなりあるものの，各被験者の運動パターンは同じであることが示された[7]．

RANCHO 三次元指標システム

股関節，膝関節，足関節の矢状面，前額面および水平面上での動作を同時測定するために，多数の表面マーカーが用いられる．Rancho（ランチョ）で使われるシステムでは，以下のようなマーカー配列が使われる（図 20-8 参照）．

骨盤は，後方の仙骨マーカーと 2 つの（左右の）ASIS がつくる平面によって定められる．仙骨マーカーの基部が PSIS に合うように注意する．大腿の平面は，2 つのシステムによって示される．歩行分析のために，マーカーは大転子，大腿の前面中央，大腿骨外側上顆の上に配置される．静止立位の評価の場合，これらの

マーカーがつくる平面を下肢の矢状面でのアライメントに関連づけるため，一時的に内側上顆にマーカーを付加する．同様のシステムは，すね（下腿または脛骨）の平面を同定するのに用いられる．歩行のマーカーは大腿骨外側上顆，脛骨前面中央（支柱を使用する），外果先端に配置する．これらのマーカーの補助として，一時的に内果部にもマーカーを配置する．足部の面は，踵部後面（踵骨の正中線上），第5中足骨頭外側面，足背のマーカーで定められる．内側に，第1中足骨頭辺縁に一時的にマーカーを配置する．しかしながら，内側に配置したマーカーは反対側下肢の動きによりずれる恐れがある．これは，内側マーカーを「仮想の」あるいは一時的なものとすることによって解決される．大腿内側上顆，内果，第1中足骨のマーカーは，最初に配置し，その位置を記録しておく．これにより，膝関節と足関節の回転中心や足部の正中線を算出できる．その後，3つの内側マーカーを外し，残りのマーカーで歩行時の運動パターンをとらえる．

　Ranchoマーカー配置方法のさまざまな変法が他の研究所で使われている．この方法では，力の算出に必要な関節の回転中心を同定するだけでなく，体節（骨盤と下肢）の平面を定めることで関節運動を測定できる．

歩行分析のための基準尺度

　各関節の動きを示すのに用いられる数値尺度は，各研究室や学術誌全体で一貫して定められていない．中間位の定義は，基本的にあいまいである．たとえば，0°なのか180°なのか？　ゼロを使用する臨床的基準は，何年も前にアメリカ整形外科学会（The American Academy of Orthopaedic Surgeons）が確立し，現在参照マニュアルが多くの国で用いられている[1,2]．定期刊行物では，全可動域をすべて正の値で記録できるように股関節，膝関節，足関節の中間位を180°とよぶ．この方法でコンピュータ上でのデータ管理は単純化されるが，検者の関節角度表記が不慣れなことにより，解釈が困難になる．情報伝達をもっとも効率よくするためには，動作分析の基本的な目的は患者を治療することなので，データは臨床的な言語で述べられなければならない．

　下肢の各関節は，各平面上で中間位（0°）から両方向に動くことができる．それゆえ，図表では，正常なROMで正と負の値がある．慣習上，股関節屈曲，外転，

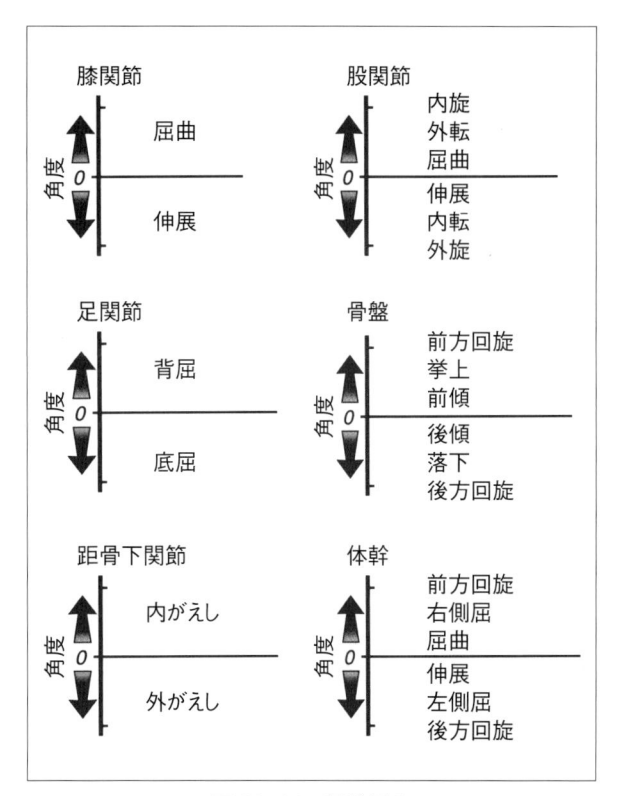

図20-11　基準尺度
個々の関節の各運動をグラフで示すための方向が決められている．"0"は運動の中間位を表している．垂直軸は運動の大きさを示し，矢印は各方向の数値の増加を意味する．水平軸は，歩行周期の時間的尺度を表す．

内旋は正の値（プラス）によって表され，伸展，内転と外旋が負の値（マイナス）で表される（図20-11）．膝関節の動きも同様に表される．足関節では機能的基本肢位が，脛骨と足部が自然な直角であるため，より多くの混乱が生じる．臨床的には，この中間位の関節角度を0°として（それが90°であっても）底屈と背屈を測定する（すなわち，背屈は0〜30°，底屈は0〜50°）．図表では，この解剖学的中間位を越えた背屈は正の値となり，底屈への動きは負となる．

　骨盤の三次元動作も，2つの方向の動きをもつ．基準側の前傾，挙上，前方回旋は，正の値として表される．逆に，後傾，落下，後方回旋は，負の値で表される（すなわち，ゼロの線より下方）．体幹の角度を図表で表す場合，正の側は，前方回旋，右側屈，屈曲である．伸展，左側屈，後方回旋は，負の値で表される．しかしながら，臨床での使い方と一般的用語としての正負の記載を混同しないようにすることが大切である．たとえば，図表で足関節の運動角度が負の場合，

それは底屈を指しているということである．

運動データの解釈

　運動データからわかる最小限の情報は，関節の研究でわかるピーク角度（高および低）の大きさである．立脚期と遊脚期では必要となる機能が異なるので，これらの2つの歩行周期の運動パターンは別々に分析しなければならない．

　しかし，独立した情報項目としての関節運動の大きさは，動きのタイミングが重要な要因である患者の異常歩行を評価するには，不十分であるかもしれない．技術的に，一歩行周期中の割合で動きのピーク時間を同定することはもっとも容易である．しかし，これは機能的に重要ではない．各歩行相での動きの分析を進めていくことで，各関節の機能をよりよく解釈できる．現在，さまざまな異常歩行がわかっている．たとえば，脳卒中患者の歩行中の膝関節の動きは，立脚期では屈曲20～0°，遊脚期では屈曲50～20°といわれている（図20-12）．このデータからは，立脚期は正常で，遊脚期で一見わずかな異常（屈曲が正常で60°に対し50°）があり，完全な最終伸展ができないことになる．実際は，患者には重大な歩行異常があり，それは歩行相のパターンに注目することによってのみ確認できる．立脚期の屈曲（20°）が荷重応答期ではなく初期接地時に起こった（遊脚期に膝関節を完全伸展できないため）．その代わりに，荷重応答期に屈曲が急になくなり，伸筋突張（※訳注：急激な膝関節伸展，スナッピング・ニー）があった．また，この完全伸展は，足指離地まで持続した．それゆえ，前遊脚期の膝関節屈曲がなくなった．遊脚期において，おそらく膝関節の屈曲運動は十分である（50°）が，遅れが生じた（遊脚初期ではなく遊脚中期に起こった）．最終的には下肢を前進させることができたが，この遅れによって足指の引きずりが生じた．

　分析の第3段階では，近隣の関節の運動パターンを統合することが必要である．多くの場合，これだけでも異常の原因を明らかにできる．図20-12を例にとってみると，遊脚終期から足指離地まで15°の尖足があり，前足部から初期接地した．これらの結果から，過度の尖足は立脚期での正常な脛骨の前進を妨げ，下肢を屈曲パターンで前進させるため遊脚期までは続かないが，不適切な膝関節の運動は過度の尖足から二次的に生じたことがわかった．

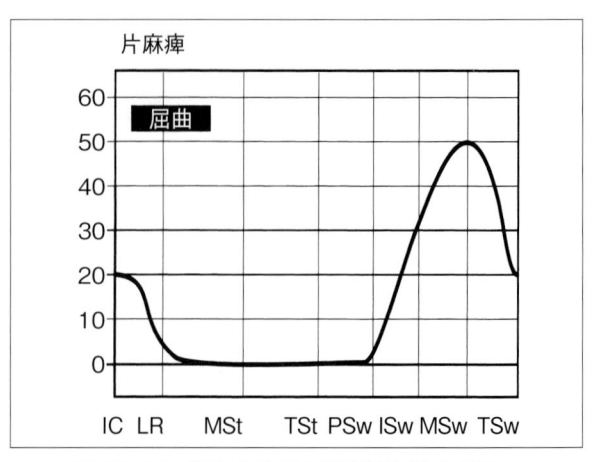

図20-12　脳卒中患者の膝関節運動のグラフ
IC：初期接地，LR：荷重応答期，MSt：立脚中期，TSt：立脚終期，PSw：前遊脚期，ISw：遊脚初期，MSw：遊脚中期，TSw：遊脚終期．

結　論

　動作分析により，人の歩行は明らかになる．動作分析は異常歩行の原因を同定するものではなく，動きの大きさやタイミングと各相の関係を詳細に描写するものである．患者の歩行を正常な各相の機能と関連づける考察を進めることによって，一次性障害を代償運動と区別することができる．観察による歩行分析を補うために1台のカメラで運動評価をすることは，客観的な歩行分析でもっとも安価な方法のうちの1つである．しかしながら，運動パターンの定量化は難しく，運動検出の際に，計測対象面からの逸脱によるずれが発生することがある．電気角度計は高価であるが，歩行中の1つの関節角度をリアルタイムに計測できる，比較的簡単な評価方法である．自動ビデオとオプトエレクトリカルシステムは，歩行中の全身データの同時追跡が可能である．このシステムは，器材のコスト（150,000～300,000ドル）からもデータ処理にかかる時間からも高コストである．

文　献

1. American Academy of Orthopaedic Surgeons. *Joint Motion—Method of Measuring and Recording.* Rosemont, IL : Author ; 1965.
2. American Academy of Orthopaedic Surgeons. *The Clinical Measurement of Joint Motion.* Rosemont, IL : Author ; 1994.

3. Andriacchi TP. An optoelectrical system for human motion analysis. *Bulletin of Prosthetics Research.* 1981 ; 18 (1) : 291.
4. Antonsson EK, Mann RW. Automatic 3-D gait analysis using a Selspot centered system. *Advances in Bioengineering.* 1979 ; ASME : 51-52.
5. Bell A, Pedersen D, Brand R. A comparison of the accuracy of several hip center location prediction models. *J Biomech.* 1990 ; 23 (6) : 617-621.
6. Benoit DL, Ramsey DK, Lamontagne M, Xu L, Wretenberg P, Renstrom P. Effect of skin movement artifact on knee kinematics during gait and cutting motions measured in vivo. *Gait Posture.* 2006 ; 24 (2) : 152-164.
7. Biden E, Olshen R, Simon S, Sutherland D, Gage J, Kadaba M. Comparison of gait data from multiple labs. 33rd Annual Meeting, Orthopaedic Research Society. 1987 : 504.
8. Bontrager EL. Section Two : instrumented gait analysis systems. In : DeLisa JA, ed. *Gait Analysis in the Science of Rehabilitation.* Washington, DC : Department of Veterans Affairs ; 1998 : 11-32.
9. Cappozzo A, Della Croce U, Leardini A, Chiari L. Human movement analysis using stereophotogrammetry : part 1 : theoretical background. *Gait Posture.* 2005 ; 21 (2) : 186-196.
10. Day J, Dumas G, Murdoch D. Evaluation of a long-range transmitter for use with a magnetic tracking device in motion analysis. *J Biomech.* 1998 ; 31 (10) : 957-961.
11. Finley FR, Karpovich PV. Electrogoniometric analysis of normal and pathological gaits. *Research Quarterly (Suppl).* 1964 ; 5 : 379-384.
12. Gage J. Gait analysis for decision-making in cerebral palsy. *Bulletin of the Hospital for Joint Diseases Orthopaedic Institute.* 1983 ; 43 (2) : 147-163.
13. Hassan E, Jenkyn T, Dunning C. Direct comparison of kinematic data collected using an electromagnetic tracking system versus a digital optical system. *J Biomech.* 2007 ; 40 (4) : 930-935.
14. Inman VT. The Joints of the Ankle. Baltimore, MD : Wilkins & Wilkins Company ; 1976.
15. Kadaba MP, Ramakrishnan HK, Wootten ME. Measurement of lower extremity kinematics during level walking. *J Orthop Res.* 1990 ; 8 : 383-392.
16. Karlsson D, Tranberg R. On skin movement artifact-resonant frequencies of skin markers attached to the leg. *Hum Mov Sci.* 1999 ; 18 (5) : 627-635.
17. Karpovich PV, Herden EL, Asa MM. Electrogoniometric study of joints. *US Armed Forces Medical Journal.* 1960 ; 11 : 424-450.
18. Krag MH. Quantitative techniques for analysis of gait. *Automedica.* 1985 ; 6 : 85-97.
19. Larsson L, Sandlund B, Oberg PA. Selspot recording of gait in normals and in patients. *Scand J Rehabil Med.* 1983 ; 23 : 643-649.
20. Larsson LE, Sandlund B, Oberg PA. Selspot recording of gait in normals and in patients with spasticity. *Scand J Rehabil Med.* 1978 ; 5 (6) : 21-27.
21. Leardini A, Chiari L, Croce UD, Cappozzo A. Human movement analysis using stereophotogrammetry : Part 3. Soft tissue artifact assessment and compensation. *Gait Posture.* 2005 ; 21 (2) : 212-225.
22. Mann RW, Antonsson EK. Gait analysis : precise, rapid, automatic 3-D position and orientation kinematics and dynamics. *Bulletin of the Hospital for Joint Diseases Orthopaedic Institute.* 1983 ; 43 : 137-146.
23. Mann RW, Rowell D, Dalrymple G, et al. Precise, rapid, automatic 3-D position and orientation tracking of multiple moving bodies. In : Matsui H, Kobayashi K, eds. *Biomechanics VIII-B.* Chicago, IL : Human Kinetics Publishers ; 1983 : 1104-1112.
24. Milne A, Chess D, Johnson J, King G. Accuracy of an electromagnetic tracking device : a study of the optimal range and metal interference. *J Biomech.* 1996 ; 29 (6) : 791-793.
25. Mundale MO, Hislop HJ, Rabideau RJ, Kottke FS. Evaluation of extension of the hip. *Arch Phys Med Rehabil.* 1956 ; 37 (2) : 75-80.
26. Murray MP, Drought AB, Kory RC. Walking patterns of normal men. *J Bone Joint Surg.* 1964 ; 46A : 335-360.
27. Murray MP, Kory RC, Sepic SB. Walking patterns of normal women. *Arch Phys Med Rehabil.* 1970 ; 51 : 637-650.
28. Nelson AJ. Analysis of movement through utilisation of clinical instrumentation. *Physiotherapy London.* 1976 ; 62 (4) : 123-124.
29. Perry J, Enwemeka CS, Gronley JK. The stability of surface markers during knee flexion. *Orthopedic Transactions.* 1988 ; 12 (2) : 453-454.
30. Rowe P, Myles C, Walker C, Nutton R. Knee joint kinematics in gait and other functional activities measured using flexible electrogoniometry : how much knee motion is sufficient for normal daily life? *Gait Posture.* 2000 ; 12 (2) : 143-155.
31. Sutherland DH, Hagy JL. Measurement of gait movements from motion picture film. *J Bone Joint Surg.* 1972 ; 54A : 787-797.
32. Vaughan C, Davis B, O'Connor J. *Dynamics of Human Gait.* 2nd ed. Cape Town, South Africa : Kiboho Publishers ; 1999.

第21章

筋の制御と動作筋電図検査法

歩行中の筋は，関節を動かしたり止めたりするための力を発揮する．しかし，歩行中の筋力を直接測定することは難しい．まず，筋を覆うように皮膚と皮下組織が存在し，筋を直接観察することはできない．筋は，単独では作用しない．逆に，筋群は共同作用により，関節の基本的な機能に関与し関節の三次元的な運動をコントロールしている．また，筋が発揮する力は，関節位置，収縮の速度，作用様式によって変化する．EMGは，間接的ではあるが，筋の活動パターンを分析するために使用される．歩行中における，筋－腱複合体などの各機能単位の評価は，映像技術の進歩により可能になってきた．

骨格筋解剖

筋力の基本的な発生源は，約2～3μmの適切な長さの筋節（サルコメア）とよばれている微細な構造である（図21-1）[46]．光学顕微鏡によって，筋節の列によってできた細い溝のパターンが繰り返しているのを観察できる．一連の筋節（端と端がつながって並んでいる）は，筋原線維を形成する．標準的な顕微鏡で，薄い結合組織鞘（筋内膜）によって囲まれる筋原線維の一群を観察することができる．筋原線維が平行に走ってできた集まりが，筋線維の基礎構造となる．筋線維は，ヒラメ筋の2cm未満のものから，縫工筋の45cm以上のものまである[78]．少し密度の高い結合組織鞘（筋周膜）によって結合される筋線維の一群を含む線維束は，拡大せずにみることが可能である．

以下の項では，筋節，運動単位（MU）と腱を含む骨格筋解剖と関連した基本的な構造について概観する．

筋 節

各筋節は，厚いミオシンフィラメントとそれをとりまく薄いアクチンフィラメントの，2セットの動的なタンパク質フィラメントの相互作用によって力を発生させている（図21-2）．これらの筋フィラメントは，筋節のなかで六方格子を形成するために組み合わさっている．筋の収縮中，ミオシンフィラメント上の球状の突起物と頭部はオールを漕ぐような運動（ローイング・アクション）を行って，アクチンフィラメントの受け入れ領域に繰り返し接触する．十分な力が発生すると，ローイング・アクションは筋節の中央に近づくようにアクチンフィラメントを引いて，筋節を短縮する．ミオシンフィラメントの裸の中間部の両端にある架橋のすべてが含まれるとき，ピーク力が発揮される．アクチンフィラメントがミオシンフィラメントに沿って滑走するにつれて，接触する数が減る．

筋節が短縮すると，アクチンフィラメントは筋節の両端から重なるように突出し，ミオシンへの接触を遮断する．逆に，筋節が延長すると，ミオシンフィラメントがもはやアクチンフィラメントと接触を保っていられないというところまで2つのフィラメントは離される．このように，最適なフィラメントの重なり位置から移動するというどちらの形態も，両フィラメントの接触域が減少するので，次第に等尺性の筋力を減少させる．

過剰な引き離しはタイチン（titin）とよばれている第3の巨大タンパク質によって制限される．タイチンは，筋節の縦に沿った筋原線維内に存在する．筋が最適な位置を越えて延長するとき，このタイチンの剛性が筋節の列のなかに他動的な筋張力を発生させているのは明らかである．

関節の動きは，筋の長さを変化させ，理論的には歩

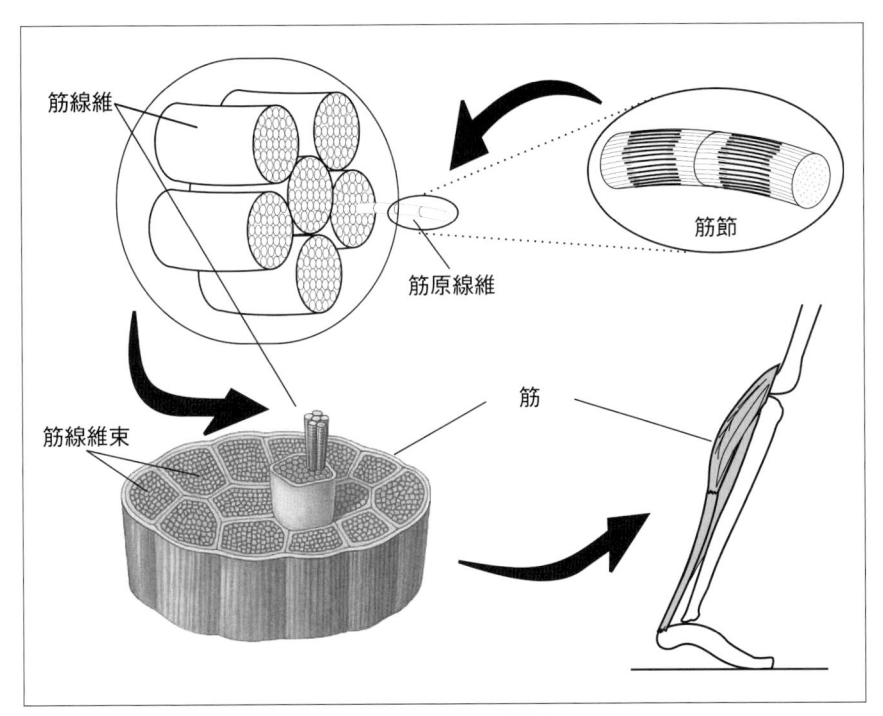

図 21-1 骨格筋構造

端と端をつなぐ筋節は，筋原線維を形成する．筋内膜で囲まれる筋原線維の平行した列は，筋線維を形成する．筋線維群は筋周膜に囲まれて筋線維束を形成し，筋線維束が集まって骨格筋を形成する．

(Adapted from Lieber R. *Skeletal Muscle Structure, Fun-ction, & Plasticity : The Physiological Basis of Rehabilitation*. 2nd ed. New York, NY : Lippin-cott Williams & Wilkins ; 2002.)

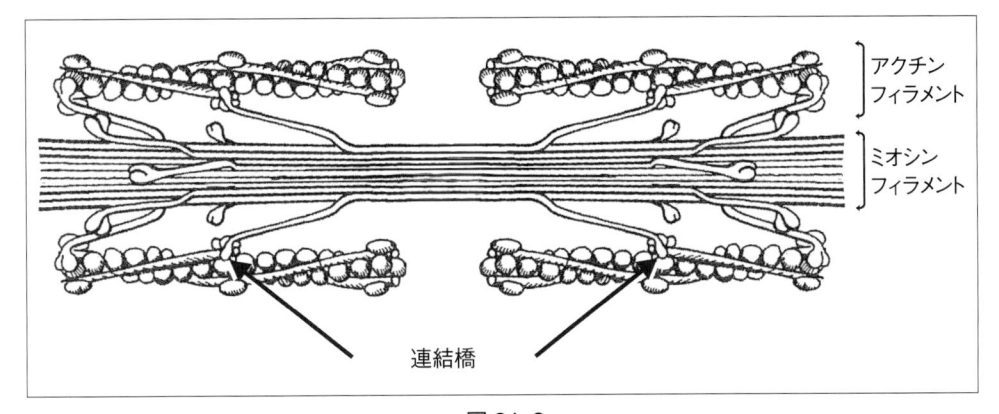

図 21-2

筋節：アクチンとミオシンフィラメントは，六方格子で互いにかみ合う．アクチンとミオシン間の連結橋の形成は，筋活動の際の力産生に寄与する．

(Adapted from Lieber R. *Skeletal Muscle Structure, Function, & Plasticity : The Physiological Basis of Rehabilitation*. 2nd ed. New York, NY : Lippincott Williams & Wilkins ; 2002.)

行周期全体を通じて自動的・他動的な力を産出する筋の能力に関与する．筋のなかの筋節が最適な距離より短いとき，隣接するアクチンフィラメントが重なるため，自動的な筋収縮能力は減少する．また，非収縮性の要素（たとえば，タイチン）は伸張されないので，他動的な筋張力発生源にはならない．筋節の長さが最適なとき，自動的な筋収縮能力はピークに達するが，しかし同様にタイチンは他動的な張力の発生には実質的に関与しない．対照的に，最適な長さよりも長いとき，他動的張力が増加する一方，自動的張力は急速に減少する[31]．

■運動単位

関節を動かす力を提供する無数の筋節鎖（筋線維）の運動制御は，1つの運動ニューロンに一群の筋線維を支配させることによって単純化されている．筋線維，それらを制御するニューロン，脊髄前角の運動神経細胞からなるこの一群は運動単位（MU）とよばれている（図21-3）．運動単位の筋線維は筋線維束全体に広く分布しているにもかかわらず，共有の神経支配のため運動単位のすべての線維は同時に収縮する[21]．

たった1つの運動単位では，可視的な単収縮はできるであろうが，有用な運動を生み出すための十分な力は生じない．神経系には筋内で発生出力を増加させるための方法が2つある．すでに活動している運動単位の発射頻度は，単位の範囲内で筋出力増加に寄与する（時間的加重）．活動する運動単位の増加とより大きな運動単位の活動も，筋出力を増加させる（空間的加重）[28]．

■腱

筋を骨に接続する腱は，密な線維結合組織（おもにコラーゲン）からなる．解剖学的には，腱は筋束（筋外膜）を囲んでいるあまり密度の高くない線維組織鞘と連続している．腱の生体力学的研究により，その剛性が確認されている．腱は負荷により，初期長の約3～5%伸びる（専門的には，緊張 strain とよばれている）[84]．以前，この腱の柔軟性は，激しい運動による急激な張力の衝撃を弱めるものとされていた．最近の動的超音波画像診断を使用した研究によると，腱の緊張（伸張）機能は，筋が活動する際に筋節が伸長されるのを減少させていることが明らかになっている[8,16,25,29,30,33,34,43,44,50]．この概念は遠心性収縮に関する章で詳細に後述する．

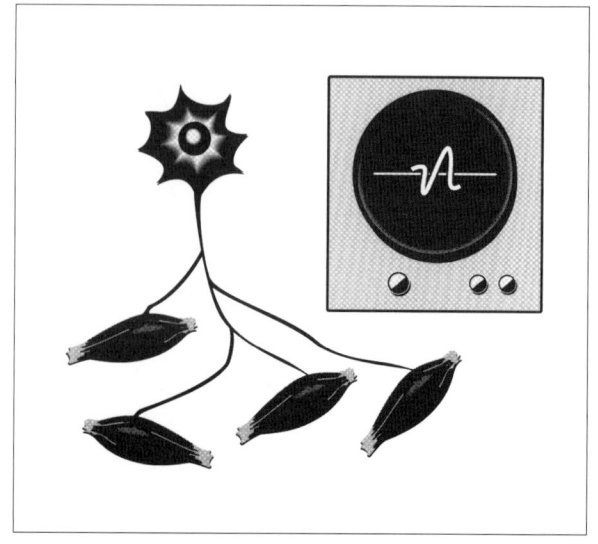

図21-3　運動単位
左図：基本的な要素は，前角細胞，軸索，筋線維（この図では4つ示す）への分枝である．
右図：オシロスコープによる典型的な単一の運動単位のEMG記録表示．

■筋の機能的な潜在能力

筋の形態と構造の徹底的なレビューはこの章の範疇ではないが，2つのキー領域は歩行機能への影響があるので強調している．それは，筋の大きさ（すなわち，生理学的断面積［Physiological cross-section area, PCSA］）が力の産生に与える影響と，筋のエクスカーションに与える筋線維の長さの影響である．

■筋の大きさ

筋の大きさでその機能的な潜在力が決まる．筋線維の牽引線に垂直に測定する断面積は，並列している筋節鎖（筋原線維）の数を表す．これはPCSAとよばれ，筋の最大張力と関係がある．筋節と筋線維は，刺激に対し最大収縮で反応する（すなわち，「全か無か」）．これにより，筋の牽引線に垂直な断面積から最大筋出力が明らかになる．

■筋線維長

筋収縮の最高速度は，筋線維長（すなわち，連続している筋節の数）で決まる．筋線維が長いほど鎖にはより多くの筋節がある．これによって，所定の筋収縮速度を最小の損失で達成するために，各筋節が短縮し

表 21-1　運動単位の内容

筋	筋線維サイズ	運動単位/筋	平均筋線維/運動単位	総線維数
前脛骨筋	57	445	609	271,450
腓腹筋	54	579	1,784	1030,620

なければならない量が減少する.

下肢の筋線維長は短い20 mm（ヒラメ筋）程度のものから，長いものでは455 mm（縫工筋）のものまで約20倍の差がある[78]．半腱様筋，薄筋，縫工筋のような長い筋線維からなる筋は，連続して並んでいる筋節の長さ変化に累積的に寄与して，より大きくより急速に関節を動かすことができる[46,78]．対照的に，線維が短い場合（たとえば，ヒラメ筋，後脛骨筋，長母指屈筋），エクスカーションは制限され，運動速度も遅くなる[46,78]．

■筋の大きさと筋線維長が機能的な潜在能力に与える影響

2つの典型的な下肢筋を詳細に分析すれば，運動単位のサイズ，生理学的断面積，筋線維長の重要性がわかってくる[22]．腓腹筋の内側頭（MG）の断面積は28cm^{2}である．この領域には579の運動単位があり，各運動単位当たり1,784本の筋線維がある（**表21-1**）．断面積が13.5cm^{2}の小さい前脛骨筋には445の運動単位があり，各々609本の筋線維をもつ．このように，並列している筋節鎖の数は，内側腓腹筋は約100万，前脛骨筋は約270,000である．腓腹筋の潜在力は，前脛骨筋の約6倍になる．しかし，前脛骨筋線維の長さは77 mmで，内側腓腹筋の35 mmの2倍以上で，並列している筋節の数は2倍になる．同じ関節角度の運動を，前脛骨筋は腓腹筋の2倍速くできる可能性がある．歩行時にこれら2つの筋に求められる機能は，それぞれの筋節の数に合致している．内側腓腹筋は立脚終期の体重負荷を安定させる主源であり，一方前脛骨筋のおもな役割は，遊脚期に足部をうまく運ぶためにすばやく背屈させることである．

これらの筋の大きさにより，健常人は疲労することなく84 m/minの通常速度で歩くことができる．エクスカーションのレベルは，徒手筋力テストの3である．これは，底背屈筋にとって15％の運動強度である．

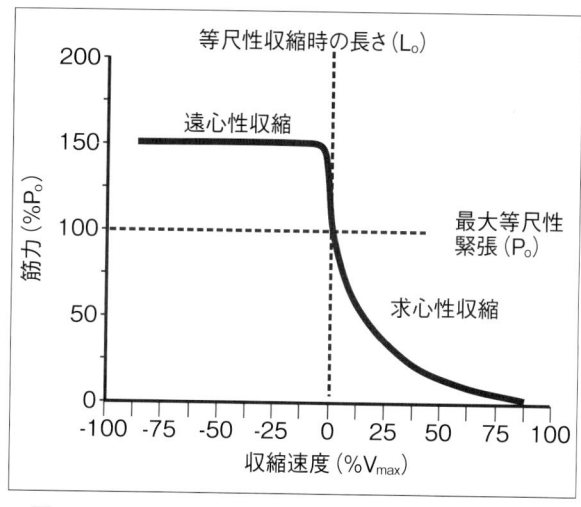

図21-4　3つの異なる収縮形態の収縮速度と筋力の関係

（A）求心性収縮：弱い力産生で速い筋の短縮（つまり，より急速な収縮速度）
（B）等尺性収縮：収縮速度＝0
（C）遠心性収縮：筋が長くなるにつれて，力は急速に増加する（負の収縮性速度）．

(Adapted from Lieber R. *Skeletal Muscle Structure, Function, & Plasticity : The Physiological Basis of Rehabilitation*. 2nd ed. New York, NY : Lippincott Williams & Wilkins ; 2002.)

筋活動の様式

収縮とは短縮を意味する．筋は活性化信号によって収縮する．拮抗する抵抗の大きさが，筋の収縮形態を決定する．3通りのパターンが定められている．求心性収縮，等尺性収縮，遠心性収縮である（**図21-4**）．各歩行周期に3種類すべての収縮形態が使われる．

■求心性収縮

筋出力が抵抗より大きいとき，収縮している筋線維は短縮し，関節運動が始まる．筋収縮により，筋の起始部と停止部はお互いに引っ張られ，関節は動く．しかし，運動速度が上昇すると筋出力は低下する（**図21-4A**）[24,46]．動物実験により，筋出力の減少が運動開始直後から始まることがわかっている．1％の最大収縮速度増で，筋力は5％減少する．最大収縮速度17％増の運動で，50％まで筋力は低下した[46]．

求心性収縮の収縮速度と筋出力の関係は，双曲線を描く（図21-4A参照）．この関係の生理学的基礎は，

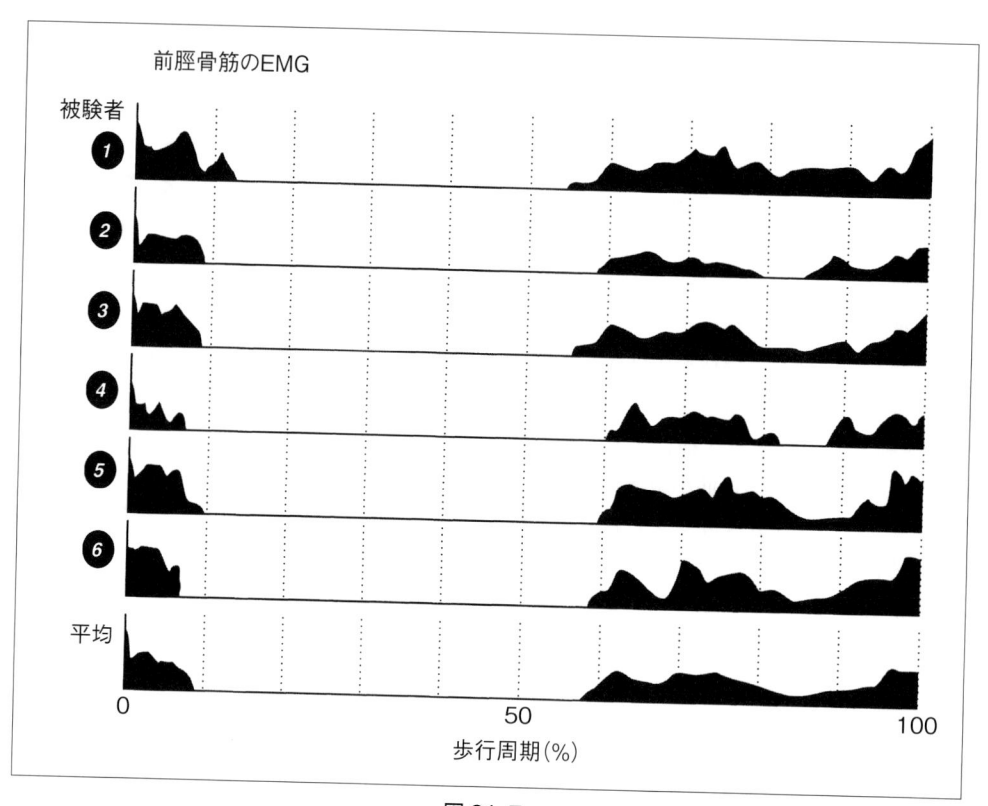

図 21-7
最下段は時間調整したグループの平均 EMG プロフィール．筋活動の開始と終了に違いを示している 6 人の被験者の平均 EMG の個々の記録と振幅パターンの詳細．個々の記録を平均タイミングに調整した後，グループの平均振幅プロフィールを算出する．

し違う（図 21-7）．個々の EMG データから正確な平均的強度プロフィールを求める際には，これらのタイミングの違いを考慮しなければならない（図 21-7）．そうしなければ，データはもっとも速い人の開始点から始めてもっとも遅い人の停止点まで続くので，平均データはどの被験者の歩行周期の時間よりも長くなる．この過誤は記録された一連の歩行周期の開始と停止の平均値を算出することによって回避される．個々の定量化された記録の開始と停止の時間は，平均のタイミングに合うように調整される．そして，平均プロフィールが算出される．結果は，時間を調整した平均プロフィール（TAMP）である（図 21-7，一番下の列参照）．

●正規化

生データの EMG 信号の大きさは，筋の運動単位と関連した電極の位置と，筋活動の強度という 2 つの変数を表す．どんなに注意を払っても，2 つの電極では同じ定量化されたデータは生じない[15]．この状況に関与している解剖学的要因には，微細な筋線維（50μm），速筋線維と遅筋線維の種々の混成，運動単位の広い分散，筋線維束を隔てている線維組織面，個々の筋の輪郭の違い，がある．したがって，電極で抽出される運動単位の数と形のばらつきによる EMG の差異が正規化によって除外されないかぎり，2 つの筋の強度を比較することはできない．

正規化の技法には，各電極からの機能的なデータを同じ電極で発生する基準値の比率（％）として扱うことが必要である．神経性調節が正常な人では，正規化プロセスのもっとも便利な基準は，最大徒手筋力テスト中に記録される EMG である．結果は基準値に対するパーセント（すなわち，％ MMT）（図 21-8a），または最大筋力が筋力計で測定されている場合 ％ MVC（図 21-9）として表される．後者がより正確であるが，観察下肢と計測器を専門的な技術で正確に設置するにはかなりの時間を要する．ピーク値は最大筋力に関係するので，これら機能的基準の両方とも各筋の活動強度を識別する．繰り返し行った「任意の」最

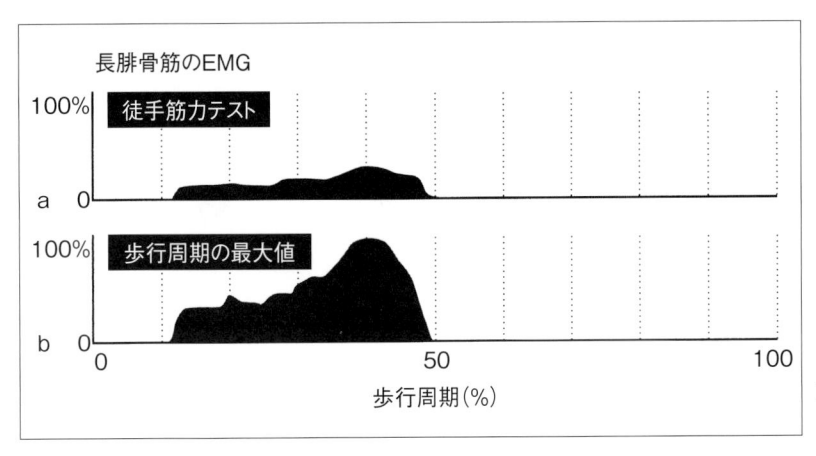

図 21-8　EMG 標準正規化
(a) 100％：徒手筋力テスト値の最大値（％MMT）．
(b) 歩行周期の最大 EMG．

大筋力は，10％程度の誤差がある[57]．

被験者により最大筋力に達する過程が異なるので，一般的には4秒または5秒の等尺性収縮でのテストを用いる．この記録のなかで，もっとも高い1秒間の平均値を，基準値として選ぶ．この計測間隔は疲労を起こさない程度に十分に短いが，被験者のパフォーマンスの変動を平均化するには十分な長さである．一部の研究者は，明確な目標として最大下の筋力（50％max）を用いるほうが，任意の最大筋力を用いるよりも整合性が高いことを見出した（最大100％との相関，$r = 0.83$ 対 0.68）[75,81,82]．これは一貫した目標があることに関連しているかもしれない．

速くて強い活動時には，EMG は基準値の100％を瞬間的に超える場合がある．さまざまな状況下での波形を研究室で分析すると，もっとも高い電位の振幅は同じであるが，そのようなピーク電位の数は持続性最大テストより，速くて強い活動時のほうが多かった．このことから，持久力のために運動単位数を保つ必要性と瞬発力のための大きな運動単位の活性化の必要性との間に取引があることは明らかである．

不正確な単一の筋活動がありそうな場合，その電極によるすべてのテストの EMG 合計が基線基準値として使われる可能性がある．おそらくより大きな運動単位の参加により，低活動レベルでは大きな信号変動性が生じる．これにより，正規化された基準は強いあるいは最大の活動を用いる場合よりも整合性が低くなる．

歩行でしばしば使われる第3の技法は，一歩行周期（100％）で，対象とする筋の EMG を同じ電極で得られるピーク値と比較することである．この方法はすべてのテスト状況に適用できるという長所があり便利である[56,81,82]．欠点は，その出力の強弱に関係なく両

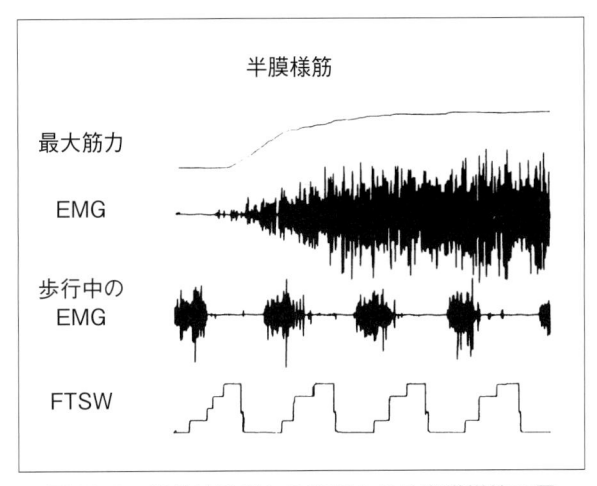

図 21-9　健常被験者から記録される半膜様筋の最大随意努力データを用いた正規化技法
最大筋力：等尺性トルク記録，EMG：トルクテスト時の筋活動，歩行中の EMG：4歩行周期の記録，FTSW：立脚期（階段状の部分）と遊脚期（ベースラインの部分）を示すフットスイッチ記録．

とも筋活動のピーク値が100％と定義されるということである（図21-8b 参照）．この方法は，脳性麻痺，脳卒中または脳損傷によるより重度の痙性のような，随意コントロールが障害される神経学的病変の患者（つまり，正規化された基準のための最大筋力を確実に発生することができない人）に限定されるべきである[39,67]．

これに対して，筋力評価の際，有意な EMG 信号を出すための十分な意志的制御が欠如している患者の場合，最低閾値の正規化値が筋の最大随意収縮を表すように割り当てられる[58]．この値は歩行中のその後の正規化された筋活動に使用される．病理運動学研究室で

は，0.01秒の間隔において最大意志的筋活動が25のデジタル化された信号単位（61 mV）を発生できなかった場合，正規化値として25のデジタル化された単位を割り当てた[58]．この最小の正規化値は，完全な干渉波の約20%を反映する[58]．この方法を使用することにより，非常に低い数に正規化したとき，歩行中に発生する筋活動の不自然な膨張を防止できる．

結論は，正規化というのは，各筋の活動を比較する前の基本的ステップであるということである．被験者がベースラインテストに協力できるとき，最大筋力テストで得られたデータに関連して，機能的なEMGを算出するともっとも有益なデータとなる．

●定量化

第一段階はアナログのEMG信号を数値に変えるデジタル化である．ナイキスト周波数設定では，完全なデータ収集のためには，損失を回避するために記録性能が目的とするピーク周波数の2倍あることが必要となっている．これには2,500 Hzでデータ採取する必要があるが，今日のコンピュータでは難なく可能である．

十分なサンプリング・レートでは信号パターンを再生することができ，そうして得られたデータは元の生のアナログデータとほとんど区別がつかない．不十分なサンプリング・レートの一例は，痙性患者の生データではみられたクローヌスが再現できないことである．

デジタル化後に，負の信号は正に変換調整されて，信号は全波となる（図21-10）．これは，その後の解析中に正と負の値が相殺されるというエラーを回避するためである．

積分は，臨床的機能をテストするのに適切な時間間隔で，デジタル化され整流化されたEMG信号を合計することである．間隔期間は，行われる活動で予想される変化率に基づいて設定する．等尺性テスト時のような静的な状況の場合，間隔は0.25秒という長い間隔を採用するときがある．歩行分析は，関節運動の割合と筋機能の両方に対応するために非常に短いデータ間隔にする必要がある．0.01秒の間隔（正常歩行周期の約1%）が生EMGでの開始と停止時間と相関が高いことがわかった．しかし，再現性の研究では3%の間隔でデータ採取したほうが変動が少ないとわかったが，その間隔では正常歩行の速い関節運動に対応できない[37]．

定量化されたEMGは，絶対値（mV）または標準

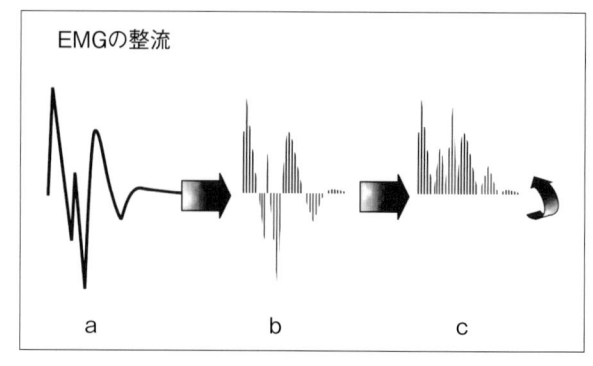

図21-10　EMGの整流
（a）生のEMG．（b）詳細に描写された陰性波．（c）陰性波を同じ数値の陽性波に変換し，陽性波の数値に加算する（全波整流）．

的に正規化されたデータの割合で表わされる．絶対値（mV）での計測がもっとも簡便であるが，それでは筋がどれくらいの力を出しているか（すなわち相対的筋力）という臨床的に重要な情報は得られない．

EMGの解釈

筋活動のタイミングと強度，またはそのどちらかを適切に解釈することで筋活動の機能的な効果を確認することができる．これにより，いくつかの臨床的な疑問の答えが得られる．筋活動はいつ起こっているのか？　どれくらいの強度で筋は作用しているのか？　ある筋は他の筋に比べてどのくらい活動しているのか？　神経性調節の質はどうか？　しかし，動作EMG記録は，直接筋力を測定するものではない．

歩行中の筋活動のタイミングは，3つの異なる尺度によって定めることができる．歩行周期のパーセンテージはもっとも単純な尺度であるが，所定のパーセンテージ点は機能的な意味をもたない．機能的有意性に最低限関係するのは，立脚期と遊脚期に関連したEMGでの開始時間と終了時間である．これは初期接地と足指離地の信号だけに着目すればよいという，技術的にもっとも簡単という長所がある．EMG採取の間隔の基準として歩行周期の8相を使用することで，筋活動のデータとしてもっとも機能的に有効なデータが得られる．

1つの筋のEMG振幅の違いは，さまざまなレベルの活動を意味する．より筋力が必要なときはさらに運動単位が加わる．EMGデータは，視覚的により濃く，より高くなる．定量化の際に，この数値は大きな値と

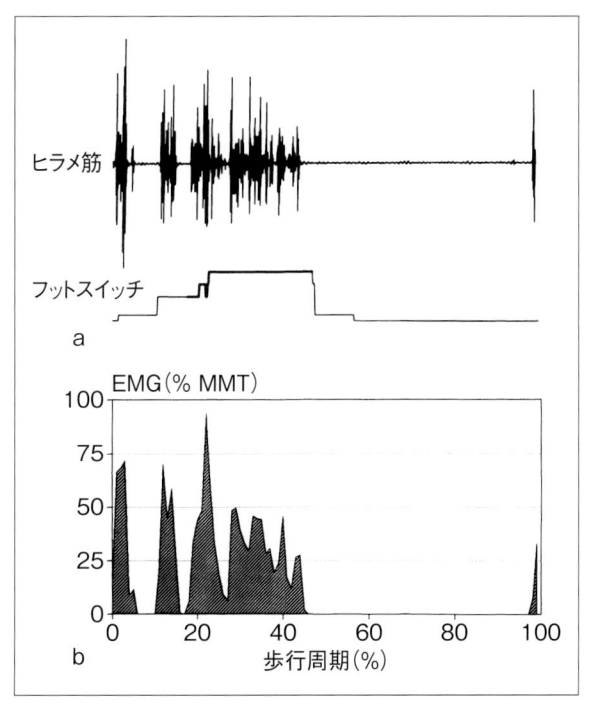

図 21-11 歩行中のヒラメ筋の EMG 記録
(a) 生の EMG. (b) 数量化された EMG.

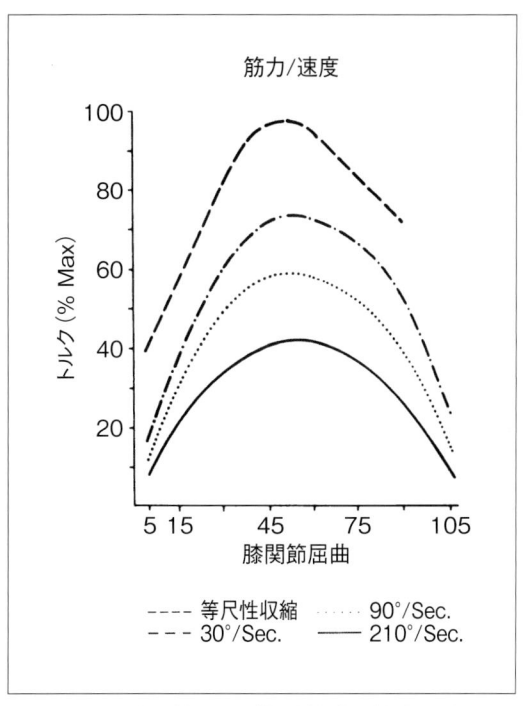

図 21-12 等尺性および等速性膝関節伸展時における大腿四頭筋の最大筋力（等尺性トルク）

して変換される（図 21-11）.

■筋　力

筋は歩行やその他の身体活動を行うときの関節の安定や運動に必要な力を発生する．動作 EMG は，これらの活動で使われる筋の活動量を同定するが，いくつかの要因が筋の効果を修飾するので実際の筋力はわからない．筋の収縮形態や収縮速度，関節角度によって決まる筋線維の長さにより，筋線維が産生する力は決まる．加えて，特定のトルクとして使われる筋力は，各関節位置で使用できるレバーアームにより変わる．対象とする筋が活動にかかわっている強度も，共同筋の貢献度合いによって変わる.

■筋活動のタイプ

筋節内のミオシン–アクチン結合の安定性と線維性結合組織（FCT）の張力変化によって，筋力は変化する．運動を伴わない等尺性収縮では，安定した筋節長と FCT 張力を保っている．長い間，この筋活動様式が筋力テストの基本的な方法であった．遠心性または延長性収縮では，筋節は同様に安定し，潜在的により大きな FCT 張力を示す．全体の筋力は，筋節の力と線維組織の張力の合計である．最大遠心性収縮の相

対的筋力は，等尺性収縮の筋力に等しい[70]か，10〜20％上回ると報告されている[42,74]．求心性収縮は筋長を短くする．アクチン–ミオシン結合が繰り返し変化することによって，同様の強度の等尺性収縮によって生じる力より約 20％小さくなる[61,62,70]．筋力の減少は収縮速度によって非線形に変化する[62]．よって，同じ EMG 値は，等尺性収縮と遠心性収縮では 1：1，遠心性収縮では 1.2：1，求心性収縮では 0.8：1 の力の比率を表している.

参加する運動単位の増員様式も運動中に変化するかもしれない．たとえば，手の第 1 背側骨間筋は，筋活動の最初の 15％では活動する運動単位数を増し，その後は活動頻度を増加させる[52〜54].

■収縮速度

同じ筋活動量でも，筋が速く収縮するほど得られる筋力は小さくなる（図 21-12）．たとえば大腿四頭筋の収縮では，150°/sec での等速性収縮で発生する最大筋力は等尺性収縮（速度は 0）での最大筋力より 38％減少する[62]．どのような収縮速度でも（たとえ出力筋力が異なっていても），最大収縮をしているときの EMG は比較的一定である（図 21-13）．したがって，EMG が示している力は速度によって変化する.

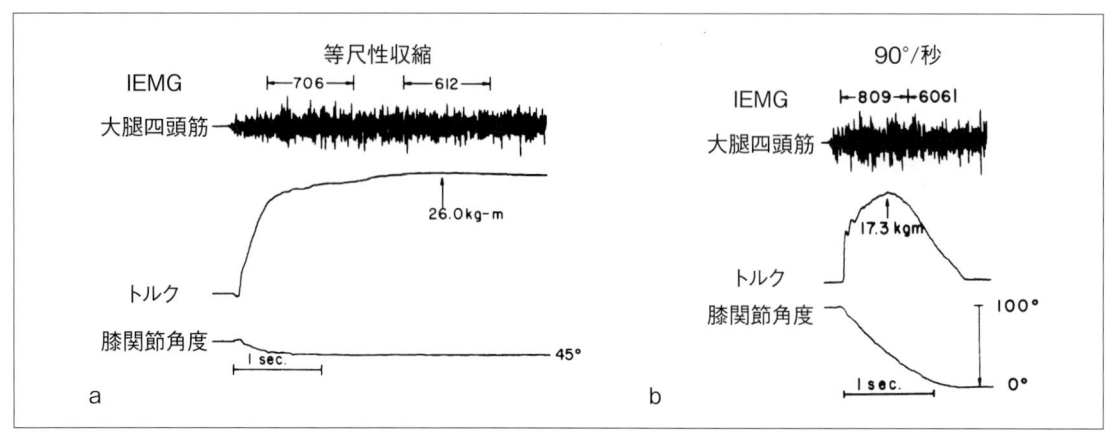

図 21-13　最大膝伸展時の EMG と等尺性トルク
(a) 膝関節 45°屈曲位（膝関節角度）時の等尺性収縮．(b) 等速性収縮（90°/秒で 90°〜0°の運動）．
IEMG：2つの間隔で 1 秒間計測した時の積分 EMG と平均強度，QUAD：計測期間の生の EMG，トルク：サイベックスで計測（単位は kg・m）．

■関節の位置

　関節の運動に伴い，筋線維長と骨によるレバーアームの長さが変わる．どちらの要因も筋トルクを変化させる．筋節の最適な長さから短縮あるいは延長すると，それに対応して発揮される力は減少する．たとえば，大腿四頭筋の筋力は関節位置の変化によって著しく変化する（図 21-12 参照）[45,47,49]．EMG上での強度がずっと同じでも，10°屈曲位での筋力は 50°屈曲位に比べ 50%減少する[26]．

■要　約

　状況によって，EMG と筋力の比率は変化する．これは，活動する運動単位数が変わらなくても，筋が力を発揮する能力に変動があるということである（すなわち，状況によらず最大筋力の EMG は事実上一定である，F_{EMG}）．最適な等尺性収縮の力がどれくらい修正されたかは次の方程式で表される．

$$F_{EMG} = F_{IM} - (K_1C + K_2L_M + K_3L_T + K_4V + K_5H)$$

　F_{EMG} は EMG から推定される力，F_{IM} は等尺性収縮における力，Cは収縮のタイプ，L_M は筋線維の長さ，L_T は腱の長さ，V は収縮速度，H は最近の筋収縮の履歴を示す．また，K_{1-5} は比例定数を示す．

　これらの変数の意義は，データが示す直線の傾きはテスト時の関節の位置によって異なるが[5,11,51]，強度を増して等尺性収縮をすると直線的な関係になることを示していることである[32,55]．動作研究により，活動速度が変わると力と EMG の比率が変わることがわかった[23]．速度か力が一定に保たれた場合，他の変数の変化は直線的関係にある[55,57]．また，曲線的な関係を示した報告もある[12,77,86]．

　電気力学的遅延は，EMG と筋力の関係を明らかにするための追加的な変数である．すなわち，電気反応は力学的反応に先行して起こる．遅延は，筋全体に活動電位が伝播すること，興奮収縮連関の過程，そして，収縮性要素により筋内の一連の弾性要素の伸張されることで起こる[85]．最初に，Inman らが 80 ms 遅延することを報告した[32]．最近の研究では EMG と筋力発生にはたった約 40 ms の差しかないことがわかっている[17,48,68,76,85]．1 つの運動単位の EMG 信号がわずか 1〜3 ms の持続期間であるという事実は[49]，筋の力学が遅延の原因であることを示している．

　共同作用は最後の関心事である．関節を中心として回転させる（トルクまたはモーメント）ために，筋は単独ではなく筋群の一部として（共同して）力を発生する（図 21-14）．要求される機能によって特定の活動への関与が変わってくるので，関節をまたぐ筋線維走行の微妙な違いによってほとんどの筋は別の機能も有することになる．このように，一部の研究者が報告しているとおり，筋が共同運動をするため，測定されたモーメントを特定の筋にそれぞれ正確に割り当てることは不可能である[10]．代表的な筋に的を絞ることによって計算は単純化されるが，筋力の全体の発生源は考慮されてこなかった．

　今日のコンピュータ性能の向上により，筋の効果を計算する際に修正要素をすべて含むことが可能になっ

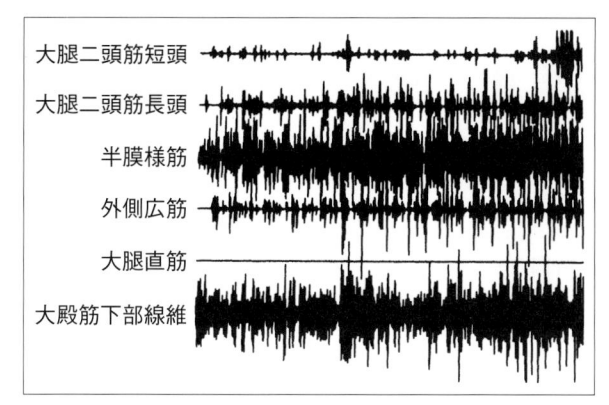

第21章 筋の制御と動作筋電図　303

図21-14　標準的な徒手筋力テストの際の共同筋活動
　大殿筋下部線維をテストしている．反対側の股関節伸筋，大腿二頭筋長頭と半膜様筋に，同時収縮が起こっている．四頭筋（外側広筋）の参加は，下肢の集団伸展を意味する．大腿二頭筋短頭は長頭との弱い共同運動をしているようである．大腿直筋が活動していないのは，大腿四頭筋が屈筋であり伸筋共同運動に関与しないことを示す．

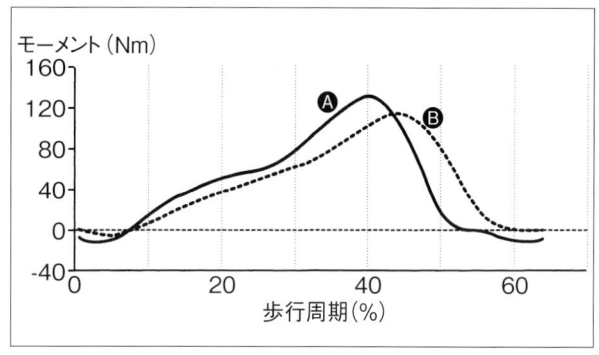

図21-15　歩行中の足関節の筋活動とトルクの，時間と強度の関係
（A）足関節底屈筋の活動は，定量化されたEMGと機械的特性（横断面積，他動的な弾性など）によって規定される．
（B）トルク（モーメントアーム×床反力垂直成分）．

た[60]．ある運動における共同筋の個々の力学的数値を積分EMGと関連づける（筋力の相対的な強さを定める）と，モーメントのパターンが再現される（図21-15）[59]．したがって，間接的な手段によってEMGで筋力を表すことができる．

異常歩行のEMG分析

　神経学的制御障害，筋力低下，随意的な代償運動，そして痛みや変形に適応するための強制的姿勢によって，歩行中のEMG記録に異常が現れる．タイミングと強度はどちらも，特定の相か歩行周期全体にわたって変化する可能性がある．

タイミングの異常

　筋活動の相対的なタイミングを正常機能と比較することは，異常歩行の解釈において非常に重要である[4]．異常な活動は7つに分類される．早発，延長，持続，遅延，短縮，欠如，そして位相外れ（表21-2，図21-16）である．早発および延長EMGによって示される筋活動の期間延長は，それが歩行の別の相にわたるとき，機能的重要性をもつ．この活動は，望ましい機能が力学的に障害されていることを示しているかもしれないし，異常な関節の位置（姿勢）を適切に支持しているのかもしれない．反対に，短縮や遅延，欠如するEMGは望ましい活動の欠如を意味する（図

表21-2　EMGのタイミングの障害

異常	定義
早発性活動	正常の開始の前に活動を開始する
活動延長	正常の停止時間を越えて活動が続く
持続活動	歩行周期の90%以上EMGが継続する
活動遅延	正常より活動開始が遅れる
活動短縮	EMGの早期終了
活動欠如	EMGの振幅または持続時間が不十分
位相外れ	遊脚または立脚時間が逆転

21-16参照）．時折，異常な下肢の肢位により，筋活動が不要になる．歩行周期全体にわたって持続する筋活動は，いつも好ましくない．しかしながら，位相外れのEMGは，有効な代償運動を示している場合がある．障害的な筋活動か適応的な筋活動かは，EMGを下肢の運動パターンに関連づけることで区別できる．当該筋が制御している関節と同様に，隣接した関節も考慮しなければならないことがしばしばある．
　Ranchoでは，平均値からの1標準偏差を正常機能のタイミングとして定義している．この基準では，正常な人々の32%を除外する一方，歩行運動との関係は不十分な活動を意味する不適切なEMGを表しており，正常機能の基準とすべきでない．

強度の異常

　機能異常は，過度，不十分，欠如として識別される．正常範囲は，正常平均値の1標準偏差以内である（表21-3，図21-17）．視覚での分析によって，過度な活

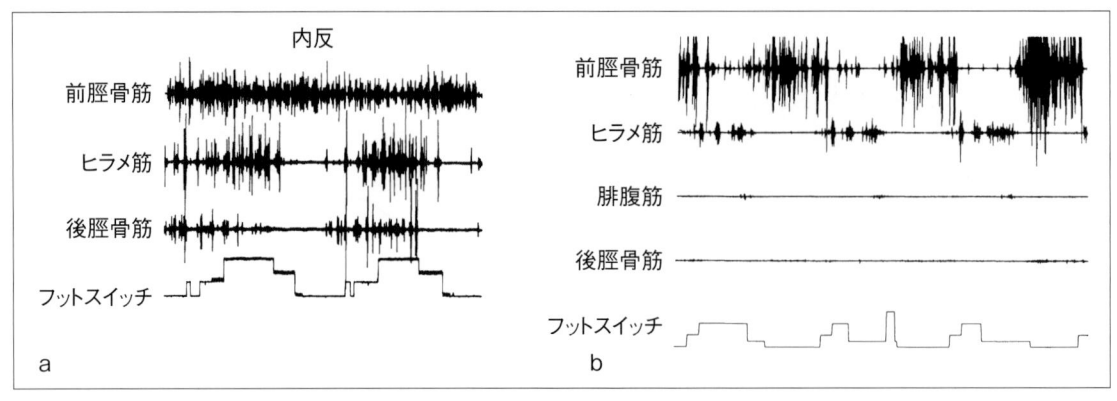

図 21-16　臨床のテストで起こる異常な EMG（タイミング）
(a) 連続的な前脛骨筋活動，早発活動のヒラメ筋：荷重応答期よりも遊脚終期で活動，活動が短縮している．後脛骨筋：立脚終期の活動消失．フットスイッチ：各歩行周期の立脚期と遊脚期を区別している．
(b) 活動が延長している前脛骨筋，早発活動のヒラメ筋，明らかな活動をしていない腓腹筋と後脛骨筋．フットスイッチ：観察下肢のフットスイッチ．

動を識別することは困難である．分析者は，観察された EMG の大きさと筋力テスト値を慎重に関連づけなければならない．不十分な信号は，より明らかである．異常機能はまた，痙性のある患者のクローヌス（間代性痙攣）や，下位運動ニューロン疾患での運動単位拡大によって，EMG 様式（パターン）の形を変える．

技術的に，もっとも簡便な測定は，筋の活動期間中の平均強度を測定することである．しかしながら，これは，一部の筋の活動期間中の主要な機能の違いを見落とす可能性がある．求められる機能は絶えず変化しているので，各活動の相に従って筋活動の強度を評価することは，非常に大きな臨床的な意義がある．関連する EMG は，そのときの筋活動が適切であることを示す．相のなかでの振幅の急速な変化や異なるピーク値も比較されるべきである．連続 EMG パターンでも，優位な筋活動とより小さい筋活動を区別するため，強度の変動を分析しなければならない．これらの詳細な評価は，患者の安定性と移動性の問題をさらに理解することに役立つ．EMG の強度の意義は，筋活動のタイミングの逸脱の理由と同様の理由で生じている運動によって決まる．

運動制御の変動

選択的制御は，タイミングと強度の両方に要求されるものに比例する EMG 反応を示す．要求されるトルクが大きくなるにつれて EMG の相対的強度は増大し，要求が小さくなるにつれて減少する（図 21-18）．これは，筋電信号の上昇する傾斜，または，大

表 21-3　相対的強度の障害

異　　常	定　　義
過度な活動	正常な幅より大きな EMG
不十分な活動	正常な幅より小さな EMG
活動の欠如	機能的意義を認めるには不十分な EMG

きさが異なる階段として表されるかもしれない．立脚期の正常な筋活動の中断は急激に起こりがちで，一方遊脚期では下降する傾斜がしばしばみられる．機能的な必要性に対するこの感受性によって，各筋は独自のタイミングと強度のパターンをもっている．

原始的な集団パターン制御は，立脚期では基本的な伸筋群が，遊脚期では同様の屈曲共同筋がそれぞれ同時に活動を開始し，同時に終了していることを示している（図 21-19）．局所的な要求に対する感受性は小さいので，活動期間中の各筋の EMG 強度は比較的一定である．しかし，一般的に EMG の振幅は筋によって異なる．

過度の伸張反射（ときに痙性とよばれる）による急速な筋の伸長は，変わらない強度の急激な筋パターンを生じる．荷重や拮抗筋活動，または相の逆転がその刺激となりうる．したがって，立脚期の筋が遊脚期において痙性を示すかもしれないし，その逆もまた同様である（図 21-19 参照）．EMG パターンは伸張の速度によって変化する．遅い伸張刺激では一定の振幅で持続的な EMG 信号のパターンを示す．速い伸張刺激は，等間隔で連発するバースト（クローヌス）を引き起こす．痙性が小さくなるにつれ，クローヌスのバー

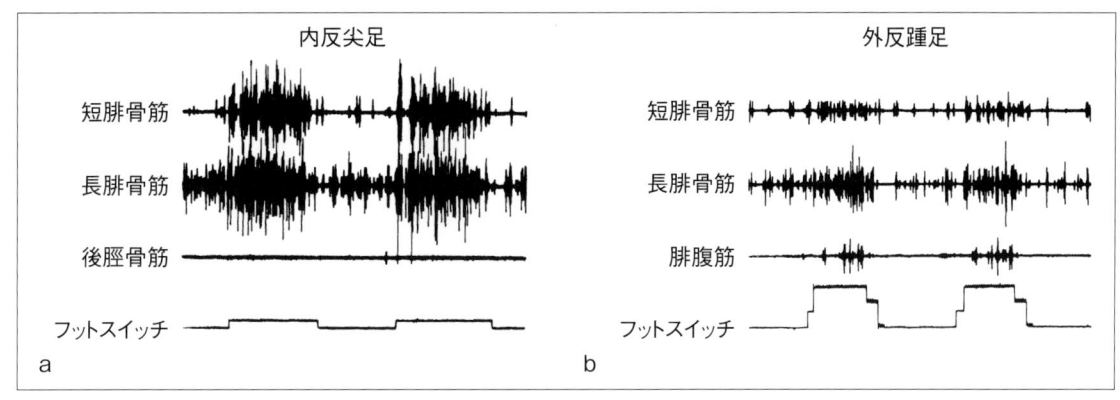

図 21-17　異常 EMG パターン（強度）

(a) 過剰な活動の短腓骨筋と長腓骨筋：振幅と密度が，通常必要とされるよりも大きな運動単位の活動を示している．連続的な長腓骨筋活動の記録は低レベルの活動で，過度ではあるが適切な立脚期の EMG と，わずかではあるが機能的に有用な強度での位相外れの遊脚期活動を示す．フットスイッチは，第 5 中足骨での支持を同定する．

(b) 腓腹筋の不十分な強度と活動の遅延：立脚中期の単一・早期の群発を除いて，EMG の振幅は足関節の有意な動的支持には不十分である．短腓骨筋と長腓骨筋は，早発性だが，相性の立脚期の活動と遊脚期の間代性群発を示す．フットスイッチは，足底接地（踵-第 5 中足骨-第 1 中足骨）が優位であることを示す．

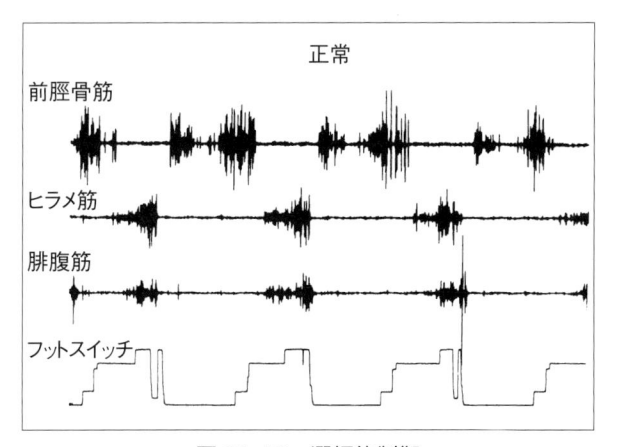

図 21-18　選択的制御

強度とタイミングはどちらも，機能的な必要性と比例している．前脛骨筋には強く活動する 2 つの間隔があり，それは足部を持ち上げる遊脚初期と，ヒールロッカーを制御する遊脚終期／荷重応答期である．ヒラメ筋と腓腹筋の筋活動は脛骨を制御する．立脚中期の小さい EMG はアンクルロッカー制御には小さな活動しか必要としないことを示している．立脚終期の著しい振幅増加は，踵離地の支持（フォアフットロッカー制御には大きな活動が必要）と関連する．フットスイッチは，長い立脚中期（3 段目，踵-第 5 中足骨-第 1 中足骨）とそれに続く踵挙上（最上段，第 5-第 1 中足骨）の正常な順序を示している．

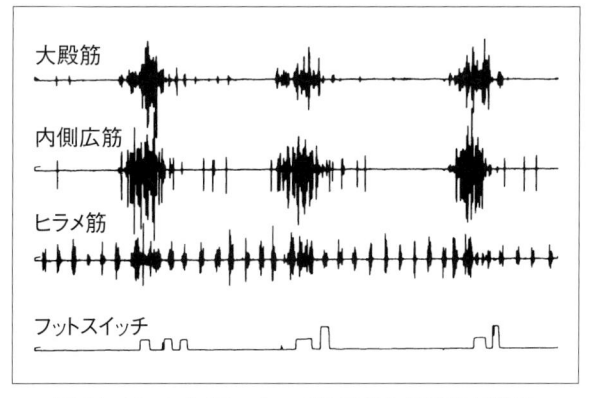

図 21-19　ロコモーターの原始的な伸筋共同運動

密な EMG の区域は，股関節伸筋である大殿筋，膝伸筋である大腿四頭筋（外側広筋），足関節底屈筋であるヒラメ筋の 3 つの筋の同時制御のタイミングを示す．ヒラメ筋の遊脚期全体に存在する痙性（間代性収縮）．フットスイッチは，第 5 中足骨のみでの不安定な立脚期を示す．

ストの振幅も小さくなる．伸張に対する反応はどちらの形態も痙性とよばれる傾向があるが，専門的には遅く連続した反応が固縮であり，速い活動が真の痙性である．痙性と随意的な筋活動の信号の両方が筋活動を刺激しているとき，非常に不規則な EMG パターンを示すことがある．

EMG の機器

EMG 記録は，筋活動強度と EMG 機器の品質という 2 つの因子に左右される．EMG に影響する専門的

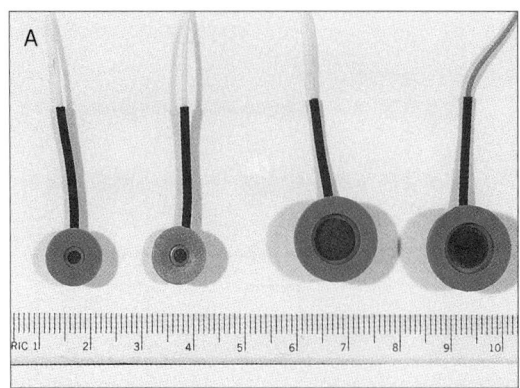

図 21-20　表面電極
(A) 受動電極
(B) 能動電極

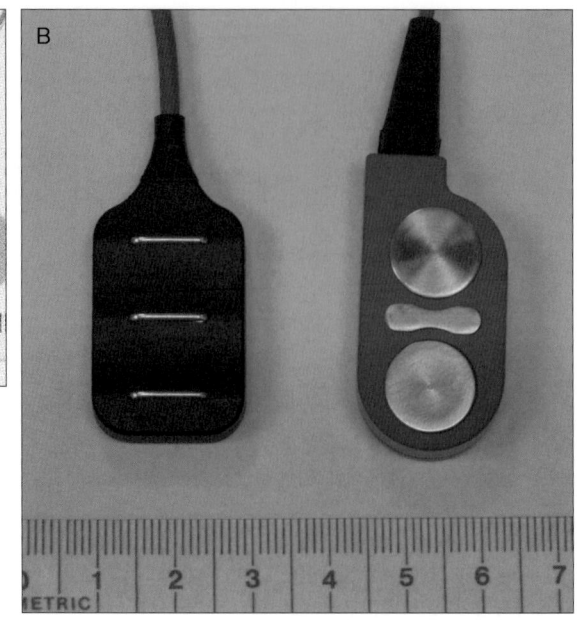

因子は，電極のタイプと信号の処理（増幅，フィルタリングと信号伝達）である．さらに，記録を容易に解釈できるかどうかは，データ処理と表示の方法による．現在利用できるコンピュータは，EMG の記録と処理に優れている．

電　極

局所の筋と隣接する軟部組織に広がる筋電信号は，針電極，表面電極，ワイヤ電極という 3 種類の電極で記録することができる．針電極は歩行分析に使用するには非常に不安的で不快感を与える．表面電極とワイヤ電極はどちらもよく使用される．それらの大きな差異は，求められる技術のレベルと筋活動パターンを決めるときの選択感度である．

表面電極

簡便で快適であることが，表面電極の第一の長所である．要求が容易に満たされるため，関心がある研究者は誰でも表面電極を使用する．まず，検査対象の筋の位置を確認し，それから，一対の電極を皮膚にテープでつける（図 21-20）[9,18,63]．

しかしながら，表面電極には，2 つの重要な欠点がある．第一に，表面電極は検査対象筋の信号と隣接する筋による信号を分離することが難しいこと．この欠点により，深部に位置する筋から表在の筋まで信号を記録しようとするととくに厄介である．たとえば，表在性のヒラメ筋と深部の後脛骨筋の EMG 活動記録を区別することは，表面電極では無理である．表面電極の第 2 の欠点は，皮下脂肪の厚さが，信号が表面に到達するまでの大きな障害になりうるということである．

今日，受動および能動の，2 種類の表面電極が使用されている（図 21-20A 参照）．受動表面電極は，約 7〜20 mm のさまざまな大きさの一対の浅い（杯状の）銀もしくは塩化銀の円盤である．塩化銀は，分極を減少させて皮膚と電極の間を安定させ[27]，一方，カップの中央にはより良好に信号を伝達させるため塩分を含むゲルが入っている[19]．離れた大きなアース板によりシステムをアースする．

各受動電極は，別々のセンサであり，したがって一対の電極の間隔は，特定の筋の走行と望ましい伝導量に基づいて調整しなければならない．小さい電極を近づけて設置すると，目的の筋の信号をもっとも限局してとらえるといわれている．検者は，一対のセンサの間を明確に分離することができる[9]．間隔を広げて大きな電極を設置すると，より多くの信号を検出するがノイズも増幅する．

能動表面電極は，至適インピーダンスを得るために，増幅器と集積回路が内蔵されている（図 21-20B 参照）．能動電極は，電極部位で信号をあらかじめ増幅する．これによって EMG 信号に比べてノイズ量が相対的に減り，きれいな（よりノイズの少ない）信号となる．しばしば，アース板を含むすべての要素が 1 つのシステムに組み込まれるので，電極の貼りつけはより簡単である[9]．ゲルも皮膚処理も必要ない[1]．まれに，電

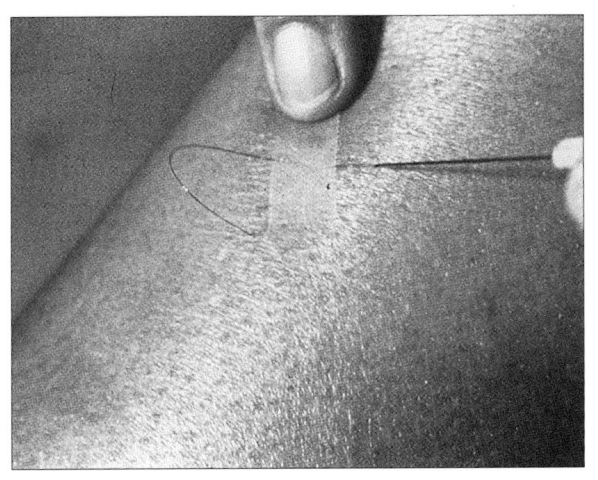

図21-21 ワイヤ電極
皮膚挿入と張力軽減のため図のようにワイヤは弧を描く．

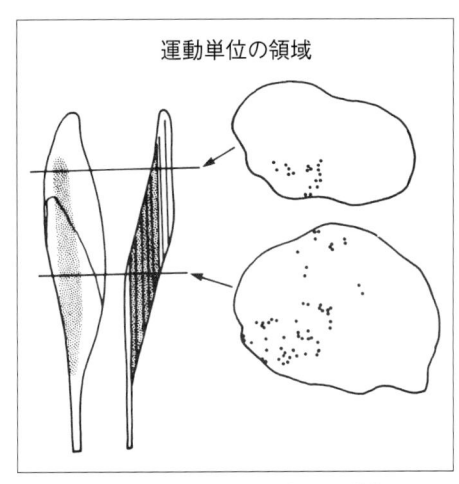

図21-22 筋の運動単位の分散
灰色の部分は，運動単位の領域を示す．断面は，運動単位の筋線維の分散を示す．
(Adapted from Burke RE, Levine DN, Saloman M, Tsairis P. MUs in cat soleus muscle : physiological, histochemical and morphological characteristics. *J Physiol*. 1974 ; 238 : 503-514.)

極と皮膚の安定した接触を確実にするために，電極を貼付する領域で脱毛を必要とする場合がある．

●ワイヤ電極

選択能力は，ワイヤ電極の重要な長所である．この電極からの信号は筋から直接記録されるので，隣接する筋の筋電信号を分離することができる（図21-21）．ワイヤ電極の欠点は，目的の筋にワイヤを配置するために皮下針で皮膚に侵入する必要があるということである．ワイヤ電極の使用は，有資格の臨床家に制限されている．

好ましいのはナイロン（またはテフロン）に覆われた一対のニッケル-クロム合金の導線（直径 $50\mu m$ ）である． $25\mu m$ の導線は柔軟性が増すため，わずかな張力でフックが曲がってしまう．各導線の両端は鉤状に曲げられ，2mm露出された先端は，電気ショートを避けるために少しずらして設置される[38]．殺菌のために，そして除去の際に導線がもつれないように，これらのユニットは小さい袋に入れられる．

25ゲージの皮下針で両方のワイヤを挿入するBasmajianらのテクニックが好ましい方法である[2]．目的の筋への挿入は，皮膚が安定している間にすばやい動作で設置する．針を除去した後，電極設置の精度は，目的の筋または腱を触診，観察することと合わせて，電極ワイヤに軽く通電して筋を収縮させて確認する．

一般的には挿入時に，運動によって電極の移動が起こりうることがX線撮影によってわかった[35]．被験者に若干強い収縮をさせるのと同時に，2～3回他動的な関節運動で筋を動かすことによって，ワイヤ固定を早期に確実にする．筋内部でワイヤが引っ張られるのを防ぐために，固定テープの近位に3cmのループをつくっておく．現在，ワイヤの移動は滅多に起こらない．どの筋においても予想される活動が示されず，筋の臨時のテストでの信号が得られない場合はいつでも第2のワイヤ電極が挿入される．挿入部に痛みがある場合，ワイヤの『引き具』を穏やかに引くことで，より快適な位置に巧妙にワイヤを移動させることができる．不快感を軽減できない場合は，疼痛が正常な機能を阻害するので，2回目の挿入を行う．挿入部位の軽度の局所出血は，不快感の原因であるのは明らかである[36]．歩行分析の後，フックをまっすぐにするようにワイヤを引き，ワイヤを自由にして除去する．除去する間，筋収縮がワイヤの引き抜きを妨げないように，被験者にリラックスしてもらう必要がある．

筋線維を分離するために運動単位のグリコーゲン枯渇法を使用している研究は，筋全体に広く分散していることと，すぐ隣の筋線維は異なる運動単位の支配を受けていることを証明した[14]．ネコの腓腹筋の運動単位領域は，すべての筋量の1/3もカバーしていた（図21-22）[14]．前脛骨筋については，運動単位領域は筋断面積の12%であった[13]．上腕二頭筋の同じ運動単位の個々の線維の間の間隔は，0.5～6mmの範囲である[71]．1つの運動単位は，50以上の他の運動単位と接

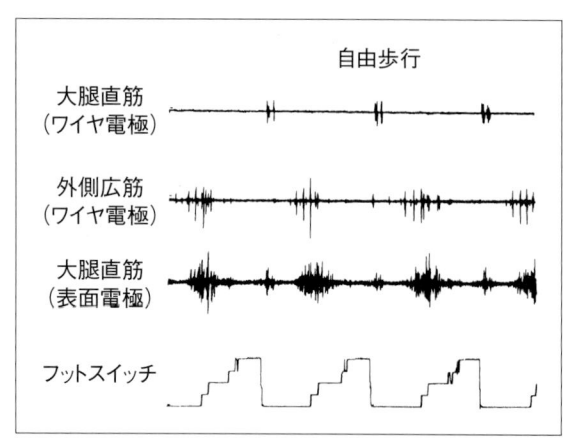

図21-23 歩行記録中のEMGクロストーク
大腿直筋の表面電極EMGは，ワイヤ電極を用いた大腿直筋と外側広筋が示すEMGに対応する動きの2つの活動間隔を表している．フットスイッチは，足部支持の正常な順序を示す．

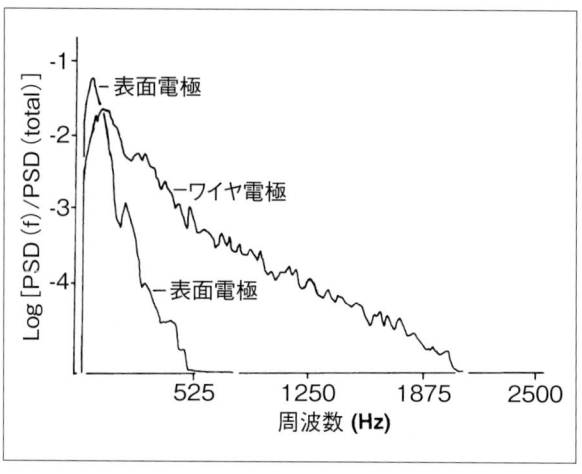

図21-24 ワイヤ電極と表面電極が示すEMGパワースペクトル
縦軸は，EMG強度の対数関数の目盛りである．横軸は，信号の周波数である．

触している可能性がある．これらのデータにより，電極の接触域が狭くとも，細いワイヤ電極が現行の筋の動きを見落とさないことを示している．

■ 電極感度

容積伝導による組織への筋電信号の分散は，正常な現象である[18,19,40,41,66]．信号は皮膚面にいくだけでなく，隣接する筋にもいく．組織が低域フィルタのような働きをしてより高い周波数を減衰するので，筋電信号が組織を通過していくと次第にEMGの周波数容量は低下する．筋が共同で機能するので，強度は異なるが，複数の筋からの信号が同じ表面に到達する．それゆえ，表面電極からのEMGデータは，一般に，目的筋より多くの筋の活動を示している（図21-23）．これが，筋のクロストーク（混線）である[15,19,73]．

■ クロストーク（混線）

隣接する筋を区別する能力は，EMG信号の周波数に依存する（図21-24）．これは，EMGスペクトル（周波数域）がワイヤ電極と表面電極で異なることを意味する．

ワイヤ電極で得られるデータの周波数域は10〜1,000 Hz（平均350 Hz）で，表面電極で得られるデータの周波数域は10〜350 Hz（平均50 Hz）である．どちらの電極システムもピークの強度は約100 Hzである．隣接する筋からワイヤ電極に到達している信号の低周波数域は，ハイパスフィルタ（高域フィルタ）を使用して除去される．

表面電極に伝わる隣接する筋からのクロストークは，隣接する筋の記録にワイヤ電極と表面電極を同時に使用した研究によって確認されている[19,40,41,66,73]．足関節底屈筋群（腓腹筋，ヒラメ筋と後脛骨筋）の活動に対する相対的な電極感度の比較により，得られるEMGにかなり違いがあることが明らかになった[66]．各筋の表面およびワイヤ電極によるEMGの強度を，3つの標準的な筋力テストでそれぞれ比較した（図21-25）．ヒラメ筋に対して膝関節屈曲位で単下肢支持での踵挙上テストをした．腓腹筋には膝関節伸展位で単下肢支持での踵挙上テストをした．後脛骨筋は，足部と足関節の内がえしと底屈方向への抵抗を検者が加える方法でテストした．

データは，3つの筋がすべてのテストに関与することを示した（図21-25参照）[66]．ヒラメ筋のテストは，3つの筋すべてでもっとも高いワイヤ電極でのEMGを記録した．ヒラメ筋におけるワイヤ電極のEMGは，ヒラメ筋の表面電極データの大きさの2倍であった．腓腹筋のテストでは，ワイヤ電極と表面電極のEMGが同じ値となった．後脛骨筋のテストでは，ワイヤ電極でのEMGより表面電極でのEMGのほうが大きかった．

これらの結果からいくつかの重要なことがわかった[66]．ヒラメ筋は，足関節において有力な足関節底屈筋であった．ヒラメ筋の活動は両方の踵挙上テスト（膝関節屈曲位と伸展位）で高かったが，深く膝関節を屈

ということであった.

クロストークの他の2つの研究は，EMG信号の伝播を追うために，電気刺激を使用した．前脛骨筋への刺激により，短腓骨筋とヒラメ筋上に設置した表面電極でEMG電位が発生した．強度は，主要な収縮の16％に達した[19].

クロストークは，大腿神経を介して大腿四頭筋を刺激するテストによっても大腿で示された[40]．これにより，外側および内側ハムストリングスの両方にEMG信号が発生した．1回微分での強度は，随意的最大努力の17％と11％であった．2回微分では，7％と4％に減少した．

表面電極とワイヤ電極のどちらを選択するかにより，各システムの適切な使用方法が規定される．表面筋電図の使用は，集団筋活動と顕著な肥満がない領域の研究に限定されるべきである．また，主動作筋の活動に伴い拮抗筋の筋活動が低～中等度で起こっている場合（10～15％）は，クロストークの可能性があることを認識しておかなければならない．クロストークの存在は，筋の開始時間と停止時間をあいまいにする．同様に，表面電極システムのクロストークは，それが存在しないときは同時収縮を意味する．

個々の筋活動についての正確な知識が，臨床または研究決定にきわめて重要なときは，ワイヤ電極での評価が必要である[18,19,66]．隣接する筋の活動を区別すること，あるいは患者の異常機能に対して限定した判断をすることが重要な場合は，ワイヤ電極を選択すべきである．

■増幅器と信号のフィルタリング

EMG信号は非常に小さい（300μV～5mV）ので，増幅しなければ直接の解釈はむずかしい．1,000倍に増幅すると，ワイヤ電極データは明瞭で安定する．通常，表面電極データは，2倍または3倍の大きな増幅を必要とする．高い同相信号除去比（80dB以上）の差動増幅器を使用すべきである．この種の増幅器は，電気送電線のような一般的な発生源からの信号の干渉を減らす．入力インピーダンスは，少なくとも十分に低レベルのEMG信号を受信する高さ（少なくとも1MΩ）でなければならない．

増幅器を選択するときは，信号の含有周波数を考慮しなければならない．筋電信号の基本的なスペクトルは，10～1,000Hzである．より高い周波数も確認されているが，それらは周波数域の0.01％未満である[64].

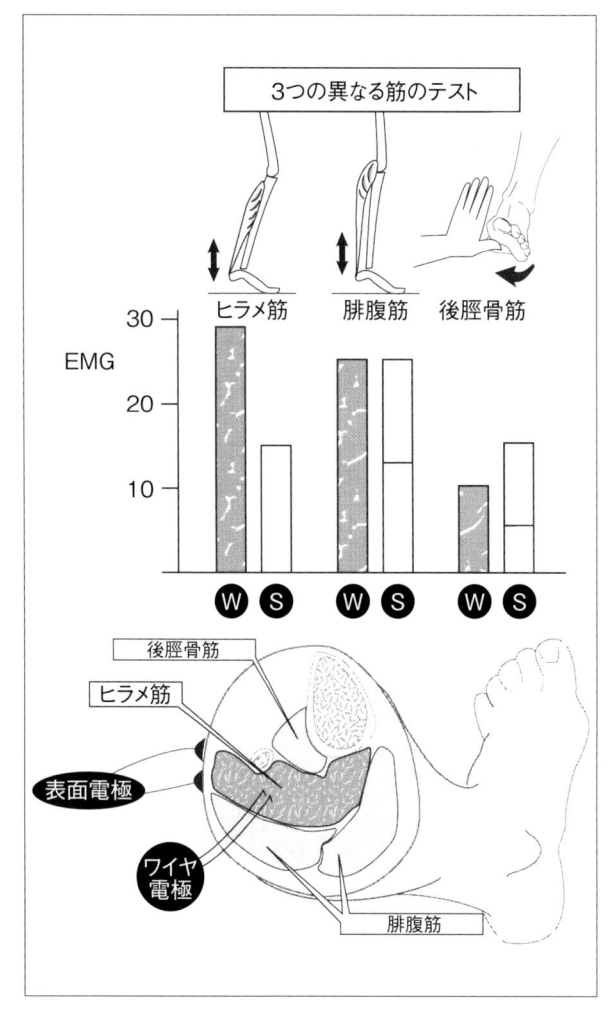

図21-25　3つの筋のテスト時にヒラメ筋の表面電極で記録されたクロストーク

一番上の列：3つの筋のテスト．ヒラメ筋は膝屈曲位での踵上げを，腓腹筋は膝伸展位での踵上げを，後脛骨筋は，内がえしへの徒手抵抗をそれぞれ実施した．

中央の列：定量化されたEMGデータ．Wはワイヤ，Sが表面電極．ヒラメ筋のテストでは，ワイヤ電極EMGは最大値を記録し，表面電極EMGは半分の値が記録された．腓腹筋を評価したとき，ワイヤと表面電極EMGは等しい量（灰色の棒グラフは，ワイヤと表面電極EMGの比率を上回る表面電極EMGを詳細に描写している）を記録した．後脛骨筋のテストでは，表面電極EMGデータが，ワイヤ電極（灰色の棒グラフはクロストーク）より高かった．

一番下の列：解剖学的図は，テスト対象筋の断面位置関係と電極（ワイヤと表面）の位置を表す．

曲させることで腓腹筋の活動は減少した．後脛骨筋の徒手テストでも，ヒラメ筋の活動参加があった．結論は，表面電極は相当なクロストークを含むが，ワイヤ電極のデータは3つの筋の相対的な強度を示している

信号の質と量を保つために，選択した電極システムで得られる筋電信号の周波数域をカバーできる帯域幅の増幅器を選択する必要がある．ワイヤ電極では，1,000 Hzの周波数応答があれば十分である（エネルギーの90％が700 Hz以下であるため）．表面筋電図の増幅器の帯域幅は，最高値が350 Hzなければならない．増幅器の周波数応答の最低値は，どちらの電極システムも10 Hz程度と低くてよいが，筋収縮と床からの衝撃によって起こる組織変位によって，10～15 Hzあるいは25 Hzの信号さえ発生する場合がある．これらのアーチファクトは，周波数応答の最低値を40 Hzに制限することで排除される[1]．ノッチフィルタは，60 Hzの環境ノイズ（たとえば，照明，モーター）を排除する．

ワイヤ電極に関しては，Ranchoシステムでは，隣接する筋からのクロストークを表している筋電信号を排除するために，150～1,000 Hzの帯域幅を使用している．このシステムは，表面EMGの伝播を表すEMG信号を定義することで信号を除外するよう設計されており，ワイヤ電極がまさに選択的に目的の筋をとらえられるようにしている．Ranchoで使われる表面電極帯域幅は，40～1,000 Hzである．

基線が不明瞭な場合は，EMGシステムの点検修理が必要である．視覚による解析で，不明瞭な基線は，誤った信号を意識的に除外することで部分的に対応することができる．しかし，自動分析では，データ処理前にフィルタリングが行われなければ，筋活動の低いレベルと同程度のノイズを含んでしまう．すべてのチャンネルにおいて同時に爆発的に起こる信号は，遠隔測定システムの信号伝達が障害される際の電気的なノイズであることを示している．これはデータの数量化や解釈の前に除外する必要がある．ノイズのもう1つの原因は，接続部やプラグのゆるみである．異常信号を再生するために記録しているとき，やさしく接続コネクタをねじったり，軽く記録計パックを揺らしたりすることで確認できる．また，表面電極は筋の上にしっかりと貼付されなければならない[69]．もし，固定がしっかりとできていなかった場合，下にある筋が収縮するときに揺れる可能性がある．これにより皮膚と電極の一部との接触の中断を生じ，これによって信号にノイズが発生する．テープに加えて圧縮ラップの使用は，下肢の筋の上にセンサを固定するときに役立つ．

被験者から記録計への筋電信号の伝達は，ケーブルと遠隔測定のどちらでも可能である．小規模のケーブルはもっとも容易であるが，明らかに被験者の歩行速度を落とすという妨げになる[83]．ケーブルを頭上に懸架することで，この問題を解決できる．被験者に完全に自由な環境を提供するので，遠隔測定は理想的なシステムと考えられた．しかし，多くの修理・点検が必要なので使用は減少している．遠隔測定伝達のために使われる周波数は，その地域で放送に使用されている可能性があるチャネルと異なるものにする必要がある．建築現場で使用されている通信機器には類似の周波数域を使用している機器があるので，同じチャネルで信号を伝達するとき，ノイズ干渉の可能性がある．

分析システム

多くの市販のコンピュータ・ソフトウェア・パッケージは，データ採取の間，EMGデータのリアルタイム・モニタリングができる．データ採取後に動作筋電図データは，購入したソフトウェアによって，歩行中の最大随意収縮かEMG記録の最大値に正規化することができる．そのうえ，ソフトウェア・パッケージによっては，検者がフットスイッチまたは運動学的データを使用して歩行周期を明確にし，EMG活動を歩行周期と関連づけることができる．多くの研究室でも，EMGデータの処理を自動化するために，自分自身でカスタマイズしたソフトウェアを開発している．

動作筋電図記録には回避不可能な「ノイズ」（すなわち，組織の運動や近くの照明やモーターなどの環境影響から生じている不必要な信号）が存在するので，EMGを自動処理するときには注意しなければならない．ノイズ（たとえば，帯域通過フィルタとノッチ・フィルタ）を自動フィルタにかける場合でも，自動処理プログラムにかける前に，熟練された視覚的評価によって正しく信号が採取できているかどうかEMGをしっかりみて判断しなければならない．

結論

身体運動学的なEMGは，運動学的な異常歩行の原因を決定するための手段を提供する．筋活動のタイミングと活動の強さの変化は，偏位（たとえば，内反尖足を生じる足関節底屈筋と内反筋の過剰活動）の原因となりうる．またあるときは，筋活動の差は，他の障害の存在に対応するための代償メカニズムを反映している場合がある（たとえば，膝関節の屈曲拘縮のため完全に伸展できない膝関節を安定させるための，立脚

期中の広筋群の持続活動）．EMGデータから得られる情報は，外科的処置（たとえば，筋移行術や筋切離術）と同様に臨床治療介入（たとえば，筋力増強，筋のストレッチ）を導くのに用いることができる．微細なワイヤ電極と表面筋電図のどちらを使用するかは，臨床または研究上の何が問題になっているのか，また必要な技術をもった人を利用できるかどうかによって選択されるべきである．

文　献

1. Basmajian JV, Deluca CJ. *Muscles Alive : Their Functions Revealed by Electromyography.* 5th ed. Baltimore, MD : Williams & Wilkins ; 1985.
2. Basmajian JV, Stecko GA. A new bipolar indwelling electrode for electromyography. *J Appl Physiol.* 1962 ; 17 : 849.
3. Beasley WC. Quantitative muscle testing : principles and applications to research and clinical services. *Arch Phys Med Rehabil.* 1961 ; 42 : 398-425.
4. Bekey GA, Chang C, Perry J, Hoffer MM. Pattern recognition of multiple EMG signals applied to the description of human gait. *Proceedings of IEEE.* 1977 ; 65 (5) : 674-681.
5. Bigland B, Lippold OCJ. Motor unit activity in the voluntary contraction of human muscle. *J Physiol.* 1954 ; 125 (2) : 322-335.
6. Bogey RA, Barnes LA, Perry J. Computer algorithms to characterize individual subject EMG profiles during gait. *Arch Phys Med Rehabil.* 1992 ; 73 : 835-841.
7. Bogey RA, Barnes LA, Perry J. A computer algorithm for defining the group electromyographic profile from individual gait profiles. *Arch Phys Med Rehabil.* 1993 ; 74 (3) : 286-291.
8. Bojsen-Moller J, Hansen P, Aagaard P, Svantesson U, Kjaer M, Magnusson SP. Differential displacement of the human soleus and medial gastrocnemius aponeuroses during isometric plantar flexor contractions in vivo. *J Appl Physiol.* 2004 ; 97 (5) : 1908-1914.
9. Bontrager EL. Section two : instrumented gait analysis systems. In : DeLisa JA, ed. *Gait Analysis in the Science of Rehabilitation.* Washington, DC : Department of Veterans Affairs ; 1998 : 11-32.
10. Bouisset S. EMG and muscle force in normal motor activities. *New Developments in Electromyography and Clinical Neurophysiology.* 1973 ; 1 : 547-583.
11. Bouisset S, Goubel F. Integrated electromyographical activity and muscle work. *J Appl Physiol.* 1973 ; 35 (5) : 695-702.
12. Bouisset S, Matson MS. Quantitative relationship between surface EMG and intramuscular electromyographic activity in voluntary movement. *Am J Phys Med.* 1972 ; 51 : 285-295.
13. Brandstater MF, Lambert EH. Motor unit anatomy : type and spatial arrangement of muscle fibres. In : Desmedt JE, ed. *New Developments in Electromyography and Clinical Neurophysiology.* Karger, Basel : 1973 : 14-22.
14. Burke RE, Tsairis P. Anatomy and innervation ratios in motor units of cat gastrocnemius. *J Physiol.* 1973 ; 234 : 749-765.
15. Campanini I, Merlo A, Degola P, Merletti R, Vezzosi G, Farina D. Effect of electrode location on EMG signal envelope in leg muscles during gait. *J Electromyogr Kinesiol.* 2007 ; 17 (4) : 515-526.
16. Chleboun G, Busic A, Graham K, Stuckey H. Fascicle length change of the human tibialis anterior and vastus lateralis during walking. *J Orthop Sports Phys Ther.* 2007 ; 37 (7) : 372-379.
17. Corcos DM, Gottlieb GL, Latash ML, Almeida GL, Agarwal GC. Electromechanical delay : an experimental artifact. *J Electromyogr Kinesiol.* 1992 ; 2 : 59-68.
18. De Luca C. The use of surface electromyography in biomechanics. *J Appl Biomech.* 1997 ; 13 : 135-163.
19. De Luca C, Merletti R. Surface myoelectric signal crosstalk among muscles of the leg. *Electroencephalography Clin Neurophysiol.* 1988 ; 69 : 568-575.
20. DiFabio RP. Reliability of computerized surface electromyography for determining the onset of muscle activity. *Phys Ther.* 1987 ; 67 (1) : 43-48.
21. Ekstedt J. Human single muscle fiber action potentials. *Acta Physiol Scand.* 1964 ; 61 (Supplement 226) : 1-96.
22. Feinstein B, Linderad B, Nyman E, Wholfart G. Morphological studies of motor units in normal human muscles. *Acta Anatomica.* 1955 ; 23 : 127-142.
23. Fenn WO, Marsh BS. Muscular force at different speeds of shortening. *J Physiol.* 1935 ; 85 : 277-297.
24. Fridén J, Lieber R. Structural and mechanical basis of exercise-induced muscle injury. *Med Sci Sports Exerc.* 1992 ; 24 : 521-530.
25. Fukunaga T, Kubo K, Kawakami Y, Fukashiro S, Kanehisa H, Maganaris C. In vivo behavior of human muscle tendon during walking. *Proc R Soc Lond B.* 2001 ; 268 : 229-233.
26. Haffajee D, Moritz U, Svantesson G. Isometric knee extension strength as a function of joint angle, muscle length and motor unit activity. *Acta Orthop Scand.* 1972 ; 43 : 138-147.
27. Hary D, Bekey GA, Antonelli DJ. Circuit models and simulation analysis of electromyographic signal sources—I : the impedance of EMG electrodes. *IEEE Transaction on Biomedical Engineering.* 1987 ; BME-34 : 91-97.
28. Henneman E, Somjen G, Carpenter DO. Functional significance of cell size in spinal motoneurons. *J Neurophysiol.* 1965 ; 28 : 560-580.
29. Hiblar T, Bolson E, Hubka M, Sheehan F, Kushmerick M. Three dimensional ultrasound analysis of fascicle orientation in human tibialis anterior muscle enables analysis

第22章

歩行の運動学〜床反力，力，ベクトル，モーメント，パワー，圧〜

　下肢運動と歩行を特徴づける筋の選択的な調節のパターンとは，行きたい進行路に沿って，身体をとらえ，持ち上げ，推進するために発生する一連の力の相互作用も含んでいる．歩行に影響を与える運動学（または力）を解説するために一般的に用いられる3つの測定は，線形的，動力学的，高速動力学的な力である．これらの測定に機能的に相当するのは（同じ順序で），床反力，モーメントとパワー（仕事率）である．

床反力

　歩行中に筋が発生する力を直接測定する手段はない．筋活動のタイミングと相対的な強度がEMGによって確認されるが，発生する絶対的な力は非侵襲的には測定できない．筋はその上にある組織に隠れていて機能は複雑である．関節の位置が変わるたびに，筋力，筋線維の角度，腱のアライメントが変わる．筋力も，収縮様式によって異なる．求心性（短縮）収縮は，一連の弾性成分を含む等尺性収縮や遠心性収縮より筋出力が小さい．その差は，20%に達する場合がある．

　ニュートンの運動の第3法則により，筋が発生する力を間接的に推定できる．支持足に体重がかかりその上を移動する際，垂直および剪断（前後方向［AP］および側方［ML］）の力が発生する．床面は固定しているので，荷重された下肢と反対方向で等しい強さの力で反応する．床に接地された床反力計は，大きさと方向をベクトルとして床反力を測定し，定量化ができる．反作用力を歩行周期の各相での関節位置と運動に関連づけることで，筋活動と筋への要求を推量できる．しかしEMGは，特定の筋活動パターンを確認することを要求される．

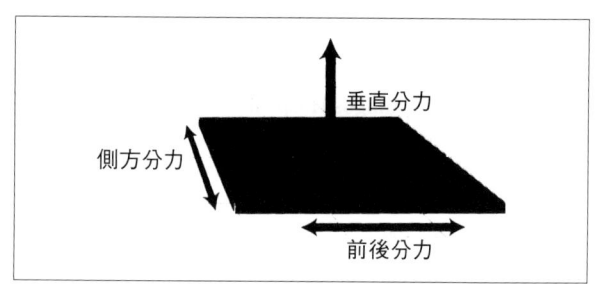

図22-1　床反力計と記録される力の方向
　垂直分力，前後分力：前後方向への水平剪断力（進行方向の平面），側方分力：内外側への水平剪断力．

測定方法

　床反力の測定は，歩行路の中心に接地された床反力計で行う[14]．それは，ピエゾ素子またはひずみ計が内蔵された堅いプラットフォームからなる．ピエゾ素子ベースの床反力システムでは，支えとなる各コーナーは互いに直角の（直交する）3つのセンサを有する．前後方向と方向の垂直負荷と水平剪断力を直接測定できる（図22-1）．ひずみ計の床反力計では，4台の計測器が，上部プレートとベースプレートの間に設置されている．この計測器によって上部プレートからベースプレートに伝達される力が測定される．

　床反力データは被験者にプレート上を歩かせるだけで集められるが，正確な結果を得るためにはいくつかの専門的知識が必要である．被験者が歩行路を移動する過程の当たり前の動作として自然に床反力計に乗らないといけない．意図的に床反力計に足を踏み出すと（ターゲティングとよばれる）（※訳注：自然な足どりではなく，歩幅を調節して床反力計に足を乗せること），歩行速度を減速したり，不自然な下肢の運動になって自然な歩行データを変えてしまう．ターゲティングはプレートを覆い隠し，床面と同じ高さにして，

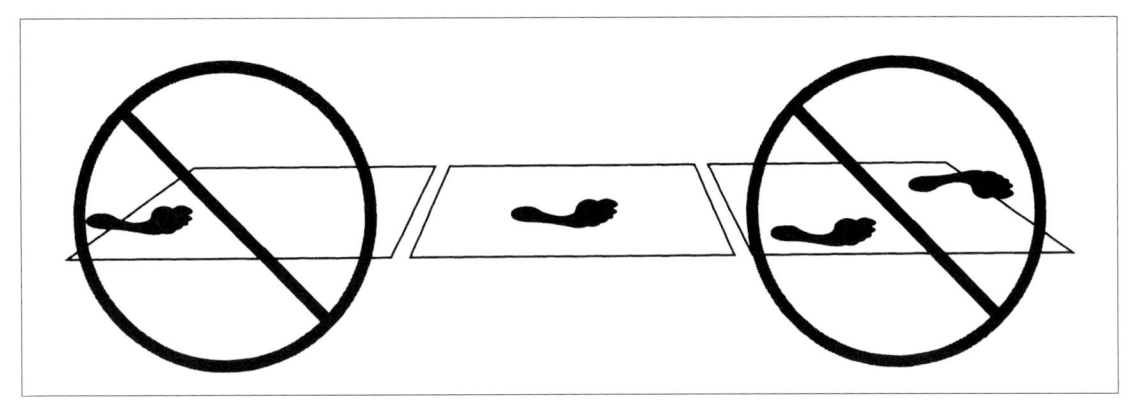

図 22-2　床反力計に対する足接触パターンの正誤
左：床反力計に部分的に足接地している（誤り）．中心：床反力計上に1足が全面接触している（正しい）．
右：床反力計に対側の足も接触している（誤り）．

残りの床と同じ材質で覆うことで回避される．床反力計の床面は，他の床と同じ材料で覆われている．さらに，被験者の注意を遠い壁に集中させることによって，プレートへの意識は最小化される．

正確なデータを得るために，他の足がプレートから離れているとき，計測対象の足が完全にプレートに接触している必要がある（**図 22-2**）．後者の必要条件は，正確な接地パターンを獲得する前に数回テストを繰り返すことを意味する．床反力プレートは現在多くの大きさがあるが，標準の市販プレート（約 40×60 cm）の大きさだと歩行分析中にほとんどエラーが出ない．2〜4枚のプレートを連続して用いることにより，かなり自由に歩行でき，両側の活動をとらえるのが容易になる．床反力計に加えて支援電子機器の費用が対応して増えるので，これは大きな投資である．

体重が支持足を越えていくとき，歩行周期の各相における床反力を標本抽出することで，筋を調節する力と関節にかかる線形ひずみ力を決定するのに必要な基本的な情報がわかる．歩行中のデータで，もっとも臨床的にかかわる床反力の特徴因子は，垂直荷重，水平面の剪断力，ベクトル・アライメントと圧中心である．

垂直荷重

歩行中の垂直分力の大きさは，移動する下肢の位置によって変化する．立脚期中に発生する矢状面上での正常な力の連続は，谷によって切り離される2つの峰を形成する（**図 22-3a**）．一般的な歩行速度（82 m/min）で，谷部分の力は体重の約80%で，2つのピークは体重の110%に近い値となる．一般に，これらの峰の垂直方向の力は，F_1，F_2，F_3 とよばれる（**図 22-**

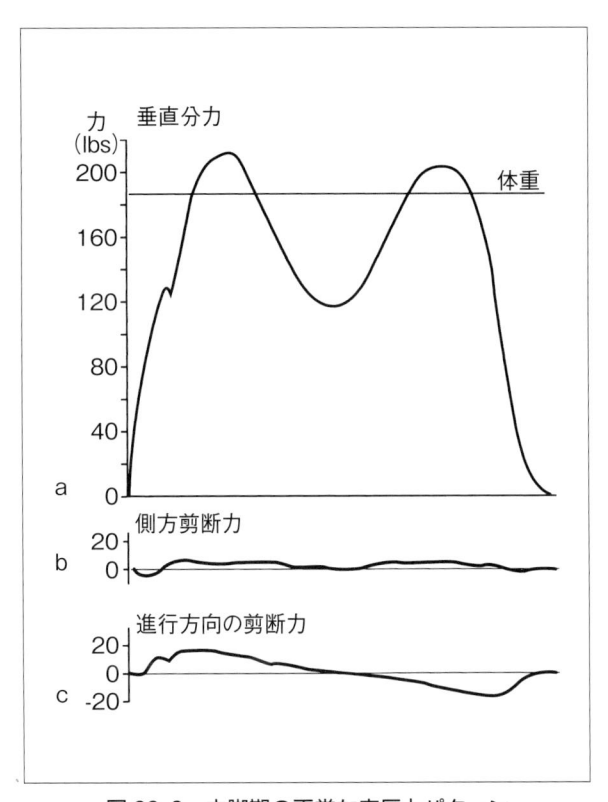

図 22-3　立脚期の正常な床反力パターン
（a）垂直分力．（b）側方剪断力（内外側）．（c）進行方向の剪断力（前後方向）．

4）．第1の峰（F_1）は，荷重の受け継ぎと単下肢支持という難題に応答して，荷重応答期と立脚中期の間（歩行周期の12%）に起こる．体重の急激な落下と関節を安定させる筋力による加速が加わって，峰の大きさは体重を超えて増加する．立脚中期の谷（F_2）は，体重が立脚側足部を越えて前方に進むときの重心の上昇によってできる．第2の峰（F_3）は立脚終期の後半に

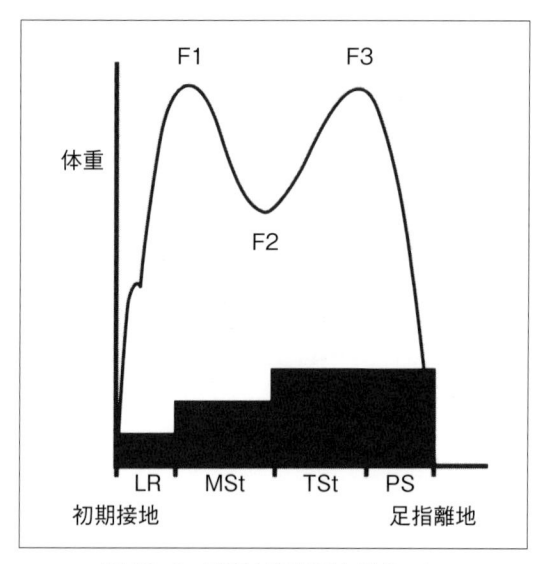

図22-4 垂直方向床反力パターン
F1：荷重応答期のピーク，F2：立脚中期の谷，F3：立脚終期のピーク．陰影のついた基部は，段の高さで足接触パターンを示している（踵，H-第5中足骨-第1中足骨，第5中足骨-第1中足骨）．LR：荷重応答期，MSt：立脚中期，TSt：立脚終期，PS：前遊脚期．

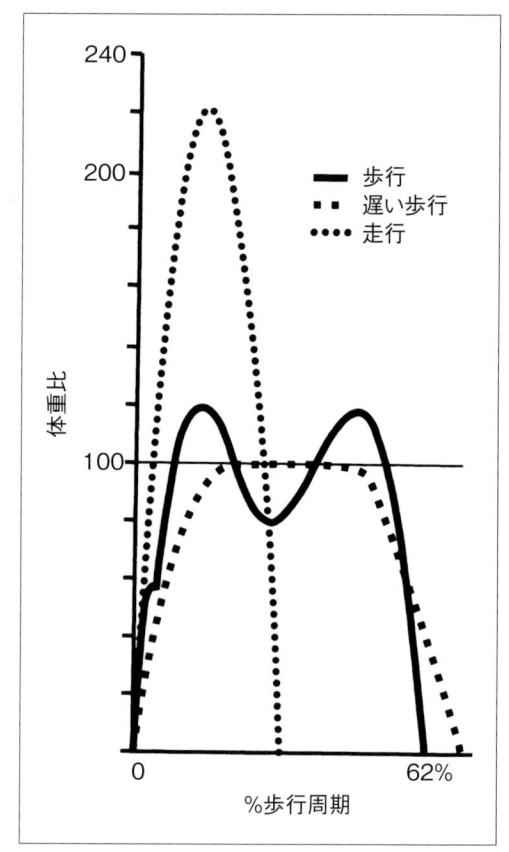

図22-5 走行，歩行（80 m/min），遅い歩行（60 m/min）という，速度の違いによる垂直分力の変化

できるが，体重がフォアフットロッカーを越えて前方へ進むときに重心が下方へ加速するのに加えて，床に対する足関節底屈筋のプッシュによって変わる．

正常歩行でも，初期接地（heel transient：踵の一時的現象，Fo または Fi とよばれる）で，鋭い衝撃が発生する．衝撃強度は体重の50〜125％であり，短い期間（歩行周期の1〜2％）である[24,27]．データサンプリングの速度にもよるが，それは独立スパイクとしてか，第1の峰（F_1）の上行性アームにかぶさってみられる．

歩行速度が変化するにつれて，垂直分力の大きさは変化する[12,18]．遅い速度で歩くと垂直方向の加速は減少し，それに応じて谷の深さと峰の高さは減少する．健常者の遅い散歩（60 m/min）では，体重に等しい値で平坦なプラトーを生成する（**図22-5**）[22]．下肢への荷重を制限されている患者の場合も，垂直床反力の峰は下がる．逆にいえば，速く歩くと高い峰と深い谷になる[4]．ランニングでは，峰は体重のほぼ2.5倍の値を示す（図22-5参照）[17,18]．それゆえ，下肢への荷重の度合いが最大荷重の決定要素であり，この荷重の度合いは歩行速度に影響される[21,25]．

疾患も垂直床反力パターンに影響する[1,11]．変形性股関節症患者は，同速度で歩いている健常者と比較して，垂直床反力の峰が低く荷重の度合いも低かった（**図22-6**）．疼痛（変形性関節症患者の一般的な症状）がこの床反力パターン変化に関与している可能性がある．加えて，自分の上肢を急速に上げるという防御メカニズムによって，峰が自重を超えることを防止している可能性がある．したがって，障害が激しいときの垂直荷重は信頼性が高い臨床評価値でない[10]．より良好な機能的尺度は，歩行速度と単下肢支持の時間計測である．

水平面の剪断力

歩行面と平行して発生する力は，水平剪断力とよばれている．前後と側方の水平面の剪断力は，完全な垂直方向から逸脱している床反力ベクトルによって明示される．足と床との間に十分な摩擦がなければ，これらの剪断力パターンは，足が滑ったり安定性に対する潜在的な脅威となるだろう[6〜8]．

剪断力の大きさは，床反力の垂直分力に比べて小さ

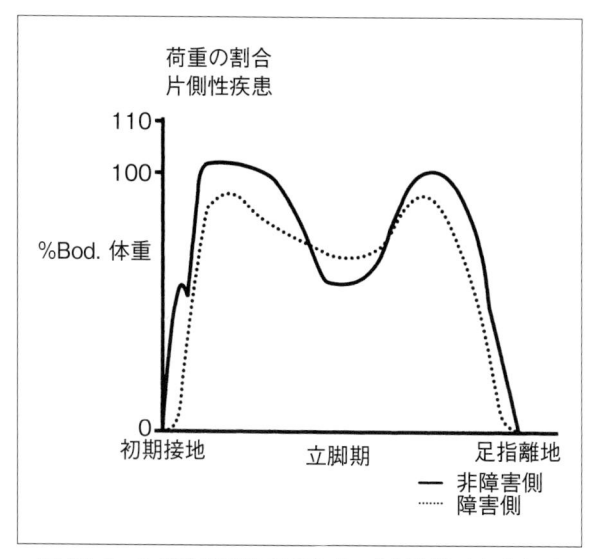

図22-6 片側性股関節疾患患者の非対称性垂直分力パターン

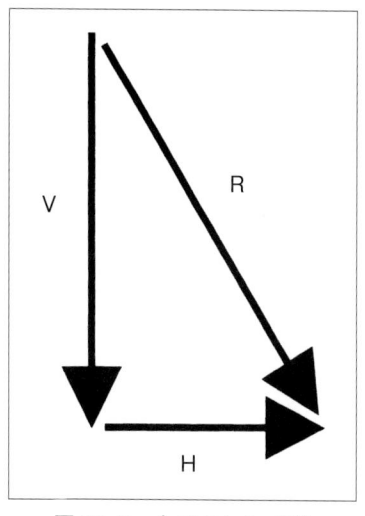

図22-7 力ベクトル（R）
1つの面（矢状面もしくは前額面）での垂直分力（V）と水平分力（H）の同時作用の結果．

い（図22-3a, b 参照）．前後方向の峰は，立脚期の初期と終期に起こる[6～8]．立脚期の初期では，荷重応答期の最後で地面に対して前方への力を与える（体重の約13％）[3,13]．立脚中期は矢状面 での剪断力は最小の期間である．踵があがる直前に，足部は後方への剪断力を発生し始め，立脚終期をとおして体重の23％まで増加する．前額面上では，身体によって発生する内側方向の剪断力の峰（体重の5％）は，荷重応答期の中期に生じる．外側への剪断力は，立脚終期に体重の最高7％に達する．

■ベクトル

床反力は，床反力計により同時に記録される垂直成分と前後成分，側方成分を合成した単一ベクトルとして表される．このベクトルは，方向と大きさの両方をもつ（図22-7）．ベクトルの大きさは，垂直および水平の力であり，直角三角形の斜辺に等しい（図22-7参照）．ベクトルの傾きは，垂直分力と側方剪断力の比に等しい．ベクトルは，瞬間的な圧中心の位置で床反力計を横切る．床反力ベクトルはそのときに身体に作用している，正味の筋力，重力，慣性力の総和を意味する．

体重は，荷重側下肢によって地面に伝えられる．歩行周期のどの瞬間でも，身体の質量中心の位置と矢状面および前額面上の足接地の範囲の間には，姿勢関係がある．矢状面ベクトルは，垂直および前後方向の床反力成分の合力を表す．前頭面ベクトルは，床反力の

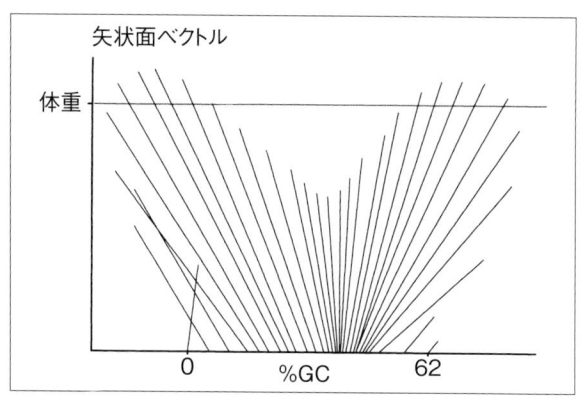

図22-8 1正常歩行周期の矢状面ベクトルの正常パターン（1歩行周期を5％間隔で表している）
ベクトルは，初期接地，荷重応答，立脚中期，立脚終期という4つのパターンを形成する．

垂直成分と側方成分の関係に関する洞察を提供する．

●矢状面ベクトル

踵接地と足指離地の間に，踵から中足骨頭まで，圧中心は足の長さ全体を進む．同時に，質量中心は前足部を越えて，接地している踵の20°後ろの位置から20°前まで進む．立脚期の1％間隔でデータ採取した場合，動の長さの違いは扇の骨に似ているベクトル・アライメントをつくる．ベクトルは，4つのパターンに細分割できる（図22-8）．初期接地は，剪断力がない瞬間的な垂直分力を発生する．まったく傾きがない場合は，体幹の慣性を表していると考えられている[26]．

第2の可能性は，体重が最初に床に落ちるとき，正常な踵接地が高速であるため剪断が発生しない瞬間を生むということである．この後者の解釈は，非常に敏感な床反力計で記録した，分離した高周波垂直スパイクと整合している[24,27]．

荷重応答期の間続くベクトルは，足部と床の間での前方への剪断力の増加を意味する．その作用はベクトルの後方への傾きとして現れ，下肢荷重量が増加するにつれて垂直に近づく．扇の要は，体重を支えている踵である（図22-8参照）．

立脚中期は，ほとんど垂直ベクトルのみである．足関節背屈によって，ベクトルの基部（圧中心）は，身体の質量中心の進行と並行して接地している足部を越えて進む．立脚中期の間，前足部への荷重が増加するにつれて，小さい前方剪断力は消えていく．立脚終期では，前足部が体重支持の有力な領域になる．フォアフットロッカー機能によって踵の離地が進み，後方への剪断力が増加していき，ベクトルは大きく前傾する．ベクトル・パターンは扇の先端に似ており，各ベクトルは前方へ大きく傾く．

● 前額面ベクトル

側方剪断力は小さい（一般的に体重の10％未満）．したがって，垂直分力が前額面ベクトル・パターンを支配している．2つのほぼ垂直の峰は矢状面ベクトル・パターンのタイミングと非常に似ている．

モーメント

立脚期の間，「パッセンジャーユニット」（HAT）の質量中心の位置は支えている下肢の関節と関連して変化し，これが関節安定性に影響する．身体ベクトル線と関節の回転中心の間の垂直距離はレバーとして用いられ，これによってHATが関節を回転させる．この動的な力の大きさは，床反力（関節より遠位の肢の質量を引いた）にレバーの長さを乗じた積にほぼ等しい（モーメント＝力×レバーアームの距離）．歩行には，重力と慣性という2つの変数因子が加わる．重力は関節の近位部分を引っ張る．慣性は変化への抵抗となる．これらの3つの因子の合計が，運動のための外部エネルギー（姿勢の崩れを招く恐れがある）か筋制御のための内部エネルギー（関節の体重負荷安定性を保つ）と解釈できる動的な力を構成している．

重力と慣性の影響を考慮した場合としない場合で算出した関節モーメントの比較は，違いの大きさで変化した．足関節では差はなかったが，股関節と膝関節のデータでは歩行周期のなかで単一ベクトル・データがより高い値を記録した間があった[3,19,26]．BresslerとFrankelは，荷重応答期の初期に股関節と膝関節の値が短時間増加し（約20％），立脚終期の股関節でも同様の違いがみられると述べた[3]．Mikoszらは，矢状面上での膝関節と股関節トルク（パーセント体重×身長の単位で表される）の上昇はそれぞれ1％であるとした[19]．これらの2つの報告は，ほとんどの状況において修正していないベクトルを使用して問題ないと結論づけた[3,19]．対照的にWellsは，重力および慣性要素を省略することが重大なエラーであると感じた．しかし，彼の股関節における多因子解析は，他の研究結果と著しく異なっていた[26]．

モーメントとトルクという2つの専門用語が，動的な力を同定するのに用いられる．それらは同じ意味をもつが，工学と身体運動学という2つの異なる専門職によって採用された．エンジニアは，外部の測定値から内力を導き出すことに集中した．モーメントとはエンジニアが好んで用いる用語である（図22-9）．身体運動学者はまず運動に注目し，次に運動と筋制御という独立した測定値を統合した．彼らが好む用語はトルクである．モーメントとトルクは双方で受け入れられる用語であり，どちらを選択するかは自由である．エンジニアと臨床専門職（医師，理学療法士，義肢装具士）の共同研究が進んでいくには，すべてのグループが文献で確立されているような両方の用語に精通するようになる必要がある．

患者の場合は機能的な像が複雑になる．筋活動が過剰か，不十分か，異常なタイミングなどの場合がある．軟部組織の緊張が他動的な力である場合がある．まさに制御している力を同定することが解釈を複雑にする．姿勢への要求と筋の反応という2つの段階を明瞭に示すことで，機能的な状況がより明白になり，治療計画は単純化される．たとえば，荷重応答期には，体重は屈曲している膝関節の後にある（図22-9a参照）．この場合ベクトルが膝関節よりも後方になり，膝関節を屈曲させる．膝関節の安定化は伸筋反応（すなわち，大腿四頭筋の作用またはそれに相当する作用）によって得られるが，屈曲拘縮がある場合，身体ベクトルを前方へ移動させるために簡単な装具か体幹を前屈させる必要がある．

モーメントの単位はニュートン・メートル（N・m）

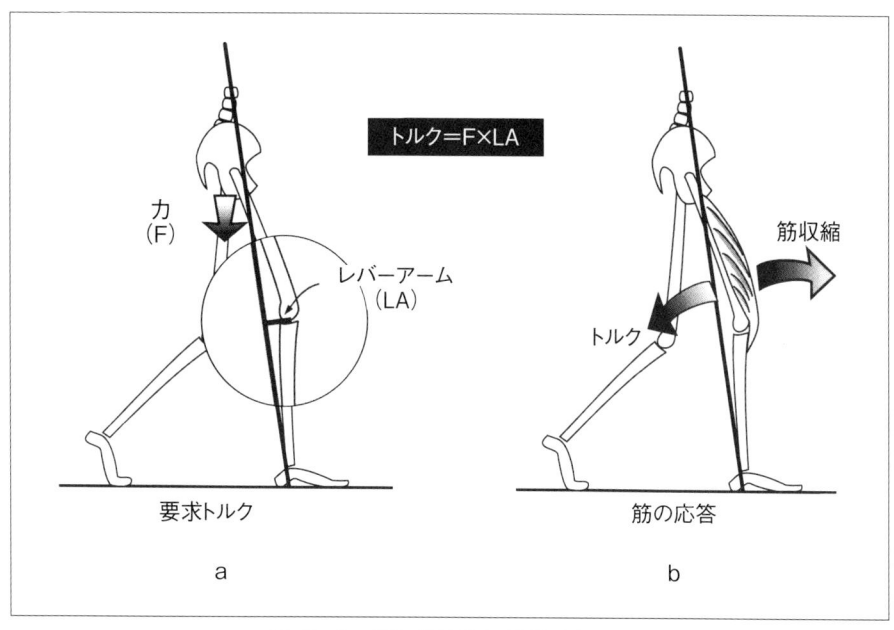

図22-9 膝における矢状面ベクトル

(a) 要求トルク：膝関節の回転軸より後方を通るベクトルアライメントは，膝関節の屈曲トルクをつくる．
(b) 筋の応答モーメント：関節の安定性は，同等の伸筋モーメントをつくる広筋群により保たれる．

で表される．異なる大きさの被験者の場合，モーメントの絶対値を各被験者の体重と身長と関連づけることによって標準化される（すなわち $N・m/kg・m$）．

パワー（仕事率）

動的な力の急速な群発は，パワーとよばれている．その大きさは，関節の角速度と関節モーメントを掛けた積である．力の群発は，筋収縮の形態が遠心性から求心性の活動に変化するときにもっとも頻繁に起こる．たとえば，荷重応答期に下肢への荷重の衝撃に耐えるための遠心性の大腿四頭筋のモーメントは，単下肢支持期の開始時に群発性の求心性パワーになる．変化の原因は不明であるが，臨界期の瞬間の伸筋パワーの加速を表しているかもしれない．もう1つの解釈は，求心性の筋活動が弱いため，力を補填するための機構である可能性がある．第1の解釈は，前遊脚期に足関節底屈筋が大きなパワーの群発を発揮することで理解できる．パワー（仕事率）は $W/sec/kg・m$ として表される．正のパワー（仕事率）はエネルギー生成を示し，求心性収縮と一般に関係している．一方，負のパワー（仕事率）はエネルギーの吸収を示し，遠心性収縮としばしば関係する．

モーメントとパワー（仕事率）の機能的意義

歩行中のモーメントとパワーの力は一般的に筋の収縮を意味するが，これは必ずしも正しくない．靭帯と筋膜のシートの受動的な張力は，筋活動に換わることによってエネルギーを節約する．対象筋からEMGが出現していない場合は，筋活動が起こっていないことを意味する．

通常この現象は股関節と膝関節で観察できる．密度の高い靭帯は両方の関節の伸展を制限する．立脚終期全体を通じて，股関節の屈筋モーメントは次第に増加するが，股関節屈筋は活動していない．遊脚前期では質量中心が反対側の下肢へ移行するにつれて，外転筋モーメントが発生する．これは，外転筋の筋活動よりもむしろ大腿筋膜の受動的な緊張だけによって制限される望ましい移動である．膝関節は足関節底屈筋パワーの群発に反応して，前遊脚期に40°屈曲する．しかし，股関節屈筋も膝関節屈筋も顕著なEMGは少しも発生していない．

モーメントとパワーの算出は優位な力を同定するだけだが，それらは通常関連する筋群をさす．これは，

sures in older adults. *Clin Biomech.* 2004 ; 19 (1) : 78-84.
6. Burnfield JM, Powers CM. Influence of age and gender of utilized coefficient of friction during walking at different speeds. In : Marpet MI, Sapienza MA, eds. *Metrology of Pedestrian Locomotion and Slip Resistance, ASTM STP 1424.* West Conshohocken, PA : ASTM International ; 2003 : 3-16.
7. Burnfield JM, Powers CM. Prediction of slips : an evaluation of utilized coefficient of friction and available slip resistance. *Ergonomics.* 2006 ; 49 (10) : 982-995.
8. Burnfield JM, Tsai Y-J, Powers CM. Comparison of utilized coefficient of friction during different walking tasks in persons with and without a disability. *Gait Posture.* 2005 ; 22 (1) : 82-88.
9. Cavanagh PR, Michiyoshi AE. A technique for the display of pressure distributions beneath the foot. *J Biomech.* 1980 ; 13 : 69-75.
10. Charnley J. The recording and the analysis of gait in relation to the surgery of the hip joint. *Clin Orthop.* 1968 ; 58 : 153-164.
11. Chen C, Chen M, Pei Y, Lew H, Wong P, Tang S. Sagittal plane loading response during gait in different age groups and in people with knee osteoarthritis. *Am J Phys Med Rehabil.* 2003 ; 82 (4) : 307-312.
12. Crowinshield RD, Brand RA, Johnston RC. The effects of walking velocity and age on hip kinematics and kinetics. *Clin Orthop.* 1978 ; 132 : 140-144.
13. Davis R, Kaufman K. Kinetics of normal walking. In : Rose J, Gamble J, eds. *Human Walking.* 3rd ed. Philadelphia, PA : Lippincott Williams & Wilkins ; 2006 : 53-76.
14. Elftman H. Force plate studies. In : Klopsteg PE, Wilson PD, eds. *Human Limbs and Their Substitutes.* New York, NY : Hafner ; 1968 : 451-454.
15. Harris RI, Beath T. *Canadian Army Foot Survey.* Toronto : National Research Council ; 1947.
16. Hutton WC, Dhanendran M. A study of the distribution of load under the normal foot during walking. *Int Orthop.* 1979 ; 3 : 153-157.
17. Mann R. Biomechanics. In : Jahss MH, ed. *Disorders of the Foot.* Philadelphia, PA : WB Saunders Company ; 1982 : 37-67.
18. Mann RA, Hagy J. Biomechanics of walking, running, and sprinting. *Am J Sports Med.* 1980 ; 8 (5) : 345-350.
19. Mikosz RP, Andriacchi TP, Hampton SJ, Galante JO. The importance of limb segment inertia on joint loads during gait. *Advances in Bioengineering.* 1978 ; ASME : 63-65.
20. Mohamed OS, Cerny K, Jones W, Burnfield JM. Effect of terrain on foot pressure during walking. *Foot Ankle Int.* 2005 ; 26 (10) : 859-869.
21. Nilsson J, Thorstensson A. Ground reaction forces at different speeds of human walking and running. *Acta Physiol Scand.* 1989 ; 136 (2) : 217-227.
22. Rydell NW. Forces acting on the femoral head-prosthesis. *Acta Orthop Scand Suppl.* 1966 ; 37 (Supplement 88) : 1-132.
23. Shipley DE. Clinical evaluation and care of the insensitive foot. *Phys Ther.* 1979 ; 59 (1) : 13-18.
24. Simon SR, Paul IL, Mansour J, Munro M, Abernathy PJ, Radin EL. Peak dynamic force in human gait. *J Biomech.* 1981 ; 14 (12) : 817-822.
25. Skinner SR, Barnes LA, Perry J, Parker J. The relationship of gait velocity to the rate of lower extremity loading and unloading. *Transactions of the Orthopaedic Research Society.* 1980 ; 5 : 273.
26. Wells RP. The projection of the ground reaction force as a predictor of internal joint moments. *Bulletin of Prosthetics Research.* 1981 ; 18 : 15-19.
27. Whittle MW. Generation and attenuation of transient impulsive forces beneath the foot : a review. *Gait Posture.* 1999 ; 10 : 264-275.

第23章

重複歩分析

　関節可動性，筋力，神経調節，エネルギーの自然な融合が，通常の歩行の速さ，重複歩距離，歩行率につながる．これらの時間と距離の要因が遊脚期と立脚期の時間に結びついて，人の重複歩に特徴を与える．それらは，個人の基本的な歩行能力を表している．

　速度（または歩行の速さ）は，基本的な歩行測定値である．歩行の速さは，指定された距離の移動に要した時間を確認することで，人の移動率を定義する．専門的には，速度という用語は移動方向が1要因であるため，より厳密な測定値である．方向と大きさが結合しているので，「速度」をベクトル物理量として分類する．機能テストは常に前方向で行われるので，通常このことは重要ではない．しかし，子どもに直線を連続して歩行させることは難題である．速さという言葉は方向とは無関係の数値（スカラー）である．

　厳密な科学的規定によって，国際的な測定基準に従えば，歩行の速さはメートル/秒（m/s）として表される．しかし，歩行率（歩数/分）というよりわかりやすい名称および，エネルギーコストの単位をメートルで表した移動距離と関連づける慣行と互換性があるように，多くの臨床家はメートル/分（m/min）として表すのを好む．健常人は必要に応じて任意に歩行速度を変えることができるので，自由歩行速度または通常歩行速度（CWS）とよばれる自然速度もある[30]．この移動における自由速度は，人の身体的な質の最適な機能的均衡を示している．

　滑らかな平地での標準的な自由歩行速度は，成人では平均82 m/min である．男性は平均より5％速い（86 m/min）（図23-1a）．女性の歩行速度（77 m/min）は平均より6％遅い（図23-1b）．これらの実験値は，Murray[20,22]の研究や隠れて歩行者を観察したものを含む2つの研究の値と類似する[8,10]．これらの研究の平均値の範囲は，男性では80〜91 m/minであり，女性では73〜81 m/minであった．屋外の60メートル路での5分間のエネルギーコスト測定時の重複歩分析も，同様の結果となった（平均80 m/min，男性

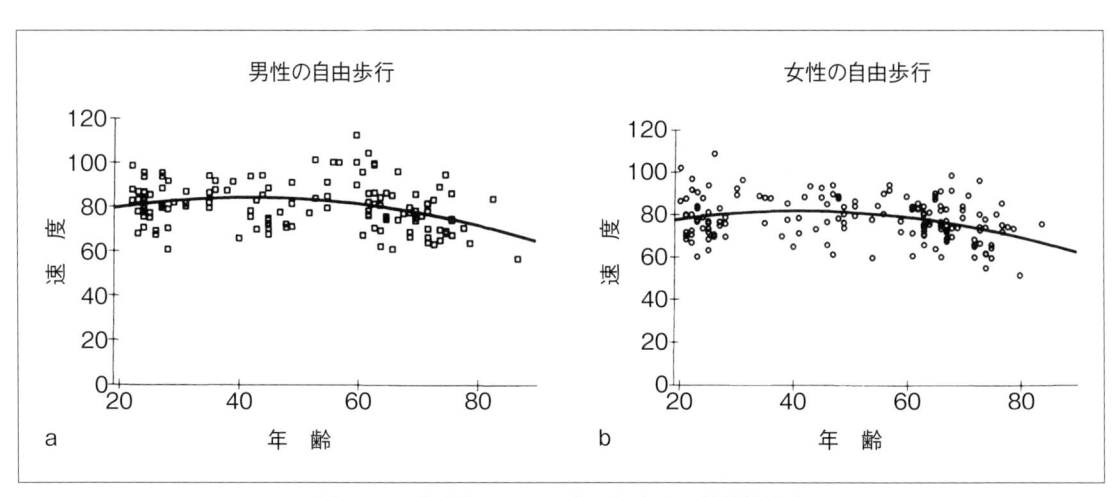

図23-1　自由なペースで歩いたときの標準的速度
（a）男性（135名）．（b）女性（158名）．縦軸：速度（m/min），横軸：年齢（20〜85歳）．

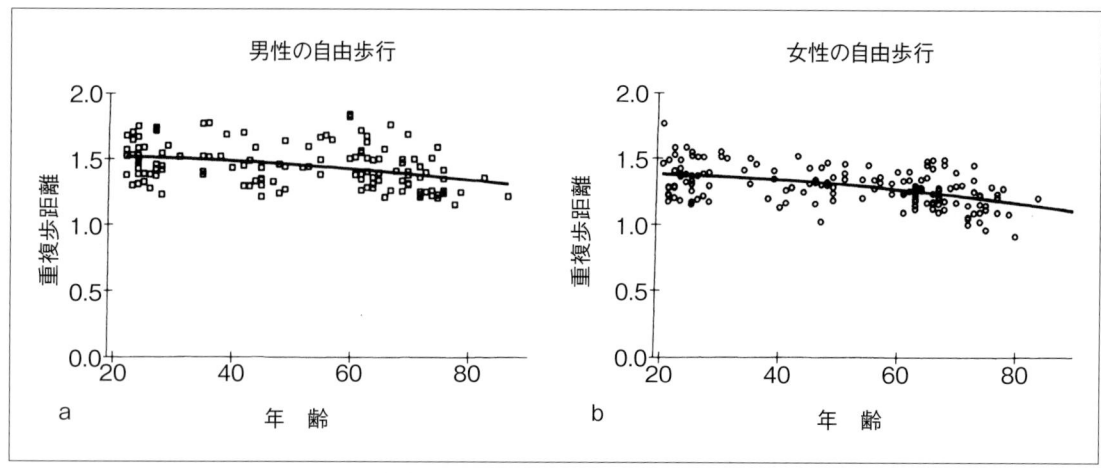

図23-2　自由なペースで歩いたときの標準的重複歩距離
(a) 男性（135名）．(b) 女性（158名）．縦軸：重複歩距離（m），横軸：年齢（20〜85歳）．

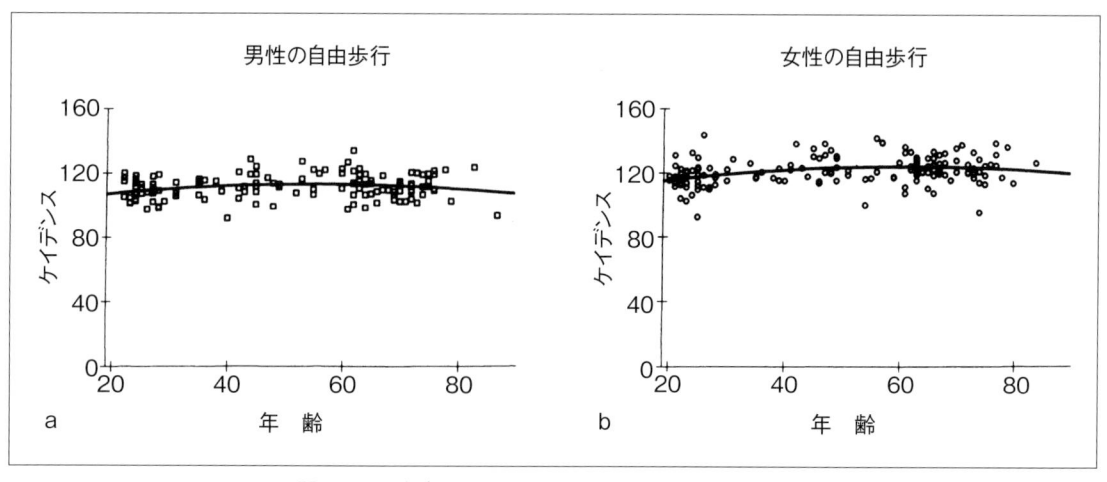

図23-3　自由なペースで歩いたときの標準的歩行率
(a) 男性（135名）．(b) 女性（158名）．縦軸：ケイデンス（歩数/分），横軸：年齢（20〜85歳）．

82 m/min，女性 78 m/min）[30]．

歩行速度の主要な決定因子は，人の重複歩の距離と反復の度合いである[1,5,15,20,28,29]．この関係は直線的で，個々の被験者において比較的一致した傾向がある．実際には，重複歩数よりも歩数を数える．歩行率は一般にケイデンス（cadence）とよばれる．歩行速度とその決定因子との間の関係は，以下のように計算される．

$$速度 = 重複歩の距離 \times 0.5 ケイデンス$$
$$(V = SL \times 0.5C)$$

健常人の重複歩の距離は，平均1.41mである．男性は女性より14%長い．男性は平均して1.46 m，女性は1.28 mである（図23-2）．子どもは，11歳に達するまで，毎年成長するたびに，重複歩の距離は有意に増加する．11歳以降，変化はわずかである[2]．

女性のケイデンス（歩行率，117 steps/min）は，男性のケイデンス（111 steps/min）より多い（図23-3）．これより，短い重複歩の距離をほぼ代償している．成人の平均ケイデンス（男性と女性）は，113 steps/min である．子どもは年齢とともにケイデンスが減少する[2]．

標準的変動性

健常成人は，自由歩行速度において適度の変動性を示す．20〜65歳の60名の被験者のあるグループは，一般的なケイデンスであらかじめ練習した後の屋内でのテストで7%の標準偏差を示した[20]．屋外路でテストした20〜80歳の111名の別のグループは，4%の偏

差を示した[30]．この変動性の特定可能な2つの原因は，年齢と身長（または下肢長）である．

■年　齢

　成人の加齢に関する歩行の研究は，関節炎や他の障害を自然事象として認めるとき，速度に顕著な違いを示している（14％）[9]．健常成人では，速度や重複歩距離のような歩行の特徴は，70歳まで比較的変化しない[14]．60歳以降，速度の減少は実証されており[4,14,16]，加齢とともにより顕著となる．平均速度の減少は，60～65歳のグループでちょうど3％であった[21]．研究対象グループが60～80歳のとき，平均速度は9％減少し，87歳の年齢を上限とすると11％減少した[5]．Rancho研究センターでの20～84歳の247名の研究で，歩行能力における有意な低下は，70歳以降に始まることが明らかになった．歩行速度の減少は，おもに約7～20％の重複歩距離の減少によって起こる[13,16,20,21,23,31]．

　高齢者での重複歩の特徴の変化は，ある程度は筋力低下から起きている可能性がある．座りがちな生活の高齢者（平均年齢75歳）のグループでは，股関節伸筋の最大等速性筋力は，歩行速度，重複歩距離，ケイデンスの重要な予測量として役立ち，これら変数の全変動の37％（r＝0.61），35％（r＝0.59），12％（r＝0.34）をそれぞれ説明する[4]．

　ステップ（歩）での歩行の特徴の一貫性もまた，加齢とともに変化する．たとえば，各重複歩の幅の大きな変動は，若年成人に比べて健常高齢者で認められた[11]．興味深いことに，高齢者の前向き研究において，各重複歩の幅の変動が減少するにつれて，移動行動中の転倒発生の可能性が増加した[19]．

■下肢長

　成長期の子どもでは，下肢長が増加するのは明白である．1歳から7歳までに，平均下肢長は194％（31.6 cmから61.5 cmへ，r＝0.95）増加する[29]．変動性もまた2倍になる（標準偏差は平均の2～4％まで増加）．重複歩距離と歩行速度がそれに対応して増加する．重複歩距離と下肢長の比率は，1歳から4歳まで次第に増加し（1.36から1.48へ），それから安定する（7歳：1.57）．この年齢の範囲内では，下肢長と重複歩距離の間の相関関係は強い（r＝0.95）．

　身長と重複歩距離の同様の関係は，成人に存在するとみなされている[7,12]が，それを裏づけるデータは少ない．GrieveとGearは，身長と重複歩距離の間に適度の平均比率（r＝0.53）を見出した．その結果，重複歩距離の変化の28％（r^2）だけが身長に起因すると考えられる[12]．男性，女性，青年，年長児も同様の相関関係を示した（r＝0.51～0.59）．Murrayは背が高い男性，標準的な男性，低い男性（各グループ40名）のグループ平均に，4％の相違を見出した．その関係は速歩のときより強かった．これは，トレッドミルでの持久走中に認められたより高い相関関係（r＝0.71）と一致する．重複歩の距離を変化させたとき（テストでは下肢長の＋0.60と－0.80の重複歩距離を使用した），走行中の持久性は7％減少することが明らかになった[26]．このように，これらの研究では，下肢長は重複歩距離に影響するが，その相関関係は歩行時では弱く（r^2＝0.21～0.28），持久走において中等度である（r^2＝0.49）．したがって，重複歩距離は身長の比率として定義されるべきであるという提案は，十分な事実に基づいた根拠が不足している[12,32]．相対的数値は適用した距離を明確に示さないということで，Dasらもこの提案に反対している[6]．このように，標準的な測定値は，それらが主題に寄与するならば，関係する解剖学的数値を加えた基礎的データであるべきである．

■自由意思による変動性

　健常人は，安全で相対的な快適歩行速度に広い幅がある．男性を対象としたある研究は，重複歩距離とケイデンスが等しく増加することで（各18％）歩行速度が45％増加することを示した[21]．女性を対象とした同様のテストは，歩行速度の35％の増加を示したが，随意的にゆっくり歩くと41％まで減少した．また，重複歩距離とケイデンスの変化もほぼ等しかった[22]．Ranchoセンターの研究では，もっとも遅い正常速度は50％の減少という結果であった．遅く歩こうとすると，歩行リズムの崩壊を招いた．

　正常自由歩行の標準偏差は，平均値の約10％である[20,30]．先行のデータは，この偏差の4％が下肢長に関係があることを示している．人では60歳を過ぎるまで，年齢は重要ではない．したがって，より大きな要因は，自然に起こる変動性であるように思われる．

通常歩行の範囲と持続時間

　機能的歩行は，個人が特定の活動を行うためのある一定の距離を移動することが必要となる．さまざまな日常生活活動に要する平均距離は，カリフォルニア州

ロサンゼルス市の種々の市街地で横断的に測定された．郵便局や診療所，スーパーマーケットやデパートに行くような大部分の活動は，利用できる駐車場から300m未満の歩行距離しか必要としない（図23-4）[18]．自動車での移動が可能であり，平均歩行速度が80m/minであると仮定すると，通常速度で歩行可能な人にとって，ほとんどの日常生活活動が4分未満の歩行しか必要としないことになる．歩行能力に制限がある人にとって，多くの日常生活活動は，より多くの歩行時間を必要とするだろう．たとえば，正常歩行速度（～20m/min）の25%でしか歩行できない人は，駐車場から薬局まで移動するのに約16分かかる（図23-4参照）．

　最大歩行速度が遅いとき，いくつかの地域環境を安全にうまく通り抜けることが困難になる可能性がある．Langloisら[25]は，コネティカット州のニューヘーブン在住の地域健常高齢者の研究において，割り当てられた時間内で縁石から縁石まで通り抜けることが可能な通常速度で歩行した72歳以上の高齢者は1%未満であることがわかった（必要な歩行速度：73m/min）．在住する多くの高齢者のために，中等度の歩行速度（すなわち，55m/min）で対応できるように信号機の切り替え時間を遅くしている都市の地区でさえ，必要となる速度はまだ，研究対象者の約93%が自己選択した最適歩行速度を超えていた[25]．したがって，これらの大部分の人にとって，決められた時間内で通りを横断するためには，通常速度以上に歩行速度を増加させる必要がある．多くの人は，課題要求に対応するために歩行速度を調節することが可能であったが，研究対象者の約11%が通りを横断するのが困難であったと報告した[25]．

重複歩-測定システム

　現在，人の重複歩の特徴を測定するためにいくつかの手法が利用可能である．間接的アプローチと直接的アプローチの両方がある．間接的手法は，運動の記録から重複歩の特徴を測定することからなる．パターンを測定するために特殊な足部または足関節のマーカーを追跡する．

　直接的手法は，床での足部の接触パターンを利用する．直接的手法には，時間と距離の両方が重要である．透明な床反力計は，荷重によって皮膚が色と形を変えるので，種々の足部領域の接触時間を表示できる．こ

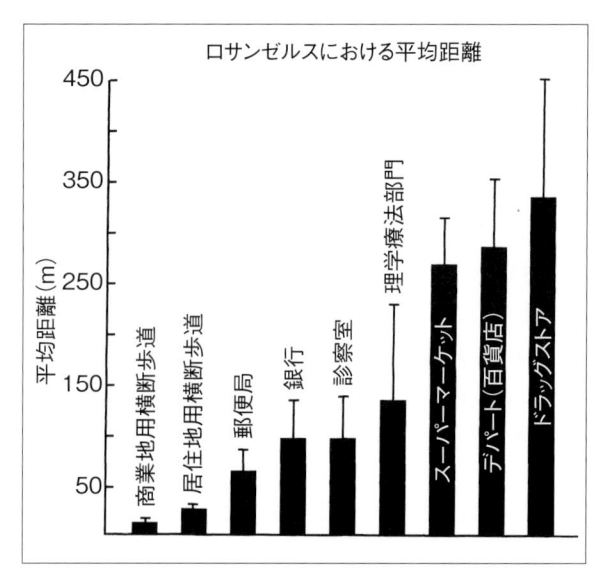

図23-4 ロサンゼルスで利用可能な駐車場から種々の一般的な目的地までの平均歩行距離

れらのデータの分析は，主観的観察による．足圧システムは，重複歩の特徴が算出されるタイミングデータを自動的に提供する．足部スイッチシステムは，小さい内包的装置を用いて，研究室や臨床の環境で重複歩の特徴と床への接触パターンの測定を可能にする．

ストップウォッチ

　人の歩行能力を測定するもっとも簡単な方法は，ストップウォッチを用いることである．この方法はケイデンスと速度を測定できる．速度の測定には，タイミングと同様に指定された歩行距離が必要である．検者の反応時間の影響を最小にするために，測定歩行距離は少なくとも50フィート（15m）は必要である．歩き始めるときと止まるときの変動性を除外するために，さらに10フィート（3m）が測定領域の前後に必要である．決められた時間の歩数を数えることで，ケイデンスが得られる．仮にケイデンスと速度の両方がわかれば，重複歩距離は計算できる．一歩または重複歩を直接測定するには，歩行路上の足跡を使用する．

　自動重複歩分析機器だと測定精度が高くなる．何種類かのタイプの重複歩分析システムが考案されており，足部スイッチシステムと装備された歩行路を含んでいる．

足部スイッチシステム

　市販の入手可能な足部スイッチは，1セットの個別のセンサまたは装備された中敷からなる．多くの研究

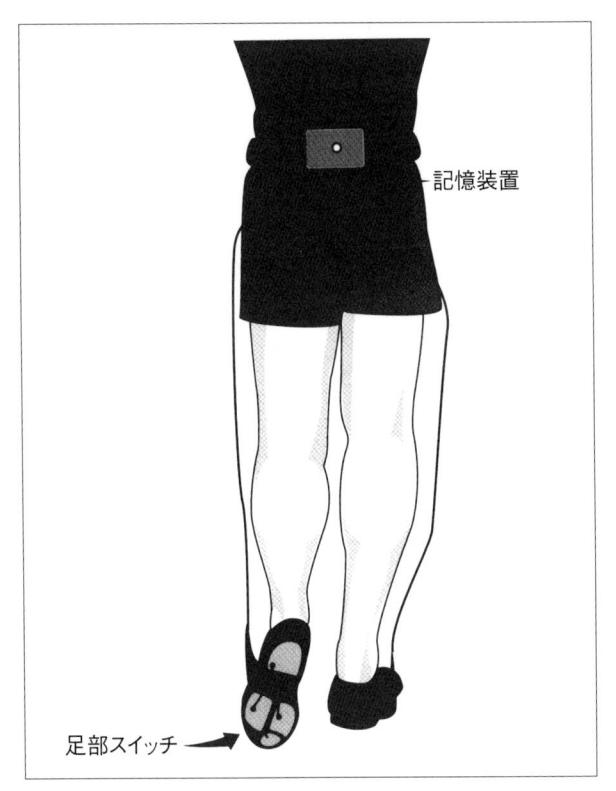

図 23-5　中敷足部スイッチシステム
　左足部の底面は，中敷に内蔵した加圧スイッチの図を示す．足部スイッチは，靴や足底に適用可能である．足部スイッチの中敷からのケーブルは記憶装置に接続する．記憶装置は，足部スイッチの信号とタイマー（時間）を保存する．(Adapted from Perry J. Integrated function of the lower extremity including gait analysis. In：Cruess RL, Rennie WRJ, eds. *Adult Orthopaedics*. New York：Churchill Livingstone；1984.)

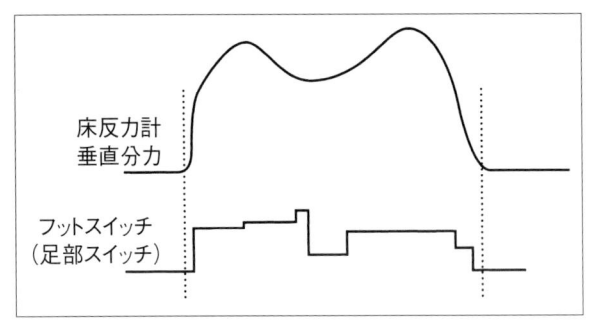

図 23-6　同時記録の床反力記録と足部スイッチのタイミングの比較
　足部スイッチのセンサは，開始時は歩行周期の2%の遅れがあり，停止時は2%早く終了する．横軸は歩行周期．縦軸は重要でない．

室もまた，自分たち独自の足部スイッチを製作する．屋内でのシステムは，一般的に立脚期と遊脚期の識別または歩行周期のタイミングのみを識別するという限られた目的で，1または2つのセンサだけである（足指と踵または踵のみ）．

● **個別のセンサシステム**
　圧センサとして設計された小さな円盤（1.5 cm^2）のセットは，また，踵，個々の中足骨頭，そして母指の接床時間を同定する足部スイッチとしても役立つ（図23-5）．薄いセンサ（～0.5 mmの厚さ）は，踵，中足骨頭，そしてときに母指の骨隆起上の足底部にテープで固定する．算出されるパラメータは，システムによって異なる．基本的に，接床持続時間と重複歩の特徴が同定される．携帯性のものは，使用する記録計と分析装置の種類に依存する．個別のセンサを使用する利点は，患者が通常履いている靴を使用でき，異なる大きさの中敷を適合させる必要がないということである．しかし，欠点としては，個々のセンサは一般的に貼るのに時間がかかり，骨指標を正確に触診するための基本的な解剖学的知識を必要とすることである．

● **中敷の足部スイッチシステム**
　それぞれの中敷は，踵（4×6 cm），第5と第1中足骨頭（3×4 cm），母指（2×2 cm）の領域において，一般的に大きな圧縮閉鎖センサが入っている．力（体重）が各一歩の間中敷の表面を横切って前進するにつれて，個別のセンサは活動し，足部の各部が地面に接触するときに識別するために使用できる電気信号を提供する（図23-5参照）．靴のなかに中敷の足部スイッチの組み立て部品を入れ込むか，それを裸足にテープで固定する．成人用と小児用の標準的サイズの中敷がある．踵部と前足部は，靴のデザインの違いに対応するために，ちょっとした長さの調節ができるように分離している．

　靴圧による偶然の起動を避けるために，足部スイッチの感度は約8 psi（小児は4 psi）である．これにより，床反力計の同時記録と比較すると，記録された立脚期開始に歩行周期の平均2%の遅れと，同様に早い停止がもたらされる（図23-6）．正確な立脚期と遊脚期を決定するために，コンピュータプログラムはスイッチの閉鎖/開放の遅延を考慮して，2%の補正率を含んでいる．足部スイッチの再適用の評価では，単純な反復テストでみられた以上の歩行測定値の変動を示さな

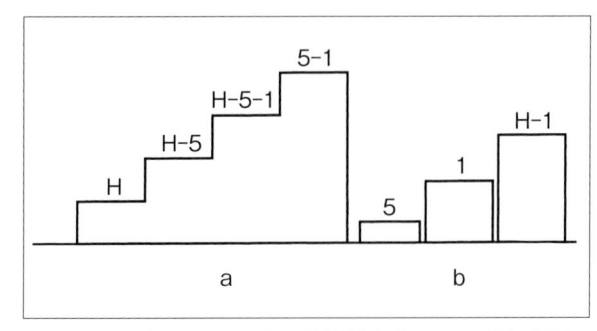

図 23-7 個々のセンサの連続性とタイミングを表示したダイアグラム
正常な連続は，階段状である．半分の階段は，足部接触の異常モードを示す．タイミングは，歩幅で示される．H = 踵部，5 = 第 5 中足骨，1 = 第 1 中足骨，T = 母指．

かった（未発表データ）．

個別のセンサからの信号は，接床時間を他の時間から識別するために特定の電圧をもつ．これらの信号は，2 種類の臨床的情報を提供するため，コンピュータによって処理される．それは 1) 足部支持の連続性，2) 個々の足部領域のタイミング，である．足部支持の連続性へのアプローチは，立脚期中の足部と床の接触の連続を図表示することを含む．正常な連続は，簡単に理解できるように，4 つの階段として表示される．増加する電圧レベル（等しい増加）は，2 段階の足底接地（H-5，H-5-1）中の踵単独（H）から，前足部のみ（5-1）または踵離地の最後の領域までの 4 つの支持領域に割り当てられる（図 23-7）．まさに第 5 中足骨（5）や第 1 中足骨（1），あるいは踵と第 1 中足骨（H-1）の異常な支持パターンは，半分の高さの電圧が割り当てられる．これらは，EMG 記録システムの一部として持続する．同様の情報はまた，重複歩分析装置プリンタや，EMG 分析装置による時間棒によるテキスト形式として提供される．コンピュータ分析はまた個別のセンサ（踵と第 5 中足骨）によって，ミリ秒と歩行周期の間隔の両方で接床時間を特定できる．

■計測機器を備えた歩行路

オン/オフ・センサを内蔵した歩行路は，被験者がどんな装置もつけなくてすむように開発されてきた．初期の基本的な設計は，接床時間を記録するために一連の電子工学的計測機器を搭載した薄板を使用した（図 23-8）．速度，重複歩距離，ケイデンス，歩幅，遊脚相と立脚相の持続時間および足部支持パターン

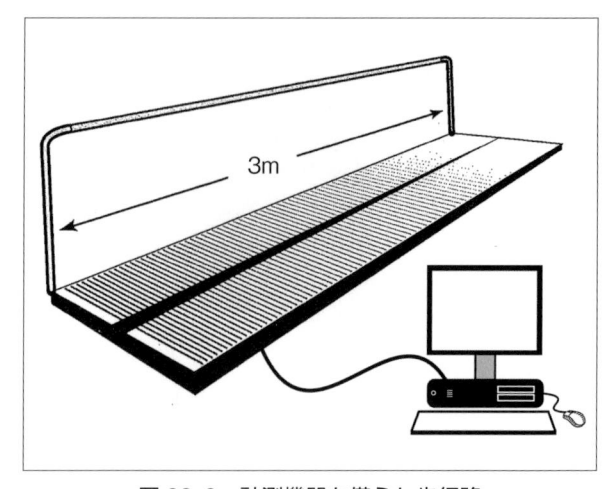

図 23-8 計測機器を備えた歩行路
マットは長さ 3m で，左右に分けられた狭い薄板からなる．

は，両足が連続して薄板に接触することで測定された．この種のシステムの利点は，特別なセンサを装着する必要がなく，被験者の後方でケーブルを引きずることがないということである．不利な点は，使用するとき，しばしばかなりの床面積の歩行路が必要になることである．

現在，空間（距離）と時間（タイミング）パラメータを測定する市販で利用可能な，機器を備えた 2 つの歩行路システムがある．GaitMat II（E.Q 社製, Chalfont, PA）と GAITRite（CIR Systems 社製, Havertown, PA）である．両方とも，約 12〜25 フィートのさまざまな長さの範囲のものがあり，両方とも可搬型である．基本的な GaitMat II システムは，保管や運搬のために分解可能な 4 つの部分から構成される．もし必要であれば，歩行路の長さを延長するために追加部品の購入が可能である．GAITRite（図 23-9）は，長さを変えることができるものの購入が可能で，巻き上げることができ，便利なプラスチックのゴルフケースで運搬できる．

テスト手順

テスト距離は，研究所それぞれで異なる．一般的に決定要因は有効なスペースである．必要不可欠な構成要素は，数回の重複歩を記録できる十分な距離があることである．被験者が通常の速さで自由に歩いていると感じられ，開始と停止の不揃いをなくすためにデータ区間の前後に空間がなければならない．Rancho セ

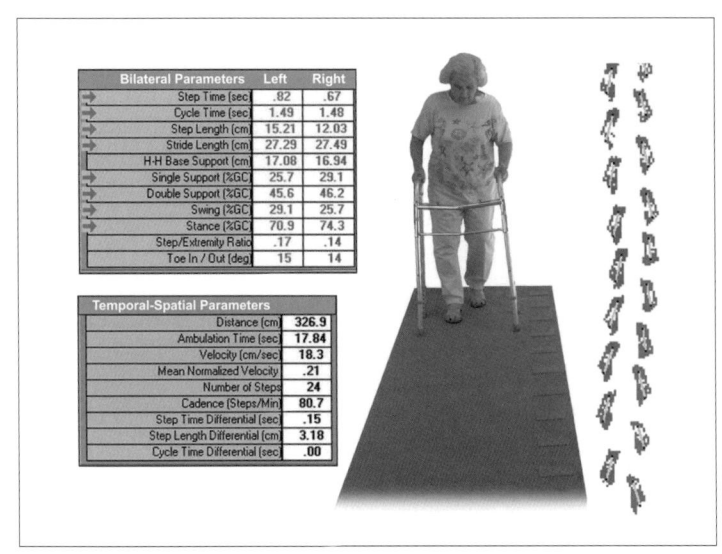

図 23-9
付加的な装備をまったく装着する必要がないGaitRiteマットを患者が歩いている．

ンターは，データ分析のための中央6mの測定区間を含む10mの歩行路が，空間，患者の耐久性，必要なデータにとって都合のよい妥協点であるということがわかった（図23-10）．データの間隔は，記録機器へ信号を伝える光電管によってそれぞれの端で示される．より長い測定距離（6mと12m）で行われた屋内の研究では，データは変化しなかった．3mの非常に短いデータ収集領域では，他の研究所でのより長い距離で得られたデータと比較して，有意に遅い正常速度データになる可能性をほのめかしている[3,17,27]．

歩行分析は，ほとんどの被験者（健常者および患者）にとって不慣れな経験である．これは，後半の試行と比較して，1回目と2回目の歩行のデータ間で，より大きな変動（7%の誤差）がみられることによって確認された．1回目の歩行後，再テストでの不一致は平均3%であった．通常，1回目の歩行は有意に遅かった．したがって，どんなデータも保存する前に，記録しないテストを必要とする．

足部スイッチからの信号は，印刷記録のためのストリップ・チャート・レコーダや即時処理のためにコンピュータへ，テレメータ（遠隔測定）やケーブルで送られる．もう1つのオプションは，ポータブルシステムである．足部スイッチと時間信号は，腰バンドに固定したマイクロプロセッサ（超小型演算装置）記憶装置に収集される．テスト後，ケーブルは，重複歩の特徴を確定しデータと印刷記録を提供する受信機へデータを送るために使用される[24]．出力は，6mのテスト距離に基づいている．この後者の設計では，10mの利用可能な歩行距離さえあれば，どんな環境においてもテストが可能である．

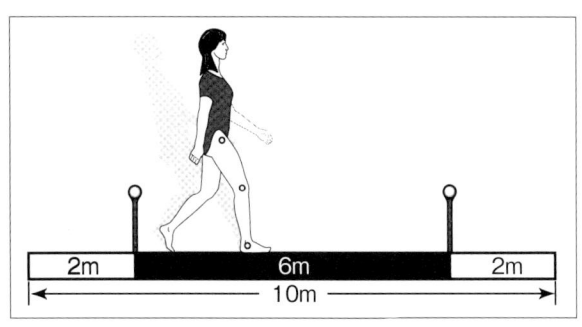

図 23-10　歩行記録歩行路
全長10m．中央6m（黒い範囲）はデータ収集に使用される．光電センサ（垂直の物体）はデータ収集区間の初めと終わりを示す．

文　献

1. Andriacchi TP, Ogle JA, Galante JO. Walking speed as a basis for normal and abnormal gait measurements. *J Biomech*. 1977；10 (4)：261-268.
2. Beck RJ, Andriacchi TP, Kuo KN, Fermier RW, Galante JO. Changes in the gait patterns of growing children. *J Bone Joint Surg*. 1981；63 (A)：1452-1456.
3. Berman AT, Zarro VJ, Bosacco SJ, Israelite C. Quantitative gait analysis after unilateral or bilateral total knee replacement. *J Bone Joint Surg*. 1987；69 (9)：1340-1345.
4. Burnfield JM, Josephson KR, Powers CM, Rubenstein LZ. The influence of lower extremity joint torque on gait characteristics in elderly men. *Arch Phys Med Rehabil*. 2000；81 (9)：1153-1157.
5. Crowinshield RD, Brand RA, Johnston RC. The effects of walking velocity and age on hip kinematics and kinetics. *Clin Orthop*. 1978；132：140-144.

6. Das RN, Ganguli S. Preliminary observations on parameters of human locomotion. *Ergonomics.* 1979 ; 22 (11) : 1231-1242.
7. Dean CA. An analysis of the energy expenditure in level and grade walking. *Ergonomics.* 1965 ; 8 : 31-48.
8. Drillis R. Objective recording and biomechanics of pathological gait. *Ann N Y Acad Sci.* 1958 ; 74 : 86-109.
9. Finley F, Cody K, Finizie R. Locomotion patterns in elderly women. *Arch Phys Med Rehabil.* 1969 ; 50 : 140-146.
10. Finley FR, Cody KA. Locomotive characteristics of urban pedestrians. *Arch Phys Med Rehabil.* 1970 ; 51 : 423-426.
11. Grabiner PC, Biswas ST, Grabiner MD. Age-related changes in spatial and temporal gait variables. *Arch Phys Med Rehabil.* 2001 ; 82 (1) : 31-35.
12. Grieve DW, Gear RJ. The relationship between length of stride, step frequency, time of swing and speed of walking for children and adults. *Ergonomics.* 1966 ; 5 (9) : 379-399.
13. Hageman P, Blanke D. Comparison of gait of young women and elderly women. *Phys Ther.* 1986 ; 66 : 1382-1386.
14. Himann JE, Cunningham DA, Rechnitzer PA, Paterson DH. Age-related changes in speed of walking. *Med Sci Sports Exerc.* 1988 ; 20 (2) : 161-166.
15. Inman VT, Ralston HJ, Todd F. *Human Walking.* Baltimore, MD : Williams and Wilkins Company ; 1981.
16. Kressig R, Gregor R, Oliver A, et al. Temporal and spatial features of gait in older adults transitioning to frailty. *Gait Posture.* 2004 ; 20 : 30-35.
17. Kroll MA, Otis JC, Sculco TP, Lee AC, Paget SA, Bruckenstein R, Jensen DA. The relationship of stride characteristics to pain before and after total knee arthroplasty. *Clin Orthop.* 1989 ; 239 : 191-195.
18. Lerner-Frankiel MB, Vargas S, Brown M, Krusell L, Schoneberger W. Functional community ambulation : what are your criteria? *Clinical Management in Physical Therapy.* 1986 ; 6 (2) : 12-15.
19. Maki BE. Gait changes in older adults : predictors of falls or indicators of fear? *J Am Geriatr Soc.* 1997 ; 45 (3) : 313-320.
20. Murray MP, Drought AB, Kory RC. Walking patterns of normal men. *J Bone Joint Surg.* 1964 ; 46A : 335-360.
21. Murray MP, Kory RC, Clarkson BH. Walking patterns in healthy old men. *Journal of Gerontology.* 1969 ; 24 : 169-178.
22. Murray MP, Kory RC, Sepic SB. Walking patterns of normal women. *Arch Phys Med Rehabil.* 1970 ; 51 : 637-650.
23. Ostrosky KM, VanSwearingen JM, Burdett RG, Gee Z. A comparison of gait characteristics in young and older subjects. *Phys Ther.* 1994 ; 74 (7) : 637-646.
24. Perry J. Clinical gait analyzer. *Bulletin of Prosthetics Research.* 1974 ; Fall : 188-192.
25. Rantanen T, Guralnik JM, Izmirlian G, et al Association of muscle strength with maximum walking speed in disabled older women. *Am J Phys Med Rehabil.* 1998 ; 77 (4) : 299-305.
26. Shields SL. The effect of varying lengths of stride on performance during submaximal treadmill stress testing. *J Sports Med Phys Fitness.* 1982 ; 22 : 66-72.
27. Steiner ME, Simon SR, Pisciotta JC. Early changes in gait and maximum knee torque following knee arthroplasty. *Clin Orthop.* 1989 ; 238 : 174-182.
28. Sutherland DH, Olshen RA, Biden EN, Wyatt MP. *The Development of Mature Walking.* London : Mac Keith Press ; 1988.
29. Sutherland DH, Olshen RA, Cooper L, Woo S. The development of mature gait. *J Bone Joint Surg.* 1980 ; 62A : 336-353.
30. Waters RL, Lunsford BR, Perry J, Byrd R. Energy-speed relationship of walking : standard tables. *J Orthop Res.* 1988 ; 6 (2) : 215-222.
31. Winter DA, Patla AE, Frank JS, Walt SE. Biomechanical walking pattern changes in the fit and healthy elderly. *Phys Ther.* 1990 ; 70 (6) : 340-347.
32. Winter DA, Quanbury AO, Hobson DA, et al. Kinematics of normal locomotion : a statistical study based on T.V. data. *J Biomech.* 1974 ; 7 (6) : 479-486.

第24章

エネルギー消費

緒　言

　歩行は，運動のもっとも一般的な形態であり，多くの座りがちな生活の人々に唯一の身体運動の手段を提供する．下肢の運動は，筋収縮のためのエネルギーを必要とする．代謝エネルギー消費の測定を行うことで，歩行パフォーマンス全体にわたる包括的な情報と，異常歩行から生じている全体的な生理学的不利益を定量化する手段を得ることができる[40]．

　多くの研究者が，さまざまな方法論やテスト装置を使用し，健常人と歩行障害を有する患者について，歩行時の生理学的エネルギー測定を実施してきた．したがって，その結果を比較することはしばしば困難である．これらの理由から，本章で示されるデータの大部分は，同様のテスト手順を使用しているランチョ・ロス・アミーゴ国立リハビリテーションセンター病理運動学研究所における筆者から得られたものである．

仕事，エネルギー，パワー（仕事率）

　物理学では，仕事（work）は，産生する力に力が作用する距離を掛けたものである．この定義は，生物学的場面において混乱を生じさせることがある．たとえば，筋が等尺性の状況下で力を発揮する場合，筋の長さは一定のままであるので力学的仕事はない．しかし，代謝エネルギーは消費される．そして，被験者は生理学的労力を経験する．

　エネルギーは，仕事を遂行する能力である．仕事の生産に関与するエネルギーは，運動エネルギーとよばれる．保存されているエネルギーは，位置エネルギーである．エネルギーには6種の形態がある．化学的，力学的，熱，光，電気，そして核である．あるエネルギー形態が他の形態へ変換するときは，エネルギー保存の法則に従う．この法則によれば，変換の過程においてエネルギーを得ることも失うこともありえない．食物のエネルギーは生化学的エネルギーであり，運動中の筋収縮によって力学的仕事と熱に変換される[2]．

　パワー（仕事率）は，行われた仕事の割合を表すのに使用される用語である．したがって，パワーは単位時間である．もしある男性が，与えられた距離をもう1人の男性の2倍の速さで荷物を持ち運ぶことができれば，彼は2倍パワーがあることになる．

　生理学的運動の効率は，有効仕事量に変換されるエネルギー入力の割合として定義される．傾斜したトレッドミルでの歩行や自転車漕ぎのように，仕事が行われる環境が最適な環境で実施される研究では，一般的に，人が20〜30％の効率を達成可能であるということを実証している[24]．エネルギー保存の法則ではエネルギーが失われないので，力学的仕事に変換しない代謝エネルギーは熱エネルギーとして現れ，体温の上昇を引き起こす．

　最大限で運動している人の熱産生は，安静時の50倍ぐらいの可能性がある．したがって，筋から皮膚へ熱を伝達する生理的な体温調節メカニズムは，高体温を防止するのに非常に重要である[2]．

熱量測定法

　熱エネルギーの基本単位は，グラムカロリー（cal）またはキロカロリー（kcal）である．1グラムカロリー（1cal）は，1gの水に対し1℃温度を上げるのに必要な熱量である．

　エネルギー保存の法則により，食物の完全な代謝分解によって放出されるエネルギーの量は，ボンベ熱量計の酸素O_2の発火と燃焼によるエネルギー量と同様である．炭水化物（糖質），脂肪，蛋白質の典型的な食事が1リットルの酸素で燃焼するとき，約4.82kcal

の熱が放出される[24].

安静時や運動中の生理学的エネルギー消費は，体熱と仕事産生を測定することで測定可能である．この方法は，直接熱量測定法とよばれる．しかし，直接熱量測定法による身体熱の測定は複雑で，多くの運動研究所の環境では実用的でない．

間接熱量測定法は，エネルギー消費を測定するより簡単な方法で，直接熱量測定法と同等である．間接熱量測定法は，有酸素性代謝経路が長期間の運動中にアデノシン三リン酸（ATP）を産生する主要な方法であるという前提に立っている．酸素消費を測定することによって，エネルギー消費は間接的に測定される．というのは，この環境下では無酸素性（嫌気性）によるエネルギー産生はわずかだからである．

■エネルギー単位

最近の文献では，ミリリットル（mL）の酸素ガス量は，データをカロリーに変換することなく報告されている．身体の大きさは消費される酸素の量に影響を与えるので，被験者間の比較を可能にするために，酸素の量を体重で割る．

運動負荷試験での酸素消費量は，一般的に，温度（0℃），気圧（760 mmHg），乾燥度（水蒸気なし）の標準状態で報告される．

酸素消費量（O_2 rate）は，1分間に消費される酸素の量である（mL/kg・min）．後述するが，酸素消費量は，持続性運動の強度を決定し，遂行可能な運動時間の長さに関係する．

酸素費用（O_2 cost）は，歩行課題を遂行するために使用されるエネルギーの量を表す．それは，距離の標準単位（1 m）を歩行するために必要なエネルギーの量を示す（mL/kg・m）．酸素費用は，酸素消費量を歩行速度で割った値に等しい．

2人の相対的な生物学的効率を測定するために，2人の酸素費用を比較するのにしばしば有効である．もし1人の酸素費用がもう1人より低い場合，より効率的であることになる．この概説から，異常歩行の歩行効率の定義は，次のようになる．

$$歩行効率性 = \frac{100 \times 酸素費用（健常者）}{酸素費用（患者）}$$

患者の酸素費用は，ほとんどの場合ほぼ健常者より大きいので，歩行効率は100％より小さく，障害の程度による．

酸素消費量（mL/kg・min）と酸素費用（mL/kg・m）の違いを明確に区別することは非常に重要である．酸素消費量（mL/kg・min）は，運動中の身体的努力の強度を示し，時間依存性パラメータである．酸素費用（mL/kg・m）は時間依存性ではない．ある人は，歩行能力障害のために酸素費用が大きいかもしれないが，酸素消費量は少ないかもしれない．この場合，少ない酸素消費量は運動の強度が低いことを示すので，長時間歩行を持続することが可能である．一方，歩行障害のため酸素消費量が大きい人は，酸素費用の値にかかわらず，疲労出現前の短時間の歩行のみが可能かもしれない（※訳注：短時間歩いただけで疲労が出現する）．

■エネルギー代謝

食物の代謝からのエネルギーの転送は，化学結合をとおして一連の異なる代謝経路に沿って生化学反応を経由して行われる．最終的な生化学エネルギーの単位はアデノシン三リン酸（ATP）である．アデノシン三リン酸（ATP）がアデノシン二リン酸（ADP）に変換されるとき，自由エネルギーが放出され，他の分子へ転送される[24].

$$ATP \rightarrow ADP + P + エネルギー$$

このエネルギーは，筋の収縮性要素を短くする．

細胞内に貯蔵されるATPの量は少なく，数秒間筋収縮を持続できるだけである．筋では，ATP合成のための限られたエネルギーの量は，クレアチンリン酸（CP）によって無酸素性で供給される．

$$ADP + CP \rightarrow ATP + C$$

筋内のCPの量はATPの3～5倍であるが，筋活動が持続する間のATPを再合成するための大部分のエネルギーは，他の供給源から活発に産生される．

■有酸素性（好気性）酸化

長期間の運動中，炭水化物と脂肪の有酸素性酸化が，ATPを産生する主要な食料源である．これらの基質は，ATPの産生につながる一連の酵素反応をとおして酸化する．ブドウ糖（$C_6H_{12}O_6$）の有酸素性代謝の正味の反応式は次のとおりである．

$$C_6H_{12}O_6 + 36ADP + 36P + 6O_2$$
$$\rightarrow 6CO_2 \uparrow + 36ATP + 42H_2O$$

同様の反応式は，脂肪の有酸素性酸化を要約する[24].

■無酸素性（嫌気性）酸化

解糖系回路とよばれる酸化反応の第2のタイプは，

酸素を必要とせずに利用可能である．この経路では，炭水化物や脂肪はピルビン酸塩と乳酸に変わる．ブドウ糖の解糖代謝の回路反応式は，次のとおりである．

　　　ブドウ糖＋2P＋2ADP　→　2乳酸＋2ATP

　重炭酸塩（NaHCO$_3$）は，血液内の乳酸を緩衝し，二酸化炭素の形成を誘導し，呼気中に発散する．次の反応に要約される．

　　　乳酸＋NaHCO$_3$
　　　　→　乳酸ナトリウム＋H$_2$O＋CO$_2$↑

　有酸素性，無酸素性経路の両方において，炭水化物と脂肪のどちらが利用されるかは，筋の仕事のタイプ（すなわち，持続的，間欠的，短時間か長時間か，関与する筋群に関する仕事の強度）や個人の練習レベル，食事，一般的健康状態による．

有酸素性代謝 VS 無酸素性代謝

　持続的な運動中，有酸素性代謝回路と無酸素性代謝回路の間には相互作用があり，それは仕事負荷によって決まる．軽度または中等度の運動では，細胞への酸素供給と，有酸素性のエネルギー産生メカニズムの容量は，通常必要なATPを満たすのに十分である．激しい運動中は，無酸素性と有酸素性酸化過程の両方が起こり，血清乳酸濃度が上昇し，無酸素性活動が追加されたことを反映している．

　無酸素性に産生されるエネルギーの量は限られている．前の反応式に示したように，炭水化物の有酸素性酸化によって産生されるエネルギーは，無酸素性によるもののおよそ18倍以上である[24]．無酸素性酸化はまた，乳酸の蓄積の結果起こるアシドーシスに対する個人の耐性によっても制限される．実際的な観点から，無酸素性の経路は，突然の短時間の激しい活動のとき，筋にエネルギーを供給する方法である．

　もしも運動が，必要なATP産生を有酸素性過程が供給できる一定の程度で遂行されるならば，人はすぐに疲労の限界点を生じることなく，長時間運動を持続することができる[2]．無酸素性代謝の量が最小限であるため，血清乳酸は上昇しない．

　より高い仕事率で運動を遂行すると，血清乳酸は上昇するが，それはさらに必要となるATPを生産するために無酸素性エネルギーが追加産生されたことを表している．無酸素性代謝の開始点は，血清乳酸の増大，血液pHの低下，そして，吸気の酸素に対する呼気の二酸化炭素の割合の上昇によってわかる[24]．個人のアシドーシスに対する耐性と同様に，無酸素性経路の代謝性寄与は限界があるので，耐久時間はしだいに短くなり，仕事負荷の強度が上昇するにつれて，疲労は早く起こるようになる．

呼吸商と呼吸交換率

　エネルギー消費の分析において，安静時の酸素消費量に対する二酸化炭素産生量の比率である呼吸商（respiratory quotient：RQ）は，代謝される食物の種類に関係する．RQの解釈は，肺での空気交換の分析が細胞レベルでのガス交換と同様で，特定の食物源の酸化を反映するという仮定に基づく．純粋な炭水化物食物のRQは1.00である．純粋な脂肪食物のRQは0.70である．60％の代謝脂肪と40％の代謝炭水化物からなる標準的な混合食物は，安静時でRQは0.82となり，カロリーは4.8 cal/mLO$_2$に相当する[24]．

　呼吸交換率（respiratory exchange ratio：RER）は，RQと同様に計算され，運動状況下で使用される用語である．0.90より大きくなる持続性の激しい運動は，無酸素性活動を表している[2]．RERが1.00より大きくなると苛酷な運動を示す．実際的観点から，RERは著しい無酸素性代謝が起こっているかどうかを判定する，非侵襲的で簡便な方法である．

最大有酸素性能力

　最大有酸素性能力（VO$_2$max）とは，個人が運動中に獲得することができる最大の酸素摂取量である．それは時間依存性のパラメータで，酸素消費量（mL/kg・min）と同じ単位で表される．それは，個人の最大有酸素性エネルギー産生能力を表し，仕事能力と体力のただ1つの最良の指標である[40]．一般的に，人は疲労の大きい運動をすると2～3分でVO$_2$maxに達する．

　年齢はVO$_2$maxに影響する．およそ20歳までVO$_2$maxは増加する．その後，最大酸素摂取量は，主として最大心拍数と1回拍出量の両方の減少，および徐々に座りがちになる生活様式によって減少する[1]．

　身体組成とヘモグロビン含有量が異なるので，男女間にVO$_2$maxの差が生じる．除脂肪体重に対するVO$_2$maxの比率[2]は，男女間で有意差はない．しかし一般的に，男性は身体組成とヘモグロビン濃度が大きく，女性は脂肪組織が多いため，VO$_2$maxは女性より男性のほうが15～20％高い[2]．

■上肢の運動 VS 下肢の運動

最大有酸素性能力はまた，実施される運動の種類による．酸素需要量は関与する筋量に直接関係する．上肢の運動時のVO_2maxは下肢の運動時より小さい．しかしながら，いかなる仕事負荷であっても，心拍数と動脈内血圧は下肢の運動より上肢の運動のほうが大きい[3]．トレーニングを積んだ運動選手においては，最大限に走ろうと自転車を漕ごうとVO_2maxは同じである[3]．

■デコンディショニング

座りがちな生活様式は，VO_2maxを減少させる[32]．末梢の筋骨格構造の萎縮が起こるだけでなく，1回拍出量や心拍出量も減少する．その不活動の結果として安静時と運動時の心拍数が増加する．細胞への酸素供給を制限する，呼吸系，心血管系，筋系，代謝系のどんな疾患の過程でも，VO_2maxは減少するだろう．3週間の安静臥床は，心拍出量，1回拍出量の減少およびその他の要因によって，健常被験者においてVO_2maxを27%減少させた[32]．

■トレーニング

フィジカルコンディショニングプログラムは，いくつかの過程によって有酸素性能力を増加させることができる．すなわち，心拍出量の改善，血液から酸素を抽出する細胞の能力の増加，ヘモグロビン濃度の増加，および筋量の増加（肥大）である．これらはすべて，おもなエネルギー源としての脂肪利用の増加へ結びつく[24]．その結果，運動中の乳酸の産生が減少し，持久力は向上する．有酸素性運動の他の効果は，安静時と最大負荷時での心拍数と血圧の減少と，1回拍出量すなわち心拍出量の増加である．

■持久力

もし運動が，有酸素性過程が必要なATPを供給可能な程度で実施されるならば，人は簡単に疲労の限界点に達することなく，長時間運動を継続できる[2]．より激しい運動を実施すると，無酸素性代謝は継続する激しい運動の要求に応じて，有酸素性代謝を支援する．無酸素性代謝経路の寄与は通常，健康でトレーニングされていない被験者で，運動のパワー（仕事率）がVO_2maxの55〜65%に達したときに開始されるが，高度な持久力トレーニングを積んだ運動選手では，

VO_2maxの80%以上で無酸素性代謝経路の寄与が始まる[9,24]．無酸素性代謝の関与は，血清乳酸とRERが上昇することでわかる．

VO_2maxと無酸素性過程が開始する点は，どちらも異なる要因で決定されると思われる．トレーニング，筋線維の種類，毛細血管密度，そして筋の酸化能力の変化が，無酸素性代謝を引き起こすことなく持久性運動を継続できるVO_2maxの程度[2]を決定する[17,24]．経験豊かな持久力のある運動選手は，血中で乳酸蓄積の開始点より少し上の運動レベルで競争しようとする．無酸素性経路の代謝の寄与には限界があるので，人の全身的アシドーシスへの耐容能および筋の耐容能と同様に，次第に持久性は減じ，仕事負荷の強度が上がるにつれて疲労は早く起こる．

■酸素脈

VO_2maxの測定は疲労状態まで取り組む被験者の意欲を必要とし，被験者によっては，とくに高齢者にとっては危険で望ましくないかもしれない．VO_2maxを直接的に測定することが困難か適切でないとき，身体調整のレベルに関する多くの情報は，酸素脈を計算することによって得られる．

酸素脈とは，心拍数に対する酸素消費量の比率である．心疾患が認められないとき，酸素消費量と心拍数の間には直線関係がある．しかしスロープでは，フィジカルコンディションや使用する筋の違い，上肢の運動か下肢の運動かに関連して（運動かによって），個人間にかなりの変動がみられる．被験者がほぼ同じ心拍数で運動するとき，酸素脈を比較することが望ましい．VO_2maxと同様に，酸素脈は上肢の運動時より下肢の運動時のほうが大きい[3]．トレーニングは心臓の1回拍出量を増加させ，筋による血液からの酸素の抽出効率を改善することができるので，酸素脈はトレーニングによって増大する．反対に，酸素脈はデコンディショニングで減少する．

■代謝エネルギー測定

■定常状態

一定の最大仕事負荷で約2，3分運動すると，酸素消費量は組織のエネルギー需要を満たすのに十分なレベルに達する．心拍出量，心拍数，呼吸数，そして生理的な仕事負荷の他のパラメータはプラトーに達し，

定常状態に到達する．このときの酸素消費量の測定値は，活動中に消費されたエネルギーを反映している．

■肺活量測定

酸素摂取量は，閉鎖式または開放式肺活量測定法によって測定できる．閉鎖法では，石灰の二酸化炭素吸収装置に吐き出された空気のCO_2を吸収した後，空気は再呼吸される．この方法は，被験者が大きな肺活量計の近くにいる必要がある．閉鎖法の多くは，大容量の空気を送るときにかなりの気道抵抗があるため，病院では肺機能検査のために一般的に使用されているが，運動負荷試験では使用されていない．

開放式肺活量測定法は，ほとんどの運動負荷試験で好まれる方法である．開放式肺活量測定法では，被験者は，閉鎖された肺活量測定のように空気を再呼吸しない．外気（酸素20.93％，二酸化炭素0.03％，窒素79.04％）は，たえず吸い込まれる．呼気の酸素の量と割合の測定値は，酸素消費量を計算するために使用される．

■検査手順／トレッドミルまたはトラック

健常被験者の酸素消費量の測定は，酸素測定装置をすぐそばに置いたトレッドミル上で実施できる．この方法は使用するスペースが最小ですみ，連続して，ブレスバイブレス方式（※訳注：呼吸代謝測定装置）でガス分析が可能である．

健常被験者は，トレッドミルやトラック上での歩行にすぐに慣れる．各自の快適な歩行速度で円形のトラックを歩くよう指示されたとき，健常被験者と障害が軽度である患者は，それぞれ持続した歩行テストの間，比較的一定に保てる速度を自分で選択する[37,38,47]．機能的な歩行速度では空気抵抗は最小なので，同じ速度だとトレッドミルやトラックで測定される酸素消費の割合に差はない[29]．

健常被験者と異なり，中等度または重度の歩行障害のある患者は，トレッドミルに適応できない可能性がある．その結果，彼らの通常歩行速度よりゆっくりと歩行するかもしれない．松葉杖や歩行器などの歩行補助具が必要な人は，トレッドミル上での歩行が困難だろう．したがって，トレッドミルでのデータは，患者の通常の歩行状況下での正確なエネルギー消費を反映しない可能性がある．これらの理由と安全性から，我々は静止したトラックでのテストを選んでいる．

酸素消費量の測定は，被験者が持ち運ぶ携帯型肺活量計で実施できる．呼気量が測定され，収集したガスの標本は，その後の酸素と二酸化炭素の分析に用いる．携帯型肺活量計は，スキー，クロスカントリーや登山のような，かなり自由な身体運動が必要な状況で非常に役立つ．

ダグラスバックは，酸素分析の代表的な方法である．この方法は高度に正確なガス分析を可能にする．呼気は，一定の時間間隔で，大きな携帯型のバックに収集される．テスト完了時，空気の容量が測定され，非常に正確なベンチ型装置で酸素と二酸化炭素の含有量が調べられる．

被験者がトラックを歩行している間，連続ガス分析を可能にするために，Corcoranは速度を調節でき，モーターで駆動する，ガス測定装置を運ぶ移動性カートを開発した[8]．ガス分析装置は被験者が運ばないので，重量は影響要因でなく，連続データ分析を可能にする正確な機器が使用された．

■病理運動学研究所方式

Rancho病理運動学研究所で使用されているガス分析のおもな方法は，ダグラスバック手法を改良したものである．これを選択しているのは，この方法が簡便で，高い信頼性があり，正確だからである．システムは被験者の肩に取りつける．被験者が屋外の60.5 mの円状のトラックを歩き回る間，マルチポート弁によって無孔ポリプロピレンバッグに多数のガスサンプルを収集できる．

被験者は，よく適合したマウスピースをとおして呼吸し，空気漏れを防止するために鼻クリップを装着する．吸気と呼気が流れる方向は，それぞれの肩に取りつけられた2つの大きな直径（口径）の一方向性の「J」弁によって調節される．直径が大きいJ弁の設計によって，激しい運動中に高速度の気流が生じるときでさえ，著しい気道抵抗を増すことがない（わずかな逆方向性の気流）非常に有能な弁になっている．2つの弁は，それぞれの肩に取りつけられ，大きな直径の柔軟性のある管によってマウスピースに取りつけられた「T」部品に接続する．

呼気中の二酸化炭素を吸い込むと過換気を生じるので，再呼吸を防止するために，空気収集システムにおいては「死腔」を最小限にすることが望ましい．この理由で，第3の弁がT部品の内部に取りつけられている．この弁は，著しい気流抵抗を加えず，二酸化炭素の再呼吸を防止するのにとても有効である．

マウスピースのすぐ向こうのT部品に取りつけられたサーミスタは，吸気と呼気の温度差を検出し，呼吸数のモニタリングを可能にする．心電図の導線は，心拍数を記録するため被験者の胸部にテープで張りつけられる．靴のなかに装着されたフットスイッチは，歩数を検出する．心拍数，呼吸数，歩数のデータは，無線送信器をとおしてテレメータ（遠隔測定器）で伝えられる．システム全体の総重量は，1.5 kg未満である．

現在，病理運動学研究所は，ブレスバイブレス方式の分析システムを使用している．軽量で携帯型の装置は，得られたデータを長期間記録し保存する．研究の終了時に，データは分析のためにコンピュータへダウンロードできる．あるいは，テレメトリー機能を使用すると，エネルギー費用のデータの即時分析が可能である．

安静時と立位時の代謝

基礎代謝率（BMR）は，覚醒・安静時の身体の生命機能を維持するために必要なエネルギーの最小レベルである[24]．BMRは一般的に，体脂肪の割合によって変化するのと同様に，食事や体表面積によっても変化し，これによって男女間の5～10％の違いが部分的に説明される．年齢の作用として，BMRは成人期をとおして，10年ごとに約2％減少する[24]．

臥位において，基礎代謝率と安静時酸素消費量の値はほぼ同じである[11]．座位での酸素摂取量はわずかに増加する[26]．安静立位ではさらに，約22％まで酸素消費の割合は上昇し，男性では3.5 mL/kg·min，女性では3.3 mL/kg·minに相当する．

筋電図研究によれば，正常立位では最小の筋活動しか必要でない[21]．これは，立位姿勢では，身体の各体節の重心に作用する重力が，脊柱，股関節，膝関節そして足関節の回転軸の近くを通過するという事実と一致する．ふくらはぎの筋のみが，背屈した足関節を支持する[21]．これは，筋骨格構造と立位姿勢の設計にエネルギー保存の原則が適用された例である．

正常歩行

通常歩行速度の範囲

観察されていることに気づいていない20～60歳の

表24-1 観察されていることを知らない成人歩行者と，CWSでエネルギー消費のテストを受けている20～60歳の成人被験者の歩行特性

	Finley[13]			Waters[41]		
	男性	女性	平均	男性	女性	平均
速度 (m/min)	82	74	78	82	78	80
ケイデンス (steps/min)	110	116	114	108	118	113
重複歩（m）	1.48	1.32	1.38	1.51	1.32	1.42

成人歩行者の研究において，男性の平均歩行速度（82 m/min）は女性（74 m/min）より有意に速かった[13]．病理運動学研究所のエネルギー消費の研究で，屋外の円形のトラックの周りを通常歩行速度（CWS）で歩くように指示して実施したとき，ほぼ同じ平均値，すなわち82 m/minと74 m/minが得られた（表24-1）[41]．これらの結果は，この方法でテストした健常被験者の歩行は，実験的手続きによって変化しなかったという結論を支持する．

20～59歳の成人における，遅いおよび速い歩行速度（FWSs）の平均は，37 m/minと99 m/minであった（表24-2）[41]．成人の歩行速度の機能的範囲は，約40～100 m/minの間を変化するということが結論づけられる．

100 m/min以上の速度では，歩行か走行の選択になる．ThorstenssonとRoberthsonは成人男性を研究し，歩行と走行の間の移行速度は平均113 m/minで，脚が長い男性ほど移行速度が速くなる傾向にあるということを明らかにした[34]．約133 m/minを超える速度では，歩行より走行がより効率的になる[12]．

通常歩行速度でのエネルギー消費

通常歩行速度（CWS）では，20～59歳の若年成人と60～80歳の高齢被験者の酸素消費量に有意な差はなく，平均12.1 mL/kg·minと12.0 mL/kg·minである[41]．酸素消費量は，10歳代と小児では高く，それぞれの平均は12.9 mL/kg·minと15.3 mL/kg·minである（表24-3）．$VO_2 max$の割合で表すと，CWSでの酸素消費量は，トレーニングを受けていない20～30歳の健常被験者では$VO_2 max$のおよそ32％を必要とし，75歳の高齢被験者では$VO_2 max$のおよそ48％を必要とする[1]．CWSでは，RER（呼吸交換率）は

表24-2 成人（20〜59歳）の遅い，通常，速い速度での歩行特性

	速度 (m/min)			ケイデンス (steps/min)			重複歩 (m)		
	SWS	CWS	FWS	SWS	CWS	FWS	SWS	CWS	FWS
女 性	37	78	99*	68	118	137	0.89	1.32	1.24
男 性	48	82	110*	76	108	125	1.03	1.51	1.67
平 均	43	80	106	72	113	131	0.97	1.42	1.47

*遅い歩行速度(SWS)，通常歩行速度(CWS)，速い歩行速度(FWS)で男女被験者間に有意差あり（P＜.05）．
(Adapted from Waters RL, Lunsford BR, Perry J, Byrd R. Energy-speed relationship of walking : standard tables. *J Orthop Res.* 1988 ; 6(2): 215–222.)

表24-3 通常歩行速度と速い歩行速度でのエネルギー消費：年齢による影響

	速度 (m/min)		酸素消費量 (mL/kg・min)		酸素費用 (ml/kg・m)		脈拍 (拍/分)		呼吸交換率	
	CWS	FWS	CWS	FWS	CWS	FW	CWS	FWS	CWS	FWS
小 児 (6〜12歳)	70	88	15.3	19.6	0.22	0.22	114	127	0.84	0.87
10歳代 (13〜19歳)	73‡	99	12.9‡	19.2	0.18	0.20	97	117	0.76	0.82
成 人 (20〜59歳)	80‡	106‡	12.1‡	18.4‡	0.15‡	0.17	99	124‡	0.81	0.92
高齢者 (60〜80歳)	74‡	90‡	12.0	15.4‡	0.16‡	0.17	103	119‡	0.85	0.92

‡その前の低年齢グループの数値との間に有意差あり（P＜.05）．
(Adapted from Waters RL, Lunsford BR, Perry J, Byrd R. Energy-speed relationship of walking:standard tables. *J Orthop Res.* 1988 ; (62) : 215-222.)

すべての年齢層の健常被験者で0.85以下で，無酸素性代謝は必要でないことを示している．

この結果は，歩行はほとんど努力を必要としないという健常被験者の認識の説明となる．人は年をとればとるほど，歩行障害がもたらすあらゆる生理的不利益に適応するためのVO₂maxが減少するため，次第に有酸素性の予備がより小さくなっていくということは重要である．

■速い歩行速度でのエネルギー消費

速い歩行速度（FWS）での歩行を指示したとき，小児，10歳代，若年成人の平均酸素消費量はほぼ同じで，それぞれ平均19.6 mL/kg・min，19.2 mL/kg・min，18.4 mL/kg・minである[41]．高齢被験者のFWSでの値は，15.0 mL/kg・minで有意に低く，平均FWS（90 m/min対106 m/min）の低下に一致する．高齢被験者の平均FWSにおける低下は，加齢で生じる平均VO₂maxの減少に一致する．速い速度での，小児，10歳代，若年成人，そして高齢者のRERはそれぞれ平均，0.87，0.82，0.92，0.92である[41]．これらの結果は，健常成人は通常，無酸素性代謝のほぼ閾値水準にFWSを設定していることを示している．

■男性 VS 女性

ある研究者たちは，歩行時，男性の酸素消費の割合が高いと報告している．女性被験者のほうが高値であると報告している研究者もいれば，有意な差はないと報告している研究者もいる[5]．我々は225名の健常被験者の再検討（レビュー）を行い，通常での遅い，普通，速い速度間に有意な性差は認められないことがわかった[41]．心拍数はすべての年齢層で女性が男性より高く，女性でより高い心拍数が認められる他の運動の種類に一致する[41]．

■エネルギーと速度の関係

別の研究者らは，エネルギーとスピードの関係を述

べるために，二次方程式を導き出した．以下が代表例である．

$$酸素消費量 = 0.00110\,V^2 + 5.9$$
$$(\text{Ralston})^{30} \quad 式(1)$$

$$酸素消費量 = 0.00100\,V^2 + 6.2$$
$$(\text{Corcoran and Gelmann})^8 \quad 式(2)$$

ここでは酸素消費量はmL/kg・min，Vは速度である．

これら方程式を検証すると，40～100 m/min の通常歩行速度の範囲内では，ほぼ直線状であることを示している．我々は二次回帰や高次回帰が，100 m/min 以下の速度では直線回帰に比較してデータ適合を有意に改善しないということがわかった．歩行速度の機能的範囲は 100 m/min 以下なので，我々はエネルギーと速度の関係を述べるために，次の回帰直線を提起する[41]．

$$酸素消費量 = 0.129\,V + 2.60 \quad 式(3)$$

式（3）を式（1）と比較すると，40～100 m/min の通常歩行速度の範囲内では，すべておおむね同じ値になるということを示す（**図 24-1**）．式（1）の Ralston は，速度を制御してトレッドミル上でテストを実施した．式（2）の Corcoran と Gelmann は，被験者にガス分析装置を運ぶ速度調を制御した移動性カートを伴って歩かせて，トラックでテストを実施した．我々の結果である式（3）は，屋外のトラックで，被験者が自己選択した，快適速度，遅い速度，速い速度で得られた．3 つの異なった方法でのエネルギーと速度の関係の方程式の等値は，実験的な人工物の導入なしで，異なる研究所の条件での正常歩行の順応性を示す．

上記の方程式は，非常に遅い速度では測定されなかった．成人において，非常に遅い速度での酸素消費量の測定は，平均 5.7 mL/kg・min の結果となった[20]．この値は，かろうじて認識できる速度で動いている身体を維持するのに必要な努力を示す．

20～59 歳の成人と 60～79 歳の高齢者では，エネルギーと速度の関係の回帰式は同じである．しかしながら，小児と 10 代の回帰式は，次のように成人の値とかなり異なる．

小　児：酸素消費量 = 0.188 V + 2.61　　式（4）
10 歳代：酸素消費量 = 0.147 V + 2.68　　式（5）
成　人：酸素消費量 = 0.129 V + 2.60　　式（6）

興味深いことに，回帰の Y 切片は，3 つのグループすべてにおいて基本的には同じで，静止立位（速度ゼロ）の値に近い．

身体組成と体格の固有差が，小児で酸素消費の程度

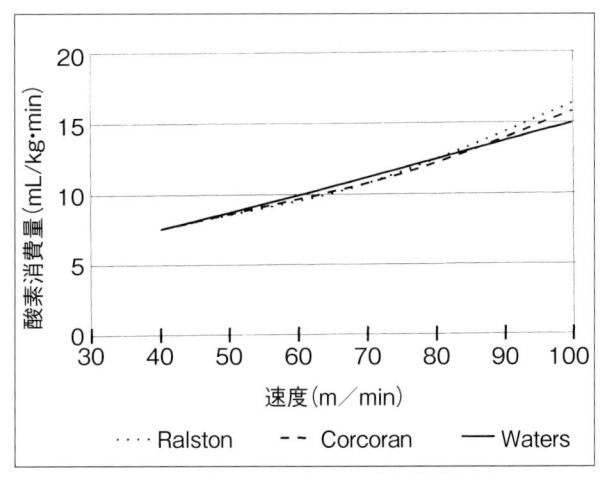

図 24-1　3 つの異なる研究での酸素消費量と速度の関係（参考文献 8 と 30，未発表著者データ）
この関係は，40～100 m/min の機能的歩行速度の範囲でほぼ直線状である．

が高い原因となる．小児の貧弱な筋量が総体重に対する割合は，成人のそれよりかなり大きい．加齢とともに，全体重に対する大きな割合は脂肪と骨格になり，それらは比較的代謝不活性である．

■酸素費用と速度の関係

歩行 1 m 当たりの酸素費用は，酸素摂取量を速度で除することにより得られる．異なる速度での酸素費用の方程式は，式（4）～（6）を速度で除することにより導き出すことができ，次の方程式が得られる．

小　児：酸素費用 = $0.188 + 2.61\,V^{-1}$　　式（7）
10 歳代：酸素費用 = $0.147 + 1.68\,V^{-1}$　　式（8）
成　人：酸素費用 = $0.129 + 2.60\,V^{-1}$　　式（9）

小児がもっとも効率的でない歩行者であるということは明らかである．

■歩行面と履物

表面が非常に荒れていない限り，歩行面の種類はエネルギー消費にほとんど影響を及ぼさない．革製の戦闘用半長靴を履いた若年健常成人が，トレッドミル，アスファルトまたは細かい石炭殻で固めた小道で歩くとき，10％のエネルギー費用の減少が認められた[26]．

■負　荷

身体へ重量を負荷すると，負荷の位置によってエネルギー消費の割合が増加する．末梢の足部への負荷は，体幹への負荷より非常に大きな影響がある[20]．男性被

表24-4 股関節固定術，足関節固定術，膝関節固定後のエネルギー消費

	速度 (m/min)	酸素消費量 (mL/kg·min)	酸素費用 (mL/kg·m)	歩行効率 (%)
足関節固定術	67	12.0	0.17	92
膝関節固定	64	12.7	0.20	76
股関節固定術	67	14.7	0.22	68

験者の体幹へ20kgの負荷を加えたとき，エネルギー消費の割合の測定可能な増加はなかった．一方，それぞれの足部に2kgの負荷を加えると，酸素摂取の割合が30%増加した．前方への足部の加速度は体幹の加速度より非常に大きく，したがってより大きな努力が必要となるので，この結果は予測可能である．これらの結果は，下肢の装具や義肢を必要とする患者にとって臨床的に重要で，重さを最小にする重要性を示している[43]．

斜面歩行

多くの研究者が昇り斜面の歩行を研究してきた．Bobbertは，彼自身のデータと文献から得られたデータを組み合わせた．そして，斜面の勾配とともに直線的に増加する酸素消費量の対数を確定した[4]．

異常歩行

エネルギー節約のおもな要因は，下肢のデザインの進化と二足歩行であることは明白である．著しい下肢の機能障害によって正常な歩行周期が妨げられると，エネルギー消費が増加するにもかかわらず，神経学的制御が十分であれば，患者は適応する．代償歩行の代替は，エネルギー消費の増加を最小にする1つのメカニズムを表している[20]．もっと障害が重度の人は，不十分な筋の制御を代替するために，上肢の支持（大振り歩行や交互歩行）や装具が必要である．上肢支持歩行の2つの様式は，エネルギー使用量を増加する．松葉杖の大振り歩行は，正常歩行と比較して強い身体的努力が必要である．遊脚相において，両上肢と肩甲帯の筋系は，一歩ごとに身体全体を持ち上げて前方へ振らなければならない．交互歩行は肩への負担が少なく，下肢への部分荷重支持を維持するが，速度は遅い．装具は，筋が課題に対応できないとき，個々の関節を安定させる．代償のメカニズムは，能力低下の診断と重症度で異なる．

関節固定

外科的関節固定術やギプス包帯による関節固定後のエネルギー消費の測定によって，歩行周期にとっての特異的な下肢の関節運動のエネルギー上の重要性がわかる．もっとも一般に研究されている関節は，足関節，股関節，そして膝関節である．

足関節固定術

足関節固定術後の平均酸素消費量は12.0 mL/kg·minで，健常被験者の12.1 mL/kg·minとほぼ同じである．しかし，CWS（通常歩行速度）は67 m/minであり，正常（80 m/min）より16%遅く正常（80 m/min）の84%である（表24-4参照）[37]．速度を制御する式（3）を用いると，平均的な足関節固定術患者は，同じ速度で歩く健常被験者より3%大きな酸素消費量が必要である．

速度が遅いため，平均酸素費用は，健常成人が0.151 mL/kg·mであるのに対して，足関節固定患者は0.166 mL/kg·mである[37]．したがって，歩行効率は健常者の92%である．足関節固定後の歩行効率が8%しか減少しないという事実は，足関節固定が歩行パターン全体にわたって，大きな代償的変化を必要としないという見解と一致する．

股関節固定術

片側の股関節固定術後では，平均CWSは健常者より遅く67 m/minである．これは，足関節固定術後の平均値と同様である（表24-4参照）[37]．CWSでは顕著な差はないが，股関節固定術患者の平均酸素消費量は14.7 mL/kg·minで，健常者や足関節固定術後患者より有意に高い．速度を制御する式（3）を用いると，この増加は健常被験者より酸素消費量が32%高いことを示している．

CWSの減少と酸素消費量の増加により，股関節固

表 24-5　松葉杖大振り歩行のエネルギー消費

	速　度 (m/min)	酸素消費量 (mL/kg·min)	酸素費用 (mL/kg·m)	脈　拍 (拍/分)	呼吸交換率
骨　折[38]	50	15.7	0.32	153	1.08
対麻痺[42]	29	16.3	0.88	140	—

定術患者の平均酸素費用は 0.223 mL/kg·m で，足関節固定術後患者の 0.170 mL/kg·m より有意に大きい．健常者の歩行と比較すると，股関節固定術後患者の歩行効率は 68％になる．酸素消費量と酸素費用の増加は，歩行周期における股関節の運動の重要性を示している．

■膝関節固定

歩行周期において膝関節の運動の重要性は，足関節や股関節の運動を妨げることなく，膝関節の運動を阻止するために下肢に筒状ギプス包帯をあてがうことによって確定できる[39]．興味深いことに，筒状ギプス包帯固定後の酸素消費量 12.7 mL/kg·min と，1 m 当たりの酸素費用 0.200 mL/kg·m という数値は，足関節固定術患者と股関節固定術患者の中間である[37]．歩行効率は正常値の 76％である．要約すると，足関節，股関節，または膝関節の運動がなくなると，それぞれのより近位の関節で大きな変化が起こり，酸素消費量と酸素費用が増加する．

骨　折

骨折患者が各自の CWS で大振り歩行をすると，高い酸素消費量（平均 15.7 mL/kg·min）と心拍数（153 bpm）になる．呼吸交換率（RER）（1.08）の上昇は，松葉杖の大振り歩行のエネルギー需要が，有酸素性エネルギー供給だけでは維持できず，無酸素性状況下での運動も必要とすることを示している（表 24-5）．

骨折患者で観察される高い酸素消費量と心拍数は，受傷した下肢に荷重できない高齢患者は，一般的に高度に歩行が制限されるという一般的な臨床経験を説明している．筋力と $VO_2 max$ の減少は年齢と関連するため，多くの高齢者は強いエネルギー需要に対処することができず，車いすを選択する．座りがちな患者や高齢患者に，松葉杖の大振り歩行パターンが必要になったとき，運動能力を改善させるコンディショニングプログラムが示される．エネルギー消費を減少させるために，十分な治癒と一致させて荷重は可能な限り早期に受傷下肢に許可されるべきである．

脊髄損傷

大振り歩行を行っている対麻痺者は，膝関節を安定させる十分な大腿四頭筋の筋力がない場合，両側のKAFO が一般的に必要である．上肢は遊脚期で身体を持ち上げて前方へ振るだけでなく，もし股関節と体幹の伸筋が麻痺している場合，立脚相で抗重力支持も提供しなければならない．対麻痺者はまた，下部体幹と股関節屈筋の運動コントロールが欠如している可能性があり，身体を前方に振るために肩と腕の筋へ要請が集中する．

上記の理由のため，大振り歩行が必要で体幹筋が損なわれていない対麻痺者は，非常に遅い歩行者であることは驚くべきでない．CWS が 29 m/min であるグループは，50 m/min である骨折患者の約半分の値である．遅い CWS にもかかわらず，対麻痺者は高い酸素消費量 16.3 mL/kg·min と高い酸素費用 0.88 mL/kg·m である．対麻痺者の $VO_2 max$ は健常者より低いので，高い酸素消費量はとくに重要である[16]．これらの結果は，大振り歩行パターンを行っている対麻痺者で，リハビリテーションセンターで歩行練習後に歩き続けている対麻痺者はほとんどいないという事実の説明となる．

脊髄損傷患者の約半分は，不全損傷である．不全対麻痺患者は，装具で残存筋の機能を増強することができる可能性があり，両下肢に荷重できる可能性がある．これによって上肢への要請を減少させ，交互歩行パターンが可能となる．

■交互歩行

Hussey と Stauffer は，運動能力，交互歩行，そして歩行能力の間に直接的な関係があると結論づけた[19]．地域で歩行可能な患者は交互歩行ができ，一側の KAFO しか必要としないように，少なくとも股関

表24-6 歩行運動指数

	歩行運動指標≦40	歩行運動指標＞40, ＜60	歩行運動指標≧60
酸素消費量（mL/kg·min）	17.4	14.2	14.4
呼吸交換率	0.80	0.89	0.85
心拍数（bpm）	132	123	106
酸素消費量増加（％正常）	216	112	49
酸素費用（mL/kg·m）	0.98	0.50	0.26
速度（m/min）	26.8	34.0	56.3
最大垂直分力（％体重）	43.1	28.3	6.3

(Adapted from Waters RL, Yakura JS, Adkins R, Barnes G. Determinants of gait performance following spinal cord injury. *Arch Phys Med Rehabil*. 1989；70：811-818.)

節の力はF（fair，グレード3），一側の膝関節はFの伸展筋力がある．運動能力に関して，KAFOの使用の主要な指標は，大腿四頭筋の不全麻痺による膝関節の不安定性である．AFOの使用のもっとも一般的な指標は，背屈筋や底屈筋の筋力低下による足関節の不安定性である[46]．

■歩行運動指標

歩行運動指標（ambulatory motor index：AMI）は，運動麻痺と歩行能力の間の関係を明らかにするために開発された．AMIは麻痺の程度と，エネルギー消費と歩行能力という生理学的指標との関係を定量化する[45]．それは，標準的6段階の徒手筋力スケールから導き出した4段階スケールに基づく．主要な下肢筋の強さは，標準的6段階スケールを使用して最初に測定される（0＝消失，1＝T（trace）；筋収縮がみられるかまたは触診可能，2＝P（poor）；重力を除けば全関節可動域を自動運動可，3＝F（fair）；重力に抗して全関節可動域を自動運動可，4＝G（good）：重力と抵抗に抗して全関節可動域を自動運動可，5＝N（normal））．歩行に必要な筋力に関して，TとPの間に有意な差はない．というのは，TとPが発生する力の量間に，ほとんど差がないからである．同様に，機能的な観点から，Gは平地歩行の必要条件を十分に満たす．したがって，GとNを1つのグループに統合するように，TとPの段階を1つのグループに統合して，4段階（項目）の尺度を得る（0＝消失，1＝TとP，2＝F，3＝GとN）．

歩行運動指標（AMI）は，上記で検討した短縮スケールを用いて，股関節屈曲，股関節外転，股関節伸展，膝関節伸展，膝関節屈曲の両側の運動得点を加えることによって計算される．これらの得点の合計は，最高得点（30点）に対する割合（パーセント）で表される．AMIは，体幹と骨盤に損傷がなく，体幹を安定させるための筋力が十分な患者に使用することを目的とする．

●歩行運動指標と歩行能力

地域社会での歩行のHusseyとStaufferの基準を満たす患者のAMIは，正常の筋力の60％以上である[47]．通常歩行速度（CWS）の平均は56m/min，平均心拍数は106bpm，平均酸素消費量は14.4mL/kg/min，平均酸素費用は0.26mL/kg/m（**表24-6**）である．対照的に，AMIが40％未満の患者の大多数は，歩行するために両側のKAFOが必要であった．彼らの平均CWSはわずか27m/minで，平均心拍数は132，酸素消費量は17.4mL/kg/min，平均酸素費用は0.98mL/kg·mである．

買い物のような地域での通常の活動のための歩行では，250m以上の距離を歩くことが必要となるので[22]，このグループの平均的患者は少なくとも10分間は歩く必要がある．この激しい運動強度では，彼らは頻脈（急速な心拍数）や，多汗（発汗），そして頻呼吸（急速な呼吸数）の状態で目的地に到着する．一方，平面での車いす駆動は非常に低いエネルギー消費しか必要とせず，正常歩行に匹敵する．

先行研究において，脊髄損傷（SCI）患者の車いす駆動の平均速度は72m/min，心拍数123bpm，酸素消費量は14.5mL/kg·mであった[42]．明らかに車いすと比較して歩行の生理学的エネルギー消費の割合が高いので，重度の麻痺を有する多くの患者が主要な移動手段としての歩行を止めるのである．長期間の車いす移動をしている患者間の差は，歩行に必要な生理学的

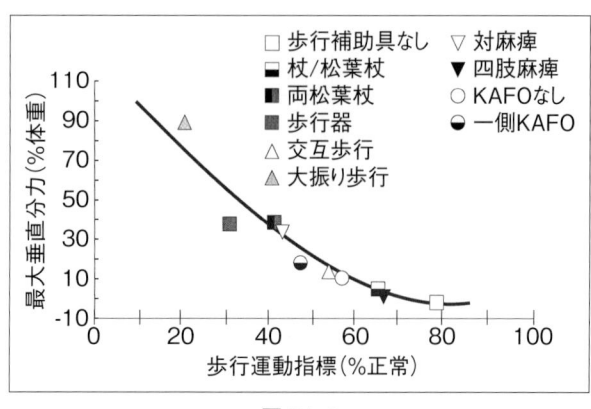

図24-2

種々の歩行補助具にかかる最大垂直分力は歩行運動指標と直線的な関係であった．PAL＝82.75－(1.72×AMI)＋(0.009×AMI^2)，[R＝0.73，p＜0.0001]

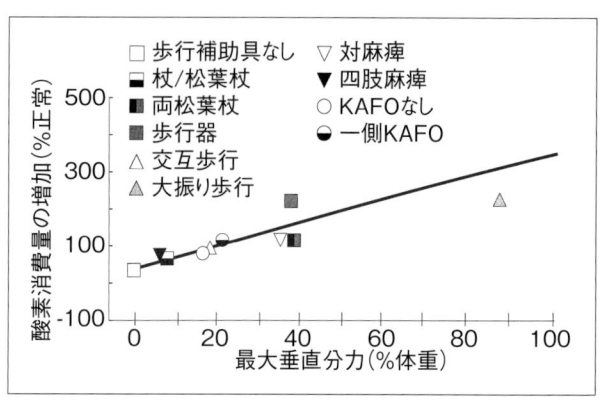

図24-3

最大垂直分力（PAL）は酸素消費量の増加と直接的関係であった．酸素消費量の増加＝27.1＋(3.63×PAL)，[R＝0.91，p＜0.0001]

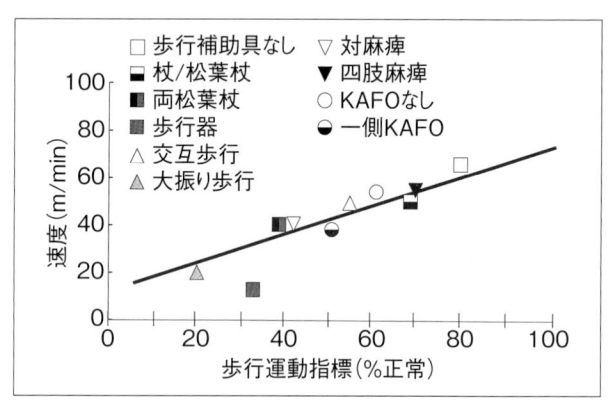

図24-4

速度は，歩行運動指標（AMI）と強い直線的関係であった．速度＝8.6＋(0.62×AMI)，[R＝0.73，p＜0.001]

な差によるものであり，この生理学的な差は下肢の麻痺の程度による．

● 歩行運動指標と最大垂直分力

交互歩行可能な脊髄損傷者においては，松葉杖に使用する上肢の力の総計が，麻痺の程度と上肢による支持歩行の必要性によって広く変化するため，酸素消費量，酸素費用，速度の間の関係は複雑である．これらの関係を確定するために，上肢を使用する歩行補装具に加えられる最大垂直分力（peak axial load：PAL）を測定した[47]．

予想されるように，松葉杖や杖，および／または歩行器に加わる上肢のPALとAMI（歩行運動指数）の間には強い関係があり，次のように定められる．

　　PAL＝82.75－(1.72×AMI)＋(0.009×AMI^2)

PALは，全体重の割合として表される（**図24-2**）．
（※訳注：図24-2～6の配置の原著の誤りを修正）

さらにPALは，酸素消費量の増加に非常に強く関係する．

　　酸素消費量の増加＝27.1＋(3.63×PAL)

（※訳注：原著の誤りを修正：＝が＋になっていた）

下肢の筋力低下とともに上肢の活動が増加する必要があり，生理学的なエネルギー消費の上昇の原因となることは明らかである（図24-2，**24-3**）．

● 歩行運動指標とエネルギー消費

AMIと歩行速度の比較は，次の方程式によって表される密接な直線的関係を示す．

　　速度＝8.6＋(0.62×AMI)

速度＝m/min（**図24-4**）

患者間の歩行速度には大きな差があり，それは麻痺の程度の違いによって起こる．速度を調整するために，正常歩行の酸素消費量は式（3）を用いて計算でき，患者の値から引き算をする．AMIと酸素消費量の増加には密接な関係があり，次の式で表される．

　　酸素消費量の増加＝257.5－(2.82×AMI)

酸素消費量の増加は，同じ速度で歩行している健常被験者の数値と比較した，脊髄損傷患者の1分当たりの酸素消費量の増加の割合である（**図24-5**）．

1m当たりの酸素費用はまた，AMIと強い関係がある（**図24-6**）．この関係は，次の二次回帰式によって定義される．

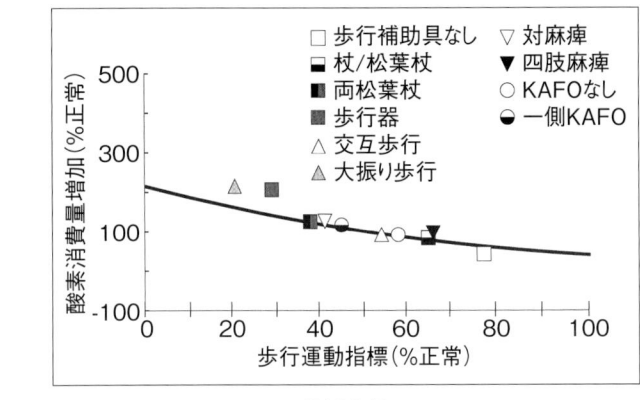

第24章　エネルギー消費　343

図 24-5
酸素消費量の増加は，歩行運動指標と直線的関係であった．酸素消費量増加 = 257.5 − (2.82 × AMI)，[R = 0.68, p < 0.001]

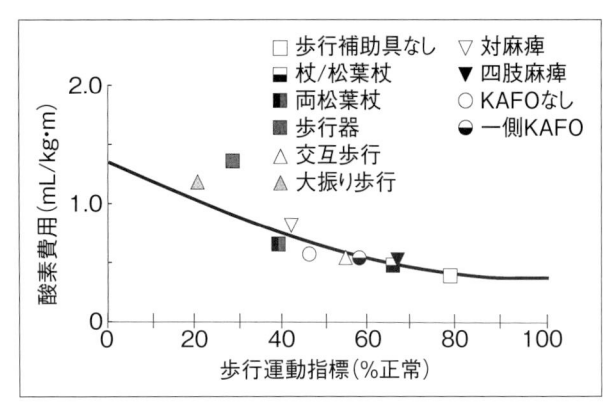

図 24-6
酸素費用は歩行運動指標と直線的な関係であった．酸素費用 = 1.39 − (0.027 × AMI) + (0.00015 × AMI^2)，[R = 0.77, p < 0.0001]

表 24-7　脊髄損傷の装具の必要条件

	KAFO なし	一側 KAFO	両側 KAFO
酸素消費量（mL/kg·min）	15.1	14.7	14.9
呼吸交換率	0.86	0.88	0.82
心拍数（bpm）	115	125	122
酸素消費量増加（%正常）	81	107	226
酸素費用（mL/kg·m）	0.37	0.46	1.15
速度（m/min）	48.1	37.1	18.9
最大垂直分力（%体重）	13.9	20.4	79.0
歩行運動指標（%正常）	58	47	31

酸素費用 = 1.39 − (0.027 × AMI) + (0.00015 × AMI^2)

■ 装具の必要条件

　AMI の低下は，より広範な KAFO の支持の必要性と関係する．この装具の対応は，KAFO の使用なし，一側の KAFO 使用，両側の KAFO 使用に分類できる．それぞれの装具の対応レベルに相当する AMI は，それぞれ 58％，47％，31％ である．装具による支持の必要性の増加はまた，減少する速度と関係する．装具なしでの平均歩行速度は 48 m/min，一側の装具装着では 37 m/min，両側の装具装着では 19 m/min であった．装具の必要性の増大はまた，酸素消費量の増加（それぞれ 81％，107％，226％），酸素費用の増加（それぞれ 0.37 mL/kg·m，0.46 mL/kg·m，1.15 mL/kg·m），PAL の増加（それぞれ 13.9％，20.4％，79.0％）と関係がある．これらのデータは，表 24-7 にまとめられている．

■ 歩行補助具

　上肢使用の歩行補助具の必要性に従って脊髄損傷患者を細分化すると，歩行能力とエネルギー消費のパラメータにも関連してくる．4 グループ（補装具なし，1 本の杖または松葉杖，2 本の松葉杖，歩行器）の間で，酸素消費量の増加，酸素費用，歩行速度，PAL，AMI に有意な差がある（表 24-8）．一般にこれらの測定は，上肢を使用する歩行歩補助具の必要性と一致した．4 グループにおいて，酸素消費量の増加は平均 29％，64％，130％，210％，酸素費用は平均 0.22 mL/kg·m，0.29 mL/kg·m，0.56 mL/kg·m，1.20 mL/kg·m，歩行速度は 66 m/min，48 m/min，38 m/min，12 m/min，PAL は 0％，7.0％，30.8％，39.2％，AMI は 79％，68％，44％，そして 34％ であった．これらの結果は，歩行に両側の松葉杖や歩行器が必要なとき，上肢に課される要求が高いことを強調する．

表24-8 上肢使用の歩行補助具

	なし	杖/松葉杖	両松葉杖	歩行器
酸素消費量（mL/kg・min）	14.2	14.2	15.7	12.7
呼吸交換率	0.82	0.87	0.87	0.76
心拍数（bpm）	106	103	126	120
酸素消費量増加（％正常）	29	64	130	210
酸素費用（mL/kg・m）	0.22	0.29	0.56	1.20
速度（m/min）	66.5	17.9	37.8	11.8
最大垂直分力（％体重）	—	7.0	30.8	39.2
歩行運動指標（％正常）	79	68	44	34

■脊髄損傷のレベル

歩行可能な四肢麻痺者は，神経学的不全損傷である．彼らの平均 AMI は対麻痺者より高い（69％対44％）．これは，四肢麻痺者は上肢の麻痺の重症度がさまざまで，上肢機能が正常な対麻痺者より上肢使用の歩行補助具をほとんど利用できないためである．その結果，四肢麻痺者のグループでは，典型的な対麻痺者より歩行するための比較的大きな下肢筋の保持を必要とする．したがって四肢麻痺者は平均 PAL が非常に低い（体重の5％対29％）（表24-9）．

■長期転帰

運動能力を評価するために AMI を用いて，リハビリテーションセンター退院時と1年後のエネルギー消費を比較した[49]．追跡調査で，より低い酸素費用でより速く歩く患者は，心拍数はより少なく，そして，上肢使用の歩行補助具への垂直分力は減少していた．改善は，神経学的回復の増加および／または体調に起因していた．最初と追跡調査テストで，相対的に下肢筋力が弱い患者は体調の影響が大きく，酸素脈が増加していた．これら相対的に下肢筋力が弱い患者は，歩行補装具の使用により心血管へのストレスが増加するため，もし歩行が続く場合，体調が大きく影響するだろう．

脊髄形成異常

脊髄形成異常の小児は，外傷性の脊髄損傷に似た運動麻痺のパターンをもつ．水頭症やアーノルド・キアリ奇形，あるいは脊柱や股関節の不安定性による脊髄損傷レベル以上の神経学的機能障害が随伴していなけ

表24-9 歩行時の選択測定項目に対する脊髄損傷レベルの影響

	脊髄損傷のレベル	
	対麻痺	四肢麻痺
酸素消費量（mL/kg・min）	15.3	14.4
呼吸交換率	0.87	0.83
心拍数（bpm）	123	109
酸素消費量増加（％正常）	133	66
酸素費用（mL/kg・m）	0.16	0.32
速度（m/min）	35.6	52.0
最大垂直分力（％体重）	28.6	4.8
歩行運動指標（％正常）	44	69

れば，装具の必要条件とエネルギー消費量の間には相関関係がある．一般に，装具の必要条件は，大腿四頭筋，足関節背屈筋および底屈筋の筋力低下の程度によって決まる．十分に膝関節と足関節を安定させるために，装具の対応には4つのレベルがある．すなわち，装具なし，AFO（一側または両側），一側の KAFO，両側の KAFO，である．

■大振り歩行

大振り歩行は，装具による支持を必要とするすべての患者グループにおいて，心拍数が140以上に上昇していた．速度は，両側の KAFO を必要とする患者グループがもっとも遅く，22 m/min であった．酸素使用量は，装具による支持の必要性が高いほど次第に上昇した（装具なし：0.29 mL/kg・m，両側の AFO：0.41 mL/kg・m，一側の KAFO：0.41 mL/kg・m，両側の KAFO：0.77 mL/kg・m，表24-10）．

表 24-10 脊髄形成異常の小児の大振り歩行

	速度 (m/min)	酸素消費量 (mL/kg·min)	酸素費用 (mL/kg·m)	脈拍 (拍/分)
装具なし	47	13.8	0.29	120
AFO (s)	41	15.6	0.41	147
一側 KAFO	46	18.7	0.41	143
両側 KAFO	22	14.9	0.77	149

(Adapted from Waters RL, Yakura JS. The energy expenditure of normal and pathological gait. *Critical Reviews in Physical and Rehabilitation Medicine.* 1989 ; 1 : 187–206.)

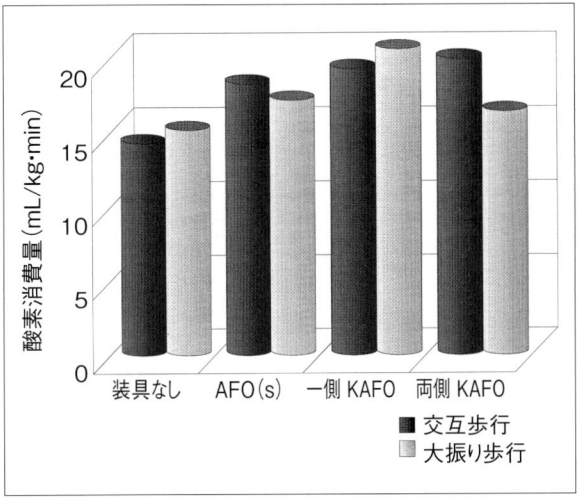

図 24-7 脊髄形成異常の小児の酸素消費量
種々の下肢装具を必要とする脊髄形成異常の小児が，大振り歩行と交互歩行で歩くときの酸素消費量．

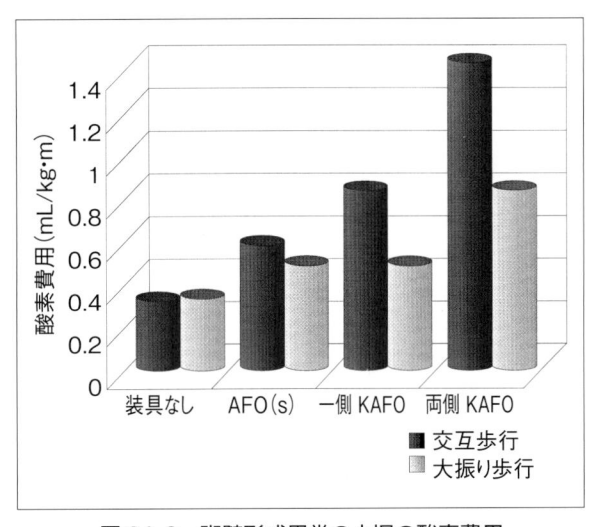

図 24-8 脊髄形成異常の小児の酸素費用
種々の下肢装具を必要とする脊髄形成異常の小児が，大振り歩行と交互歩行で歩くときの酸素費用．

■交互歩行

両側に KAFO が必要な患者は，酸素消費量がもっとも多く（18.1 mL/kg·min，図 24-7），酸素費用ももっとも高く（1.35 mL/kg·m，図 24-8），CWS（通常歩行速度）はもっとも遅かった（22 m/min，図 24-9）．麻痺が比較的軽く装具による支持をそれほど必要としない患者グループでは，歩行速度が速くなるほど酸素費用と酸素消費量は減少していく．

■大振り歩行 VS 交互歩行

大振り歩行と交互歩行両方のエネルギー消費の直接的比較は，10 名の小児から得られた[48]．生理学的労力を反映する指標（酸素摂取量と心拍数）は，松葉杖大振り歩行のほうがわずかに高かったが，歩行速度は

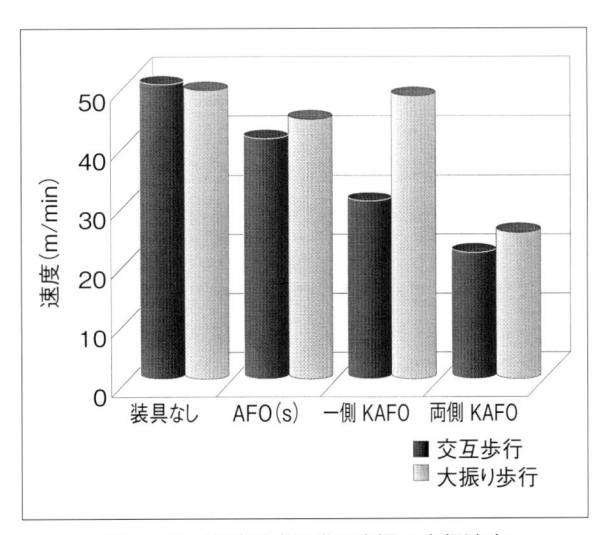

図 24-9 脊髄形成異常の小児の歩行速度
種々の下肢装具を必要とする脊髄形成異常の小児が，大振り歩行と交互歩行で歩くときの歩行速度．

表24-11 脊髄形成異常の小児の，大振り歩行および交互歩行と車いすの比較

	速度 (m/min)	酸素消費量 (mL/kg·min)	酸素費用 (mL/kg·m)	脈拍 (拍/分)
交互歩行	30	15.8	0.68	138
大振り歩行	42	16.3	0.40	146
車いす	65	11.6	0.17	124

(Adapted from Waters RL, Yakura JS. The energy expenditure of normal and pathological gait. *Critical Reviews in Physical and Rehabilitation Medicine.* 1989；1：187-206).

表24-12 片側切断者のエネルギー消費

	速度 (m/min)	酸素消費量 (mL/kg·min)	酸素費用 (mL/kg·m)	脈拍 (拍/分)
血管原性切断[44]				
大腿切断（TF）	36	10.8	0.28	126
下腿切断（TT）	45	9.4	0.20	105
サイム切断（SYME）	54	9.2	0.17	108
外科的切断[25]				
片側骨盤切断（HP）	40	11.5	0.29	97
股関節離断（HD）	47	11.1	0.24	99
外傷性切断[44]				
大腿切断（TF）	52	10.3	0.20	111
膝関節離断（KD）	61	13.4	0.20	109
下腿切断（TT）	71	12.4	0.16	106

速かった（表24-11）．ゆえに，大振り歩行はより効率的な歩行であると判明した（0.68 mL/kg·m 対 0.40 mL/kg·m）．10名の小児のうち7名は，ほとんどの活動で，松葉杖大振り歩行を好んでいた．交互歩行よりも大振り歩行を好む小児に練習させる試みは，おそらく正当化されないと結論づけられるであろう．

成人脊髄損傷者での経験と対照的に，小児の大振り歩行パターンは，屋外の地域社会における移動には機能的であるということが，一般的な臨床経験である．反応の違いは，小児の体重に対する上肢の筋力の高い比率，高い運動能力と VO_2 max のためである．また，脊髄形成異常の小児は，成長期中の麻痺の影響のためにそれに比例して下肢が軽い．

それにもかかわらず，脊髄形成異常の小児が成人に近づき体重が増加するにつれて，大振り歩行での歩行動作の継続は困難になり，車いすへの依存が高くなる．加齢による最大運動能力の通常の低下と結びつくこれらの要因は，多くの患者が後年に歩行より車いすを選択する理由を説明する．

切　断

下肢の切断後，患者は義足を装着せず松葉杖で歩行するか，義足を装着して歩行するかを選択する．血管不全の下肢を有する多くの高齢患者が直面する特別の問題は，随伴する医学的疾患のために運動能力が制限されていることである．

義足 VS 松葉杖

サイム，下腿（TT），大腿（TF）レベルでの一側の外傷性および血管不全による切断患者で，義足を装着した場合と義足を装着せずに松葉杖大振り歩行をした場合の歩行能力の直接的な比較により，ただ1人血管原性の大腿切断患者を除いて，エネルギー消費，心拍数，酸素費用のすべてにおいて，義足装着時のほうが低かった[44]．この違いは，血管不全の大腿切断患者

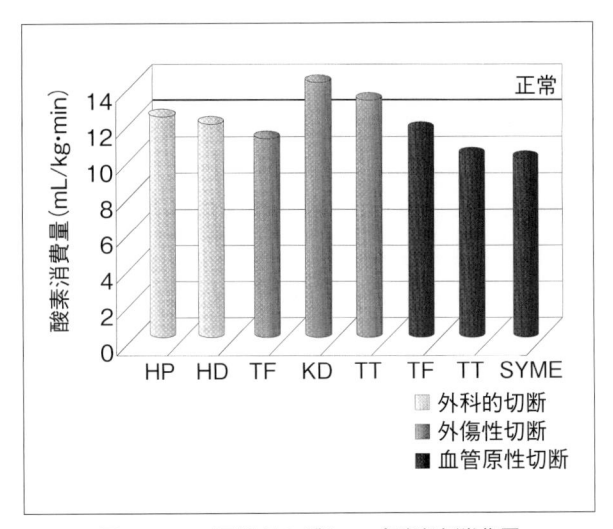

図24-10 切断者のグループ別酸素消費量
切断レベルと切断原因が酸素消費量に与える影響.
HP：片側骨盤切断，HD：股関節離断，TF：大腿切断，
KD：膝関節離断，TT：下腿切断，TF：大腿切断，
TT：下腿切断，SYME：サイム切断.

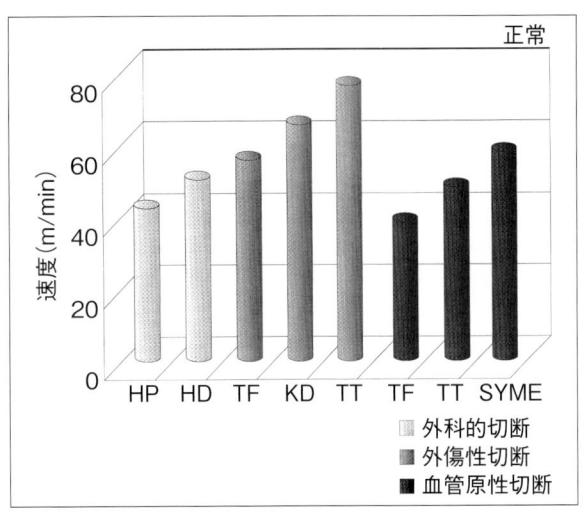

図24-11 切断者のグループ別歩行速度
切断レベルと切断原因が歩行速度に与える影響.
HP：片側骨盤切断，HD：股関節離断，TF：大腿切断，
KD：膝関節離断，TT：下腿切断，TF：大腿切断，
TT：下腿切断，SYME：サイム切断.

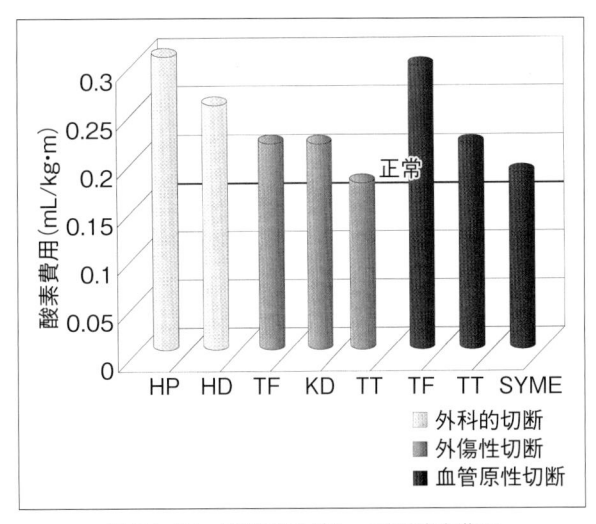

図24-12 切断者のグループ別酸素費用
切断レベルと切断原因が酸素費用に与える影響.
HP：片側骨盤切断，HD：股関節離断，TF：大腿切断，
KD：膝関節離断，TT：下腿切断，TF：大腿切断，
TT：下腿切断，SYME：サイム切断

においては重要で，これらの患者の多くは義足を装着していても支持のために松葉杖を必要とし，そのために酸素消費量と心拍数が増加する，という事実と関係する[35,44].

松葉杖を必要としないで満足な歩行をもたらす十分に適合した義足は，生理学的なエネルギーの要求を有意に減少させると結論づけられる．松葉杖歩行は義足歩行より多くの努力を必要とするので，義足の装着なしでの松葉杖歩行が義足の処方やトレーニングの絶対的な必要条件であると考えるべきでない．

■切断レベル

患者が健康な若年成人で，同じ研究室条件下でテストした2つの研究は，切断のレベルの重要性を示している（表24-12）．第1のグループは，外傷による二次的な一側の下腿切断（TT），膝関節離断（KD），大腿切断（TF）レベルの患者からなる[44]．第2のグループは，外科的切断術後の股関節離断（HD），片側骨盤切断（HP）の患者からなる[25]．

これらの2つの研究を組み合わせた結果は，松葉杖を使用しない義足歩行のとき，すべての切断レベルで平均酸素消費量が健常被験者の値に近似することを示す（図24-10）．しかし，切断レベルが上がるにつれて，平均CWSは次第に減少し，酸素費用は増加するという結果になる（図24-11，24-12）．

要約すると，下腿切断（TT），膝関節離断（KD），大腿切断（TF），股関節離断（HD），および片側骨盤切断（HP）患者は，酸素消費量が正常な限度を上回らないように歩行速度を減じることによって，より高位レベルの切断になるほどより非効率になる歩行パターン（より大きい酸素費用）に徐々に適応する．

表 24-13 両側切断患者のエネルギー消費

	速度 (m/min)	酸素消費量 (mL/kg·min)	酸素費用 (mL/kg·m)	脈拍 (拍/分)
外傷性切断				
下腿切断（TT）/下腿切断（TT）[44]	67	13.6	0.20	112
大腿切断（TF）/大腿切断（TF）[44]	54	17.6	0.33	104
血管原性切断				
サイム/サイム[44]	62	12.8	0.21	99
下腿切断（TT）/下腿切断（TT）[44]	40	11.6	0.31	113
下腿切断（TT）/下腿切断（TT）[10]	40	7.8	0.23	116
両側スタビー[36]	46	9.9	0.22	86

■血管原性切断

　高齢の血管原性切断患者と，通常外傷による若年の切断患者を区別することは重要である．TTとTFレベルの切断の2つの病因を比較することで，血管原性のTT患者のほうが外傷性のTT患者より，CWSが遅く酸素費用が高いことがわかる．TTレベルでは，血管原生の切断患者のCWSと酸素費用（45 m/min，0.20 mL/kg·m）は，外傷性の切断患者（71 m/min，0.16 mL/kg·m）とはかなり異なる．

　同様の違いは，TFレベルの血管原性と外傷性の切断患者の間でも観察された（36 m/min，0.28 mL/kg·m 対 52 m/min，0.20 mL/kg·m）．血管原性の切断のなかで，サイム切断患者（54 m/min，0.17 mL/kg·m）はTT患者（45 m/min，0.20 mL/kg·m）よりCWSは速くて酸素費用は低く，若年者の外傷性および外科的切断患者において観察された切断レベルの同様の重要性を明らかに示した（表24-12参照）[44]．

　血管原性のTFやより高位で切断した高齢患者のほとんどが，義足歩行に成功しない．松葉杖なしで，義肢歩行ができる人はほとんどいない[33,44]．たとえ歩行が可能であっても，松葉杖が必要な場合，たいていCWSはとても遅く心拍数は上昇する[44]．TF切断をしなくてすむように，早期から血管不全の下肢を保護するためにあらゆる努力がなされるべきであると結論づけられる．仮に切断しなければならない場合は，下腿切断ですむようにあらゆる努力をしなければならない．

■断端長

　下腿切断（TT）患者において，歩行能力に対する断端長の関係を調べた2つの研究がある[14,18]．最初の研究では，断端の長さは14～19 cmで，もう1つの研究では9～24 cmであった．ほとんどすべてのソケットがPTB（patellar tendon bearing）ソケットであった．どちらの研究においても，CWSとエネルギー消費の間に有意な相関関係は認められなかった．とくに臨床的な重要なことは，9 cmほどの短い断端でもTT患者のパフォーマンス（酸素費用はより低く，CWSは高い）は，膝関節離断（KD）と大腿切断（TF）レベルより優れているという結果である．

■義肢の重量

　多くの片側の切断患者では，切断した下肢の重さより軽い義肢を選択する．Mattesらは，非切断足下肢に適合させるために，下腿義足の質量と慣性モーメントを増加させるとエネルギー費用を増加させずに歩行の対称性が改善する，という仮説を検討した[23]．しかしながら，義足と非切断足下肢の慣性モーメントを適合させるのに必要な負荷構造は，歩行の非対称性が大きくなりエネルギー費用が高くなるという結果になった．

■両側の切断患者

　驚くことではないが，両側の切断患者は片側の切断患者よりも大きな努力を費やす（表24-13）[10,44]．両側サイム切断の血管不全患者は，両側下腿切断（TT）の血管不全患者よりも速く歩き酸素費用は小さい．外傷性の両側TT切断患者は，血管不全による両側TT患者より速く歩き，エネルギー費用は小さい．

　糖尿病切断患者の約1/3が3年以内に残っている下肢を失うということを考慮すると，たとえ断端が短くても膝関節を保存することは重要である．というのは，

表24-14　エネルギー消費－股関節炎

	速度 (m/min)	酸素消費量 (mL/kg·min)	酸素費用 (mL/kg·m)	脈拍 (拍/分)
人工股関節全置換術前[6]	41	10.3	0.28	106
人工股関節全置換術後[6]	55	11.1	0.20	108
Girdlestone[45]	46	12.2	0.39	118
股関節固定術[37]	67	14.7	0.22	112

片側のTT切断患者はもう一方の下肢もTT切断するようになるだろうし，エネルギー消費は片側の大腿切断（TF）患者より少ないだろうからである[14]．両側の血管原性切断患者は，片側が大腿切断レベルであるならば，機能的な歩行状態に到達することはめったにない．

スタビー義足を装着した21歳の両側の膝関節離断（KD）患者の評価では，酸素消費量9.9 mL/kg·min，CWS 46 m/min，酸素費用0.22 mL/kg·m であった[36]．スタビー義足での歩行は，多くの患者にとって外見上受け入れられないが（歩行練習や自宅内に限られた歩行を除いて），このただ1人の患者からのデータは，それが機能的に役立つということを示している．

関節炎

股関節

股関節炎の疼痛は，逃避性歩行パターンを生じる．人工股関節全置換術（THA）を施行する前の，片側の変形性関節症の患者において行われた検査では，平均CWSは41 m/minで正常速度の約半分で，酸素消費量は10.3 mL/kg·minでこれも正常以下であった[6]．THAは酸素費用を減じ，歩行速度を向上させる．術後1年のCWSは，酸素消費量をまったく増加させずに，41 m/minから55 m/minに増加した（表24-14）．CWSが改善し，それに伴う酸素消費量はないので，0.28 mL/kg·mから0.20 mL/kg·mへ酸素費用が小さくなり，歩行効率が改善したことを示している．

どちらの方法も片側性の股関節炎に実施されるので，THAの結果を先に論じた股関節固定後の結果と比較することは，臨床的に重要である．股関節固定は歩行速度は速いが，THAより32％大きい酸素消費量が必要となる（表24-4, 24-14参照）．片側性の股関節炎患者では酸素消費量が減少することが，股関節固定術に対するTHAの利点である．

Girdlestoneの股関節切除関節形成術（すなわち，股関節の切除と人工関節の除去）は，一般的にTHA後の持続性感染のために実施される．これは，関節置換術後のもっとも重症な合併症のタイプの1つである．Girdleston関節形成術後のCWSは平均46 m/min，酸素消費量は平均12.2 mL/kg·min，心拍数は平均118 bpmである[45]．心拍数の上昇は，これら患者の多くが部分的な体重支持のために，松葉杖に依存していることを反映している．

膝関節

人工膝関節全置換術の前に実施した重度の変形性膝関節症患者の評価では，CWS減少の平均と酸素費用増大の平均が，変形性股関節症の患者とほぼ同様である[45]．2つの異なる関節において，これらの結果が類似していることは驚くべきことではない．痛みを軽減しようと努力して，股関節症患者も膝関節症患者も多くの同様の戦略（ストラテジー）を導入する．荷重の持続時間を最小限にするために，患脚への単下肢支持期の持続時間を減少させ，上肢使用の歩行補装具を使い，それによって荷重量を減少させる．

関節リウマチ

関節リウマチ患者の評価では，全身性疾患に直面していても，全膝関節置換術が機能的に有益であることを示している[45]．主要な問題が膝関節の重度の変性であるリウマチ患者の評価では，酸素消費量がわずかに増加しただけで（10.3 mL/kg·minから11.4 mL/kg·minへ）術後に有意な歩行速度の改善を示している（33 m/minから58 m/minへ）．また，酸素費用においても著しい改善がみられる（0.71 mL/kg·mから0.41 mL/kg·mへ）．

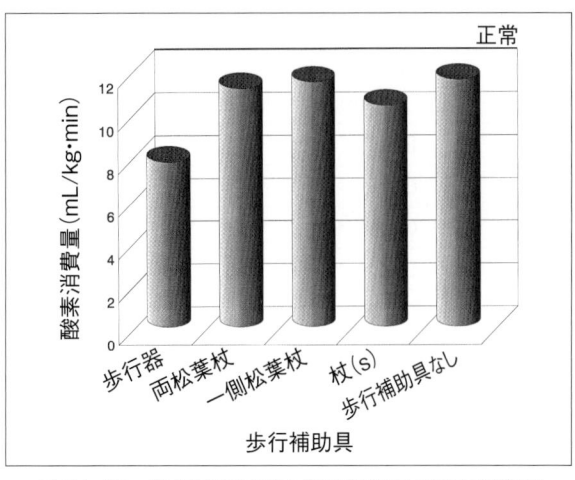

図 24-13　歩行補助具別の関節炎患者の酸素消費量
種々の上肢使用の歩行補助具を必要とする関節炎患者の酸素消費量.

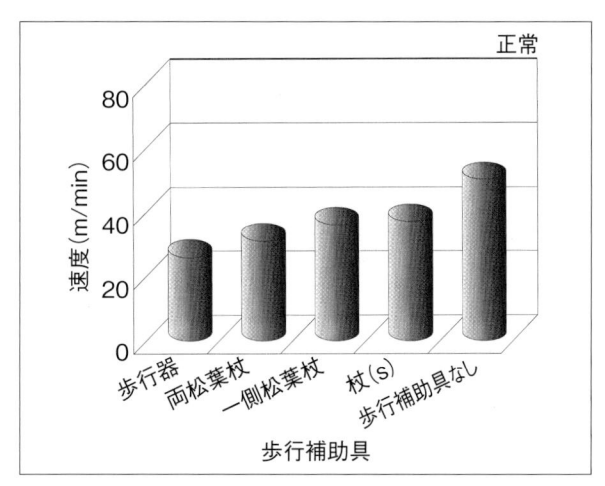

図 24-14　歩行補助具別の関節炎患者の歩行速度
種々の上肢使用の歩行補助具を必要とする関節炎患者の歩行速度.

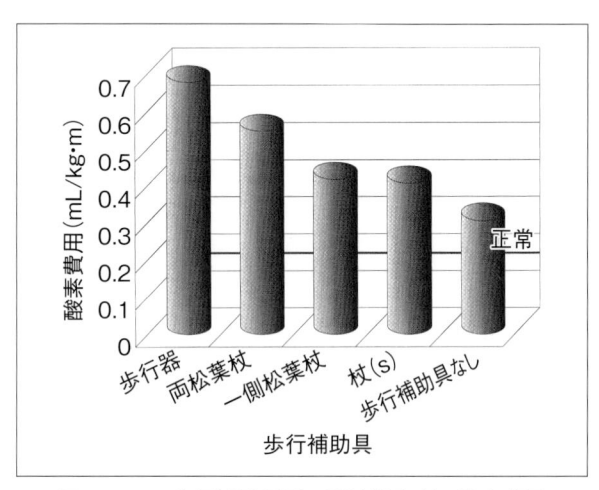

図 24-15　歩行補助具別の関節炎患者の酸素費用
種々の上肢使用の歩行補助具を必要とする関節炎患者の酸素費用.

上肢使用の歩行補助具の影響

関節炎で松葉杖，杖，歩行器を使用するのは，通常は疼痛が激しいからである．炎症関節にかかる力は，杖，松葉杖 1 本，松葉杖 2 本，または歩行器の提供によって次第に除かれる．

術前に検査した重度の膝関節リウマチの患者グループにおいて，彼らの CWS での酸素消費量は健常被験者の値以上に上昇していなかった（図 24-13）．歩行器を使用している患者は，CWS（図 24-14）はもっとも遅く，酸素費用（図 24-15）はもっとも高かった[45]．歩行速度は，松葉杖 2 本，松葉杖 1 本，杖（または杖 2 本），歩行補助具の使用なしの患者グループの順で速くなった（表 24-15）．逆に酸素費用は歩行器を必要とする患者がもっとも高く，上肢使用の歩行補助具を必要としない患者が最少だった．

デコンディショニング

酸素脈は，術前の検査では変形性関節症と関節リウマチ患者の両方とも正常より低く，上肢使用の歩行補装具を使用していないときでさえ低い[45]．これらの結果は，疼痛により座りがちな生活様式になっている，および／またはリウマチ疾患の全身への影響の結果デコンディショニングに陥っていることを示している．

片麻痺（脳卒中）

痙性と原始的運動パターンが片麻痺歩行の特徴で，機能障害の程度は神経学的欠損の大きさによる[15]．典型的な患者では速度が著しく減少するため，非効率的な片麻痺歩行パターンと高い酸素費用にもかかわらず，酸素消費量は正常より少ない[15]．歩行可能な片麻痺患者の平均酸素消費量は 11.5 mL/kg・min で，正常歩行の平均をわずかに下回る．平均速度は非常に遅く 30 m/min で，0.54 mL/kg・m という高い酸素費用になる理由が説明できる（表 24-16）．重度の心血管疾患がない限り，片麻痺歩行は典型的な患者にとって生理学的にストレスが多くないと結論づけられる．

表24-15 上肢使用の歩行補助具が膝関節術前の関節リウマチ患者の評価へ与える影響

	速度 (m/min)	酸素消費量 (mL/kg·min)	酸素費用 (mL/kg·m)	脈拍 (拍/分)
歩行器	21	7.2	0.63	124
両松葉杖	26	10.6	0.50	124
一側松葉杖	31	10.9	0.37	102
杖（一側または両側）	32	9.8	0.36	97
歩行補助具なし	45	11.0	0.26	115

(Waters RL, Perry J, Conaty P, Lunsford B, O'Meara P. The energy cost of walking with arthritis of the hip and knee. *Clin Orthop*. 1987 ; 214 : 278-284. より改変)

表24-16 片麻痺

	速度 (m/min)	酸素消費量 (mL/kg·min)	酸素費用 (mL/kg·m)	脈拍 (拍/分)
車いす	32	10.0	0.27	107
歩行	30	11.5	0.54	109

(Hash D. Energetics of wheelchair propulsion and walking in stroke patients. In : Energetics : Application to the study and management of locomotor disabilities. *Orthop Clin* North Am. 1978 ; 9 : 351-377. より改変)

表24-17 膝関節屈曲位歩行のエネルギー消費

	速度 (m/min)	酸素消費量 (mL/kg·min)	酸素費用 (mL/kg·m)
0°	80	11.8	0.16
15°	77	12.8	0.17
30°	75	14.3	0.19
45°	64	14.5	0.22

(Rueter K, Pierre M. Energy cost and gait characteristics of flexed knee ambulation. In : Waters RL. Lunsford BR, eds. *Energy Expenditure of Normal and Pathologic Gait : Application to Orthotic Prescription. Atlas of Orthotics*. St. Louis, MO : CV Mosby Co ; 1985. より改変)

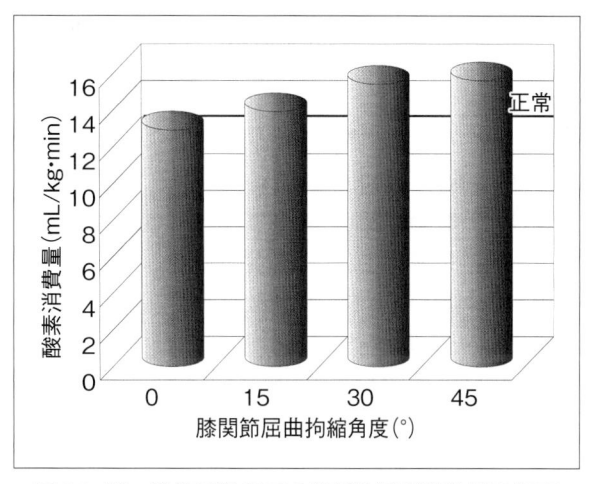

図24-16 健常被験者での模擬的膝関節拘縮の程度別の酸素消費量

膝関節屈曲位歩行のエネルギー消費

脳性麻痺による痙直型両麻痺のような神経学的障害により，患者は下肢屈曲位で歩くようになる．膝関節屈曲位の姿勢が生体力学的に要求される力は正常より大きく，大腿四頭筋，脛骨-大腿骨，そして膝蓋骨-大腿骨の力の増大と関係する[28]．もっとも著しい増加は膝関節屈曲15°以上の角度で起こる．

歩行の立脚期における膝関節の完全伸展の重要性と膝関節の屈曲変形の重要性は，膝関節伸展は制限するが完全屈曲は可能な，特別に設計された蝶番がついた膝装具を装着した健常被験者において示されている[31,43]．模擬的な膝関節屈曲拘縮が増大するにつれて，酸素消費量と酸素費用は次第に上昇し，CWSは減少する（表24-17）．

膝関節伸展を30°制限すると，酸素消費量は15%上昇し，酸素費用は19%増加する（図24-16, 24-17,

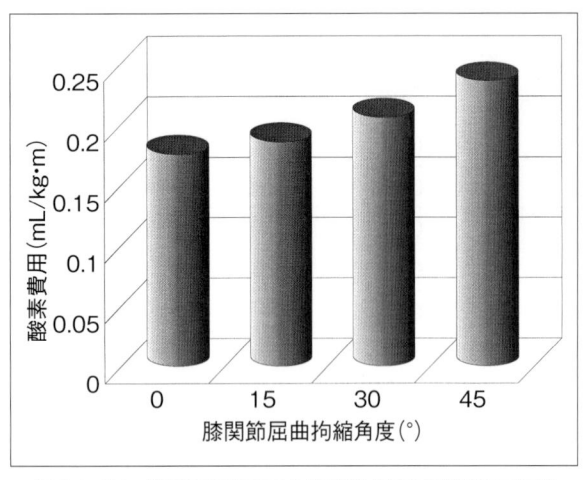

図24-17　健常被験者での模擬的膝関節拘縮の程度別の酸素費用

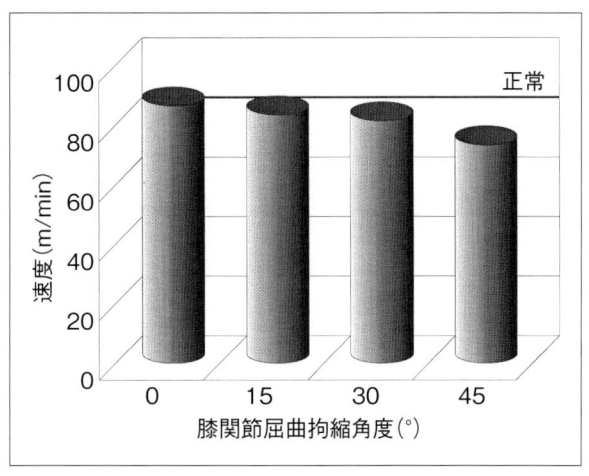

図24-18　健常被験者での模擬的膝関節拘縮の程度別の歩行速度

表24-18　脳性麻痺

	速度 (m/min)	酸素消費量 (mL/kg・min)	酸素費用 (mL/kg・m)	脈拍 (拍/分)
痙直型両麻痺	40	18.6	0.72	145

(Campbell J, Ball J. Energetics of walking in cerebral palsy. In : Energetics : Application to the study and management of locomotor disabilities. *Orthop Clin North Am*. 1978 ; 9 : 351-377. より改変)

24-18)．膝関節伸展を15°制限すると，正常歩行と比較して，酸素消費量は7％上昇し，酸素費用は13％増加する．膝関節伸展を45°制限すると，酸素消費量は21％増加し，酸素費用は38％増加する．

痙直型両麻痺（脳性麻痺）

両下肢に痙直型両麻痺を有する小児は，一般的に痙性と広範囲な運動制御の喪失があり，それは障害の程度による．中等度または重度の能力障害がある場合，一般的に小児は股関節と膝関節の完全な伸展ができず，股関節と膝関節は屈曲位となる．5～17歳の痙直型両麻痺児のグループにおいて，歩行速度は平均40 m/minであった[7]．平均心拍数と酸素消費量は正常より有意に高く，平均すると145 bpmと18.6 mL/kg・minであった．グループとして，これらの小児は非常に非効率的な歩行であり，平均0.72 mL/kg・mであった（**表24-18**）．

上肢使用の歩行補助具の使用を必要としないが歩行障害がある人の多くは，意図的に歩行速度を遅くし，正常な限度を超えないように酸素消費量を維持することができる．それにもかかわらず，上肢使用の歩行補助具を使用しない場合でさえ，酸素消費量の上昇と高い心拍数が，痙直型両麻痺児において常に記録された．

痙直型両麻痺児の股関節と膝関節の屈曲姿勢は，遅い速度であっても姿勢が崩れないように，抗重力筋のかなりの筋活動が要求される．酸素消費量上昇のもう1つの理由は，両下肢が障害されているため，必要な代償歩行の置換を実施するための運動制御が制限されていることである．対照的に，片麻痺患者は非麻痺側下肢で置換でき，非麻痺側下肢で歩行周期（GC）の約80％をまかなう．また，患側での単下肢支持期に，股関節と膝関節を比較的伸展位に保持できる[27]．

健常人では，年齢が増すにつれて酸素消費量は減少する．痙直型両麻痺児では反対の傾向がみられた．酸素消費量は年齢とともに増加した．この所見は，疲労や安静の必要性を訴える痙直型両麻痺児にとって臨床的に重要である．臨床的にこのことは，年長児になると体重と身長が増大し，運動制御障害と痙性を有する小児が増加した体重で移動するのがますます困難にな

ることと一致する．その結果，年長児はあまり歩行しないようになり，次第に車いすへ依存するようになる．

文献

1. Astrand A, Astrand I, Hallback I, Kilbom A. Reduction in maximal oxygen uptake with age. *J Appl Physiol.* 1973 ; 35 : 649-654.
2. Astrand PO, Rodahl K. *Textbook of Work Physiology.* 2nd ed. New York, NY : McGraw-Hill, Inc ; 1977.
3. Astrand PO, Saltin B. Maximal oxygen uptake and heart rate in various types of muscular activity. *J Appl Physiol.* 1961 ; 16 : 977-981.
4. Bobbert AC. Energy expenditure in level and grade walking. *J Appl Physiol.* 1961 ; 15 : 1015-1021.
5. Booyens J, Keatinge WR. The expenditure of energy by men and women walking. *J Physiol.* 1957 ; 138 : 165-171.
6. Brown M, Hislop HJ, Waters RL, Porell D. Walking efficiency before and after total hip replacement. *Phys Ther.* 1980 ; 60 : 1259-1263.
7. Campbell J, Ball J. Energetics of walking in cerebral palsy. In : Energetics : application to the study and management of locomotor disabilities. *Orthop Clin North Am.* 1978 ; 9 : 351-377.
8. Corcoran PJ, Gelmann B. Oxygen reuptake in normal and handicapped subjects in relation to the speed of walking beside a velocity-controlled cart. *Arch Phys Med Rehabil.* 1970 ; 51 : 78-87.
9. Davis JA. Anaerobic threshold : review of the concept and directions for future research. *Med Sci Sports Exerc.* 1985 ; 17 : 6-18.
10. Deboe LL, Witt Pl, Kadaba MP, Reyes R, Cochran GV. An alternative to conventional prosthetic devices. *Arch Phys Med Rehabil.* 1983 ; 66 : 264-266.
11. Durnin JV, Passmore R. *Energy, Work and Leisure.* London : Heinemann Educational Books ; 1967.
12. Falls HB, Humphrey LA. Energy cost of running and walking in young men. *Medicine and Science in Sports.* 1976 ; 8 : 9-13.
13. Finley FR, Cody KA. Locomotive characteristics of urban pedestrians. *Arch Phys Med Rehabil.* 1970 ; 51 : 423-426.
14. Gonzalez EG, Corcoran PJ, Reyes RL. Energy expenditure in below-knee amputees : correlation with stump length. *Arch Phys Med Rehabil.* 1974 ; 55 : 111-119.
15. Hash D. Energetics of wheelchair propulsion and walking in stroke patients. In : Energetics : application to the study and management of locomotor disabilities. *Orthop Clin North Am.* 1978 ; 9 : 351-377.
16. Hjeltnes N. Oxygen uptake and cardiac output in graded arm exercise in paraplegics with low level spinal lesions. *Scand J Rehabil Med.* 1977 ; 9 : 107-113.
17. Holloszy JO, Coyle EF. Adaptations of skeletal muscle to endurance exercise and their metabolic consequences. *J Appl Physiol.* 1984 ; 56 : 834-838.
18. Waters RL, Perry J, Chambers R. Energy expenditure of amputee gait. In : Moore WS, et al, eds. *Lower Extremity Amputation.* Philadelphia, PA : 1989 : 250-260.
19. Hussey RW, Stauffer ES. Spinal cord injury : requirements for ambulation. *Arch Phys Med Rehabil.* 1973 ; 54 : 544-547.
20. Inman VT, Ralston HJ, Todd F. *Human Walking.* Baltimore, MD : Waverly Press ; 1981.
21. Joseph J. *Man's Posture : Electromyographic Studies.* Springfield, IL : Charles C. Thomas ; 1960.
22. Lerner-Frankiel M, Vargas S, Brown M, et al. Functional community ambulation : what are your criteria. *Clinical Management in Physical Therapy.* 1986 ; 6 : 12-15.
23. Mattes SJ, Martin PE, Rover TD. Walking symmetry and energy cost in persons with unilateral transtibial amputation : matching prosthetic and intact limb inertial properties. *Arch Phys Med Rehabil.* 2000 ; 81 : 561-568.
24. McArdle WD, Katch FI, Katch VL. *Exercise Physiology.* Philadelphia, PA : Lea and Febiger ; 1986.
25. Nowrozzi F, Salvanelli ML. Energy expenditure in hip disarticulation and ipelvectomy amputee. *Arch Phys Med Rehabil.* 1983 ; 64 : 300-303.
26. Passmore R, Durnin JUGA. Human energy expenditure. *Physiol Rev.* 1953 ; 35 : 801-840.
27. Peat M, Hyman I. Electromyographic temporal analysis of gait : hemiplegic locomotion. *Arch Phys Med Rehabil.* 1976 ; 57 : 421-425.
28. Perry J, Antonelli D, Ford W. Analysis of knee joint forces during flexed knee stance. *J Bone Joint Surg.* 1975 ; 57A : 961-   967.
29. Ralston HJ. Comparison of energy expenditure during treadmill walking and floor walking. *J Appl Physiol.* 1960 ; 15 : 1156.
30. Ralston HJ. Energy-speed relation and optimal speed during level walking. *Int Z Angew Physiol Einschl Arbeitphysiol.* 1958 ; 17 : 277-283.
31. Rueter K, Pierre M. Energy cost and gait characteristics of flexed knee ambulation. In : Waters RL, Lunsford BR, eds. *Energy Expenditure of Normal and Pathologic Gait : Application to Orthotic Prescription. Atlas of Orthotics.* St. Louis, MO : CV Mosby Co ; 1985.
32. Saltin B, Blomqvist G, Mitchell JH, Johnson RL, Jr, Wildenthal K, Chapman CB. Response to submaximal and maximal exercise after bedrest and training. *Circulation.* 1968 ; 38 (suppl. 7) : 1-78.
33. Steinberg FU, Garcia WJ, Roettger RF, Shelton DJ. Rehabilitation of the geriatric amputee. *Journal of the American Gerontology Society.* 1974 ; 22 : 62-66.
34. Thorstensson A, Roberthson HR. Adaptations to changing speed in human locomotion : speed of transition between walking and running. *Acta Physiol Scand.* 1987 ; 131 : 211-214.
35. Traugh GH, Corcoran PF, Reyes RL. Energy expendi-

ture of ambulation in patients will above-knee amputations. *Arch Phys Med Rehabil.* 1975 ; 56 : 67-71.
36. Wainapel SF, March H, Steve L. Stubby prostheses : an alternative to conventional prosthetic devices. *Arch Phys Med Rehabil.* 1985 ; 66 : 264-266.
37. Waters RL, Barnes G, Hasserl T, Silver L, Liss R. Comparable energy expenditure following arthrodesis of the hip and ankle. *J Bone Joint Surg.* 1988 ; 70 : 1032-1037.
38. Waters RL, Campbell J, Perry J. Energy cost of three-point crutch ambulation in fracture patients. *J Orthop Trauma.* 1987 ; 1 : 170-173.
39. Waters RL, Campbell J, Thomas L, Hugos L, Davis P. Energy cost of walking in lower extremity plaster casts. *J Bone Joint Surg.* 1982 ; 64 : 896-899.
40. Waters RL, Hislop HJ, Perry J, Antonelli D. Energetics : application to the study and management of locomotor disabilities. *Orthop Clin North Am.* 1978 ; 9 : 351-377.
41. Waters RL, Lunsford BR, Perry J, Byrd R. Energy-speed relationship of walking : standard tables. *J Orthop Res.* 1988 ; 6 (2) : 215-222.
42. Waters RL, Lunsford BR. Energy cost of paraplegic ambulation. *J Bone Joint Surg.* 1985 ; 67 (A) : 1245-1250.
43. Waters RL, Lunsford BR. *Energy Expenditure of Normal and Pathologic Gait : Application to Orthotic Prescription. Atlas of Orthotics.* St. Louis, MO : CV Mosby Co ; 1985.
44. Waters RL, Perry J, Antonelli D, Hislop H. The energy cost of walking of amputees : influence of level of amputation. *J Bone Joint Surg.* 1976 ; 58 (A) : 42-46.
45. Waters RL, Perry J, Conaty P, Lunsford B, O'Meara P. The energy cost of walking with arthritis of the hip and knee. *Clin Orthop.* 1987 ; 214 : 278-284.
46. Waters RL. Physiological rationale for orthotic prescription in paraplegia. *Clinical Prosthetics and Orthotics.* 1987 ; 11 : 66-73.
47. Waters RL, Yakura JS, Adkins R, Barnes G. Determinants of gait performance following spinal cord injury. *Arch Phys Med Rehabil.* 1989 ; 70 : 811-818.
48. Waters RL, Yakura JS. The energy expenditure of normal and pathological gait. *Critical Reviews in Physical and Rehabilitation Medicine.* 1989 ; 1 : 187-206.
49. Yukura JS, Waters RL, Adkins RH. Changes in ambulation parameters in SCI individuals following rehabilitation. *Paraplegia.* 1990 ; 28 : 364-370.

略語と頭字語

[A]

ADD LONG：adductor longus　長内転筋
ADD MAG：adductor magnus　大内転筋
ADP：adenosine diphosphate　アデノシン二リン酸
AFO：ankle-foot orthosis　短下肢装具
AK：above knee　膝上
AMI：Ambulatory Motor Index　歩行運動指数
ANK：ankle　足関節
ANT TIB：anterior tibialis　前脛骨筋
AP：anterior-posterior　前後
ASIS：anterior superior iliac spine　上前腸骨棘
ATIB：anterior tibialis　前脛骨筋
ATP：adenosine triphosphate　アデノシン三リン酸

[B]

BFLH：biceps femoris long head　大腿二頭筋長頭
BFSH：biceps femoris short head　大腿二頭筋短頭
BK：below knee　膝下
BMR：basal metabolic rate　基礎代謝率
bpm：beats per minute　分時拍動数
BW：body weight　体重
BW/LL：body weight per leg length　体重・下肢長

[C]

cal：calorie（gram）　カロリー（グラムカロリー）
CC：calcaneocuboid　踵立方
C/G：center of gravity　重心
cm：centimeter　センチメートル
CO_2：carbon dioxide　二酸化炭素
COG：center of gravity　重心
COM：center of mass　質量中心
COP：center of pressure　圧中心
CP：creatine phosphate　クレアチンリン酸
C/P：center of pressure　圧中心
C7：seventh cervical vertebra　第7頸椎
CTO：contralateral toe-off　反対側の足指離地
CVA：cerebral vascular accident　脳血管障害
CWS：customary/comfortable walking speed　通常または快適歩行速度

[D]

db：decibel　デシベル
DER：dynamic elastic response　動的な弾性反応
DF：dorsiflexion/dorsiflexes/dorsiflexor　背屈／背屈筋
du：digitized units　数値化された単位

[E]

EDL：extensor digitorum longus　長指伸筋
EHL：extensor hallucis longus　長母指伸筋
EMG：electromyograph（y）　筋電図

[F]

F：force　力
FCT：fibrous connective tissue　線維性結合組織
FDL：flexor digitorum longus　長指屈筋
FHL：flexor hallucis longus　長母指屈筋
FMS：Functional Mobility Scale　動的移動尺度
FTSW：foot switch　足部スイッチ
FWS：fast walking speed　速い歩行速度

[G]

g：gram　グラム
GAST：gastrocnemius　腓腹筋
GC：gate cycle　歩行周期
GMax：gluteus maximus　大殿筋
GMax L：gluteus maximus, lower　大殿筋下部線維
GLUT MAX L：gluteus maximus, lower　大殿筋下部線維
GLUT MAX U：gluteus maximus, upper　大殿筋上部線維
GLUT MED：gluteus medius　中殿筋
GMFCS：Gross Motor Functional Classification Scale　粗大運動機能尺度
GRAC：gracilis　薄筋
GRF：ground reaction force　床反力
GRFV：ground reaction force vector　床反力ベクトル

[H]

H：heel　踵
HAT：head, arms and trunk　頭部・両上肢・体幹
HD：hip disarticulation　股関節離断
Hg：mercury　水銀
H-1：heel, first metatarsal　踵，第1中足骨
H1-5：heel, first and fifth metatarsal　踵，第1中足骨，第5中足骨
H-5：heel, fifth metatarsal　踵，第5中足骨
HP：hemipelvectomy　片側骨盤切断
HST：heel strike transient　踵接地による一過性現象

Hz：hertz　ヘルツ

[I]

IC：initial contact　初期接地
IEMG：integrated electromyography　積分筋電図
ILIAC：iliacus　腸骨筋
ISw：initial swing　遊脚初期
IT：iliotibial　腸脛
ITB：iliotibial band　腸脛靱帯
ITO：ipsilateral toe-off　同側の足指離地

[K]

KAFO：knee-ankle-foot orthoses　長下肢装具
kcal：kilogram-calorie　キロカロリー
kg：kilogram　キログラム
kPa：kilopascal　キロパスカル

[L]

LA：limb advancement　下肢の前進
LA：lever arm　レバーアーム
LED：light emitting diode　発光ダイオード
LGMax：lower gluteus maximus　大殿筋下部線維
LL：leg length　下肢長
LR：loading response　荷重応答期
L3：third lumbar vertebra　第3腰椎

[M]

m：meter　メートル
MG：medial head of gastrocnemius　腓腹筋内側頭
M Ham：medial hamstring　内側ハムストリング
MHR：maximum heel raise　最大踵挙上
min：minute　分
mL：milliliter　ミリリットル
ML：medial-lateral　内側−外側
mm：millimeter　ミリメートル
m/min：meters per minute　メートル/分
MMT：manual muscle test　徒手筋力テスト
M OHM：meg ohm (10 ohms)　メガオーム (10オーム)
MP：metatarsophalangeal　中足指節
ms：millisecond　ミリ秒
MSt：mid stance　立脚中期
MSw：mid swing　遊脚中期
MT：midtarsal　中足骨
MT5：fifth metatarsal　第5中足骨
MTP：metatarsophalangeal　中足指節
MU：motor unit　運動単位
mv：millivolt　ミリボルト
MVC：maximum voluntary contraction　最大随意収縮

[N]

N：number　数（標本数）
Nm：Newton-meter　ニュートンメートル
N・m/kg：Newton-meter/kilogram　ニュートンメートル/キログラム
N・m/kg・m：Newton-meter/kilogram-meter　ニュートンメートル/キログラムメートル

[O]

O_2：oxygen　酸素
OPP FS：opposite foot support　反対側の足部による支持

[P]

PAL：peak axial load　最大垂直分力
PB：peroneus brevis　短腓骨筋
PCSA：physiological cross sectional area　生理的横断面積
PF：plantar flexion/plantar flexes　底屈/底屈筋
pH：hydrogen ion concentration　水素イオン濃度
PL：peroneus longus　長腓骨筋
psi：pounds per square inch　ポンド/1平方インチ
　　（※訳注：圧力単位，1psi ≒ 0.07kg/cm^2）
PSIS：posterior superior iliac spine　上後腸骨棘
PSw：pre-swing　前遊脚期
PT：posterior tibialis　後脛骨筋
PTB：patellar tendon bearing　膝蓋腱支持
PTIB：posterior tibialis　後脛骨筋
%N：percent normal　%正常値

[R]

r：correlation coefficient　相関係数
REF FS：reference foot support/switch　観察下肢の足部支持/フットスイッチ
RER：respiratory exchange ratio　呼吸交換率
RF：rectus femoris　大腿直筋
RF SURF：rectus femoris surface　大腿直筋表面
RLANRC：Rancho Los Amigos National Rehabilitation Center　ランチョ・ロス・アミーゴ国立リハビリテーションセンター
ROM：range of motion　関節可動域
RQ：respiratory quotient　呼吸商

[S]

SACH：solid ankle, cushioned heel　サッチ
SART：sartorius　縫工筋
SCI：spinal cord injury　脊髄損傷

SD：standard deviation　標準偏差
sec：second　秒
SI：sacroiliac　仙腸
SLA：swing limb advancement　遊脚下肢の前進
SLS：single limb support　単下肢支持
SMEMB：semimembranosis　半膜様筋
SOL：soleus　ヒラメ筋
ST：subtalar　距骨下
STEND：semitendinosus　半腱様筋
S₂：second sacral vertebra　第2仙椎
SWS：slow walking speed　遅い歩行速度

[T]

T：torque　トルク
TA：tibialis anterior　前脛骨筋
TAMP：time adjusted mean profile　時間調整した平均プロフィール
TF：transfemoral
TFL：tensor fascia lata　大腿筋膜張筋
THA：total hip arthroplasty　人工股関節置換術
3D：three-dimensional　三次元
TK：through knee　膝関節を通過する
TL：thoracolumbar trunk　胸椎と腰椎で構成される体幹
TN：talonavicular　距舟

TO：toe-off　足指離地
TP：tibialis posterior　後脛骨筋
TPE：triaxial parallelogram electrogoniometer　3軸平行四辺形電気角度計
TSt：terminal stance　立脚終期
TSw：terminal swing　遊脚終期
T₁₀：tenth thoracic vertebra　第10胸椎
TT：transtibial

[U]

μ：micron　ミクロン
uv：microvolt　マイクロボルト

[V]

V：velocity　速度
VI：vastus intermedius　中間広筋
VL：vastus lateralis　外側広筋
VML：vastus medialis longus　長内側広筋
VMO：vastus medialis oblique　斜内側広筋
VO₂：volume of oxygen, maximal aerobic capacity　酸素量

[W]

WA：weight acceptance　荷重の受け継ぎ
W/kg：watts per kilogram　ワット／キログラム

用　語　集

[A]

abduction　外転
身体の正中線から離れるような運動

accelerometer　加速度計
速度の変化率（加速度）を計測する機器

active　活性
有効な力を発生する筋の収縮

adduction　内転
身体の正中線に近づく運動

assistive devices　歩行補助具
松葉杖，杖，歩行器など歩行を援助するもの

aerobic　有酸素性
酸素を使用する筋の活動過程

ambulatory motor index　歩行運動指数
両側の股関節（屈曲，外転，伸展）および膝関節（伸展，屈曲）の筋力の総和

amplifier　増幅器
筋電性信号を拡大する電子装置

amputation　切断
四肢の遠位の部分を失うこと

anaerobic　無酸素性
酸素を使用しない筋の活動過程

ankle rocker　アンクルロッカー
下肢の前進に寄与する足関節の背屈

arthrodesis　関節固定術
外科手術により関節を動かなくすること

automated motion analysis　自動化された動作分析
操作者の介入なしで下肢の運動を意味づけし数値化するシステム

automated video systems　自動化されたビデオシステム
媒体にビデオを用いた操作者を必要としない運動記録システム

[B]

bilateral　両側
左右の四肢（身体の両側）を含めたい方

body weight vector　体重ベクトル
参照している関節に関して平均した体重の大きさと位置を示す力の作用線

burn　熱傷
過度の熱によって引き起こされる組織の損傷

[C]

cadence　歩行率
1分間当たりの歩数

calcaneus gait　踵歩行
おもに踵で体重を支えて歩く

calcaneograde　踵支持
踵で歩くこと

calorimetry　熱量計測法
生理学的エネルギー消費を測定するための体熱計測

cauda equine　馬尾神経
脊柱管の下方に位置する脊髄神経根

center of pressure　圧中心
足部が床に接する面での体重負荷による力を平均した位置（ベクトルの起始部）

cerebral palsy　脳性麻痺
出生時に起こった脳損傷から生じる非進行性の麻痺

clubfoot　内反足
3つ（内転，内反，尖足）の運動面で生じる新生児の先天性の足部のねじれ変形

concentric contraction　求心性収縮
筋が短縮しながら張力を発揮すること

contracture　拘縮
線維結合組織の短縮によって通常の関節可動範囲が制限される

contralateral　対側
身体（四肢）の反対側

coronal plane　冠状面
身体を前後半分に分ける面であり，前額面ともよばれる

customary walking speed　習慣的歩行速度
自発的に仮定される歩行の速度

[D]

deceleration　減速
それ以前の運動の速度を遅くするまたは抑えること

deformity　形態異常
骨または関節の固定されたアライメントの異常

degenerative arthritis　変性性関節炎
変形性関節炎と同義語．関節軟骨や骨の退行性変化によって生じる

digitigrade　前足部支持
歩行周期における前足部支持の状態

diplegia　両麻痺
両下肢を含む麻痺．脳性麻痺の分類の1つ

dorsiflexion　背屈
　足先が脛骨の前面に向かって動く足関節での運動
double stance　両下肢支持
　両足部が床接地している立位（たとえば，初期接地，荷重応答期，前遊脚期）
drop foot　下垂足
　受動的な尖足，遊脚期における過度の足関節底屈
dynamic　動的
　制御された筋活動
dynamic electromyography　動作筋電図
　機能的な動作中の筋活動信号の記録
dysvascular amputee　血管不全切断患者
　循環障害が原因で下肢を切断した人

[E]

eccentric contraction　遠心性収縮
　強い外力が加わることにより生じる筋の伸張を伴う筋収縮
efficiency　効率
　仕事量に変換されたエネルギーのパーセンテージ
effort　活動
　運動を抑制または発生させること
elastic contracture　可動性のある拘縮
　体重または強力な徒手的ストレッチを加えると部分的に可動する線維組織の拘縮
electrode　電極
　筋電性信号をとらえる装置
electrogoniometer　電気角度計
　関節運動を記録するために下肢に取り付けられる装置
electromyography　筋電図
　筋収縮によって生じる活動電位を記録するシステム
energy　エネルギー
　仕事を遂行する能力
energy conservation　エネルギーの温存
　活動時のエネルギー消費を減らすための機能的手段
equinus　尖足
　踵より前足部が下方に位置し足部のつま先が下がった姿勢
eversion　外反
　距骨下関節の外側挙上
extension　伸展
　関節を構成している骨が水平に近づく動き．屈曲の反対
extensor thrust　急激な伸展
　明らかな過伸展はみられないが膝関節の急激な後退が起こる

[F]

flexed-knee gait　膝関節屈曲位歩行
　立脚期の間の膝関節を屈曲したままでの歩行
flexion　屈曲
　関節を曲げること．すなわち遠位の部分が近位の部分に向かって近づくように回転すること
filtration（electronic）　フィルトレーション
　特定の周波数の波形を電気的に除去すること
foot flat　足底接地
　踵と前足部による床接地
foot support patterns　足部支持パターン
　踵，内・外側中足骨頭，母指の異なった床接地の組み合わせ
footswitch　フットスイッチ
　調べたい任意の足部の部位による床接地の時間を測定する装置
force　力（作用）
　位置の変化や運動の方向または速度を変える作用
force plate　フォースプレート（床反力計）
　床にかかる力を計測するために床の上または床の内部に備え付けたプラットフォームのセット
forefoot contact　前足部接地
　前足部が床に接地すること
forefoot rocker　フォアフットロッカー
　前足部が支持の中心軸になり下肢（と身体）が前進すること
fracture　骨折
　骨が折れること
free gait　自由歩行
　意識せず自然な速度（通常歩いている速度）で歩くこと
frequency（electronic）　周波数
　サインカーブを描く電気信号の特性
front plane　前額面
　身体を前後半分に分ける面であり，冠状面ともよばれる

[G]

gait analysis　歩行分析
　人の歩き方を分析する方法
gait cycle　歩行周期
　同じ下肢による2回の初期接地間に起こる一連の事象
gait phases　歩行の相
　歩行周期における特徴的な機能パターンを示す区分
ground reaction forces　床反力
　フォースプレートの上を歩いたとき，体重負荷または筋活動によって生じた力をフォースプレートで記録し

たもの

ground reaction force vector　床反力ベクトル
地面（床）にかかっている力の方向と大きさの合計を平均したもの

[H]

hamstrings　ハムストリングス
骨盤から脛骨にかけて広がっている大腿部の後面の筋（半腱様筋，半膜様筋，大腿二頭筋長頭）

HAT　頭部・両上肢・体幹
頭部，上肢，頸部，体幹部分を示し，ロコモーターシステムの上に載っているパッセンジャーユニットを構成する

heel rocker　ヒールロッカー
踵が支持の中心軸になり下肢（と身体）が前進すること

heel strike　踵接地
踵による床接地．立脚期の正常な開始方法

hemiplegia　片麻痺
同側の上肢，下肢，体幹にみられる麻痺（右もしくは左）

hyperextension　過伸展
中間位を後方に越えた関節の角度．すなわち過度の伸展

[I]

iliotibial band　腸脛靱帯
骨盤の腸骨から脛骨の前面まで伸びる大腿外側にある靱帯

inertia　慣性
静止の状態を保つこと．自発的には動かない

initial contact　初期接地
床に初めに接地することで立脚期の開始となる事象

initial double stance　初期両下肢支持期
立脚期の初めに両足部が接地している期間で初期接地と荷重応答期に相当する

initial swing　遊脚初期
足部が床から挙上し下肢が前進する最初の相

instrumented walkway　機器を備えた歩道
床接地の事象を記録するためにセンサを埋めこんである床の部分

inversion　内反
距骨下関節の内側挙上

ipsilateral　同側
同側の身体または四肢

isokinetic contraction　等速性収縮
関節の運動速度が一定になるような筋収縮

isometric contraction　等尺性収縮
関節の運動が起こらないような筋収縮

[L]

lean　傾斜
垂直位からの体幹の挙上（たとえば，前方，後方，あるいは側方）

ligamentous skeleton　靱帯によって維持される骨格
身体の骨間（または部分間）の本来の接続を靱帯によって保護し維持すること

limb advancement　下肢の前進
遊脚期における機能で荷重されていない下肢の前方への運動

loading response　荷重応答期
歩行周期の第2相であり，最初の両下肢支持期に相当する

locomotor unit　ロコモーターユニット
2つの下肢と骨盤で構成され歩行のメカニズムを発生させる

lordosis　脊柱前彎
矢状面における脊柱の後方の角度

low heel contact　底屈位での踵接地
踵接地はみられるが前足部は床に接近していて，踵ロッカーが非常に制限される

[M]

markers　マーカー
遠隔運動分析法において任意の部分を指定するのに用いられる，解剖学的ランドマーク上の皮膚に取り付けられるボール状や円盤状のもの

mid stance　立脚中期
単下肢支持期の最初の部分

moment　モーメント
関節を回転させるように作用する力でトルクともよばれる

momentum　運動量
反対方向の力が付加されない限り運動を続ける

motion analysis　動作分析
歩行や機能的な活動を行っているときそれぞれの体節の運動を明らかにするシステム

motor unit　運動単位
末梢神経（細胞体，軸索，終板），神経筋接合部および軸索の分岐に支配されている筋線維からなる機能的神経筋単位

muscle grade　筋力
徒手筋力テストによって0（筋力がまったくない）から5（正常）で示される筋の力

muscular dystrophy　筋ジストロフィー
筋力弱化と拘縮を引き起こす遺伝性のある進行性の疾

患

myelodysplasia　脊髄形成異常
神経管閉鎖不全として特徴づけられる脊髄の奇形による先天性麻痺の形態

[N]

neuron　ニューロン，神経細胞
細胞体，軸索および末端の接合部からなる単一の神経線維

normalization（EMG）　正規化
基準となる EMG（徒手筋力テストや歩行時の最大活動値）に対する活動時の原 EMG の関係

[O]

observational gait analysis　観察による歩行分析
歩行時の四肢と体幹の動きを視覚的に明確化すること

optoelectrical recording　オプトエレクトロニクス記録
ランドマークに電気信号（光）を用いた自動動作分析

orthosis　装具
運動を制限したり補助できるように支持性を提供する器具

osteoarthritis　変形性関節症
非特異性病因の関節軟骨と骨の漸進性悪化

oxygen cost　酸素費用
1m 歩くのに消費した酸素量（mL/kg・m）

oxygen pulse　酸素脈
1 分間の酸素消費量と心拍数の比

oxygen rate　酸素消費量
1 分間当たりに消費した酸素の量

[P]

pantalar fusion　距骨の固定術
距腿関節，距骨下関節，足根中央関節の外科的関節固定術

parallelogram electrogoniometer　平行四辺形電気角度計
関節軸の位置の変化に対応して自在に形が変えられるように，4 つの部分が連結した矩形のアームでできた関節運動を測定する装置

paraplegia　対麻痺
両側下肢の麻痺；両麻痺（diplegia）を参照

passenger unit　パッセンジャーユニット
ロコモーターシステムの上に載っている頭部・上肢・頸部・体幹部分で構成される身体の部分

passive　他動
その構造物が発揮した力ではなく外力によって起こる運動

pass-retract　パス・レトラクト（過度の引き戻し）
十分な大腿四頭筋の機能がない場合，遊脚終期に膝関節を伸展させるために過度な股関節の屈曲（パス）の直後に急激な伸展（レトラクト）が起こる

pathokinesiology　病理運動学
身体に障害のある人の機能を明らかにする科学

pathological gait　異常歩行
異常な歩行パターン

patterned movement　パターン化された動き
原始的な移動運動制御による全体的な下肢の伸展や屈曲

peak axial load　最大垂直分力
歩行時に記録された最大の垂直方向の力

pelvic drop　骨盤の落下
片側の骨盤が中間線より低い位置まで落下する

pelvic hike　骨盤の挙上
片側の骨盤が中間線より高い位置まで挙上する

pelvic tilt　骨盤の傾斜
矢状面で観察される骨盤の中間位からの傾斜（前傾あるいは後傾）

percent gait cycle　歩行周期の割合
百分率で表した一連の歩行周期における割合

perimalleolar muscles　内外果周囲筋群
脛骨や腓骨から足関節の内果・外果付近を通り，足部まで伸びる後方の筋群（後脛骨筋，長母指屈筋，長指屈筋，長腓骨筋，短腓骨筋）

plantar flexion　底屈
足部が脛骨前面から離れる運動（つまり足関節をまっすぐにする）

plantigrade　足底支持
前足部と踵が同時に接地している状態

poliomyelitis　ポリオ
脊髄の前角で運動神経細胞のウイルス浸潤に起因する麻痺

power　仕事率
仕事がなされた割合

premature heel rise　早すぎる踵挙上
立脚終期の開始より早く踵が床から挙上する

pre-swing　前遊脚期
立脚期の最後の相で 2 回目の両下肢支持期

primitive locomotor control　原始的運動調節
これが障害されると簡単な運動でも伸展および屈曲ともにいくつかの関節が協同的に動く

progression　前進
歩行における矢上面に沿った前方移動

[Q]

quadriplegia　四肢麻痺

両側上肢と両側下肢の麻痺．tetraplegia ともいう

[R]

reciprocal gait　交互歩行
右下肢と左下肢を交互に働かせること

relative effort　相対的筋力
正規化された EMG で示される基準となる最大筋力に対する割合

repetition rate　反復率
1秒当たりに起こりうる運動の数

respiratory quotient　呼吸商
酸素摂取量に対する二酸化炭素産生量の比率

rheumatoid arthritis　関節リウマチ
全身の関節に症状をきたす炎症性の疾患

rigid contracture　可動性のない拘縮
体重または強力な徒手的ストレッチを加えても可動性のない線維組織の拘縮

rotation　回転
中心点（軸）の周りを遠位端が近位端よりも大きく回る運動

[S]

sagittal plane　矢状面
身体の前面から後面へ広がる面で，頭蓋骨の矢状縫合と平行である

sarcomere　筋節（サルコメア）
筋線維のなかにある収縮単位

scoliosis　側弯
脊柱の外側方向への屈曲

selective control　選択的な制御
個々の筋が機能的に要求される適切な期間と強度で活動すること

shock absorption　衝撃吸収
筋活動によって関節運動を制御し下肢への荷重の衝撃を少なくすること

shear　剪断
関節面に平行に滑りによって変位すること

single axis　一軸性関節
1つの面における関節運動

single limb support　単下肢支持
一側下肢へ完全荷重した状態で，立脚中期および立脚終期の相と一致する

spasticity　痙縮
筋へのすばやい伸張に対する過剰な反応

spirometry　肺活量測定
呼吸系が移動させうる空気量（吸気と呼気）の測定

surface electrode　表面電極
皮膚の下の EMG を検出するために皮膚表面に取り付けた円盤

stability　安定性
身体の質量中心と支持基底面との関係

stance　立脚期
歩行時に足部が接床している期間．初期接地，荷重応答期，立脚中期，立脚終期，前遊脚期の相が含まれる

static　静的
静止した，動かない

steady state　定常状態
どの機能的周期も同じで自由に加速や減速ができる状態

step　1歩
歩行周期における一側の初期接地から反対側の初期接地までの間隔（たとえば右から左）

step length　歩幅
連続した左右の初期接地点間の距離

stiff knee gait　曲がらない膝関節での歩行
遊脚期での膝関節の屈曲はかなり制限されている

stride　重複歩
歩行周期における一側の初期接地から同側の初期接地までの間隔（たとえば右から右）

stride characteristics　歩行特性
人の歩行の時間や距離の特性（重複歩距離，歩行率，単下肢支持期など）の評価

stride length　重複歩距離
初期接地点から次の同側の初期接地点までの距離

surface electrode　表面電極
皮膚の下の EMG を検出するために皮膚表面に取り付けた円盤

swing through gait　大振り歩行
両松葉杖と両足部で交互に体重支持をする松葉杖歩行の型．松葉杖で支持している間に両下肢が通り抜けて前進する

symphysis down　恥骨結合部の下降
骨盤の前傾を現し恥骨結合部が中間安静位より下方に位置する

symphysis up　恥骨結合部の挙上
骨盤の後傾を現し恥骨結合部が中間安静位より挙上している

swing　遊脚期
歩行周期において足部が接床していない期間．遊脚期には遊脚初期，遊脚中期，遊脚終期がある

[T]

terminal double stance　終期両下肢支持期
立脚期の最後の相で両足部が接床している期間（つまり前遊脚期）

terminal stance　立脚終期

単下肢支持期の後半
terminal swing　遊脚終期
下肢の前進期間の最後の1/3
tetraplegia　四肢麻痺
両側上肢と両側下肢の麻痺．quadriplegia ともいう
time-adjusted EMG quantification　時間調整したEMGの数値化
平均 EMG（筋活動）プロフィールは一連の重複歩の平均開始時間と平均停止時間の間に収まる
toe drag　足指の引きずり
遊脚期に下肢を前進させる際，足指がずっと接床している状態
toe rocker　トウロッカー
立脚期の最後の相で，足部の最後のセグメント上を身体が回転していくこと
torque　トルク
関節に作用する回転力（モーメントともいう）
transverse plane　横断面
身体を上半身と下半身に分ける面で，水平面ともいう
trauma　外傷
外力による組織の損傷
treadmill　トレッドミル
その場で移動運動（歩行や走行）を行わせるベルトまたはローラーのついた装置
Trendelenberg limp　トレンデレンブルグ跛行
異常のある股関節と同側に体幹が傾く
triaxial　3軸
3つの面での関節の運動
triple arthrodesis　三関節固定術
後足部（距骨下関節，踵立方関節，距舟関節）を外科的に固定すること

[U]

unguligrade　蹄歩
つま先歩行

[V]

valgus　外反
足関節遠位部の外側方向への運動で，臨床上，足関節の回内運動と同義語である
varus　内反
足関節遠位部の内側方向への運動で，臨床上，足関節の回外運動と同義語である
vector　ベクトル
大きさと方向の両方の特性をもつ身体の平均荷重線
velocity　速度
任意の方向における歩行速度
video recording　ビデオ記録
観察による歩行分析を行う際の対象者の歩行機能の記録法

[W]

weight acceptance　荷重の受け継ぎ
歩行周期において下肢に荷重される最初の期間．初期接地，荷重応答期がこれに含まれる
wire electrode　ワイヤー電極
筋の機能の強さとタイミングを記録するために特定の筋に挿入する，先端を2mm露出したナイロンで覆われた導線
Wolf's Law　ウォルフの法則
骨の基本構造はそれにかかる荷重や筋力によって修正される
work　仕事
力と力が作用する距離との積

付録A 関節可動域の基準値

自由に選択された速度で歩行する際の，足関節（n=54），膝関節（n=54），太腿（垂直位に対する角度；n=55），股関節（n=55）の矢状面における標準的な運動．

%歩行周期	足関節 平均値 (°)	足関節 標準偏差 (°)	膝関節 平均値 (°)	膝関節 標準偏差 (°)	大腿部（垂直線に対する角度）平均値 (°)	大腿部 標準偏差 (°)	股関節 平均値 (°)	股関節 標準偏差 (°)
0	−2.0	3.0	4.7	4.8	21.6	3.3	31.2	6.2
1	−3.0	3.0	6.4	4.7	21.7	3.3	31.2	6.1
2	−4.1	3.0	8.0	4.6	21.7	3.4	31.2	6.1
3	−5.1	2.9	9.6	4.5	21.7	3.4	31.2	6.1
4	−5.7	3.0	11.2	4.6	21.6	3.5	31.0	6.1
5	−5.7	3.1	12.8	4.8	21.6	3.6	30.9	6.1
6	−5.2	3.2	14.6	5.1	21.5	3.8	30.7	6.2
7	−4.3	3.1	16.0	5.2	21.2	3.9	30.3	6.1
8	−3.4	3.0	16.9	5.2	20.7	3.9	29.7	6.1
9	−2.6	3.0	17.5	5.1	20.0	3.9	28.9	6.0
10	−1.8	3.0	17.8	5.0	19.2	3.8	28.0	6.0
11	−0.9	3.0	17.9	5.0	18.2	3.8	27.0	6.0
12	−0.1	2.9	17.8	5.1	17.2	3.8	26.0	6.0
13	0.7	2.8	17.6	5.2	16.1	3.8	25.0	6.0
14	1.4	2.8	17.3	5.3	15.0	3.8	23.9	6.0
15	2.0	2.9	16.8	5.4	13.8	3.8	22.7	6.0
16	2.6	2.9	16.1	5.5	12.6	3.7	21.6	5.9
17	3.1	3.0	15.5	5.5	11.4	3.6	20.5	5.9
18	3.5	3.0	14.7	5.4	10.1	3.5	19.2	5.8
19	3.9	3.0	13.9	5.4	8.8	3.5	18.0	5.8
20	4.4	3.0	13.0	5.4	7.5	3.4	16.7	5.8
21	4.8	3.0	12.2	5.4	6.2	3.3	15.5	5.8
22	5.1	3.0	11.4	5.3	4.9	3.2	14.3	5.7
23	5.4	3.0	10.6	5.2	3.6	3.2	13.1	5.8
24	5.8	3.0	9.8	5.2	2.4	3.1	11.9	5.7
25	6.1	3.0	9.1	5.2	1.2	3.1	10.7	5.7
26	6.4	3.0	8.3	5.2	−0.1	3.0	9.5	5.8
27	6.7	3.0	7.6	5.1	−1.3	3.0	8.3	5.8
28	7.0	3.0	6.9	5.1	−2.6	3.0	7.1	5.8
29	7.3	3.0	6.3	5.2	−3.8	3.0	6.0	5.8
30	7.5	3.0	5.6	5.2	−4.9	3.0	4.9	5.8
31	7.7	3.1	5.1	5.3	−6.1	3.1	3.8	5.8
32	8.0	3.1	4.6	5.4	−7.2	3.2	2.7	5.9
33	8.2	3.2	4.1	5.5	−8.3	3.2	1.7	5.9
34	8.5	3.3	3.8	5.6	−9.3	3.3	0.7	5.9

Perry J, Burnfield JM. *Gait Analysis: Normal and Pathological Function* Second Edition (pp 531-534) © 2010 SLACK Incorporated

%歩行周期	足関節 平均値(°)	足関節 標準偏差(°)	膝関節 平均値(°)	膝関節 標準偏差(°)	大腿部（垂直線に対する角度）平均値(°)	大腿部（垂直線に対する角度）標準偏差(°)	股関節 平均値(°)	股関節 標準偏差(°)
35	8.9	3.3	3.5	5.7	−10.3	3.4	−0.4	5.9
36	9.2	3.4	3.3	5.8	−11.3	3.4	−1.4	6.0
37	9.4	3.5	3.2	5.9	−12.2	3.5	−2.3	6.1
38	9.7	3.5	3.2	6.0	−13.2	3.6	−3.2	6.1
39	9.9	3.6	3.3	6.0	−14.0	3.6	−4.0	6.2
40	10.2	3.6	3.5	6.1	−14.8	3.7	−4.9	6.3
41	10.4	3.7	3.8	6.1	−15.6	3.8	−5.6	6.4
42	10.6	3.7	4.2	6.2	−16.3	3.8	−6.4	6.5
43	10.7	3.8	4.8	6.1	−16.9	3.9	−7.0	6.6
44	10.7	3.8	5.5	6.1	−17.4	3.9	−7.6	6.6
45	10.7	3.8	6.3	6.1	−17.9	3.9	−8.1	6.7
46	10.6	3.8	7.3	6.1	−18.3	4.0	−8.6	6.8
47	10.3	3.8	8.4	6.1	−18.6	4.0	−8.9	6.8
48	9.9	3.8	9.5	6.1	−18.9	4.0	−9.2	6.9
49	9.2	3.8	10.8	6.1	−19.1	4.1	−9.5	6.9
50	8.2	3.9	12.2	6.0	−19.2	4.1	−9.6	6.9
51	7.1	4.2	13.8	6.1	−19.2	4.1	−9.6	6.9
52	5.6	4.4	15.6	6.1	−19.0	4.1	−9.5	7.0
53	3.6	4.6	17.6	6.3	−18.6	4.2	−9.1	7.0
54	1.3	4.8	19.7	6.4	−18.1	4.2	−8.7	7.1
55	−1.5	5.0	22.2	6.6	−17.3	4.4	−7.9	7.2
56	−4.3	5.2	24.9	6.7	−16.2	4.5	−7.0	7.3
57	−7.3	5.3	27.9	6.9	−15.0	4.7	−5.9	7.4
58	−10.2	5.4	31.1	7.1	−13.6	4.8	−4.7	7.5
59	−12.9	5.4	34.3	7.2	−12.0	4.9	−3.2	7.5
60	−15.0	5.4	37.6	7.2	−10.4	5.1	−1.6	7.6
61	−16.6	5.4	40.9	7.2	−8.6	5.2	0.1	7.7
62	−17.4	5.5	44.3	7.0	−6.6	5.2	2.0	7.8
63	−17.5	5.6	47.4	6.7	−4.7	5.1	4.0	7.8
64	−17.0	5.7	50.2	6.3	−2.7	5.0	6.0	7.7
65	−16.0	5.6	52.6	6.0	−0.8	4.9	8.1	7.7
66	−14.8	5.5	54.6	5.6	1.3	4.8	10.2	7.6
67	−13.4	5.3	56.2	5.3	3.3	4.7	12.2	7.5
68	−12.0	5.1	57.4	5.1	5.2	4.6	14.2	7.4
69	−10.5	4.9	58.3	5.0	7.1	4.4	16.2	7.3
70	−9.0	4.7	58.6	4.9	8.9	4.3	18.0	7.2
71	−7.5	4.6	58.7	4.9	10.6	4.2	19.9	7.1
72	−6.1	4.5	58.4	4.8	12.3	4.1	21.7	7.0
73	−4.8	4.5	57.9	4.8	13.9	3.9	23.4	7.0
74	−3.6	4.5	57.0	4.9	15.5	3.9	25.0	6.9

Perry J, Burnfield JM. *Gait Analysis: Normal and Pathological Function* *Second Edition (pp 531-534)* © 2010 SLACK Incorporated

%歩行周期	足関節		膝関節		大腿部 (垂直線に対する角度)		股関節	
	平均値 (°)	標準偏差 (°)	平均値 (°)	標準偏差 (°)	平均値 (°)	標準偏差 (°)	平均値 (°)	標準偏差 (°)
75	−2.4	4.4	56.0	5.1	16.9	3.8	26.5	6.8
76	−1.4	4.3	54.5	5.2	18.2	3.7	27.8	6.8
77	−0.5	4.2	52.8	5.4	19.4	3.7	29.1	6.7
78	0.3	4.1	50.7	5.7	20.4	3.6	30.2	6.7
79	1.0	4.0	48.3	6.0	21.4	3.6	31.2	6.6
80	1.5	3.9	45.6	6.3	22.2	3.6	32.0	6.5
81	1.9	3.8	42.5	6.7	22.8	3.6	32.7	6.5
82	2.1	3.7	39.3	7.1	23.3	3.6	33.2	6.5
83	2.3	3.6	35.7	7.6	23.7	3.6	33.5	6.5
84	2.2	3.5	31.9	8.0	23.9	3.7	33.7	6.4
85	2.1	3.5	27.9	8.3	23.9	3.7	33.7	6.4
86	1.9	3.5	23.8	8.6	23.8	3.7	33.6	6.4
87	1.7	3.5	19.7	8.8	23.6	3.7	33.3	6.5
88	1.5	3.5	15.7	8.8	23.3	3.7	33.0	6.5
89	1.2	3.5	11.9	8.6	22.9	3.7	32.5	6.5
90	0.8	3.5	8.3	8.2	22.4	3.7	32.0	6.5
91	0.5	3.5	5.1	7.6	22.0	3.6	31.5	6.5
92	0.2	3.5	2.6	7.0	21.6	3.6	31.1	6.5
93	0.0	3.5	0.7	6.4	21.3	3.5	30.8	6.4
94	−0.1	3.5	−0.4	6.0	21.1	3.5	30.5	6.4
95	−0.3	3.5	−0.9	5.5	21.0	3.4	30.3	6.4
96	−0.5	3.4	−0.7	5.3	21.0	3.3	30.3	6.4
97	−0.8	3.3	0.2	5.1	21.0	3.3	30.3	6.3
98	−1.0	3.2	1.5	4.9	21.1	3.3	30.3	6.3
99	−1.5	3.1	3.0	4.9	21.2	3.3	30.4	6.3

Perry J, Burnfield JM. *Gait Analysis: Normal and Pathological Function* Second Edition (pp 531-534) © 2010 SLACK Incorporated

索　引

あ

アキレス腱の弾性反跳　66
アクチンフィラメント　292, 293
足関節　32, 43, 119, 245
　——固定術　339
　——底屈筋群　37
　——の異常　122
　——の中間位での固定　131
　——の底屈位拘縮　189
　——背屈筋群　36
足継手　221
足指
　——伸筋の活動　137
　——の異常　141
　——の伸展制限　142
　——の引きずり　35
　——離地　2
圧　270
圧縮による股関節痛の意図的な減少　171
圧中心　18, 40, 320
圧分布　270
アデノシン三リン酸　332
アデノシン二リン酸　332
アンクルロッカー　20, 49, 96

い

異常歩行　339
　——の EMG 分析　303
痛み　200
一側の股関節伸筋群の筋力低下が過度の膝関節屈曲に与える影響　153
意図的な
　——外転　170
　——過度の足関節底屈　128
　——屈曲が過度の股関節屈曲へ及ぼす影響　164

う

運動単位　294
運動調節の障害　112, 116
運動データの解釈　290
運動マーカーの指標　285
運動量　27

え

テコの長さ　36
エネルギー　331

　——消費　24, 331
　——代謝　332
　——単位　332
　——蓄積型　220
　——の温存　12, 24
　——保存の法則　331
遠心性収縮　63, 107, 296

お

横足根関節　42, 44
応答モーメント　319
大振り歩行　340, 344, 345
オプトエレクトリカルシステム　284

か

回旋筋群　86
外旋拘縮　171
外側広筋　59
階段
　——降段　259
　——昇降　254
　——昇段　254
　——の寸法　254
外転　155
外転筋の筋力低下　168
外転拘縮　169
解糖系回路　332
外反　155, 246
外反膝　155, 197
外反変形　155
外腹斜筋　86
開放式肺活量測定法　335
過回内　273
踵支持　32
踵接地
　——による一過性現象　23, 47
　——の遅れ　120
　——のみの延長　132
踵のテコの長さ　94
踵離地の遅れ　133
踵離地の欠如　133
かがみこみ歩行　213, 243
過緊張　166
各期での体幹の前傾　182
下肢全体の機能　93
下肢長　325
荷重応答期　5, 6, 48, 63, 77, 86, 94, 102, 104, 122, 129
荷重の受け継ぎ　5, 35, 93, 257,

　261
仮性内転　167
課題　5
下腿義足の部品　219
下腿三頭筋　37, 39
　——の筋力低下が過度の膝関節屈曲に与える影響　151
　——の弱化　178
下腿切断　219, 223
肩関節　90
片麻痺（脳卒中）　350
可動域の減少　175
可動性
　——のある 15°の底屈位拘縮　127
　——のない 15°の底屈位拘縮　126
過度な
　——前額面上の運動　166
　——底屈の原因　125
過度の
　——足関節底屈　122, 171, 181
　——足関節底屈が過度の膝関節屈曲に与える影響　153
　——足関節背屈　128
　——足関節背屈の原因　130
　——足指伸展　141
　——内がえし　136
　——外旋　170
　——外転　155, 169
　——外反　155
　——屈曲　159, 242
　——水平面上の回旋　170
　——外がえし　139
　——内旋　171
　——内転　156, 166, 242
　——内反　136, 156
　——引き戻し　165
　——膝関節屈曲　150
カメラ　282
感覚障害　112, 115
感覚鈍麻　115
観察による歩行分析　278
慣性　27, 99
関節
　——炎　349
　——型　220
　——固定　339
　——固定が膝関節屈曲制限に与える影響　148
　——熱量測定法　332

き

キール型エネルギー蓄積足部　221
偽外反　155
義足　346
基礎代謝率　336
機能的移動尺度　240
機能評価質問紙表　240
脚長差　170
急激な伸展　149
求心性収縮　107, 295
急性灰白髄炎　194
共同運動　166
強度の異常　303
距骨下関節　42, 43, 44
距骨下関節の異常　136
筋活動のタイプ　301
筋活動の様式　295
筋腱複合体　22
筋収縮速度　294
筋節　292, 293
筋線維長　294
筋電図検査　296
筋電図評価　206, 208
筋による膝関節屈曲制限の原因　145
筋の活性化　297
筋力　301
筋力弱化　112, 114, 115, 194
　　──の表記　114

く

空圧膝　226
空間的加重　294
空中期　266
屈曲制限　159, 164
クラスター分析　205
クロートウ　142
クローヌス　117
クロストーク　308

け

脛骨の生理的外反　27
痙縮　117, 168
　　──性反張膝　214
　　──麻痺　116
形態異常　112, 115
痙直型脳性麻痺　213
痙直型両麻痺　352
ケイデンス　324
血管原性切断　348
血清乳酸　333
蹴上げ　254

──の位置　302
──リウマチ　157, 202, 203, 349

腱　294
腱炎　273
嫌気性酸化　332
原始的共同運動パターン　116
腱の機能障害による後脛骨筋の弱化　199

こ

好気性酸化　332
後期滞空期　266
後脛骨筋腱機能不全症　199
後脛骨筋の異常　138
交互歩行　340, 345
拘縮　112, 183, 188
　　──が過度の膝関節屈曲に与える影響　152
　　──の程度　188
構造的な形態異常　191
股関節　70, 159, 242, 349
　　──外転筋群　72
　　──外転筋の弱化　175, 182, 197
　　──屈曲制限に対する代償運動　165
　　──屈筋群　72
　　──屈筋群の筋力低下　164
　　──屈筋の筋力低下　147
　　──屈筋の痙縮　162
　　──屈筋の弱化　174
　　──固定術　339
　　──伸筋群　72
　　──伸筋群の筋力低下　164
　　──伸筋の過緊張　164
　　──伸筋の弱化　173, 179, 181
　　──伸展筋の弱化　197
　　──内転筋群　74
　　──内転筋の痙縮　176
　　──内転筋の拘縮　176
　　──の関節固定　162
　　──の屈曲拘縮　161, 173, 178, 182, 190
　　──の屈筋としての内転筋　168
　　──の痙縮　173
　　──の固定　164
呼吸交換率　333
呼吸商　333
骨格筋構造　293
骨折　340
骨盤　83, 159, 173
　　──傾斜　25
　　──による相乗効果　185
　　──の回旋　85
　　──の回旋制限（前方または後方）　178
　　──の過度な後方回旋　177

──の過度な前方回旋　177
──の挙上　175
──の後傾　174
──の水平面での回旋　85
──の前傾　85, 173
──の側方傾斜　85
──の落下　24
──の両側支持　87
混線　308
コンピュータ制御型　221
コンピュータ制御膝　226, 227

さ

最大垂直分力　342
最大有酸素性能力　333
サルコメア　292, 293
酸素消費量　332
酸素費用　332, 338
酸素脈　334
残余の運動量　104

し

時間調整した定量化　297
時間的加重　294
時期　5
持久力　334
仕事　24, 331
　　──率　76, 257, 319, 331
矢状面
　　──で観察される過度の運動　159
　　──での骨盤の異常　173
　　──における異常歩行　143
　　──における体幹の異常　179
　　──ベクトル　317
質量中心　19
自動三次元システム　283
斜内側広筋　59
終期両下肢支持期　3
収縮速度　301
重心移動　25
重複歩　4, 5
　　──の距離　324
　　──分析　323
自由歩行速度　323
終末強制回旋運動　59
受動型　220
受動的システム　283
受動表面電極　306
衝撃吸収機構　63
衝撃吸収反応　24
衝撃吸収メカニズム　23
上肢　89
　　──の振り　89
　　──の振りによる相乗効果　185

索引　371

踵足　245
小児の歩行分析　235
初期接地　2, 5, 6, 47, 61, 77, 86, 93, 102, 122, 129
初期滞空期　266
初期両下肢支持　2
初期両下肢支持期　3
人工股関節全置換術　349
人工膝関節全置換術　349
人体計測学身体計測法　287
身体重心　24
身体の前方への自由落下　97
伸張する力の重要性　192
伸展拘縮が膝関節屈曲制限に与える影響　148
伸展モーメント　15

す

垂直荷重　315
垂直床反力　18
水平回旋　26
水平剪断力　316
水平面での骨盤の異常　177
水平面における体幹の異常　185
ステア　254
ステップ　4, 83, 254
ストップウォッチ　326
ストレス骨折　273

せ

正規化　298
制御機能の障害　204
正常歩行　336
　　──の発達　235
静的な要因　157
生理学的断面積　294
赤外線発光ダイオード　283
脊髄形成異常　197, 343
脊髄形成不全　197
脊髄髄膜瘤　248
脊髄損傷　216, 340
脊柱起立筋　86, 87
脊柱側彎に伴う骨盤側方傾斜　170
切断　219, 346
ゼロポジション　287
線維結合組織　188
前額面
　　──上の異常歩行　155
　　──での骨盤の異常　175
　　──における体幹の異常　182
　　──ベクトル　318
全か無かの反応　297
前脛骨筋の異常　137
前脛骨筋の弱化　198

前進　17
尖足　245
前足部支持　33
前足部接地　119
選択的制御　305
選択的な筋の制御　27
先天性内反足　191
　　──に対する手術　192
　　──の歩行分析　193
前部外転筋の過緊張　171
前遊脚期　5, 7, 51, 65, 80, 87, 98, 103, 124, 130
　　──初期　102

そ

相　5
走行　266
　　──周期　266
　　──速度　272
相反共同作用　106
足底圧　320
足底
　　──腱膜　46, 47
　　──支持　32
　　──接地　120
速度　323, 338
足部　32, 119, 245
　　──外反筋群　45
　　──クリアランス　58, 61
　　──スイッチ　327
　　──スイッチシステム　326
　　──内反筋群　44
　　──の制御　104
側方移動　26
側彎　177, 183
粗大運動機能分類尺度　239

た

体幹　5, 83, 173, 178
　　──の過度な回旋　185
　　──の後傾　179
　　──の後方への傾斜　179
　　──の前傾　180
　　──の前方への傾斜　180
滞空期　266
代謝エネルギー測定　334
体重ベクトル　15, 42, 61, 95
　　──作用線　77
大腿　159
大腿骨の生理的外反　27
大腿骨の前捻　242
大腿四頭筋の過緊張　146
大腿四頭筋の機能不全（ポリオ）　194

大腿四頭筋の筋力低下　145, 166, 172
大腿四頭筋の弱化　181
大腿切断　224
　　──の膝継手　226
大腿直筋　59
大殿筋　72
　　──上部線維　59
　　──の過緊張　171
大内転筋　72
タイミング　297
タイミングの異常　303
ダグラスバック　335
多軸足　220
多軸膝　227
多裂筋　86
単下肢支持　5, 258, 261
単下肢支持期　3, 83
単軸足　220
弾性がある拘縮　113
弾性反跳　21, 50
断端長　348
短腓骨筋　139

ち

遅延性の筋痛　273
恥骨結合部の下降　173
恥骨結合部の上昇　174
中間位　287
中間広筋　59
中足指節関節　43
中殿筋　72
中殿筋跛行　157
長距離　273
腸脛靱帯　59
　　──の拘縮　162
長指伸筋　99
長内側広筋　59
長腓骨筋　139
長母指屈筋の異常　139
長母指伸筋　99
直接熱量測定法　332

つ

通常歩行　325
　　──速度　323, 336

て

底屈位拘縮　126
底屈位での踵接地　121
定量化　300
デコンディショニング　334, 350
電気角度計　282
電極　306

と

電極感度　308

動作分析　281
等尺性収縮　296
同側の
　　──下腿三頭筋の弱化　176
　　──骨盤の落下　176
　　──側屈　182
疼痛　112, 115, 162, 170
疼痛が膝関節の屈曲制限に与える影響　147
動的な要因　157
頭部　83
動揺　155
トウロッカー　21, 52, 53, 65, 67, 80, 98
徒手筋力テスト　114
トルク　318
トレイリング姿勢　8, 22
トレーニング　334
トレッドミル　335

な

内外果周囲筋　40
内外果周囲筋群　39
内側ハムストリングスの過緊張　171
内転　155
内転筋の過緊張　171
内転拘縮　168
内反　155, 156, 245
内反膝　201
中敷足部スイッチシステム　327

に

肉離れ　273

ね

熱傷　190
　　──後の二次的な股関節屈曲位拘縮　190
熱量測定法　331
年齢　325

の

脳性麻痺　238, 247, 351
脳卒中　204
　　──後の機能分類　205
　　──による障害の階層　210
能動的システム　284
能動表面電極　306

は

肺活量測定　335

背屈筋群の筋力弱化　125
パイロン型エネルギー蓄積足部　221
薄筋　61
はさみ足歩行　167
パス・レトラクト　159, 165
パッセンジャー　9, 70
　　──ユニット　9, 94, 96
跳ね上がり歩行　243
馬尾損傷　198
ハムストリングス　60, 72
　　──の過緊張　174
　　──の過緊張が過度の膝関節屈曲に与える影響　153
　　──の拘縮　153
　　──の不適当な活動　147
早すぎる踵挙上　133
パワー　76, 257, 261, 319, 331
反対側
　　──股関節外転筋の拘縮　176
　　──の股関節外転筋の弱化　176
　　──の股関節の内転拘縮　170
　　──の骨盤の落下　175
　　──の伸び上がり　135
　　──膝関節の過度の屈曲　155
　　──への体幹の側屈　184
反張膝　148, 243

ひ

ヒールストライク　5
ヒールトランジット　22, 23
ヒールロッカー　6, 19, 48
ヒールロッカー作用　96
引きずり　134
膝関節　57, 143, 243, 349
　　──屈曲位歩行　351
　　──固定　340
　　──の過伸展　148
　　──の屈曲拘縮　113
　　──の屈曲制限　143
肘関節　90
腓腹筋　39, 61
腓腹筋の痙縮　128
表面電極　306
表面マーカー　72
ヒラメ筋　39
　　──の異常　139
　　──の痙縮　128
　　──の弱化　130
　　──の弱化　197

ふ

フィルタリング　309
フォアフットロッカー　7, 20, 49
負荷　338

腹斜筋　87
腹直筋　86
不十分な股関節屈曲　180
腹筋の弱化　174
プッシュオフ　22, 37, 42, 98, 106
フットクリアランス　8
フットスラップ　121
フットフラット　5
踏み切り　37, 42
踏み面　254

へ

閉鎖式肺活量測定法　335
ベクトル　66, 317
変形　188
変形性関節症　200, 201
変形性関節症に与える生体力学上の要因　200
変形性膝関節症　157

ほ

縫工筋　61
歩隔　27
歩行
　　──運動指標　341, 342
　　──周期　2
　　──周期の区分　5
　　──速度　205, 207, 208, 210
　　──の主要な決定因子　25
　　──分析システム　278
　　──分析のための基準尺度　289
　　──補助具　343
　　──補助具による相乗効果　185
　　──率　324
　　──路　328
補助具　182
ボディ・イメージの障害　183
骨のピンマーカー　59
ポリオ　194
ポリオ後症候群　195
ポリオの後遺症　195

ま

マーカー　58
曲がらない膝関節での歩行　216, 243
巻き揚げ機構　46
摩擦膝　226

み

ミオシンフィラメント　292, 293

む

無酸素性酸化　332

も

モーメント　257, 260, 318

ゆ

油圧膝　226, 227
遊脚下肢の前進　5, 98, 258, 262
遊脚期　2, 3, 271
　——での動的な内反　212
　——における足関節背屈の機能障害に対する代償運動　184
　——における股関節屈曲の機能障害に対する代償運動　184
　——における膝関節屈曲の機能障害に対する代償運動　184
遊脚終期　5, 54, 67, 81, 87, 99, 101, 125, 130
遊脚初期　5, 7, 53, 66, 80, 87, 99, 104, 124, 130
遊脚制御　226
遊脚側下肢　5
　——延長に対する遊脚相の代償運動　171
　——の前進　25
遊脚中期　5, 54, 67, 81, 87, 99, 104, 124, 130, 266
有酸素性酸化　332
有酸素性代謝　333
床クリアランス　35, 37, 53, 81
床接地時の異常　119
床反力　18, 22, 256, 260, 314
　——計　314
　——ベクトル　77, 93
指屈筋の異常　139

よ

要求トルク　319
腰痛　175
腰方形筋　86

り

立脚期　2, 3, 266
　——での膝関節の屈曲　132
立脚終期　5, 7, 49, 65, 79, 87, 97, 102, 105, 124, 130
立脚制御　226
立脚側下肢　5
立脚中期　5, 6, 49, 64, 79, 87, 96, 102, 105, 123, 129
両下肢支持　3
両下肢支持期　83
両側先天性内反足の小児　193
両側の膝関節離断と前腕切断　227

れ

レーバーアーム症候群　242, 243
連結橋　293

ろ

ロールオフ　50
ロコモーター　9, 70
　——システム　9
　——の機能　12
　——ユニット　10, 94

わ

ワイヤ電極　307

数字

30°の底屈位拘縮　126

欧文

ADP　332
AMI　341
ATP　332
Blondelの公式　254
BMR　336
cadence　324
calcaneograde　32
COP　18
CWS　323, 336
digigrade　33
elastic recoil　21
EMG　292, 296
　——信号　297
　——の解釈　300
FMS　240
Functional Assessment Questionnaire　240
Functional Mobility Scale　240
gait cycle　2
GC　2
GMFCS　239
GRF　18
ground reaction force vector　77
HAT　10, 79, 83, 94, 96
IC　2
initial contact　2
LEDS　283
O脚　156
O_2 cost　332
O_2 rate　332
PAL　343
PCSA　294
physiological cross-section area　294
plantigrade　32
RANCHO三次元指標システム　288
Ranchoシステム　279
RER　333
RQ　333
SACH足　220
SAFE足　220
THA　349
VO_2 max　333

【監訳者略歴】

武田 功（たけだ いさお）
- 1963年　米田病院勤務
- 1967年　高知県立短期大学社会学科卒業
- 1973年　国立身体障害者リハビリテーションセンター勤務
- 1974年　英国ストークマンデビル病院に国費留学
- 1978年　日本大学法学部法律学科卒業
- 1983年　京都大学医療技術短期大学部理学療法学科助教授
- 1991年　中国身障者リハ研究センター客員教授
- 1994年　吉備国際大学保健科学部学部長・教授
- 2000年　吉備国際大学大学院保健科学研究科長・教授
- 2001年　川崎医療福祉大学大学院にて医療福祉学博士号
- 2002年　鈴鹿医療科学大学保健衛生学部理学療法学科長・教授
- 2006年　姫路獨協大学医療保健学部理学療法学科教授
- 2010年　金城大学医療健康学部理学療法学科教授
- 2011年　宝塚医療大学学長
- 2016年　大阪人間科学大学人間科学部理学療法学科教授

弓岡 光徳（ゆみおか みつのり）
- 1977年　九州工業大学工学部工業化学科卒業
- 1980年　九州リハビリテーション大学校卒業
  九州労災病院，ボバース記念病院，長行病院，誠愛リハビリテーション病院勤務を経験
- 2001年　佐賀大学大学院にて経済学修士号
  吉備国際大学保健科学部理学療法学科講師
- 2005年　吉備国際大学保健科学部理学療法学科助教授
  吉備国際大学大学院にて社会福祉学博士号
- 2006年　姫路獨協大学医療保健学部理学療法学科教授
- 2011年　宝塚医療大学保健医療学部理学療法学科教授
- 2016年　大阪人間科学大学人間科学部理学療法学科教授

森 彩子（もり あやこ）
- 2004年　吉備国際大学保健科学部理学療法学科卒業
  藤田病院勤務
- 2011年　宝塚医療大学保健医療学部理学療法学科講師

村田 伸（むらた しん）
- 1986年　長崎リハビリテーション学院卒業
- 1997年　医療福祉専門学校緑生館理学療法学科専任教員
- 2000年　佛教大学社会学部社会福祉学科卒業
- 2003年　佐賀医科大学大学院にて看護学修士号
  第一福祉大学人間社会福祉学部講師
- 2006年　久留米大学大学院にて心理学博士号
  姫路獨協大学医療保健学部理学療法学科助教授
- 2007年　姫路獨協大学医療保健学部理学療法学科准教授
- 2008年　西九州大学リハビリテーション学部リハビリテーション学科・理学療法学専攻教授
- 2012年　京都橘大学健康科学部理学療法学科教授

溝田 勝彦（みぞた かつひこ）
- 1974年　九州大学教育学部卒業
- 1981年　九州リハビリテーション大学校卒業
  泰平病院，雁の巣病院，三野原病院勤務を経験
- 1995年　医療福祉専門学校緑生館理学療法学科長
- 2002年　九州産業大学にて経営学修士号
- 2004年　幾央大学健康科学部理学療法学科教授
- 2007年　西九州大学リハビリテーション学部リハビリテーション学科長・理学療法学専攻教授
- （2011〜2014年　同大学リハビリテーション学部長）
- 2017年　西九州大学附属図書館館長

ペリー　歩行分析　原著第2版
―正常歩行と異常歩行―

ISBN978-4-263-21398-8

2007年 5 月20日　第1版第1刷発行
2010年 4 月15日　第1版第4刷発行
2012年 3 月20日　第2版第1刷発行（2nd ed.）
2020年 1 月10日　第2版第10刷発行

日本語版翻訳出版権所有

原　著　者　Jacquelin Perry
　　　　　　Judith M. Burnfield
統括監訳者　武　田　　　功
発　行　者　白　石　泰　夫
発　行　所　医歯薬出版株式会社
〒113-8612　東京都文京区本駒込1-7-10
TEL.（03）5395-7628（編集）・7616（販売）
FAX.（03）5395-7609（編集）・8563（販売）
https://www.ishiyaku.co.jp/
郵便振替番号　00190-5-13816

乱丁，落丁の際はお取り替えいたします　　印刷・教文堂／製本・明光社
© Ishiyaku Publishers, Inc., 2007, 2012. Printed in Japan

本書の複製権・翻訳権・翻案権・上映権・譲渡権・貸与権・公衆送信権（送信可能化権を含む）・口述権は，医歯薬出版(株)が保有します．
本書を無断で複製する行為（コピー，スキャン，デジタルデータ化など）は，「私的使用のための複製」などの著作権法上の限られた例外を除き禁じられています．また私的使用に該当する場合であっても，請負業者等の第三者に依頼し上記の行為を行うことは違法となります．

JCOPY ＜出版者著作権管理機構　委託出版物＞
本書をコピーやスキャン等により複製される場合は，そのつど事前に出版者著作権管理機構（電話 03-5244-5088, FAX 03-5244-5089, e-mail：info@jcopy.or.jp）の許諾を得てください．